实用临床外科疾病综合诊疗学

主 编 徐 冬 肖建伟 李 堃 吕 斌
　　　 王国辉 张 畅 李 锦 曲建民

中国海洋大学出版社
·青岛·

图书在版编目(CIP)数据

实用临床外科疾病综合诊疗学 / 徐冬等主编. —青岛:中国海洋大学出版社,2020.12
ISBN 978-7-5670-2695-7

Ⅰ.①实… Ⅱ.①徐… Ⅲ.①外科—疾病—诊疗 Ⅳ.①R6

中国版本图书馆 CIP 数据核字(2020)第 256304 号

出版发行	中国海洋大学出版社			
社 址	青岛市香港东路 23 号	邮政编码	266071	
出 版 人	杨立敏			
网 址	http://pub.ouc.edu.cn			
电子信箱	369839221@qq.com			
订购电话	0532—82032573(传真)			
策划编辑	韩玉堂			
责任编辑	韩玉堂	电 话	0532—85902349	
印 制	北京虎彩文化传播有限公司			
版 次	2021 年 1 月第 1 版			
印 次	2021 年 1 月第 1 次印刷			
成品尺寸	185 mm×260 mm			
印 张	22.75			
字 数	548 千			
印 数	1~1000			
定 价	119.00 元			

如发现印装质量问题,请致电 18600843040,由印刷厂负责调换。

《实用临床外科疾病综合诊疗学》编委会

主　编　徐　冬　　南京市高淳人民医院
　　　　　肖建伟　　济南市第五人民医院
　　　　　李　堃　　贵州省第三人民医院
　　　　　吕　斌　　淄博市张店区湖田卫生院
　　　　　王国辉　　河北医科大学附属儿童医院
　　　　　张　畅　　烟台毓璜顶医院
　　　　　李　锦　　陆军军医大学士官学校附属医院
　　　　　曲建民　　山东省荣成市石岛人民医院

副主编　李　敏　　湖北省十堰市太和医院
　　　　　　　　　　湖北医药学院附属医院
　　　　　程龙海　　湖北省十堰市太和医院
　　　　　　　　　　湖北医药学院附属医院
　　　　　赵力群　　内蒙古自治区国际蒙医医院
　　　　　刘　俊　　国药北方医院
　　　　　周　娟　　贵州医科大学附属白云医院
　　　　　王凯斌　　宁夏医科大学总医院
　　　　　姜　楠　　大连医科大学附属第二医院
　　　　　邵明芳　　大连医科大学附属第二医院
　　　　　杨宇龙　　贵州省沿河土家族自治县人民医院
　　　　　邢　楠　　威海市立医院
　　　　　刘　芳　　烟台毓璜顶医院
　　　　　邓华瑞　　广东省农垦中心医院
　　　　　李　荻　　济宁市第二人民医院

编　委　尹景林　　乐陵市中医院
　　　　　边海龙　　大同第三人民医院
　　　　　崔　伟　　中国人民解放军总医院第七医学中心
　　　　　张海洋　　包头市扶贫医院
　　　　　王　宝　　晋中市第一人民医院

前 言

近年来，外科学得到迅速发展，外科各专业划分越来越细，外科医生的工作范围也越来越专业化，相继出现了神经外科、胃肠外科、胸外科、乳腺外科、肝胆外科等多种分支，同时又与其他临床学科存在交叉，相互渗透。为沟通各科之间的信息，便于临床实践，提高诊疗技术和服务水平，我们特编写了本书，希望能为患者的诊断治疗提供参考，得以临床推广应用。

本书在编写过程中着重外科疾病的临床诊断与治疗技术，理论密切联系临床实际，以临床中常见病、多发病为出发点，以诊断和治疗为中心，对临床上经常遇到的疑难问题和应用的重要治疗手段与方法等进行较系统阐述，并侧重介绍当今外科领域的新知识、新理论和新技术。

本书适用于临床外科医师及相关学科人员参考学习，也对护理人员在临床工作中适应新技术、新业务具有一定的实用价值和指导意义。本书也可作为医学院校科研教学和学生的参考书。

虽然本书的各位编者殚精竭虑，查阅了大量参考文献，期望能体现其先进性，但是由于我们的水平所限仍难免有疏漏或偏颇，如有不妥之处敬请广大读者批评指正。

编者
2020 年 10 月

目 录

第一章　胃肠外科疾病 …………………………………………………………… (1)
第一节　急性胃扭转 …………………………………………………………… (1)
第二节　急性胃扩张 …………………………………………………………… (2)
第三节　溃疡性幽门梗阻 ……………………………………………………… (3)
第四节　急性胃黏膜病变 ……………………………………………………… (5)
第五节　胃、十二指肠憩室 …………………………………………………… (6)
第六节　胃癌 …………………………………………………………………… (12)
第七节　十二指肠内瘘 ………………………………………………………… (19)
第八节　胃十二指肠溃疡急性穿孔 …………………………………………… (26)
第九节　胃、十二指肠溃疡大出血 …………………………………………… (30)

第二章　神经外科疾病 …………………………………………………………… (34)
第一节　脑室内出血 …………………………………………………………… (34)
第二节　蛛网膜下隙出血 ……………………………………………………… (35)
第三节　高血压性脑出血 ……………………………………………………… (37)
第四节　急性与亚急性硬脑膜外血肿 ………………………………………… (44)
第五节　急性与亚急性硬脑膜下血肿 ………………………………………… (47)
第六节　慢性硬脑膜下血肿 …………………………………………………… (51)
第七节　先天性颈内动脉异常 ………………………………………………… (53)
第八节　脑损伤 ………………………………………………………………… (55)
第九节　脑真菌性肉芽肿 ……………………………………………………… (61)
第十节　脑型阿米巴病 ………………………………………………………… (62)
第十一节　脑囊虫病 …………………………………………………………… (64)
第十二节　脑肺吸虫病 ………………………………………………………… (67)
第十三节　星形细胞瘤 ………………………………………………………… (68)
第十四节　脊膜瘤 ……………………………………………………………… (72)
第十五节　脊髓室管膜瘤 ……………………………………………………… (73)
第十六节　脑血管狭窄 ………………………………………………………… (75)
第十七节　颅底异常血管网病 ………………………………………………… (81)

第三章　普外科疾病 ……………………………………………………………… (88)

第一节　肛乳头瘤 …………………………………………………………………… (88)
第二节　肛门直肠狭窄 ………………………………………………………………… (90)
第三节　肛门失禁 ……………………………………………………………………… (95)
第四节　肛窦炎及肛乳头炎 …………………………………………………………… (99)
第五节　先天性巨结肠 ………………………………………………………………… (102)
第六节　先天性肥厚性幽门狭窄 ……………………………………………………… (112)
第七节　急性阑尾炎 …………………………………………………………………… (114)
第八节　急性胆囊炎 …………………………………………………………………… (122)
第九节　急性胰腺炎 …………………………………………………………………… (131)
第十节　胆囊结石 ……………………………………………………………………… (140)
第十一节　痔 …………………………………………………………………………… (141)
第十二节　肛瘘 ………………………………………………………………………… (146)
第十三节　肠梗阻 ……………………………………………………………………… (152)
第十四节　腹股沟疝 …………………………………………………………………… (160)
第十五节　溃疡性结肠炎 ……………………………………………………………… (167)
第十六节　腹腔镜右半结肠切除术 …………………………………………………… (169)
第十七节　腹腔镜横结肠切除术 ……………………………………………………… (171)
第十八节　腹腔镜左半结肠切除术 …………………………………………………… (175)
第十九节　腹腔镜直肠脱垂手术 ……………………………………………………… (177)
第二十节　十二指肠镜逆行性胰胆管造影术 ………………………………………… (181)
第二十一节　Oddi 括约肌切开术 …………………………………………………… (186)
第二十二节　十二指肠镜鼻胆管引流术 ……………………………………………… (192)
第二十三节　十二指肠胆管支架 ……………………………………………………… (196)
第二十四节　内镜下胰腺假性囊肿内引流术 ………………………………………… (199)
第二十五节　超声胃镜检查 …………………………………………………………… (202)
第二十六节　超声肠镜检查 …………………………………………………………… (214)
第二十七节　超声内镜介导下的内镜治疗 …………………………………………… (219)
第二十八节　小肠镜检查 ……………………………………………………………… (224)
第二十九节　慢性胰腺炎的内镜治疗 ………………………………………………… (228)
第三十节　胰腺肿瘤的内镜治疗 ……………………………………………………… (230)

第四章　乳腺外科疾病 …………………………………………………………………… (234)
第一节　乳腺增生性疾病 ……………………………………………………………… (234)
第二节　哺乳期乳腺炎 ………………………………………………………………… (238)
第三节　导管周围乳腺炎 ……………………………………………………………… (241)
第四节　青春期乳房肥大 ……………………………………………………………… (245)

第五节　男性乳房发育症……………………………………………………………（247）
　　第六节　乳腺导管内乳头状瘤………………………………………………………（252）
　　第七节　乳腺脂肪瘤…………………………………………………………………（254）
　　第八节　乳腺癌………………………………………………………………………（255）
第五章　创伤骨科疾病……………………………………………………………………（267）
　　第一节　枕颈关节损伤………………………………………………………………（267）
　　第二节　肩关节运动损伤……………………………………………………………（270）
　　第三节　肘关节运动损伤……………………………………………………………（273）
　　第四节　腕关节运动损伤……………………………………………………………（276）
　　第五节　髋关节运动损伤……………………………………………………………（277）
　　第六节　膝关节运动损伤……………………………………………………………（279）
第六章　皮肤科疾病………………………………………………………………………（290）
　　第一节　银屑病………………………………………………………………………（290）
　　第二节　玫瑰糠疹……………………………………………………………………（294）
　　第三节　多形红斑……………………………………………………………………（295）
　　第四节　扁平苔藓……………………………………………………………………（297）
　　第五节　红皮病………………………………………………………………………（298）
　　第六节　副银屑病……………………………………………………………………（300）
第七章　其他疾病…………………………………………………………………………（303）
　　第一节　肾结石………………………………………………………………………（303）
　　第二节　鼻外伤………………………………………………………………………（305）
　　第三节　鼻腔异物……………………………………………………………………（309）
　　第四节　下肢瘢痕挛缩畸形的整复…………………………………………………（310）
　　第五节　皮肤美容……………………………………………………………………（314）
　　第六节　美容外科手术………………………………………………………………（316）
第八章　常见外科疾病护理………………………………………………………………（318）
　　第一节　损伤性气胸患者的护理……………………………………………………（318）
　　第二节　腹外疝患者的护理…………………………………………………………（320）
　　第三节　急性腹膜炎患者的护理……………………………………………………（324）
　　第四节　下肢浅静脉曲张患者的护理………………………………………………（328）
　　第五节　血栓闭塞性脉管炎患者的护理……………………………………………（330）
　　第六节　泌尿系统结石患者的护理…………………………………………………（333）
　　第七节　颅内压增高患者的护理……………………………………………………（337）
　　第八节　脑脓肿患者的护理…………………………………………………………（341）
　　第九节　深静脉血栓护理……………………………………………………………（343）

第十节　颅内动脉瘤患者的护理………………………………………………（346）
参考文献 ……………………………………………………………………………（351）

第一章 胃肠外科疾病

第一节 急性胃扭转

一、概述

胃扭转不常见,其急性型发展迅速,诊断不易,常延误治疗;而其慢性型的症状不典型,也不易及时被发现,故有必要对胃扭转有一个扼要的了解。

二、病因学

(一)新生儿胃扭转

新生儿胃扭转是一种先天性畸形,可能与小肠旋转不良有关,使胃脾韧带或胃结肠韧带松弛而致胃固定不良。多数可随婴儿生长发育而自行矫正。

(二)成年人胃扭转

成年人胃扭转多数存在解剖学因素,在不同的诱因激发下而致病。胃的正常位置主要依靠食管下端和幽门部的固定,肝胃韧带和胃结肠韧带、胃脾韧带也对胃大、小弯起了一定的固定作用。较大的食管裂孔疝、膈疝、膈膨出以及十二指肠降段外侧腹膜过度松弛,使食管裂孔处的食管下端和幽门部不易固定。此外,胃下垂和胃大、小弯侧的韧带松弛或过长等,均是胃扭转发病的解剖学因素。

(三)疾病因素

急性胃扩张、急性结肠胀气、暴饮暴食、剧烈呕吐和胃的逆蠕动等可以成为胃的位置突然改变的动力,常是促发急性型胃扭转的诱因。胃周围的炎症和粘连可牵扯胃壁而使其固定于不正常位置而出现扭转,这些病变常是促发慢性型胃扭转的诱因。

三、临床表现

急性胃扭转起病较突然,发展迅速,其临床表现与溃疡病急性穿孔、急性胰腺炎、急性肠梗阻等急腹症颇为相似,与急性胃扩张有时不易鉴别。起病时均有骤发的上腹部疼痛,程度剧烈,并牵涉至背部。常伴频繁呕吐和嗳气,呕吐物中不含胆汁。若为胃近端梗阻,则为干呕。此时拟放置胃肠减压管,常不能插入胃内。体检见上腹膨胀而下腹平坦。若扭转程度完全,梗阻部位在胃近端,则有上述上腹局限性膨胀、干呕和胃管不能插入的典型表现。如扭转程度较轻,临床表现很不典型。腹部X线片常可见扩大的胃阴影,内充满气体和液体。由于钡剂不能服下,胃肠X线检查在急性期一般帮助不大,急性胃扭转常在手术探查时才能明确诊断。

慢性胃扭转多系部分扭转,也无梗阻,可无明显症状,或其症状较为轻微,类似溃疡病或慢性胆囊炎等慢性病变。胃肠钡剂检查是重要的诊断方法。系膜轴扭转型的X线表现为双峰形胃腔,即胃腔有两个液平面,幽门和贲门处在相近平面。器官轴扭转型的X线表现有胃大、小弯倒置和胃底液平面不与胃体相连等。

四、治疗

急性胃扭转必须施行手术治疗，否则胃壁血液循环可受到障碍而发生坏死。如能成功地插入胃管，吸出胃内气体和液体，待急性症状缓解和进一步检查后再考虑手术治疗。在剖开腹腔时，首先看到的大都是横结肠系膜后面的绷紧的胃后壁。由于解剖关系的紊乱以及膨胀的胃壁，外科医师常不易认清其病变情况。此时宜通过胃壁的穿刺将胃内积气和积液抽尽，缝合穿刺处，再进行探查。在胃体复位以后，根据所发现的病理变化，如膈疝、食管裂孔疝、肿瘤、粘连带等，予以切除或修补等处理。如未能找到有关的病因和病理机制者，可行胃固定术，即将脾下极至胃幽门处的胃结肠韧带和胃脾韧带致密地缝到前腹壁腹膜上，以防扭转再度复发。

部分胃扭转伴有溃疡或葫芦形胃等病变者，可行胃部分切除术，病因处理极为重要。

术前要注意水、电解质失衡的纠正。术后应持续进行胃肠减压数天。

第二节 急性胃扩张

一、概述

急性胃扩张是指短期内由于大量气体和液体积聚，胃和十二指肠上段的高度扩张而致的一种综合征。通常为某些内外科疾病或麻醉手术的严重并发症。

二、临床表现

本病大多起病缓慢，迷走神经切断术者常于术后第2周开始进流质饮食后发病。主要症状有腹胀、上腹或脐周隐痛，恶心和持续性呕吐。呕吐物为浑浊的棕绿色或咖啡色液体，呕吐后症状并不减轻。随着病情的加重，全身情况进行性恶化，严重者可出现脱水、碱中毒，并表现为烦躁不安、呼吸急促、手足抽搐、血压下降和休克。突出的体征为上腹膨胀，可见毫无蠕动的胃轮廓，局部有压痛，叩诊过度回响，有振水音。脐右偏上出现局限性包块，外观隆起，触之光滑而有弹性、轻压痛，其右下边界较清，此为极度扩张的胃窦，称"巨胃窦症"，乃是急性胃扩张特有的重要体征，可作为临床诊断的有力佐证。

本病可因胃壁坏死发生急性胃穿孔和急性腹膜炎。

三、诊断

根据病史、体征，结合实验室检查和腹部X线征象，诊断一般不难。手术后发生的胃扩张常因症状不典型而与术后一般胃肠症状相混淆造成误诊。此外，应和肠梗阻、肠麻痹鉴别，肠梗阻和肠麻痹主要累及小肠，腹胀以腹中部明显，胃内不会有大量积液和积气，抽空胃内容物后患者也不会有多大改善，X线片可见多个阶梯状液平。

实验室检查可发现血液浓缩、低血钾、低血氯和碱中毒。立位腹部X线片可见左上腹巨大液平面和充满腹腔的特大胃影及左膈肌抬高。

四、治疗

暂时禁食,放置胃管持续胃肠减压,纠正脱水、电解质紊乱和酸碱代谢平衡失调。低血钾常因血浓缩而被掩盖,应予注意。病情好转 24 h 后,可于胃管内注入少量液体,如无潴留,即可开始少量进食。如无好转则应手术。过度饱餐所致者,胃管难以吸出胃内容物残渣或有十二指肠梗阻及已产生并发症者亦应手术治疗。手术方式一般以简单有效为原则,如单纯胃切开减压、胃修补及胃造口术等。胃壁坏死常发生于贲门下及胃底近贲门处,由于坏死区周围炎症水肿及组织菲薄,局部组织移动性较差,对较大片坏死的病例,修补或造口是徒劳无益的,宜采用近侧胃部分切除加胃食管吻合术为妥。

五、并发症

急性胃扩张可因胃壁坏死发生急性胃穿孔和急性腹膜炎。

当胃扩张到一定程度时,胃壁肌肉张力减弱,使食管与贲门、胃与十二指肠交界处形成锐角,阻碍胃内容物的排出,膨大的胃可压迫十二指肠,并将系膜及小肠挤向盆腔。因此,牵张系膜上动脉而压迫十二指肠,造成幽门远端的梗阻,唾液、胃十二指肠液和胰液、肠液的分泌亢进,均可使大量液体积聚于胃内,加重胃扩张。扩张的胃还可以机械地压迫门静脉,使血液淤滞于腹腔内脏,亦可压迫下腔静脉,使回心血量减少,最后可导致周围循环衰竭。由于大量呕吐、禁食和胃肠减压引流,可引起水和电解质紊乱。

六、预后

近代外科在腹部大手术后多放置胃管,术后多变换体位,注意水、电解质及酸碱平衡,急性胃扩张发生率及病死率已大为降低。

第三节 溃疡性幽门梗阻

一、概述

溃疡发生于幽门部或十二指肠球部,容易造成幽门梗阻,有暂时性和永久性两种。约有 10% 的溃疡患者并发幽门梗阻。

梗阻初期,胃内容物排出发生困难,引起反射性胃蠕动增强,到了晚期,代偿功能不足,肌肉萎缩,蠕动极度微弱,胃形成扩张状态。

二、临床表现

(1)呕吐:呕吐是幽门梗阻的突出症状,其特点是:呕吐多发生在下午或晚上,呕吐量大,一次可达 1 L 以上,呕吐物为郁积的食物,伴有酸臭味,不含胆汁。呕吐后感觉腹部舒服,因此患者常自己诱发呕吐,以缓解症状。

(2)胃蠕动波:腹部可隆起胃型,有时见到胃蠕动波,蠕动起自左肋弓下,行向右腹,甚至向相反方向蠕动。

(3)振水音：扩张内容物多，用手叩击上腹时，可闻及振水音。

(4)其他：尿少、便秘、脱水、消瘦，严重时呈现恶病质。口服钡剂后，钡剂难以通过幽门。胃扩张、蠕动弱、有大量空腹潴留液，钡剂下沉，出现气、液、钡三层现象。

三、诊断

有长期溃疡病史的患者和典型的胃潴留及呕吐症状，必要时进行X线或胃镜检查，诊断并不困难。

需要与下列疾病相鉴别。

(1)活动期溃疡所致幽门痉挛和水肿有溃疡病疼痛症状，梗阻为间歇性，呕吐虽然很剧烈，但胃无扩张现象，呕吐物不含宿食。经内科治疗梗阻和疼痛症状可缓解或减轻。

(2)胃癌所致的幽门梗阻病程较短，胃扩张程度较轻，胃蠕动波少见。晚期上腹可触及包块。X线钡剂检查可见胃窦部充盈缺损，胃镜取活检能确诊。

(3)十二指肠球部以下的梗阻性病变如十二指肠肿瘤、环状胰腺、十二指淤滞症均可引起十二指肠梗阻，伴呕吐、胃扩张和潴留，但其呕吐物多含有胆汁。X线钡剂或内镜检查可确定梗阻性质和部位。

四、治疗

(一)非手术疗法

幽门痉挛或炎症水肿所致梗阻，应以非手术治疗。方法是：胃肠减压，保持水电解质平衡及全身支持治疗。

(二)手术疗法

非手术治疗无效的幽门梗阻应视为手术适应证。手术的目的是解除梗阻，使食物和胃液能进入小肠，从而改善全身状况。常用的手术方法如下。

1. 胃空肠吻合术

胃空肠吻合术方法简单，近期效果好，病死率低，但由于术后吻合溃疡发生率很高，故现在很少采用。对于老年体弱，低胃酸及全身情况极差的患者仍可考虑选用。

2. 胃大部切除术

患者一般情况好，在我国为最常用的术式。

3. 迷走神经切断术

迷走神经切断加胃窦部切除术或迷走神经切断加胃引流术，对青年患者较适宜。

4. 高选择性迷走神经切断术

近年有报道高选择性迷走神经切除及幽门扩张术，取得满意效果。

幽门梗阻患者术前要做好充分准备。术前2～3 d行胃肠减压，每日用温盐水洗胃，减少胃组织水肿。

输血、输液及改善营养，纠正水电解质紊乱。

第四节 急性胃黏膜病变

一、病因

(一)药物

多种药物,常见的有非甾体类抗炎药如阿司匹林、吲哚美辛、保泰松等以及肾上腺皮质激素类可致胃黏膜病变。阿司匹林在酸性环境中呈非离子型及相对脂溶性,能破坏胃黏膜上皮细胞的脂蛋白层,削弱黏膜屏障引起氢离子逆渗至黏膜内,引起炎症渗出、水肿、糜烂、出血或浅溃疡。其他药物如洋地黄、抗生素、钾盐、咖啡因等亦可引起本病。

(二)酒精(乙醇)中毒

酒精(乙醇)中毒也是本病常见的原因。大量酗酒后引起急性胃黏膜糜烂、出血。

二、临床表现

上消化道出血是其最突出的症状,可表现为呕血或黑便,其特点是:①有服用有关药物、酗酒或可导致应激状态的疾病史;②起病骤然,突然呕血、黑便。可出现在应激性病变之后数小时或数日;③出血量多,可呈间歇性、反复多次,常导致出血性休克。起病时也可伴上腹部不适、烧灼感、疼痛、恶心、呕吐及反酸等症状。

三、诊断

(1)X线钡剂检查常阴性。

(2)急性纤维内镜检查(24~48 h进行),可见胃黏膜局限性或广泛性点片状出血,呈簇状分布,多发性糜烂浅溃疡。好发于胃体底部,单纯累及胃窦者少见,病变常在48 h以后很快消失,不留瘢痕。

四、鉴别诊断

1.急性腐蚀性胃炎

有服强酸(硫酸、盐酸、硝酸)、强碱(氢氧化钠、氢氧化钾)或来苏水等病史。服后引起消化道灼伤,出现口腔、咽喉、胸骨后及上腹部剧烈疼痛,伴吞咽疼痛,咽下困难,频繁恶心、呕吐。严重者可呕血,呕出带血的黏膜腐片,可发生虚脱、休克或引起食管、胃穿孔的症状,口腔、咽喉可出现接触处的炎症,充血、水肿、糜烂、坏死黏膜剥脱、溃疡或可见到黑色、白色痂。

2.急性阑尾炎

本病早期可出现上腹痛、恶心、呕吐,但随着病情的进展,疼痛逐渐转向右下腹,且有固定的压痛及反跳痛,多伴有发热、白细胞增高、中性白细胞明显增多。

3.胆囊炎、胆石症

有反复发作的腹痛,常以右上腹为主,可放射至右肩、背部。查体时注意巩膜、皮肤黄疸。右上腹压痛、墨菲征阳性,或可触到肿大的胆囊。血胆红素定量、尿三胆检测有助于诊断。

4.其他

大叶性肺炎、心肌梗死等发病初期可有不同程度的腹痛、恶心、呕吐。如详细询问病史、体格检查及必要的辅助检查,不难鉴别。

五、治疗

(一)一般治疗

祛除病因,积极治疗引起应激状态的原发病,卧床休息,流质饮食,必要时禁食。

(二)补充血容量

5％葡萄糖盐水静脉滴注,必要时输血。

(三)止血

口服止血药如云南白药、三七粉或经胃管吸出酸性胃液,用去甲肾上腺素 8 mg 加入 100 mL 冷盐水中。

每 2~4 h 1 次。亦可在胃镜下止血,喷洒止血药(如孟氏溶液、云南白药等)或电凝止血、激光止血、微波止血。

(四)抑制胃酸分泌

西咪替丁 200 mg,每日 4 次或每日 800~1 200 mg 分次静脉滴注,雷尼替丁(呋喃硝胺) 150 mg,每日 2 次或静脉滴注。

近来有用硫糖铝或前列腺素 E_2,亦获得良好效果。

第五节　胃、十二指肠憩室

随着对比放射学造影,纤维内镜、CT 等影像学检查在胃肠道疾病诊断中的日益推广应用,致使上部胃肠道憩室的发现显著增加。上部胃肠道憩室的一个最重要特征是它们几乎完全是无症状的,很少需要手术干预。

一、胃憩室

胃憩室(gastric diverticulum)可分为真性和假性两类。对外科医生而言,在手术时区分这两类是非常明显的,但 X 线检查却会引起诊断困难。

假性胃憩室通常是由于良性溃疡造成深度穿透或局限性穿孔。其他因素包括坏死性肿瘤和粘连向外牵张等。这些胃憩室的壁可能不包含任何可辨认的胃壁。

真性的胃憩室较假性少见。可能会有多发性的,通常憩室壁由胃壁的所有层次组成。病因不确定,可能是先天性的。在所有的胃肠憩室病例报告中,真性胃憩室约占 3％。

(一)发生率

有文献报道 412 例真性胃憩室,其中的 165 例是 380 000 例常规钡餐检查中发现,发生率为 0.04％。然而在 Meerhof 系列报道中,在 7 500 例常规 X 线钡餐检查中,发现 30 例憩室,发生率为 0.4％。尽管两组发生率相差 10 倍,但不可能代表胃憩室发生率的真正差异,可能与小的病灶易被疏漏及检查者经验等因素有关。

(二)病理

胃憩室以发生在右侧贲门的后壁为多见。在 Meerhof 的报道中,80％的患者是属于近贲门的胃憩室,其余的多为近幽门的胃憩室。Patmer 报道所收集的 342 例胃憩室中,259 例在胃远端的后壁(73%),31 例在胃窦,29 例在胃体,15 例在幽门,8 例在胃底。

胃憩室大小差异很大,通常直径为 1～6 cm,呈囊状或管状。胃腔和憩室间孔大的可容纳 2 个指尖,最小的只能用极细的探针探及,多数孔径为 2～4 cm。开口的大小与并发症有关,宽颈开口憩室内容物不滞留,并发症发生率较低;腔颈较小者,食物残渣易滞留和细菌过度繁殖,可能引发炎症。另外,憩室开口小者钡剂难以进入憩室腔内,X 线钡餐检查不易发现。

(三)临床表现与并发症

憩室可能发生在任何年龄,但最常发生在 20～60 岁的成年人。Palmer 组,成年人占 80%。儿童通常是真性憩室,且易发生并发症。大部分胃憩室是无症状的,有时在一些患者中,充满食物残渣的胃大憩室会引起上腹部胀感及不适,但在缺乏特殊的并发症者,手术切除憩室后很少能减缓症状。

胃憩室并发症罕见。由于内容物滞留和细菌过度繁殖可导致急性憩室炎,严重时会发生穿孔。炎症致局部憩室壁黏膜和血管糜烂,可引起出血和便血。穿孔伴出血则导致血腹。有个案报告成年人胃憩室造成幽门梗阻。罕见的是,憩室内出现恶性肿瘤、异物和胃石。

(四)诊断

除发生并发症外,大部分胃憩室无任何症状,故多系在上消化道疾病检查时偶然发现的。在没有其他病理情况时发现憩室较困难。

憩室在上部胃肠道钡餐检查中表现为胃腔的突出物,周围平整圆滑,对照剂有时聚集在囊袋底部,当患者站立时,囊内上部有空气。发生于胃前壁或胃后壁的憩室很容易被忽视,除非使用气钡双重对比造影技术,并取患者头低位或站立位进行检查。小憩室可被误认为穿透性胃溃疡,反之亦然。两者的区分取决于病变的部位,由于近贲门溃疡是少见的。其他运用钡餐进行鉴别诊断的包括贲门癌、贲门裂隙疝、食管末端憩室和皮革样胃。

患者口服对照造影剂 CT 扫描通常能显示憩室。若不给予对照剂,或憩室没有对照物填充,CT 结果会与肾上腺肿瘤相似。

内镜对鉴别诊断是最有价值的。

(五)治疗

仅显示有憩室存在并非手术切除的指征。经常显现模糊的消化不良症状,而无其他异常或憩室的并发症,则手术治疗不会减轻患者的症状。

手术仅适应于有并发症时,如发生憩室炎或出血,或合并其他病灶出现者。当诊断不能确定,剖腹探查是最后手段。

(六)手术方法

手术由憩室部位和有无合并病灶而定。

若憩室近贲门,游离胃左侧大网膜,以显露近胃食管孔的后方,小心分离粘连、胃壁和胰腺,显露分离憩室,需要时可牵引憩室以利显露,切除憩室、残端双层缝合。

若剖腹探查不易发现憩室时,可钳闭胃窦,经鼻胃管注入盐水充盈胃,可能易于发现。

胃小弯和大弯侧憩室做 V 形切除,缝合裂口。幽门窦的憩室可施行部分胃切除术治疗,若合并胃部病灶时尤其适合。

二、十二指肠憩室

十二指肠憩室(duodenal diverticulum)亦分为原发性和继发性(假性),假性憩室是由于慢性十二指肠溃疡所致,本文仅探讨原发性十二指肠憩室。

90%原发性十二指肠憩室是单个的,80%发生在十二指肠第二部(降部)的凹面,亦有发生在十二指肠第三或第四部(水平部或升部)。十二指肠憩室的发生率在钡餐检查为1.7%(0.164%～5%),尸检更高,平均为8.6%。十二指肠憩室很少发现在30岁以下,大多数发生在50～65岁。男女发生率几乎相等。

(一)病理

原发性十二指肠憩室主要的是黏膜突出,憩室壁主要有黏膜、黏膜下层及浆膜,而无肌层。大多数的十二指肠憩室从十二指肠第二部(降部)内侧凸出,开口靠近乳头部。因此在解剖上与胰腺关系密切,与胰管和胆管邻近,多数憩室伸向胰腺后方,甚至穿入胰腺组织。此外,尚有胆总管和胰管开口于憩室者。还有一类罕见的十二指肠腔内憩室,位于乳头附近,呈息肉样囊袋状。

(二)临床表现

十二指肠憩室没有典型的临床症状,仅于X线钡剂检查、纤维内镜检查、剖腹探查或尸检时偶然发现。憩室的大小与症状程度不呈正相关。当憩室并发炎症时,可出现上腹部不适,右上腹或脐周疼痛、恶心、呕吐、打呃、腹胀、腹泻甚至呕血和便血等消化道症状。腹泻可能是影响胰腺功能或憩室内细菌过度繁殖所致吸收不良。若憩室穿孔可引起腹膜炎症状,嵌入胰腺的穿孔,疼痛剧烈可引起急性胰腺炎的症状,血、尿淀粉酶增高。若憩室压迫胆总管时可以出现胆管梗阻、发热、黄疸、上腹胀等症状。若在上腹偏右固定于憩室区有局限性深压痛,可提示憩室有慢性炎症存在。

憩室的大小、形状各不相同,但多数是其入口较小,一旦肠内容物进入憩室又不易排出而潴留时,可引起各种并发症;或者憩室内虽无肠内容物潴留,但它也可能压迫邻近器官而产生并发症。故对于由憩室所继发的一些病理变化的了解很重要。十二指肠憩室的并发症较多,如十二指肠部分梗阻、憩室炎、憩室周围炎、憩室内结石、急性或慢性胰腺炎、胃十二指肠溃疡、恶变、大出血、穿孔、胆管炎、憩室胆总管瘘、十二指肠结肠瘘、梗阻性黄疸等。

1. 憩室炎与憩室出血

由于十二指肠憩室内容物潴留,细菌繁殖,炎性感染,可引起憩室炎继之憩室黏膜糜烂出血,也有憩室内异位胃黏膜,异位胰腺组织,均可引起出血,也有憩室炎症侵蚀或穿破附近血管发生大出血者,以及少见憩室内黏膜恶变出血。

2. 憩室穿孔

由于憩室内容物潴留,黏膜炎性糜烂并发溃疡穿孔,多位于腹膜后,穿孔后症状不典型,甚至剖腹探查仍未发现,通常出现腹膜后脓肿、胰腺坏死、胰瘘。若剖腹时发现十二指肠旁蜂窝织炎或有胆汁、胰液渗出,应考虑憩室穿孔可能,需切开侧腹膜仔细探查。

3. 十二指肠梗阻

因憩室引起十二指肠梗阻多见于腔内型憩室,因憩室充盈形成息肉样囊袋而堵塞肠腔。或较大的腔外型憩室也可因内容物潴留压迫十二指肠所致梗阻,但大多数是不全性梗阻。

4. 胆、胰管梗阻

胆、胰管梗阻多见于乳头旁憩室,腔内或腔外型均可发生,因胆总管、胰管开口于其下方或两侧甚至于憩室边缘或憩室内,致使Oddi括约功能障碍。憩室机械性压迫胆总管、胰管致胆汁、胰液滞留,腔内压力增高,十二指肠乳头水肿,胆总管末端水肿,增加逆行感染机会并发胆管感染或急、慢性胰腺炎。Lemmel 曾将十二指肠憩室合并有肝、胆、胰腺疾病时称之为 Lemmel 综合征，亦有人称之为十二指肠憩室综合征。

5. 伴发病

十二指肠憩室的患者中常伴有胆管疾病、胃炎、消化性溃疡、胰腺炎、结石、寄生虫等，它们之间互为影响是并发或伴发，已无争议，两者同时存在占 10%～50%，其中伴发胆管疾病者应属首位。常是"胆管术后综合征"的原因之一，因此在处理十二指肠憩室的同时，要注意不要遗漏这些伴发病的存在。

憩室内形成粪石和胆石，其中尤以胆石的发病率为高，此乃因十二指肠憩室反复引起逆行性胆总管感染，造成胆总管下段结石。有人指出，在处理胆石症时（事先未发现十二指肠憩室），同时处理憩室的情况日益多见。遇到法特乳头开口正好在憩室内和（或）合并胆石症者，其处理较为困难。术前应有所估计。

（三）诊断与鉴别诊断

有症状的十二指肠憩室如十二指肠憩室炎，常与十二指肠球炎、胃炎症状类似；同样十二指肠憩室造成的胆管炎、胰腺炎的临床表现亦仅只能反映胆管炎或胰腺炎的症状、体征而难以鉴别原因。憩室造成的十二指肠梗阻与先天性十二指肠闭锁和狭窄的发病年龄相比较晚，有一段明显的发展过程可资鉴别。但由于十二指肠憩室多无典型症状，只能依靠某些特殊检查进一步证实。

1. X 线检查

应用低张力十二指肠造影检查，易于发现十二指肠憩室，一般为突出于肠壁的圆形或椭圆形袋状阴影，轮廓清晰、边缘光滑。可位于肠系膜缘或对系膜缘，亦可位于壶腹周围或嵌入胰头内。若憩室颈较细，则钡剂潴留于憩室内的时间较长，立位检查有时可见液平面。如十二指肠腔内发现一个被钡剂充盈的囊状物，其周围为透过 X 线阴影，则诊断为腔内憩室。

X 线钡剂检查还可区别真、假性憩室。假性憩室常见于十二指肠第一部分，多因十二指肠溃疡愈合过程中粘连牵拉、瘢痕收缩等因素所致，故外形狭长，憩室颈部宽，周围肠壁有不规则变形。有报告以低张性十二指肠 X 线造影与 ERCP 同时进行，诊断率可达 86%，若能发现憩室的开口处，则对决定是否手术与手术方案的制订有指导意义。

腹部 X 线片检查对十二指肠憩室的诊断无帮助，但在上消化道穿孔病例中，腹部平片上发现腹膜后十二指肠周围气体阴影时，应考虑十二指肠憩室穿孔的可能。

2. 纤维内镜检查

纤维十二指肠镜检查对诊断颇有帮助，采用侧视镜确诊率更高。但应注意，若憩室仅由一狭窄的颈部与十二指肠腔相通，在腔内面呈缝隙状的开口常被黏膜皱襞遮盖，故在内镜检查时易被忽视。

3. 胆管造影检查

本病可用口服或静脉胆管造影检查、经皮肝穿刺胆管造影（PTC）或经十二指肠逆行胆管造影（ERCP）。

这一检查主要是为了明确憩室与胆胰管之间的关系。一般胆胰管与憩室的关系可分为 3 种类型：①胆胰管共同开口于憩室顶部；②胆胰管共同开口于憩室颈部；③胆总管开口于憩室顶部。这些异常的开口，一般均无括约肌的正常功能，因而易引起憩室内容物有反流，从而导致胆管感染或胰腺炎。

4. 剖腹探查术

对某些术前诊断为上消化道大出血、穿孔或梗阻性黄疸患者,而在探查中又不能对其症状做出合理的解释时。如胆管明显扩张但找不到明确的梗阻原因,腹膜后及十二指肠周围水肿,有胆汁污染或气体者,应考虑到十二指肠憩室及其并发症。

对某些不易发现的憩室,尤其是位于肠系膜缘或十二指肠之后憩室,可经胃管向十二指肠内充气的方法协助诊断。

(四)治疗

1. 非手术治疗

无症状的十二指肠憩室无需治疗。有症状或有并发症者可先行非手术治疗,包括饮食调整、抗酸解痉、应用抗生素以及腹部按摩、体位引流、禁食、胃管减压等,可取得较满意的效果。若经非手术治疗效果不明显尤其是出现明显并发症时应以手术治疗,但手术指征必须从严掌握,手术方式必须慎重选择,因为切除的手术有时并不容易,也不是没有危险的。

2. 手术治疗

多以有严重并发症而经非手术治疗无效者,如出血、穿孔、梗阻时。反复出血难以自止且有早期休克体征者;憩室炎性糜烂坏疽,穿孔出现腹膜炎或腹膜后蜂窝织炎或已有部分脓肿形成;因憩室造成胆管、胰管或肠管梗阻者,特别是有较大的乳头旁憩室及胆、胰管异常开口于憩室内者。还有憩室内有息肉、肿瘤、寄生虫等性质不能明确者。我们认为十二指肠憩室不论大小,重点在于颈的宽窄,凡经钡剂 X 线检查,钡剂进出通畅,多不需手术,若只进不出或钡剂进入憩室后 6 h 以上始可排空,非手术治疗很难奏效,择期手术较急诊手术安全有效,术后并发症少,急诊手术死亡率约大于择期手术死亡率的 3 倍。

(1)术前准备:除按一般胃肠手术前准备外应先了解憩室的部位以及与周围器官的关系,准确的定位有利于术中探查和术式的选择,上消化道 X 线造影应摄左前斜位和右前斜位片以判断憩室在十二指肠内前侧或内后侧、与胰腺实质和胆管走行关系、憩室开口与十二指肠乳头的关系。位于降部内侧的憩室最好术前行内镜及胆管造影检查,了解憩室与十二指肠乳头及与胆管的关系,一定要插胃管,必要时术中可经胃管注入空气,使憩室充气,便于显示憩室存在的位置。

(2)手术方式的选择:手术原则是切除和治疗憩室并发症,切除憩室并不简单,因憩室壁较薄弱,周围粘连紧密,剥离时常易撕破,尤其憩室嵌入胰头部,分离时易出血损伤胰腺及胆、胰管,术后出现医源性急性胰腺炎或(和)胰、胆管瘘。轻者延长住院时间,必要时再行手术,重者危及生命。因此手术方式的选择是手术成败的关键。

(3)手术步骤。

切口:采用右上腹旁正中切口或右上腹经腹直肌切口入腹腔。

探查:术前必须定位,术中必须仔细检查上消化道、胆管和胰腺,排除可能存在的其他病变。

显露憩室:此步骤很重要,尤当怀疑是憩室并发上消化道出血或穿孔时更为重要。文献中报告因十二指肠憩室穿孔而死亡者,30% 是由于在手术时未能认识病变之故。

显露憩室的方法依部位而异,位于十二指肠第 3、4 部的憩室,可将横结肠系膜切开(避免伤及结肠中动脉)。位于十二指肠降部的憩室,须将胆囊向上、横结肠向下拉开,再将胃幽门部向左牵开,即可显露十二指肠降部,或纵行切开十二指肠降部外侧的后腹膜,将该段肠曲连同附着的胰头一并向左侧翻起。如位于十二指肠肠内后方的憩室,此时即可看到;若为十二指肠内前方的憩室,则需进一步细心分离胰腺与十二指肠附着部,操作应特别轻柔细致,因胰头部极易出血,肠壁也较薄弱易撕破,也不宜分离过多,以免影响肠壁血运。

如果经上述解剖而未找到憩室,可用肠钳夹住空肠起始部,将胃管引入十二指肠腔内,并用手指压迫十二指肠球部,然后向胃管内注入空气约 30 mL,使十二指肠充气,憩室也随之膨胀而易于辨认;若术前未插胃管,则可用注射器直接向十二指肠腔内注入空气;或者切开十二指肠的前壁,伸入示指探查憩室的内口,并将示指伸入到憩室囊内,有助于憩室的寻找和分离,也不至伤及胆总管等重要组织,后两种方法的缺点是容易污染腹腔。位于十二指肠内的憩室需切开十二指肠探查,可发现疝囊样憩室。

憩室的处理:应根据具体情况选择而定。位于十二指肠水平部、升部憩室需切开横结肠系膜,易于显露,切除较易,可行憩室切除术。若憩室小于 1 cm,可围绕憩室在十二指肠壁做一荷包缝合,将憩室翻转于十二指肠内消除憩室,此法避免切开十二指肠壁,则不易发生肠瘘。若用于大憩室则有十二指肠梗阻的可能,若降部憩室内出血或穿孔时则不适用此法,需切开右方的憩室。开口于十二指肠乳头侧方或头侧并伸向胰腺背侧的憩室,其颈部多位于胆管侧方,憩室切除率高。如憩室位于内前方,则需分离胰腺与十二指肠附着处,此处的胰十二指肠上下动脉汇合部,血运丰富,极易出血,且肠壁较薄,强行分离易引起十二指肠壁缺血,导致十二指肠瘘。有介绍憩室嵌入胰腺背侧难于发现或难于切除,可将十二指肠切开后用纱布填塞憩室内,然后憩室内黏膜层完全剥除,再将肠壁黏膜缝合,此法虽可防止强行切除时引起的肠瘘,但易感染腹腔,一旦感染形成,肠瘘又易发生,故目前少用。

十二指肠乳头旁憩室的切除和胆管、胰管开口于憩室腔内的憩室切除难度均很大,因有损伤胆总管和胰管的可能,有的还要切断后再移植胆管和胰管,操作技术上也很困难,胆、胰管损伤后并发胆漏、胰漏,甚为严重,预后甚差。遇此情况可行憩室旷置术,即胃部分切除术和胃肠吻合术,使食物转流,以免食物进入憩室内引起潴留、感染、糜烂、出血、梗阻等并发症。若有胆管梗阻,可做胆总管肠道内引流术。

手术方式归纳起来即切除、翻转、旷置、转流。作者认为术前定位很重要,定位准确加上术者的经验与熟练的手术技巧决定选择一种可行的术式将会获得比较理想的效果。做胰十二指肠切除术,似无指征,除非憩室癌变或并发壶腹周围癌,那将归属于另一疾病的诊治探讨。

憩室切除术:找到憩室后,细致地将它与周围粘连组织剥离干净,在憩室颈部做纵行(或斜行)切除。

切除时避免牵拉憩室用力过大,以免切除黏膜过多导致肠腔狭窄。切除后用丝线做全层间断内翻缝合,外加浆肌层间断缝合。有人介绍提起憩室后,于憩室颈部做浆肌层切开,贯穿结扎黏膜、黏膜下层,可以避免切除黏膜过多或内翻缝合过多产生的缺点。

倘憩室位于十二指肠乳头附近,或位于胆总管、胰管之开口处,则切除憩室后,须同时切除胆囊、胆总管置 T 形管引流以及附加十二指肠乳头成形术,或者切除憩室后,将切口向胆总管和十二指肠延长,做胆总管十二指肠侧侧吻合,也可考虑憩室纳入十二指肠腔,在十二指肠内施行切除,然后做十二指肠乳头成形术。

憩室内翻或缝闭术:如切除憩室会损伤胆总管的开口,则不宜强行切除,可做憩室内翻或缝闭术;或者因憩室全部埋于胰头内,勉强剥离可能损伤胰腺,造成严重的出血或形成胰瘘,可行憩室缝闭术。

内翻法即于憩室颈部做一荷包缝合,用血管钳将憩室内翻入肠腔内,然后结扎荷包缝线;或使憩室内翻后以细丝线缝合颈部,以不再脱出即可。如憩室不能充分游离,可在十二指肠降部前壁的中段做一小切口,显露法特壶腹和乳头,一般在其内下方即可找到憩室的开口,用细丝线间断缝闭,使憩室和肠道不再沟通,然后缝合十二指肠切口。

转流术(捷径术):适用于无法切除或不宜内翻、缝闭憩室的病例,可行胃部分切除,Billroth-Ⅰ式吻合术,将憩室旷置,使食物改道,以免憩室继续食物潴留引起炎症、出血等并发症。对于巨大憩室也有人主张 DeNicola 法做空肠 Y 形憩室空肠吻合术。

术后处理:十二指肠手术是有风险的手术,术后的处理十分重要。①十二指肠的大手术,尤其患者情况不佳,有并发症者术后应进行生命体征监测。②持续十二指肠减压(将胃管远端送至十二指肠降部),经 3～5 d 才能拔除。若施行了十二指肠造瘘者,必须妥善固定造瘘,术后 15 d 方能根据情况拔除。③其他应严格按照胃肠道手术后常规处理。

第六节 胃 癌

胃癌是我国最常见的恶性肿瘤之一,病死率居恶性肿瘤首位。胃癌多见于男性,男女之比为 2∶1,平均死亡年龄为 61.6 岁。

一、病因

病因尚不十分清楚,与以下因素有关。

(一)地域环境

地域环境不同,胃癌的发病率也大不相同,发病率最高的国家和最低的国家之间相差可达数十倍。在世界范围内,日本发病率最高,美国则很低。我国的西北部及东南沿海各省的胃癌发病率远高于南方和西南各省。生活在美国的第二三代日本移民由于地域环境的改变,发病率逐渐降低。

(二)饮食因素

饮食因素是胃癌发生的最主要原因。具体因素如下所述。

(1)含有致癌物:如亚硝胺类化合物、真菌毒素、多环烃类等。

(2)含有致癌物前体:如亚硝酸盐,经体内代谢后可转变成强致癌物亚硝胺。

(3)含有促癌物:如长期高盐饮食破坏了胃黏膜的保护层,使致癌物直接与胃黏膜接触。

(三)化学因素

(1)亚硝胺类化合物:多种亚硝胺类化合物均致胃癌。亚硝胺类化合物在自然界存在的不多,但合成亚硝胺的前体物质亚硝酸盐和二级胺却广泛存在。亚硝酸盐及二级胺在 pH 1～3 或细菌的作用下可合成亚硝胺类化合物。

(2)多环芳烃类化合物:最具代表性的致癌物质是 3,4-苯并芘。污染、烘烤及熏制的食品中 3,4-苯并芘含量增高。3,4-苯并芘经过细胞内粗面内质网的功能氧化酶活化成二氢二醇环氧化物,并与细胞的 DNA、RNA 及蛋白质等大分子结合,致基因突变而致癌。

(四) Hp

1994年WHO国际癌症研究机构得出"幽门螺杆菌(Hp)是一种致癌因子,在胃癌的发病中起病因作用"的结论。

Hp感染率高的国家和地区常有较高的胃癌发病率,且随着Hp抗体滴度的升高胃癌的危险性也相应增加。Hp感染后是否发生胃癌与年龄有关,儿童期感染Hp发生胃癌的危险性增加;而成年后感染多不足以发展成胃癌。Hp致胃癌的机制有如下提法:①促进胃黏膜上皮细胞过度增生;②诱导胃黏膜细胞凋亡;③Hp的代谢产物直接转化胃黏膜;④Hp的DNA转换到胃黏膜细胞中致癌变;⑤Hp诱发同种生物毒性炎症反应,这种慢性炎症过程促使细胞增生和增加自由基形成而致癌。

(五) 癌前疾病和癌前病变

这是两个不同的概念,胃的癌前疾病指的是一些发生胃癌危险性明显增加的临床情况,如慢性萎缩性胃炎、胃溃疡、胃息肉、胃黏膜巨大皱襞症、残胃等;胃的癌前病变指的是容易发生癌变的胃黏膜病理组织学变化,但其本身尚不具备恶性改变。现阶段得到公认的是不典型增生为癌前病变。不典型增生的病理组织学改变主要是细胞的过度增生和丧失了正常的分化,在结构和功能上部分地丧失了与原组织的相似性。不典型增生分为轻度、中度和重度三级。一般而言重度不典型增生易发生癌变。不典型增生是癌变过程中必经的一个阶段,这一过程是一个谱带式的连续过程,即正常→增生→不典型增生→原位癌→浸润癌。

此外,遗传因素、免疫监视机制失调、癌基因(如Cmet、Kras基因等)的过度表达和抑癌基因(如p53、APC、MCC基因等)突变、重排、缺失、甲基化等变化都与胃癌的发生有一定的关系。

二、病理

(一) 肿瘤位置

1. 初发胃癌

将胃大弯、胃小弯各等分为3份,连接其对应点,可分为上1/3(U)、中1/3(M)和下1/3(L)。每个原发病变都应记录其二维的最大值。如果1个以上的分区受累,所有的受累分区都要按受累的程度记录,肿瘤主体所在的部位列在最前如LM或UML等。如果肿瘤侵犯了食管或十二指肠,分别记为E或D。胃癌一般以L区最为多见,约占半数,其次为U区,M区较少,广泛分布者更少。

2. 残胃癌

肿瘤在吻合口处(A)、胃缝合线处(S)、其他位置(O)、整个残胃(T)、扩散至食管(E)、十二指肠(D)、空肠(J)。

(二) 大体类型

1. 早期胃癌

早期胃癌指病变仅限于黏膜和黏膜下层,而不论病变的范围和有无淋巴结转移。癌灶直径10 mm以下至5 mm称小胃癌,5 mm以下称微小胃癌。早期胃癌分为三型:Ⅰ型,隆起型;Ⅱ型,表浅型,包括三个亚型,Ⅱ$_a$型,表浅隆起型;Ⅱ$_b$型,表浅平坦型;Ⅱ$_c$型,表浅凹陷型;Ⅲ型,凹陷型。如果合并两种以上亚型时,面积最大的一种写在最前面,其他依次排在后面,如Ⅱ$_c$+Ⅲ。Ⅰ型和Ⅱ$_a$型鉴别如下:Ⅱ$_a$型病变厚度超过正常黏膜的2倍,Ⅰ型的病变厚度不到正常黏膜的 2 倍。

2. 进展期胃癌

进展期胃癌指病变深度已超过黏膜下层的胃癌。按 Borrmann 分型法分为四型：Ⅰ型，息肉（肿块）型；Ⅱ型，无浸润溃疡型，癌灶与正常胃界限清楚；Ⅲ型，有浸润溃疡型，癌灶与正常胃界限不清楚；Ⅳ型，弥散浸润型。

（三）组织类型

（1）WHO 将胃癌归类为上皮性肿瘤和类癌两种，其中前者又包括：①腺癌（包括乳头状腺癌、管状腺癌、低分化腺癌、黏液腺癌及印戒细胞癌）；②腺鳞癌；③鳞状细胞癌；④未分化癌；⑤不能分类的癌。

（2）日本胃癌研究会将胃癌分为以下三型。①普通型：包括乳头状腺癌、管状腺癌（高分化型、中分化型）、低分化性腺癌（实体型癌和非实体型癌）、印戒细胞癌和黏液细胞癌；②特殊型：包括腺鳞癌、鳞状细胞癌、未分化癌和不能分类的癌；③类癌。

（四）转移扩散途径

1. 直接浸润

直接浸润是胃癌的主要扩散方式之一。当胃癌侵犯浆膜层时，可直接浸润腹膜、邻近器官或组织，主要有胰腺、肝脏、横结肠及其系膜等，也可借黏膜下层或浆膜下层向上浸润至食管下端、向下浸润至十二指肠。

2. 淋巴转移

淋巴转移是胃癌的主要转移途径，早期胃癌的淋巴转移率近 20%，进展期胃癌的淋巴转移率高达 70% 左右。

一般情况下按淋巴流向转移，少数情况也有跳跃式转移。胃周淋巴结分为 23 组，具体如下：除了上述胃周淋巴结外，还有 2 处淋巴结在临床上很有意义，一是左锁骨上淋巴结，如触及肿大为癌细胞沿胸导管转移所致；二是脐周淋巴结，如肿大为癌细胞通过肝圆韧带淋巴管转移所致。

淋巴结的转移率＝转移淋巴结数目/受检淋巴结数目×100%。

3. 血行转移

胃癌晚期癌细胞经门静脉或体循环向身体其他部位播散，常见的有肝、肺、骨、肾、脑等，其中以肝转移最为常见。

4. 种植转移

当胃癌浸透浆膜后，癌细胞可自浆膜脱落并种植于腹膜、大网膜或其他脏器表面，形成转移性结节，黏液腺癌种植转移最为多见。若种植转移至直肠前凹，直肠指诊可能触到肿块。胃癌卵巢转移占全部卵巢转移的 50% 左右，其机制除以上所述外，也可能是经血行转移或淋巴逆流所致。

5. 胃癌微转移

胃癌微转移是近几年提出的新概念，定义为治疗时已经存在但目前常规病理学诊断技术还不能确定的转移。

（五）临床病理分期

国际抗癌联盟（UICC）1987 年公布了胃癌的临床病理分期，尔后经多年来的不断修改已日趋合理。

1. 肿瘤浸润深度

用 T 来表示,可以分为以下几种情况。T_1:肿瘤侵及黏膜和(或)黏膜肌(M)或黏膜下层(SM),SM 又可分为 SM_1 和 SM_2,前者是指癌肿越过黏膜肌不足 0.5 mm,后者则超过了 0.5 mm;T_2:肿瘤侵及肌层(MP)或浆膜下(SS);T_3:肿瘤浸透浆膜(SE);T_4:肿瘤侵犯邻近结构或经腔内扩展至食管、十二指肠。

2. 淋巴结转移

无淋巴结转移用 N_0 表示,其余根据肿瘤的所在部位,区域淋巴结分为三站,即 N_1、N_2、N_3。超出上述范围的淋巴结归为远隔转移(M_1),与此相应的淋巴结清除术分为 D_0、D_1、D_2 和 D_3。

考虑到淋巴结转移的个数与患者的 5 年生存率关系更为密切,UICC 在新 TNM 分期中,对淋巴结的分期强调转移的淋巴结数目而不考虑淋巴结所在的解剖位置,规定如下:N_0 无淋巴结转移(受检淋巴结个数须≥15);N_1 转移的淋巴结数为 1~6 个;N_2 转移的淋巴结数为 7~15 个;N_3 转移的淋巴结数在 16 个以上。

3. 远处转移

M_0 表示无远处转移;M_1 表示有远处转移。

三、临床表现

(一)症状

早期患者多无症状,以后逐渐出现上消化道症状,包括上腹部不适、心窝部隐痛、食后饱胀感等。胃窦癌常引起十二指肠功能的改变,可以出现类似十二指肠溃疡的症状。如果上述症状未得到患者或医生的充分注意而按慢性胃炎或十二指肠溃疡病处理,患者可获得暂时性缓解。随着病情的进一步发展,患者可逐渐出现上腹部疼痛加重、食欲减退、消瘦、乏力等;若癌灶浸润胃周血管则引起消化道出血,根据患者出血速度的快慢和出血量的大小,可出现呕血或黑便;若幽门被部分或完全梗阻则可致恶心与呕吐,呕吐物多为隔宿食和胃液;贲门癌和高位小弯癌可有进食哽噎感。此时虽诊断容易但已属于晚期,治疗较为困难且效果不佳。因此,外科医生对有上述临床表现的患者,尤其是中年以上的患者应细加分析,合理检查以避免延误诊断。

(二)体征

早期患者多无明显体征,上腹部深压痛可能是唯一值得注意的体征。晚期患者可能出现上腹部肿块、左锁骨上淋巴结肿大、直肠指诊在直肠前凹触到肿块、腹腔积液等。

四、诊断

胃镜和 X 线钡餐检查仍是目前诊断胃癌的主要方法,胃液脱落细胞学检查现已较少应用。此外,利用连续病理切片、免疫组化、流式细胞分析、RT-PCR 等方法诊断胃癌微转移也取得了一些进展,本节也将做一简单介绍。

(一)纤维胃镜

纤维胃镜优点在于可以直接观察病变部位,且可以对可疑病灶直接钳取小块组织做病理组织学检查。

胃镜的观察范围较大,从食管到十二指肠都可以观察及取活检。检查中利用刚果红、亚甲蓝等进行活体染色可提高早期胃癌的检出率。若发现可疑病灶应进行活检,为避免漏诊,应在病灶的四周钳取 4~6 块组织,不要集中一点取材或取材过少。

(二)X 线钡餐检查

X 线钡餐检查通过对胃的形态、黏膜变化、蠕动情况及排空时间的观察确立诊断,痛苦较小。近年随着数字化胃肠造影技术逐渐应用于临床使影像更加清晰,分辨率大为提高,因此 X 线钡餐检查仍是目前胃癌的主要诊断方法之一。其不足是不能取活检,且不如胃镜直观,对早期胃癌诊断较为困难。进展期胃癌 X 线钡餐检查所见与 Borrmann 分型一致,即表现为肿块(充盈缺损)、溃疡(龛影)或弥散性浸润(胃壁僵硬、胃腔狭窄等)3 种影像。早期胃癌常需借助于气钡双重对比造影。

(三)影像学检查

影像学检查常用的有腹部超声、超声内镜(EUS)、多层螺旋 CT(MSCT)等。这些影像学检查除了能了解胃腔内和胃壁本身(如超声内镜可将胃壁分为 5 层对浸润深度做出判断)的情况外,主要用于判断胃周淋巴结,胃周器官肝、胰及腹膜等部位有无转移或浸润,是目前胃癌术前 TNM 分期的首选方法。分期的准确性普通腹部超声为 50%,EUS 与 MSCT 相近,在 76% 左右,但 MSCT 在判断肝转移、腹膜转移和腹膜后淋巴结转移等方面优于 EUS。此外,MSCT 扫描三维立体重建模拟内镜技术近年也开始用于胃癌的诊断与分期,但尚需进一步积累经验。

(四)胃癌微转移的诊断

胃癌微转移的诊断主要采用连续病理切片、免疫组化、反转录聚合酶链反应(RT-PCR)、流式细胞术、细胞遗传学、免疫细胞化学等先进技术,检测淋巴结、骨髓、周围静脉血及腹腔内的微转移灶,阳性率显著高于普通病理检查。胃癌微转移的诊断可为医生判断预后、选择术式、确定淋巴结清扫范围、术后确定分期及建立个体化的化疗方案提供依据。

五、鉴别诊断

大多数胃癌患者经过外科医师初步诊断后,通过 X 线钡餐或胃镜检查都可获得正确诊断。在少数情况下,胃癌需与胃良性溃疡、胃肉瘤、胃良性肿瘤及慢性胃炎相鉴别。

(一)胃良性溃疡

胃良性溃疡与胃癌相比较,胃良性溃疡一般病程较长,曾有典型溃疡疼痛反复发作史,抗酸剂治疗有效,多不伴有食欲减退。除非合并出血、幽门梗阻等严重的并发症,多无明显体征,不会出现近期明显消瘦、贫血、腹部包块甚至左锁骨上窝淋巴结肿大等。更为重要的是,X 线钡餐和胃镜检查,良性溃疡常小于 2.5 cm,圆形或椭圆形龛影,边缘整齐,蠕动波可通过病灶;胃镜下可见黏膜基底平坦,有白色或黄白色苔覆盖,周围黏膜水肿、充血,黏膜皱襞向溃疡集中。而癌性溃疡与此有很大的不同,详细特征参见胃癌诊断部分。

(二)胃良性肿瘤

胃良性肿瘤多无明显临床表现,X 线钡餐为圆形或椭圆形的充盈缺损,而非龛影。胃镜则表现为黏膜下包块。

六、治疗

(一)手术治疗

手术治疗是胃癌最有效的治疗方法。胃癌根治术应遵循以下 3 点要求:①充分切除原发癌灶;②彻底清除胃周淋巴结;③完全消灭腹腔游离癌细胞和微小转移灶。胃癌的根治度分为3级。A级:D>N,即手术切除的淋巴结站别大于已有转移的淋巴结站别;切除胃组织切缘1 cm内无癌细胞浸润;B级:D=N,或切缘1 cm内有癌细胞浸润,也属于根治性手术;C级:仅切除原发灶和部分转移灶,有肿瘤残余,属于非根治性手术。

1. 早期胃癌

20世纪50~60年代曾将胃癌标准根治术定为胃大部切除加D_2淋巴结清除术,小于这一范围的手术不列入根治术。但是多年来经过多个国家的大宗病例的临床和病理反复实践与验证,发现这一原则有所欠缺,并由此提出对某些胃癌可行缩小手术,包括缩小胃的切除范围、缩小淋巴结的清除范围和保留一定的脏器功能。这样使患者既获得了根治又有效地减小了手术的侵袭、提高了手术的安全性和手术后的生存质量。

早期胃癌常用的手术方式有:①内镜或腔镜下黏膜切除术:适用于黏膜分化型癌,隆起型<20 mm,凹陷型(无溃疡形成)<10 mm。该术式创伤小但切缘癌残留率较高,达10%。②其他手术:根据病情可选择各种缩小手术,常用的有腹腔镜下或开腹胃部分切除术、保留幽门的胃切除术、保留迷走神经的胃部分切除术和D_1手术等,病变范围较大的则应行D_2手术。早期胃癌经合理治疗后黏膜癌的5年生存率为98.0%、黏膜下癌为88.7%。

2. 进展期胃癌

根治术后5年生存率一般在40%左右。对局限性胃癌未侵犯浆膜或浆膜为反应型、胃周淋巴结无明显转移的患者,以DF手术为宜。局限型胃癌已侵犯浆膜、浆膜属于突出结节型,应行D_2手术或NF手术。N_2阳性时,在不增加患者并发症的前提下,选择DF手术。一些学者认为扩大胃周淋巴结清除能够提高患者术后5年生存率,并且淋巴结的清除及病理学检查对术后的正确分期、正确判断预后、指导术后监测和选择术后治疗方案都有重要的价值。

3. 胃癌根治术

胃癌根治术包括根治性远端或近端胃大部切除术和全胃切除术3种。根治性胃大部切除术的胃切断线依胃癌类型而定,BorrmannⅠ型和BorrmannⅡ型可少一些,BorrmannⅢ型则应多一些,一般应距癌外缘4~6 cm并切除胃的3/4~4/5;根治性近端胃大部切除术和全胃切除术应在贲门上3~4 cm切断食管;根治性远端胃大部切除术和全胃切除术应在幽门下3~4 cm切断十二指肠。以L区胃癌,D_2根治术为例说明远端胃癌根治术的切除范围:切除大网膜、小网膜、横结肠系膜前叶和胰腺被膜;清除N_1淋巴结3、4 d、5、6组;N_2淋巴结1、7、8a、9、11p、12a、14v组;幽门下3~4 cm处切断十二指肠;距癌边缘4~6 cm切断胃。根治性远端胃大部切除术后消化道重建与胃大部切除术后相同。根治性近端胃大部切除术后将残胃与食管直接吻合,要注意的是其远侧胃必须保留全胃的1/3以上,否则残胃将无功能。根治性全胃切除术后消化道重建的方法较多,常用的有:①食管空肠Roux-en-Y法:应用较广泛并在此基础上演变出多种变法;②食管空肠襻式吻合法:常用Schlatter法,也有多种演变方法。全胃切除术后的主要并发症有食管空肠吻合口瘘、食管空肠吻合口狭窄、反流性食管炎、排空障碍、营养性并发症等。

4. 扩大胃癌根治术与联合脏器切除术

扩大胃癌根治术是指包括胰体、胰尾及脾在内的根治性胃大部切除术或全胃切除术。联合脏器切除术是指联合肝或横结肠等脏器的切除术。联合脏器切除术损伤大、生理干扰重,故不应作为姑息性治疗的手段,也不宜用于年老体弱,心、肺、肝、肾功能不全或营养、免疫状态差的患者。

5. 姑息手术

其目的有二：一是减轻患者的癌负荷；二是解除患者的症状，如幽门梗阻、消化道出血、疼痛或营养不良等。术式主要有以下几种：①姑息性切除，即切除主要癌灶的胃切除术；②旁路手术，如胃空肠吻合术；③营养造口，如空肠营养造口术。

6. 腹腔游离癌细胞和微小转移灶的处理

术后腹膜转移是术后复发的主要形式之一。已浸出浆膜的进展期胃癌随着受侵面积的增大，癌细胞脱落的可能性也增加，为消灭脱落到腹腔的游离癌细胞，可采取如下措施。

(1)腹腔内化疗：可在门静脉内、肝脏内和腹腔内获得较高的药物浓度，而外周血中的药物浓度则较低，这样药物的毒副作用就随之减少。腹腔内化疗的方法主要有两种：①经皮腹腔内置管；②术中皮下放置植入式腹腔泵或 Tenckhoff 导管。

(2)腹腔内高温灌洗：在完成根治术后应用封闭的循环系统，以 42 ℃～45 ℃的蒸馏水恒温下行腹腔内高温灌洗，蒸馏水内可添加各种抗癌药物，如 ADM、DDP、MMC、醋酸氯己定等。一般用 4 000 mL 左右的液体，灌洗 3～10 min。早期胃癌无需灌洗。T_2 期胃癌虽未穿透浆膜，但考虑到胃周淋巴结转移在 40% 以上，转移癌可透过淋巴结被膜形成癌细胞的二次脱落、术中医源性脱落以及 T_2 期胃癌患者死于腹膜转移的为 1.2%～1.8%，所以也主张行腹腔内高温灌洗。至于 T_1 期与 T_2 期胃癌，腹腔内高温灌洗则能提高患者的生存期。

(二)化学治疗

胃癌对化疗药物有低度至中度的敏感性。胃癌的化疗可于术前、术中和术后进行，本节主要介绍常用的术后辅助化疗。术后化疗的意义在于，在外科手术的基础上杀灭亚临床癌灶或脱落的癌细胞，以达到降低或避免术后复发、转移的目的。目前对胃癌术后化疗的疗效仍存在较大的争议，一些荟萃分析显示术后化疗患者的生存获益较小。

1. 适应证

(1)根治术后患者：早期胃癌根治术后原则上不必辅以化疗，但具有下列一项以上者应辅助化疗：癌灶面积＞5 cm²、病理组织分化差、淋巴结有转移、多发癌灶或年龄＜40 岁。进展期胃癌根治术后无论有无淋巴结转移，术后均需化疗。

(2)非根治术后患者：如姑息性切除术后、旁路术后、造瘘术后、开腹探查未切除以及有癌残留的患者。

(3)不能手术或再发的患者：要求患者全身状态较好、无重要脏器功能不全。4 周内进行过大手术、急性感染期、严重营养不良、胃肠道梗阻、重要脏器功能严重受损、血白细胞低于 $3.5×10^9/L$，血小板低于 $80×10^9/L$ 等不宜化疗。化疗过程中如出现上述情况也应终止化疗。

2. 常用化疗方案

已证实胃癌化疗联合用药优于单一用药。临床上常用的化疗方案及疗效如下。

(1)FAM 方案。由 5-FU（氟尿嘧啶）、ADM（多柔比星）和 MMC（丝裂霉素）三药组成，用法：5-FU 600 mg/m²，静脉滴注，第 1、8、29、36 日；ADM 30 mg/m²，静脉注射，第 1、29 日；MMC 10 mg/m²，静脉注射，第 1 日。每 2 个月重复一次。有效率为 21%～42%。

(2)UFTM 方案。由 UFT（替加氟/尿嘧啶）和 MMC 组成，用法：UFT 600 mg/d，口服；MMC 6～8 mg，静脉注射，1 次/周。以上两药连用 8 周，有效率为 9%～67%。

(3)替吉奥(S-1)方案。由替加氟(FT)、吉莫斯特(CDHP)和奥替拉西钾三药按一定比例组成,前者为 5-FU 前体药物,后两者为生物调节剂。用法为:40 mg/m^2,2 次/天,口服;6 周为 1 个疗程,其中用药 4 周,停药 2 周。有效率为 44.6%。

近年胃癌化疗新药如紫杉醇类(多西他赛,Docetaxel),拓扑异构酶Ⅰ抑制药(伊立替康,Irinotecan)、口服氟化嘧啶类(卡培他滨,Capecitabine)、第三代铂类(奥沙利铂,Oxaliplatin)等备受关注,含新药的化疗方案呈逐年增高趋势,这些新药单药有效率>20%,联合用药疗效更好,可达 50% 以上。此外,分子靶向药物联合化疗也在应用和总结经验中。

(三)放射治疗

胃癌对放射线敏感性较低,因此多数学者不主张术前放疗。因胃癌复发多在癌床和邻近部位,故术中放疗有助于防止胃癌的复发。术中放疗的优点为:①术中单次大剂量(20~30 Gy)放射治疗的生物学效应明显高于手术前、后相同剂量的分次照射;②能更准确地照射到癌复发危险较大的部位即肿瘤床;③术中可以对周围的正常组织加以保护,减少放射线的不良反应。术后放疗仅用于缓解由狭窄、癌浸润等所引起的疼痛以及对残癌处(非黏液细胞癌)银夹标志后的局部治疗。

(四)免疫治疗

生物治疗在胃癌综合治疗中的地位越来越受到重视。主要包括:①非特异性免疫增强剂,临床上应用较为广泛的主要有卡介苗、短小棒状杆菌、香菇多糖等;②过继性免疫制剂,属于此类的有淋巴因子激活的杀伤细胞(LAK)、细胞毒性 T 细胞(CTL)等以及一些细胞因子,如白细胞介素-2(IL-2)、肿瘤坏死因子(TNF)、干扰素(IFN)等。

(五)中药治疗

中药治疗是通过"扶正"和"驱邪"来实现的,如人参、黄芪、六味地黄丸等具有促进骨髓有核细胞及造血干细胞的增生、激活非特异性吞噬细胞和自然杀伤细胞、加速 T 淋巴细胞的分裂、诱导产生干扰素等"扶正"功能。再如健脾益肾冲剂具有清除氧自由基的"祛邪"功能。此外,一些中药可用于预防和治疗胃癌化疗中的不良反应,如恶心、呕吐、腹胀、食欲减退、白细胞、血小板减少和贫血等。

(六)基因治疗

基因治疗主要有抑癌基因治疗、"自杀"基因治疗、反义基因治疗、核酶基因转染治疗和基因免疫治疗等。

虽然这些治疗方法目前多数还仅限于动物实验,但正逐步走向成熟,有望将来成为胃癌治疗的新方法。

第七节 十二指肠内瘘

十二指肠内瘘是指在十二指肠与腹腔内的其他空腔脏器之间形成的病理性通道开口分别位于十二指肠及相应空腔脏器。十二指肠仅与单一脏器相沟通称"单纯性十二指肠内瘘",与

2个或以上的脏器相沟通则称为"复杂性十二指肠内瘘",前者临床多见,后者较少发生。内瘘时十二指肠及相应空腔脏器的内容物可通过该异常通道相互交通,由此引起感染、出血、体液丧失(腹泻呕吐)、水电解质紊乱、器官功能受损以及营养不良等一系列改变。

先天性十二指肠内瘘极为罕见,仅见少数个案报道十二指肠可与任何相邻的空腔脏器相沟通形成内瘘,但十二指肠胆囊瘘是最常见的一种类型,据统计其发生率占十二指肠内瘘的44%～83%,十二指肠胆总管瘘占胃肠道内瘘的5%～25%。

一、病因

十二指肠内瘘形成的原因较多,如先天发育缺陷、医源性损伤、创伤、疾病等。在疾病中,可由十二指肠病变所引致,如十二指肠憩室炎,亦可能是十二指肠毗邻器官的病变所造成,如慢性结肠炎、胆结石等。有报道称,引起十二指肠内瘘最常见的病因是医源性损伤,其次是结石、开放性和闭合性损伤。肿瘤、结核、溃疡病、克罗恩病及放射性肠炎等病理因素低于10%。

(一)先天因素

真正的先天性十二指肠内瘘极为罕见,仅见少数个案报道。有报道1例先天性胆囊十二指肠内瘘,术中见十二指肠与胆囊间存在异常通道,移行处黏膜均光滑、无瘢痕。

(二)医源性损伤

医源性损伤引起的十二指肠内瘘一般存在于十二指肠与胆总管之间,多见于胆管手术中使用硬质胆管探条探查胆总管下端所致,因解剖上胆总管下端较狭小,探查时用力过大穿破胆总管和十二指肠壁,形成胆总管十二指肠乳头旁瘘。有报道8例胆管术后发生胆总管十二指肠内瘘,原因均是由于胆总管炎性狭窄,胆管探条引入困难强行探查所致,提示对胆总管炎性狭窄胆总管探查术中使用探条应慎重,不可暴力探查以减少医源性损伤。再者胆总管T形管引流时,T形管放置位置过低、置管时间过长、T形管压迫十二指肠壁致缺血坏死穿孔,引起胆总管十二指肠内瘘,亦属于医源性损伤。另有报道2例胆管术后T形管压迫十二指肠穿孔、胆总管T形管引流口与十二指肠穿孔处形成十二指肠内瘘,由此提示胆总管T形管引流时位置不宜放置过低,或者在T形管与十二指肠之间放置小块大网膜并固定、隔断以免压迫十二指肠,造成继发性损伤。

(三)结石

十二指肠内瘘常发生于十二指肠与胆管系统间,大多数是被胆石穿破的结果。90%以上的胆囊十二指肠瘘,胆总管十二指肠瘘,胆囊十二指肠结肠瘘,均来自慢性胆囊炎、胆石症内瘘,多在胆、胰、十二指肠汇合区,与胆管胰腺疾病有着更多关系,胆囊炎、胆石症的反复发作导致胆囊或胆管与其周围某一器官之间的粘连,是后来形成内瘘的基础。在粘连的基础上,胆囊内的结石压迫胆囊壁引起胆囊壁缺血、坏死、穿孔并与另一器官相通形成内瘘。胆囊颈部是穿孔形成内瘘最常见部位之一,这与胆囊管比较细小、胆囊受炎症或结石刺激后强烈收缩、颈部承受压力较大有关。

胆囊炎反复发作时最常累及的器官是十二指肠、结肠和胃,当胆管系统因炎症与十二指肠粘连,胆石即可压迫十二指肠造成肠壁的坏死、穿孔、自行减压引流,胆石被排到十二指肠从而形成胆囊十二指肠瘘、胆总管十二指肠瘘、胆囊十二指肠结肠瘘。这种因结石嵌顿、梗阻、感染导致十二指肠穿孔自行减压形成的内瘘,常常是机体自行排石的一种特殊过程或视为胆结石的一种并发症,有时可引起胆石性肠梗阻。

(四)消化性溃疡

十二指肠的慢性穿透性溃疡,常因慢性炎症向邻近脏器穿孔而形成内瘘,如溃疡位于十二指肠的前壁或侧壁者可穿入胆囊,形成胆囊十二指肠瘘。而溃疡位于十二指肠后壁者穿入胆总管,引起胆总管十二指肠瘘,十二指肠溃疡亦可向下穿入结肠引起十二指肠结肠瘘,或胆囊十二指肠结肠瘘。也有报道穿透性幽门旁溃疡所形成的胃十二指肠瘘,还有肝门部动脉瘤与十二指肠降部紧密粘连向十二指肠内破溃而导致大出血的报道,亦是一种特殊的十二指肠内瘘。因抗分泌药对十二指肠溃疡的早期治疗作用,由十二指肠溃疡引起的十二指肠内瘘目前临床上已十分少见。

(五)恶性肿瘤

恶性肿瘤引起的十二指肠内瘘亦称为恶性十二指肠内瘘,主要是十二指肠癌浸润结肠肝曲或横结肠,或结肠肝区癌肿向十二指肠的第3、4段浸润穿孔所致。近年国内有报道十二指肠结肠瘘是结肠癌的少见并发症,另外十二指肠或结肠的霍奇金病,或胆囊的癌肿也可引起十二指肠内瘘。随着肿瘤发病率的增高,由恶性肿瘤引起十二指肠内瘘的报道日益增多。

(六)炎性疾病

因慢性炎症向邻近脏器浸润穿孔可形成内瘘。炎性疾病包括十二指肠憩室炎、克罗恩病溃疡性结肠炎、放射性肠炎及肠道特异性感染,如腹腔结核等均可引起十二指肠结肠瘘或胆囊十二指肠结肠瘘。

二、发病机制

先天性十二指肠内瘘的病理改变:异常通道底部为胆囊黏膜,颈部为十二指肠腺体,上方0.5 cm可见胆囊腺体与十二指肠腺体相移行证实为先天性异常。有报道2例手术证实的先天性十二指肠结肠瘘均为成年女性。内瘘瘘管都发生在十二指肠第三部与横结肠之间。鉴于消化系统发生的胚胎学研究,十二指肠后1/3与横结肠前2/3同属中肠演化而来。因此从胚胎发生学的角度来分析,如果中肠在胚胎发育过程中发生异常,则形成这类内瘘是完全有可能的。

三、检查

(一)实验室检查

选择做血、尿、便、常规生化及电解质检查。

(二)其他辅助检查

1.X线检查

X线检查包括腹部透视、腹部X线片和消化道钡剂造影。

(1)腹部透视和腹部平片:有时可见胆囊内积气,是诊断十二指肠内瘘的间接依据但要与产气杆菌引起的急性胆囊炎相鉴别。十二指肠肾盂(输尿管)瘘时,腹部平片可见肾区有空气阴影和不透X线的结石(占25%~50%)。

(2)消化道钡剂造影:消化道钡剂造影能提供内瘘存在的直接依据,可显示十二指肠内瘘瘘管的大小、走行方向、有无岔道及多发瘘。①上消化道钡剂造影。可见影像有:a.胃、十二指肠瘘,胃幽门管畸形及与其平行的幽门管瘘管。b.十二指肠胆囊瘘,胆囊或胆管有钡剂和(或)气体,瘘管口有黏膜征象,以前者更具诊断意义。此外,胆囊造瘘时不显影也为间接证据之一。c.十二指肠结肠瘘,结肠有钡剂充盈。d.十二指肠胰腺瘘,钡剂进入胰腺区域。②下消化道钡剂灌肠:可发现钡剂自结肠直接进入十二指肠或胆管系统,对十二指肠结肠瘘的正确诊断率可达90%以上;做结肠气钡双重造影,可清楚地显示瘘管的位置,结合观察显示的黏膜纹,有助于鉴别十二指肠结肠瘘、空肠结肠瘘、结肠胰腺瘘和结肠肾盂瘘。

(3)静脉肾盂造影:十二指肠肾盂(输尿管)瘘患者行此检查时,因病肾的功能遭到破坏,常不能显示瘘的位置,但从病肾的病变可提供瘘的诊断线索;并且治疗也需要通过造影来了解健肾的功能,所以仍有造影的意义。

2.超声、CT、MRI检查

超声、CT、MRI检查可从不同角度不同部位显示肝内外胆管结石及消化道病变的部位、范围及胆管的形态学变化,而对十二指肠内瘘的诊断只能提供间接的诊断依据。如胆管积气、结肠瘘浸润十二指肠等。

3.ERCP检查

内镜可直接观察到十二指肠内瘘的瘘口,同时注入造影剂,可显示瘘管的走行、大小等全貌,确诊率可达100%,是十二指肠内瘘最可靠的诊断方法。

4.内镜检查

(1)肠镜检查:可发现胃肠道异常通道的开口,并做鉴别诊断。十二指肠镜进入十二指肠后见黏膜呈环形皱襞、柔软光滑,乳头位于十二指肠降段内侧纵行隆起的皱襞上,一般瘘口位于乳头开口的上方,形态多呈不规则的星状形,无正常乳头形态及开口特征。当瘘口被黏膜覆盖时不易发现,但从乳头开口插管,导管可从瘘口折回至肠腔,改从乳头上方瘘口插管,异常通道显影而被确诊,此时将镜面靠近瘘口观察,可见胆汁或其他液体溢出。内镜下十二指肠内瘘应注意与十二指肠憩室相鉴别,憩室也可在十二指肠乳头附近有洞口,但边缘较整齐,开口多呈圆形,洞内常有食物残渣,拨开残渣后能见到憩室底部导管向洞内插入即折回肠腔,注入造影剂可全部溢出,同时肠道内可见到造影剂,而无异常通道显影。

(2)腹腔镜检查:亦可作为十二指肠内瘘诊断及治疗的手段且有广泛应用前景。

(3)膀胱镜检查:疑有十二指肠肾盂(输尿管)瘘时,此检查除可发现膀胱炎征象外,尚可在病侧输尿管开口处看到有气泡或脓性碎屑排出;或者经病侧输尿管的插管推注造影剂后摄片,可发现十二指肠内有造影剂。目前诊断主要依靠逆行肾盂造影,将近2/3的患者是阳性。

5.骨炭粉试验

口服骨炭粉,经15~40 min有黑色炭末自尿中排出。此项检查仅能肯定消化道与泌尿道之间的内瘘存在,但不能确定瘘的位置。

四、临床表现

十二指肠瘘发生以后,患者是否出现症状,应视与十二指肠相通的不同的空腔脏器而异。与十二指肠相交通的器官不同,内瘘给机体带来的后果亦不同,由此产生的症状常因被损害的器官的不同而差异较大,如十二指肠胆管瘘是以胆管感染为主要病变,故临床以肝脏损害症状为主;而十二指肠结肠瘘则以腹泻、呕吐、营养不良等消化道症状为主。

(一)胃、十二指肠瘘

胃、十二指肠瘘可发生于胃与十二指肠球部、横部及升部之间,几乎都是由于良性胃溃疡继发感染、粘连继而穿孔破入与之粘连的十二指肠球部,或因胃穿孔后形成局部脓肿,继而破入十二指肠横部或升部。

胃、十二指肠瘘形成后,对机体的生理功能干扰不大,一般多无明显症状。绝大部分患者都因长期严重的溃疡症状而掩盖了瘘的临床表现;少数患者偶尔发生胃输出道梗阻。

(二)十二指肠胆囊瘘

十二指肠胆囊瘘症状颇似胆囊炎,如嗳气、恶心呕吐、厌食油类、消化不良,有时有寒战高热、腹痛、出现黄疸而酷似胆管炎、胆石症的表现。有时表现为十二指肠梗阻,也有因胆石下行到肠腔狭窄的末端回肠或回盲瓣处而发生梗阻,表现为急性机械性肠梗阻症状,如为癌症引起,则多属晚期,其症状较重,且很快出现恶病质。

(三)十二指肠胆总管瘘

通常只出现溃疡病的症状,有少数可发生急性化脓性胆管炎而急诊入院。

(四)十二指肠胰腺瘘

十二指肠胰腺瘘发生之前常先有胰腺脓肿或胰腺囊肿的症状,故可能追问出有上腹部肿块的病史。

其次,多数有严重的消化道出血症状。手术前不易明确诊断。Berne 和 Edmondson 认为消化道胰腺瘘具有 3 个相关的临床经过,即胰腺炎后出现腹内肿块及突然出现严重的胃肠道出血,应警惕内瘘的发生;腹内肿块消失之时,常为内瘘形成之日,这个经验可供诊断时参考。

(五)十二指肠结肠瘘

良性十二指肠结肠瘘常有上腹部疼痛、体重减轻、乏力、胃纳增大,大便含有未消化的食物或严重的水泻。有的患者伴有呕吐,可闻到呕吐物中的粪臭,结合既往病史有诊断意义。内瘘发生的时间,据统计从 1 周到 32 周,多数(70%以上)患者至少在内瘘发生 3 个月才被确诊而手术。内瘘存在时间越长,症状就越突然,后果也越严重。先天性十二指肠结肠瘘最突出的症状是腹泻,往往自出生即出现,病史中查不到腹膜炎、肿瘤和腹部手术的有关资料。由于先天性内瘘在十二指肠一侧开口位置较低而且内瘘远端不存在梗阻,故很少发生粪性呕吐与腹胀。如无并发症,则不产生腹痛。要注意与非先天性良性十二指肠结肠瘘的区别。若为恶性肿瘤浸润穿破所造成的十二指肠结肠瘘,除了基本具备上述症状外,病情较重,恶化较快,常同时又有恶性肿瘤的相应症状。

(六)十二指肠肾盂(输尿管)瘘

十二指肠肾盂(输尿管)瘘临床上可先发现有肾周围脓肿,即病侧腰痛,局部有肿块,疼痛向大腿或睾丸放射,腰大肌刺激征阳性。以后尿液可有气泡,或者尿液混浊,或有食物残渣,以及尿频、尿急尿痛等膀胱刺激症状。如果有突然发生水样、脓性腹泻同时伴有腰部肿块的消失,往往提示内瘘的发生。此时腰痛减轻,也常有脱水及血尿。此外,尚有比较突出的消化道症状,如恶心、呕吐和厌食。肾结石自肛门排出甚为罕见。未能得到及时治疗者呈慢性病容,乏力和贫血,有时可以引起明显的脓毒血症,患者始终有泌尿道的感染症状,有的患者有高氯血症的酸中毒。

五、并发症

(1)感染是最常见的并发症,严重者可发生败血症。
(2)合并水电解质紊乱。
(3)出血、贫血亦是常见并发症。

六、诊断

十二指肠内瘘,术前诊断较为困难,因为大部分十二指肠内瘘缺乏特征性表现,漏诊率极高。有学者报道10例胆囊十二指肠内瘘,术前诊断7例为胆囊炎、胆囊结石,3例诊断为肠梗阻。提高十二指肠内瘘的正确诊断率,应注意以下几个方面。

(一)病史

正确详细的既往史、现病史是临床诊断的可靠信息来源,有下列病史者应考虑有十二指肠内瘘存在的可能。

(1)既往有反复发作的胆管疾病史尤其是曾有胆绞痛、黄疸后又突然消失的患者。

(2)既往彩超或B超提示胆囊内有较大结石,近期复查显示结石已消失,或移位在肠腔内。

(3)长期腹痛、腹泻、消瘦、乏力伴程度不等的营养不良。

(二)辅助检查

十二指肠内瘘诊断的确定常需要借助影像学检查,如X线检查、彩超或B超、CT、MRI、ERCP等,能提供直接的或间接的影像学诊断依据,或内镜检查发现胃肠道异常通道的开口等即可明确诊断。

(三)治疗

十二指肠内瘘的治疗分为手术治疗和非手术治疗,如何选择争议较大。

1.非手术治疗

鉴于部分十二指肠内瘘可以自行痊愈,加之部分十二指肠内瘘可以长期存在而不发生症状,目前多数学者认为只对有临床症状的十二指肠内瘘行手术治疗,方属合理。一组资料报道13年行胆管手术186例,术后发生8例胆总管十二指肠内瘘(4.7％),经消炎、营养支持治疗,6例内瘘治愈(75％),仅有2例经非手术治疗不好转而改行手术治疗而治愈。非手术治疗包括纠正水电解质紊乱、选用有效足量的抗生素控制感染、积极的静脉营养支持,必要时可加用生长激素,严密观察生命体征及腹部情况,如临床表现不好转应转手术治疗。

2.手术治疗

在输液(建立两条输液通道)、输血、抗感染等积极抗休克与监护下施行剖腹探查术。

(1)胃、十二指肠瘘:根据胃溃疡的部位和大小,做胃大部分切除术及妥善地缝闭十二指肠瘘口,疗效均较满意。若瘘口位于横部及升部,往往炎症粘连较重,手术时解剖、显露瘘口要特别小心避免损伤肠系膜上动脉或下腔静脉。Webster推荐在解剖、显露十二指肠瘘口之前,先游离、控制肠系膜上动脉和静脉,这样既可避免术中误伤血管,又可减轻十二指肠瘘口的修补张力。

(2)十二指肠胆囊瘘:术中解剖时应注意十二指肠胆囊瘘管位置,有瘘口短而较大的直接内瘘,也有瘘管长而狭小的间接内瘘。由于粘连多,解剖关系不易辨认,故宜先切开胆囊,探明瘘口位置与走向,细致地游离,才不致误伤十二指肠及其他脏器,待解剖完毕后,切除十二指肠瘘口边缘的瘢痕组织,再横行缝合十二指肠壁。若顾虑缝合不牢固者,可加用空肠浆膜或浆肌片覆盖,然后探查胆总管是否通畅,置T管引流,最后切除胆囊。对瘘口较大或炎性水肿较重者,应做相应的十二指肠或胃造口术进行十二指肠减压引流,以利缝合修补的瘘口愈合,术毕须放置腹腔引流。

(3)十二指肠胆总管瘘：单纯性的由十二指肠溃疡并发症引起的十二指肠胆总管瘘可经非手术治疗而痊愈。对经常发生胆管炎的病例或顽固的十二指肠溃疡须行手术治疗，否则内瘘不能自愈。较好的手术方法是迷走神经切断胃次全切除的胃空肠吻合术。十二指肠残端的缝闭，可采用 Bancroft 法。十二指肠胆总管无须另做处理，胃内容改道后瘘管可以自行闭合。若有胆管结石、胆总管积脓，则不宜用上述手术方法。应先探查胆总管胆管内结石、积脓、食物残渣等均须清除、减压，置 T 形管引流；或者待十二指肠与胆总管分离后分别修补十二指肠和胆总管的瘘孔，置"T"形管引流，另外做十二指肠造口减压。切除胆囊，然后腹腔安置引流。

(4)十二指肠胰腺瘘：关键在于胰腺脓肿或囊肿得到早期妥善的引流，及时解除十二指肠远端的梗阻和营养支持，则十二指肠胰腺瘘均能获得自愈。因胰液侵蚀肠壁血管造成严重的消化道出血。如非手术治疗无效，应及时进行手术，切开十二指肠壁，用不吸收缝线缝扎出血点。

(5)十二指肠结肠瘘：Strarzl 等曾报道 1 例因溃疡穿孔形成膈下脓肿所致的十二指肠结肠瘘，经引流膈下脓肿后，瘘获得自愈；结核造成内瘘者，也有应用抗结核治疗后而痊愈的报道，但大多数十二指肠结肠瘘内瘘（包括先天性），均需施行手术治疗。由于涉及结肠，术前须注意充分的肠道准备与患者全身状况的改善。良性的可做单纯瘘管切除，分别做十二指肠和结肠修补，缝闭瘘口。倘瘘口周围肠管瘢痕较重或粘连较多要行瘘口周围肠切除和肠吻合术。对位于十二指肠第三部的内瘘切除后，有时十二指肠壁缺损较大，则修补时应注意松解屈氏韧带，以及右侧系膜上血管在腹膜后的附着处，保证修补处无张力。必要时应用近段空肠襻的浆膜或浆肌覆盖修补十二指肠壁的缺损。由十二指肠溃疡引起者，只要患者情况允许宜同时做胃次全切除术。先天性者，有多发性瘘的可能，因此手术时要认真而仔细地探查，防止遗漏。因结肠癌浸润十二指肠而引起恶性内瘘者，视具体情况选择根治性手术或姑息性手术。①根治性手术：Callagher 曾介绍以扩大的右半结肠切除术治疗位于结肠肝曲恶性肿瘤所致的十二指肠结肠瘘。所谓的扩大右半结肠切除，即标准右半结肠切除加部分性胰十二指肠切除然后改建消化道，即行胆总管（或胆囊）－空肠吻合，胰腺－空肠吻合（均须分别用橡皮管或塑料管插管引流），胃－空肠吻合，回肠－横结肠吻合术。②姑息性手术：对于无法切除者，可做姑息性手术，即分别切断胃幽门窦、横结肠、末端回肠，再分别闭锁胃与回肠的远端，然后胃－空肠吻合。回肠－横结肠吻合，与空肠输出襻、同近侧横结肠吻合。无论是根治性或姑息性手术，术中均需安置腹腔引流。

(6)十二指肠肾盂(输尿管)瘘：①引流脓肿：伴有肾周围脓肿或腹膜后脓肿者，须及时引流。②排除泌尿道梗阻：如病肾或输尿管有梗阻应设法引流，可选择病侧输尿管逆行插管或暂时性肾造口术。经上述治疗，有少数瘘管可闭合自愈。③肾切除和瘘修补术：病肾如已丧失功能或者是无法控制的感染而健肾功能良好，可考虑病肾的切除，以利内瘘的根治。采用经腹切口，以便同时做肠瘘修补。因慢性炎症使肾周围粘连较多、解剖关系不清，故对术中可能遇到的困难有充分的估计并做好相应准备，包括严格的肠道准备。十二指肠侧瘘切除后做缝合修补，并做十二指肠减压，腹腔内和腹膜外的引流。④十二指肠输尿管瘘多数需将病肾和输尿管全切除。若仅在内瘘的上方切除肾和输尿管，而未切除其远侧输尿管，则瘘可持续存在。少数输尿管的病变十分局限，肾未遭到严重破坏，则可考虑做病侧输尿管局部切除后行端端吻合术。术后须严密观察病情，继续应用有效的抗生素给予十二指肠减压。

第八节 胃十二指肠溃疡急性穿孔

急性穿孔是胃、十二指肠溃疡的严重并发症,也是外科常见的急腹症之一。起病急、病情重、变化快是其特点,常需紧急处理,若诊治不当,可危及患者生命。

一、流行病学调查

近30年来,胃、十二指肠溃疡的发生率下降,住院治疗的胃、十二指肠溃疡患者数量明显减少,特别是胃、十二指肠溃疡的选择性手术治疗数量尤为减少,但溃疡的急性并发症(穿孔、出血和梗阻)的发生率和需要手术率近20年并无明显改变。

溃疡穿孔每年的发病率为(0.7~1)/10000;穿孔住院患者占溃疡病住院患者的7%;穿孔多发生在30~60岁人群,占75%。约有2%十二指肠溃疡患者中穿孔为首发症状。估计在诊断十二指肠溃疡后,在第1个10年中,每年约有0.3%患者发生穿孔。十二指肠溃疡穿孔多位于前壁,"前壁溃疡穿孔,后壁溃疡出血"。胃溃疡急性穿孔大多发生在近幽门的胃前壁偏小弯侧,胃溃疡的穿孔一般较十二指肠溃疡略大。

二、病因及发病机制

胃、十二指肠溃疡穿孔发生在慢性溃疡的基础上,患者有长期溃疡病史,但在少数情况下,急性溃疡也可以发生穿孔。下列因素可促进穿孔的发生。

(1)精神过度紧张或劳累,增加迷走神经兴奋程度,溃疡加重而穿孔。

(2)饮食过量,胃内压力增加,使溃疡穿孔。

(3)应用非类固醇类抗炎药(nonsteroidal anti-inflammtary durgs,NSAIDs)和十二指肠溃疡、胃溃疡的穿孔密切相关,现在研究显示,治疗患者时应用这类药物是主要的促进因素。

(4)免疫抑制,尤其是在器官移植患者中应用激素治疗。

(5)其他因素包括患者年龄增加、慢性阻塞性肺疾病、创伤、大面积烧伤和多器官功能障碍。

三、病理生理

急性穿孔后,有强烈刺激性的胃酸、胆汁、胰液等消化液和食物溢入腹腔,引起化学性腹膜炎,导致剧烈的腹痛和大量腹腔渗出液,甚至可致血容量下降,低血容量性休克。经6~8 h,细菌开始繁殖,并逐渐转变为化脓性腹膜炎,病原菌以大肠埃希菌及链球菌多见。在强烈的化学刺激、细胞外液丢失的基础上,大量毒素被吸收,可导致感染中毒性休克的发生。胃、十二指肠后壁溃疡可穿透全层,并与周围组织包裹,形成慢性穿透性溃疡。

四、临床表现

(一)症状

患者以往多有溃疡病症状或肯定溃疡病史,而且近期常有溃疡病活动的症状。可在饮食不当后或在清晨空腹时发作。典型的溃疡急性穿孔表现为骤发腹痛,十分剧烈,如刀割或烧灼样,为持续性,但也可有阵发性加重。由于腹痛发作突然而猛烈,患者甚至有一时性昏厥感。疼痛初起部位多在上腹或心窝部,迅即延及全腹部,以上腹为重。由于腹后壁及膈肌腹膜受到刺激,有时可引起肩部或肩胛部牵涉性疼痛,可有恶心感及反射性呕吐,但一般不重。

(二)体征

患者仰卧拒动,急性痛苦病容,由于腹痛严重而致面色苍白、四肢凉、出冷汗、脉率快、呼吸浅。腹式呼吸因腹肌紧张而消失。在发病初期,血压仍正常,腹部有明显腹膜炎体征,全腹压痛明显,上腹更重,腹肌高度强直,即所谓板样强直。肠鸣音消失。若腹腔内有较多游离气体,则叩诊时肝浊音界不清楚或消失。

随着腹腔内细菌感染的发展,患者的体温、脉搏、血压、血常规等周身感染中毒症状以及肠麻痹、腹胀、腹腔积液等腹膜炎症也越来越重。

溃疡穿孔后,临床表现的轻重与漏出至游离腹腔内的胃肠内容物的量有直接关系,亦即与穿孔的大小、穿孔时胃内容物的多少(空腹或饱餐后)以及孔洞是否很快被邻近器官或组织粘连堵塞等因素有关。穿孔小或漏出的胃肠内容物少或孔洞很快即被堵塞,则漏出的胃肠液可限于上腹,或顺小肠系膜根部及升结肠旁沟流至右下腹,腹痛程度可以较轻,腹膜刺激征也限于上腹及右侧腹部。

五、辅助检查

如考虑为穿孔,应做必要的实验室检查,检查项目包括血常规、血清电解质和淀粉酶,穿孔时间较长的需检查肾功能、血清肌酐、肺功能并进行动脉血气分析、监测酸碱平衡。血常规常见白细胞升高及核左移,但在免疫抑制和老年患者中有时没有。血清淀粉酶一般是正常的,但有时升高,通常小于正常的 3 倍。肝功能一般是正常的。除非就诊延迟,血清电解质和肾功能是正常的。

胸部 X 线片和立位及卧位腹部 X 线片是必需的。约 70% 的患者有腹腔游离气体,因此无游离气体的不能排除穿孔。当疑为穿孔但无气腹者,可做水溶性造影剂上消化道造影检查,确立诊断腹膜炎体征者,这种 X 线造影是不需要的。

诊断性腹腔穿刺在部分患者是有意义的,若抽出液中含有胆汁或食物残渣常提示有消化道穿孔。

六、诊断和鉴别诊断

(一)诊断标准

胃、十二指肠溃疡急性穿孔后表现为急剧上腹痛,并迅速扩展为全腹痛,伴有显著的腹膜刺激征,结合 X 线检查发现腹部膈下游离气体,诊断性腹腔穿刺抽出液含有胆汁或食物残渣等特点,正确诊断一般不困难。在既往无典型溃疡病者,位于十二指肠及幽门后壁的溃疡小穿孔,胃后壁溃疡向小网膜腔内穿孔,老年体弱反应性差者的溃疡穿孔及空腹时发生的小穿孔等情况下,症状、体征不太典型,较难诊断。另需注意的是,X 线检查未发现膈下游离气体并不能排除溃疡穿孔的可能,因约有 20% 患者穿孔后可以无气腹表现。

(二)鉴别诊断

1. 急性胰腺炎

溃疡急性穿孔和急性胰腺炎都是上腹部突然受到强烈化学性刺激而引起的急腹症,因而在临床表现上有很多相似之处,在鉴别诊断上可能造成困难。急性胰腺炎的腹痛发作虽然也较突然,但多不如溃疡穿孔者急骤,腹痛开始时有由轻而重的过程,疼痛部位趋向于上腹偏左及背部,腹肌紧张程度也略轻。血清及腹腔渗液的淀粉酶含量在溃疡穿孔时可以有所增高,但其增高的数值尚不足以诊断。急性胰腺炎X线检查无膈下游离气体,B超及CT提示胰腺肿胀。

2. 胆石症、急性胆囊炎

胆绞痛发作以阵发性为主,压痛较局限于右上腹,而且压痛程度也较轻,腹肌紧张远不如溃疡穿孔者显著。腹膜炎体征多局限在右上腹,有时可触及肿大的胆囊,Murphy征阳性,X线检查无膈下游离气体,B超提示有胆囊结石、胆囊炎,如血清胆红素有增高,则可明确诊断。

3. 急性阑尾炎

溃疡穿孔后胃、十二指肠内容物可顺升结肠旁沟或小肠系膜根部流至右下腹,引起右下腹腹膜炎症状和体征,易被误诊为急性阑尾炎穿孔。仔细询问病史当能发现急性阑尾炎开始发病时的上腹痛一般不十分剧烈,阑尾穿孔时腹痛的加重也不以上腹为主,腹膜炎体征则右下腹较上腹明显。

4. 胃癌穿孔

胃癌急性穿孔所引起的腹内病理变化与溃疡穿孔相同,因而症状和体征也相似,术前难以鉴别。老年患者,特别是无溃疡病既往史而近期内有胃部不适或消化不良及消瘦、体力差等症状者,当出现溃疡急性穿孔的症状和体征时,应考虑到胃肠穿孔的可能。

七、治疗

对胃、十二指肠溃疡急性穿孔的治疗原则首先是终止胃肠内容物继续漏入腹腔,使急性腹膜炎好转,以挽救患者的生命。经常述及的三个高危因素是:①术前存在休克;②穿孔时间超过24 h;③伴随严重内科疾病。这三类患者病死率高,可达5%~20%;而无上述高危因素者病死率<1%。故对此三类患者的处理更要积极、慎重。具体治疗方法有三种,即非手术治疗、手术修补穿孔以及急症胃部分切除和迷走神经切断术,现在认为后者(胃部分切除术和迷走神经切断术)不是溃疡病的合理手术方式,已很少采用。

术式选择主要依赖于患者一般状况、术中所见、局部解剖和穿孔损伤的严重程度。

(一)非手术治疗

近年来,特别是在我国,对溃疡急性穿孔采用非手术治疗累积了丰富经验,大量临床实践经验表明,连续胃肠吸引减压可以防止胃肠内容物继续漏向腹腔,有利于穿孔自行闭合及急性腹膜炎好转,从而使患者免遭手术痛苦。其病死率与手术缝合穿孔者无显著差别。为了能够得到满意的吸引减压,鼻胃管在胃内的位置要恰当,应处于最低位。非手术疗法的缺点是不能去除已漏入腹腔内的污染物,因此只适用于腹腔污染较轻的患者。适应证:①患者无明显中毒症状,急性腹膜炎体征较轻,或范围较局限,或已趋向好转,表明漏出的胃肠内容物较少,穿孔已趋于自行闭合;②穿孔是在空腹情况下发生的,估计漏至腹腔内的胃肠内容物有限;③溃疡病本身不是根治性治疗的适应证;④有较重的心肺等重要脏器并存病,致使麻醉及手术有较大风险。但在70岁以上、诊断不能肯定、应用类固醇激素和正在进行溃疡治疗的患者,不能采取非手术治疗方法。

因为手术治疗的效果确切,非手术治疗的风险并不低(如腹内感染、脓毒症等),一般认为非手术治疗要极慎重。在非手术治疗期间,需动态观察患者的全身情况和腹部体征,若病情无好转或有所加重,即需及时改用手术治疗。

(二)手术治疗

手术治疗包括单纯穿孔缝合术和确定性溃疡手术。

1. 单纯穿孔缝合术

单纯穿孔缝合术是目前治疗溃疡病穿孔主要的手术方式,只要闭合穿孔不致引起胃出口梗阻,就应首先考虑。缝闭瘘口、中止胃肠内容物继续外漏后,彻底清除腹腔内的污染物及渗出液。术后须经过一时期内科治疗,溃疡可以愈合。缝合术的优点是操作简便,手术时间短,安全性高。

一般认为,以下为单纯穿孔缝合术的适应证:穿孔时间超过 8h,腹腔内感染及炎症水肿较重,有大量脓性渗出液;以往无溃疡病史或有溃疡病史未经正规内科治疗,无出血梗阻并发症,特别是十二指肠溃疡;有其他系统器质性疾病而不能耐受彻底性溃疡手术。单纯穿孔缝合术通常采用经腹手术,穿孔以丝线间断横向缝合,再用大网膜覆盖,或以网膜补片修补;也可经腹腔镜行穿孔缝合大网膜覆盖修补。一定吸净腹腔内渗液,特别是膈下及盆腔内。吸除干净后,腹腔引流并非必须。对所有的胃溃疡穿孔患者,需做活检或术中快速病理学检查,若为恶性,应行根治性手术。单纯溃疡穿孔缝合术后仍需内科治疗,Hp 感染者需根除 Hp,以减少复发的机会,部分患者因溃疡未愈合仍需行彻底性溃疡手术。

利用腹腔镜技术缝合十二指肠溃疡穿孔为 Nathanson 等于 1990 年首先报道。后来 Mouret 等描述一种无缝合穿孔修补技术:以大网膜片和纤维蛋白胶封闭穿孔。以后相继报道了明胶海绵填塞、胃镜引导下肝圆韧带填塞等技术。无缝合技术效果不确切,其术后再漏的机会很大(10%左右),尤其是在穿孔>5 mm 者,因此应用要慎重。缝合技术有单纯穿孔缝合、缝合加大网膜补片加强和以大网膜补片缝合修补等。虽然腔镜手术具有微创特点,而且据报道术后切口的感染发生率较开腹手术低,但并未被广大外科医生普遍接受,原因是手术效果与开腹手术比较仍有争议,术后发生再漏需要手术处理者不少见,手术时间较长和花费高。以下情况不宜选择腹腔镜手术:①存在前述高危因素(术前存在休克、穿孔时间>24 h 和伴随内科疾病);②有其他溃疡并发症如出血和梗阻;③较大的穿孔(>10 mm);④腹腔镜实施技术上有困难(上腹部手术史等)。

2. 部分胃切除和迷走神经切断术

随着对溃疡病病因学的深入理解和内科治疗的良好效果,以往所谓的"确定"性手术方法一部分胃切除和迷走神经切断手术已经很少采用,尤其是在急性穿孔有腹膜炎的情况下进行手术,其风险显然较穿孔修补术为大,因此需要严格掌握适应证。

仅在以下情况时考虑所谓"确定性"手术。①需切除溃疡本身以治愈疾病。如急性穿孔并发出血;已有幽门瘢痕性狭窄等,在切除溃疡时可根据情况考虑做胃部分切除手术。②较大的胃溃疡穿孔,有癌可能,做胃部分切除。③Hp 感染阴性、联合药物治疗无效或胃溃疡复发时,仍有做迷走神经切断术的报道。

第九节 胃、十二指肠溃疡大出血

胃、十二指肠溃疡患者有大量呕血、柏油样黑便,引起红细胞、血红蛋白和血细胞比容明显下降,脉率加快,血压下降,表现为休克前期症状或休克状态,称为溃疡大出血,不包括小量出血或仅有大便隐血阳性的患者。胃、十二指肠溃疡出血,是上消化道大出血中最常见的原因,占50%以上。

一、流行病学

十二指肠溃疡并发症住院患者中,出血多于穿孔4倍。约20%的十二指肠溃疡患者在其病程中会发生出血,十二指肠溃疡患者出血较胃溃疡出血为多见。估计消化性溃疡患者约占全部上消化道出血住院患者的50%。虽然H_2受体拮抗药和奥美拉唑药物治疗已减少难治性溃疡择期手术的病例数,但因合并出血患者的手术例数并无减少。

二、病因和发病机制

(一)非甾体类抗炎药

应用NSAIDs是溃疡出血的一个重要因素,具有这部分危险因素的患者在增加。在西方国家50%以上消化道出血患者有新近应用NSAIDs史。在老年人口中,以前有胃肠道症状,并有短期NSAIDs治疗,这一危险因素正在增高。使用大剂量的阿司匹林(300 mg/d)预防一过性脑缺血发作的患者,其相对上消化道出血的危险性比用安慰剂治疗的高7.7倍,其他NSAIDs亦增加溃疡上消化道出血的危险性。

(二)皮质类固醇

皮质类固醇在是否引起消化性溃疡并发出血中的作用仍有争议。最近回顾性研究提示,同时应用NSAIDs是更重要的危险因素。合并应用皮质类固醇和NSAIDs,上消化道出血的危险性升高10倍。

(三)危重疾病

危重患者是消化性溃疡大出血的危险人群,尤其是需要在重病监护病房治疗者。例如,心脏手术后,这种并发症的发生率为0.4%,这些患者大多数被证实为十二指肠溃疡,且这些溃疡常是大的或多发性的。有研究发现,ICU患者上消化道出血的发生率为1.5%,病死率达48%,这些患者常需用抗溃疡药预防。

(四)幽门螺杆菌

出血性溃疡患者的幽门螺旋杆菌(Hp)感染为15%~20%,高于非出血溃疡患者,因此Hp根治对于减少溃疡复发和再出血的长期危险是十分重要的。

三、病理生理学

溃疡基底的血管壁被侵蚀而导致破裂出血,大多数为动脉出血。引起大出血的十二指肠溃疡通常位于球部后壁,可侵蚀胃、十二指肠动脉或胰十二指肠上动脉及其分支引起大出血。胃溃疡大出血多数发生在胃小弯,出血源自胃左、右动脉及其分支。十二指肠前壁附近无大血管,故此处的溃疡常无大出血。溃疡基底部的血管侧壁破裂出血不易自行停止,可引发致命的动脉性出血。大出血后血容量减少、血压降低、血流变缓,可在血管破裂处形成血凝块而暂时止血。由于胃肠的蠕动和胃、十二指肠内容物与溃疡病灶的接触,暂时停止的出血有可能再次活动出血,应予高度重视。

溃疡大出血所引起的病理生理变化与其他原因所造成的失血相同,与失血量的多少及失血的速度有密切的关系。据实验证明,出血 50～80 mL 即可引起柏油样黑便,如此少量失血不致发生其他显著症状,但持续性大量失血可以导致血容量减低、贫血、组织低氧、循环衰竭和死亡。

大量血液在胃肠道内可以引起血液化学上的变化,最显著的变化为血非蛋白氮增高,其主要原因是血红蛋白在胃肠内被消化吸收。有休克症状的患者,由于肾脏血液供应不足,肾功能受损,也是可能的原因。

胃肠道大出血所致的血非蛋白氮增高在出血后 24～48 h 内即出现,如肾脏功能未受损害,增高的程度与失血量成正比,出血停止后 3～4 d 内恢复至正常。

四、临床表现

胃、十二指肠溃疡大出血的临床表现主要取决于出血的量及出血速度。

(一)症状

呕血和柏油样黑便是胃、十二指肠溃疡大出血的常见症状,多数患者只有黑便而无呕血症状,迅猛的出血则为大量呕血与紫黑血便。呕血前常有恶心症状,便血前后可有心悸、眼前发黑、乏力、全身疲软,甚至昏厥症状。患者过去多有典型溃疡病史,近期可有服用阿司匹林或 NSAIDs 药物等情况。

(二)体征

一般失血量在 400 mL 以上时,有循环系统代偿的现象,如苍白、脉搏增速但仍强有力,血压正常或稍增高。继续失血达 800 mL 后即可出现明显休克的体征,如出汗、皮肤凉湿、脉搏快弱、血压降低、呼吸急促等。患者意识清醒,表情焦虑或恐惧。腹部检查常无阳性体征,也可能有腹胀、上腹压痛、肠鸣音亢进等。约有半数的患者体温增高。

五、辅助检查

大量出血早期,由于血液浓缩,血常规变化不大,以后红细胞计数、血红蛋白值、血细胞比容均呈进行性下降。

依据症状和体检不能准确确定出血的原因。约 75% 患者过去有消化性溃疡病史以证明溃疡是其出血的病因;干呕或呕吐发作后突然发生出血提示食管黏膜撕裂症(Mallory-WeissTear);病史及体检有肝硬化证据提示可能食管静脉曲张出血。为了正确诊断出血的来源,必须施行上消化道内镜检查。

内镜检查在上消化道出血患者中有各种作用。除可明确出血的来源,如来源于弥散性出血性胃炎、静脉曲张、贲门黏膜撕裂症或胃、十二指肠溃疡出血外,内镜所见的胃、十二指肠溃疡的外貌有估计预后的意义,在有小出血的患者,见到清洁的溃疡基底或着色的斑点预示复发出血率低,约为 2%,这些患者适合早期进食和出院治疗。相反,发现于溃疡基底可见血管或新鲜凝血块预示有较高的再出血率。大的溃疡(直径>1 cm)同样有高的复发再出血率。由于内镜下治疗技术的发展,非手术治疗的成功率已明显提高,手术的需要和病死率显著下降。

内镜下胃、十二指肠溃疡出血病灶特征现多采用 Forrest 分级：FI_a，可见溃疡病灶处喷血；FI_b，可见病灶处渗血；FII_a，病灶处可见裸露血管；FII_b，病灶处有血凝块附着；$FIII$，溃疡病灶基底仅有白苔而无上述活动性出血征象。根据上述内镜表现除 $FIII$ 外，只要有其中一种表现均可确定为此次出血的病因及出血部位。

选择性腹腔动脉或肠系膜上动脉造影也可用于血流动力学稳定的活动性出血患者，可明确病因与出血部位，指导治疗，并可采取栓塞治疗或动脉内注射垂体加压素等介入性止血措施。

六、诊断和鉴别诊断

（一）诊断

有溃疡病史者，发生呕血与黑便，诊断并不困难。10%～15% 的患者出血无溃疡病史，鉴别出血的来源较为困难。大出血时不宜行上消化道钡剂检查，因此，急诊纤维胃镜检查在胃、十二指肠溃疡出血的诊断中有重要作用，可迅速明确出血部位和病因，出血 24 h 内胃镜检查检出率可达 70%～80%，超过 48 h 则检出率下降。

（二）鉴别诊断

胃、十二指肠溃疡出血应与应激性溃疡出血、胃癌出血、食管静脉曲张破裂出血、贲门黏膜撕裂综合征和胆管出血相鉴别。上述疾病，除内镜下表现与胃、十二指肠溃疡出血不同外，应结合其他临床表现相鉴别，如：应激性溃疡出血多出现在重大手术或创伤后；食管静脉曲张破裂出血体检可发现蜘蛛痣、肝掌、腹壁静脉曲张、肝大、腹腔积液、巩膜黄染等肝硬化的表现；贲门黏膜撕裂综合征多发生在剧烈呕吐或干呕之后；胆管大量出血常由肝内疾病（化脓性感染、胆石、肿瘤）所致，其典型表现为胆绞痛、便血或呕血、黄疸之三联征。

七、治疗

治疗原则是补充血容量，防止失血性休克，尽快明确出血部位，并采取有效的止血措施，防止再出血。

总体上，治疗方式包括非手术及手术治疗。

（一）非手术治疗

非手术治疗主要是针对休克的治疗，主要措施如下：①补充血容量，建立可靠畅通的静脉通道，快速滴注平衡盐液，做输血配型试验。同时严密观察血压、脉搏、尿量和周围循环状况，并判断失血量，指导补液。失血量达全身总血量的 20% 时，应输注羟乙基淀粉、右旋糖酐或其他血浆代用品，用量在 1 000 mL 左右。出血量较大时可输注浓缩红细胞，也可输全血，并维持血细胞比容不低于 30%。输注液体中晶体与胶体之比以 3∶1 为宜。监测生命体征，测定中心静脉压、尿量，维持循环功能稳定和良好呼吸、肾功能十分重要。②留置鼻胃管，用生理盐水冲洗胃腔，清除血凝块，直至胃液变清，持续低负压吸引，动态观察出血情况。可经胃管注入 200 mL 含 8 mg 去甲肾上腺素的生理盐水溶液，每 4～6 h 1 次。③急诊纤维胃镜检查可明确出血病灶，还可同时施行内镜下电凝、激光灼凝、注射或喷洒药物等局部止血措施。检查前必须纠正患者的低血容量状态。④止血、制酸、生长抑素等药物的应用：经静脉或肌内注射巴曲酶；静脉给予 H_2 受体拮抗药（西咪替丁等）或质子泵抑制药（奥美拉唑等）；静脉应用生长抑素（善宁、奥曲肽等）。

(二)手术治疗

内镜止血的成功率可达90%，使急诊手术大为减少，且具有创伤小、极少并发穿孔和可重复实施的优点，适用于绝大多数溃疡病出血，特别是高危老年患者。即使不能止血的病例，内镜检查也明确了出血部位、原因，使后续的手术更有的放矢，成功率升高。内镜处理后发生再出血时仍建议首选内镜治疗，仅在以下患者考虑手术处理：①难以控制的大出血，出血速度快，短期内发生休克，或较短时间内(6～8 h)需要输注较大量血液(＞800 mL)方能维持血压和血细胞比容者；②纤维胃镜检查发现动脉搏动性出血，或溃疡底部血管显露再出血危险很大；③年龄在60岁以上，有心血管疾病、十二指肠球后溃疡以及有过相应并发症者；④近期发生过类似的大出血或合并穿孔或幽门梗阻；⑤正在进行药物治疗的胃、十二指肠溃疡患者发生大出血，表明溃疡侵蚀性大，非手术治疗难以止血。

手术治疗的目的在于止血抢救患者生命，而不在于治疗溃疡本身和术后的溃疡复发问题。手术介入的方式，经常采用的有：①单纯止血手术，即(胃)十二指肠切开＋腔内血管缝扎，加或不加腔外血管结扎。结合术前胃镜和术中扪摸检查，一般可快速确定出血溃疡部位，即在溃疡对应的前壁切开，显露溃疡后稳妥缝扎止血。如是在幽门部切开，止血后要做幽门成形术(Heineke-Mikulicz法)。②部分胃切除术。③(选择性)迷走神经切断＋胃窦切除或幽门成形术。④介入血管栓塞术。胃部分切除术是前一段时间国内较常采用的一种手术，认为切除了出血灶本身止血可靠，同时切除了溃疡，也避免了术后溃疡的复发。

但手术创伤大，在发生了大出血的患者施行，病死率及并发症发生率均高。由于内科治疗的进步和考虑到胃切除后可能的并发症和病死率，近年来更多地采用仅以止血为目的的较保守的一类手术，通过结扎溃疡出血点和(或)阻断局部血管以达到止血目的，术后再辅以正规的内科治疗。因创伤较小，尤其适合老年和高危患者。血管栓塞术止血成功率也较高，但要求特殊设备和娴熟的血管介入技术。

第二章 神经外科疾病

第一节 脑室内出血

一、临床表现

多数患者在发病前有明显的诱因,如洗澡、情绪激动、用力活动、饮酒等。多为急性起病,少数可呈亚急性或慢性起病。

(一)一般表现

视出血部位及出血量多少而异,轻者可表现为头痛、头晕、恶心、呕吐、血压升高和脑膜刺激征等;重者表现为意识障碍、癫痫发作、高热、肌张力高、双侧病理反射阳性等。晚期可出现脑疝、去脑强直和呼吸循环障碍以及自主神经系统紊乱。部分患者可伴有上消化道出血、急性肾衰竭、肺炎等并发症。

(二)原发脑室内出血

除具有一般表现外,与继发脑室内出血相比尚有以下特点:①可亚急性或慢性起病;②多以认识功能、定向力障碍和精神症状为常见;③意识障碍相对较轻;④定位体征不明显。

(三)继发脑室内出血

除具有一般表现外,还因原发出血部位不同其临床表现各异:①丘脑的出血,表现为意识障碍、偏瘫、一侧肢体麻木、双眼上视困难、高烧、尿崩症、病理反射阳性等;②位于内囊前肢的血肿,极易破入脑室,临床表现相对较轻;③位于内囊后肢前2/3的血肿,由于距脑室相对较远,当血肿穿破脑室时,脑实质破坏严重,临床表现为突然昏迷、偏瘫,主侧半球的血肿可有失语、病理反射阳性以及双眼球向病灶侧凝视;④位于内囊后1/3的血肿,多有感觉障碍和视野变化;⑤脑干出血,轻者表现为头痛剧烈、眼花、呕吐、后组颅神经损伤和颈项强直等,重者深昏迷、交叉瘫,双侧瞳孔缩小和呼吸衰竭等;⑥小脑的出血表现为头痛、头晕、恶心、呕吐、颈项强直、共济失调等,重者出现意识障碍、呼吸衰竭等。

(四)脑室出血的临床分级

脑室内出血的临床分级或分型对指导治疗和判断预后有着重要的意义。

二、治疗

选择恰当的治疗方法是直接关系到患者预后的一个关键问题。脑室内出血的治疗包括脑室穿刺引流术、开颅血肿清除术和内科治疗。

(一)脑室穿刺引流术

脑室穿刺引流术简单易行、安全有效,并发症少,对各类型的脑室内出血均实用。尤其是Ⅱ级患者效果最好。无特殊的禁忌证,故凡高龄,有心、肺、肝、肾等脏器严重疾患者,以及脑干血肿不能直接手术或脑疝晚期的患者,均可应用脑室穿刺引流术。尤其是对有急性梗阻性脑积水的原发性脑室出血患者更为适用。手术宜尽早施行,一般 7 h 内手术效果最好。

手术并发症主要有术后再出血和颅内感染。注意事项包括:①预防感染,严格无菌操作,避免漏液和逆流,预防应用抗菌素。②引流管选择,宜选择质软、无毒、壁薄、腔大的导管,一般用内径为 4 mm 的橡胶管。③钻颅及置管的位置,一般可于含血量少的一侧或健侧引流,若室间孔阻塞时可同时行双侧引流。有时由于血块阻塞而致引流失败。近年来,有人向脑室内注射尿激酶,引流血液,证实效果良好,但关于尿激酶的有效剂量、次数、时机和用药并发症,有待深入研究。④拔管时机,一般当脑脊液已变淡或颅内压已正常,特别是经 CT 复查脑室内血肿已消失即可拔管。总之,根据情况尽早拔管为原则。

(二)开颅血肿消除术

一般对Ⅲ级患者应考虑血肿清除术,但不同原因的脑室内出血手术适应证及手术方法不尽相同。

第二节 蛛网膜下隙出血

蛛网膜下隙出血系指脑底部或脑表面的血管破裂,血液直接流入蛛网膜下隙,又称自发性蛛网膜下隙出血,以先天性脑动脉瘤为多见。由脑实质内或脑外伤出血破入脑室系统或蛛网膜下隙者,称继发性蛛网膜下隙出血。故本病为多种病因引起的临床综合征。

一、病因病理及发病机制

1. 病因病理

蛛网膜下隙出血最常见的病因为先天性脑动脉瘤,其次为动静脉畸形和脑动脉硬化性动脉瘤,再次为各种感染所引起的脑动脉炎、脑肿瘤、血液病、胶原系统疾病抗凝治疗并发症等。部分病例病因未明。颅内动脉瘤多为单发,多发者仅占15%,好发于脑基底动脉环交叉处。脑血管畸形多见于天幕上脑凸面或中深部,脑动脉硬化性动脉瘤则多见于脑底部。动脉瘤破裂处脑实质破坏并继发脑血肿、脑水肿。镜下可见动脉变性、纤维增生和坏死。

2. 发病机制

由于先天性及病理性血管的管壁薄弱,内弹力层和肌层纤维的中断,有的血管发育不全及变性,尤其在血管分叉处往往承受压力大,在血流冲击下血管易自行破裂,或当血压增高时被冲裂而出血。此外,由于血液的直接刺激,或血细胞破坏释放大量促血管痉挛物质(去甲肾上腺素等),使脑动脉痉挛,如果出血量大将会引起严重颅内压增高,甚至脑疝。

二、临床表现

在活动状态下急性起病,任何年龄组均可发病,以青壮年居多,其临床特点如下所述。

1. 头痛

患者突感头部剧痛难忍如爆炸样疼痛,先由某一局部开始,继而转向全头剧痛,这往往指向血管破裂部位。

2. 呕吐

呕吐常并发于头痛后,患者反复呕吐,多呈喷射性。

3. 意识障碍

患者可出现烦躁不安、躁动不宁、谵妄及胡言乱语,意识模糊,甚至昏迷或抽搐,大小便失禁。

4. 脑膜刺激征

脑膜刺激征为常见且具有诊断意义的体征。在起病早期或深昏迷状态下可能阙如,应注意密切观察病情变化。

5. 其他

定位体征往往不明显,绝大部分病例无偏瘫,但有的可出现附加症状,如低热、腰背痛、腹痛、下肢痛等。如为脑血管畸形引起,常因病变部位不同而表现为不同的局灶性体征。如为脑动脉瘤破裂引起,多位于脑底 Willis 环,其临床表现为:①后交通动脉常伴有第Ⅲ脑神经麻痹;②前交通动脉可伴有额叶功能障碍;③大脑中动脉可伴有偏瘫或失语;④颈内动脉可伴有一过性失明,轻偏瘫或无任何症状。

三、辅助检查

1. 腰椎穿刺

出血后两小时,脑脊液压力增高,外观呈均匀、血性且不凝固,此检查具诊断价值。3~4 d 内出现胆红素,使脑脊液黄变,一般持续 3~4 周。

2. 心电图

心电图可有心肌缺血缺氧性损伤,房室传导阻滞,房颤等改变。

3. 脑血管造影或数字减影

脑血管造影或数字减影以显示有无脑动脉瘤或血管畸形,并进一步了解动脉瘤的部位、大小或血管畸形的供血情况,以利手术治疗。

4. CT 扫描

CT 平扫时可见出血部位、血肿大小及积血范围(如脑基底池、外侧裂池、脑穹隆面、脑室等)。增强扫描可发现动脉瘤或血管畸形。

5. 经颅多普勒超声波检查

此检查对脑血流状况可做出诊断,并对手术适应证能提供客观指标。

四、诊断与鉴别诊断

1. 诊断

(1)病史:各年龄组均可发病,以青壮年居多,青少年以先天性动脉瘤为多,中老年以动脉硬化性动脉瘤出血为多。既往可有头痛史及有关原发病病史。

(2)诱因:可有用力排便、咳嗽、情绪激动、过劳、兴奋紧张等诱因。

(3)临床征象:急性起病,以剧烈头痛、呕吐,脑膜刺激征阳性,绝大部分患者无偏瘫,腰椎穿刺为血性脑脊液即可确诊。但脑动脉瘤和脑血管畸形主要靠脑血管造影或数字减影来判断病变部位、性质及范围大小。

2. 鉴别诊断

本病应与脑出血、出血性脑炎及结核性脑膜炎相鉴别,后者具有明显的脑实质受损的定位体征,以及全身症状突出并有特征性脑脊液性状。CT 扫描脑出血显示高密度影,血肿位于脑实质内。

五、治疗

总的治疗原则为控制脑水肿,预防再出血及脑血管痉挛、脑室积水的产生,同时积极进行病因治疗。

急性期首先以内科治疗为主。

(1)保持安静,头部冷敷,绝对卧床 4~6 周,烦躁时可选用镇静剂。保持大便通畅,避免用力排便、咳嗽、情绪激动等引起颅内压增高的因素。

(2)减轻脑水肿,降低颅内压,仍是治疗急性出血性脑血管病的关键。发病 2~4 h 内脑水肿可达高峰,严重者导致脑疝而死亡。

(3)止血剂对蛛网膜下隙出血有一定帮助。①6-氨基己酸(EACA),18~24 g 加入 5%~10%葡萄糖液 500~1 000 mL 内静脉滴注,1~2 次/天,连续使用 7~14 d 或口服 6~8 g/d,3 周为 1 个疗程。但肾功能障碍应慎用。②抗血纤溶芳酸(PAMBA),可控制纤维蛋白酶的形成,每次 500~1 000 mg 溶于 5%~10%葡萄糖液 500 mL 内静脉滴注,1~2 次/天,维持 2~3 周,停药采取渐减。③其他止血剂,酌情适当相应选用,如止血环酸(AMCHA)、仙鹤草素溶液、卡巴克络(安络血)、酚磺乙胺(止血敏)及云南白药等。

(4)防治继发性脑血管痉挛:在出血后 96 h 左右开始应用钙通道阻滞剂尼莫地平,首次剂量 0.35 mg/kg,以后按 0.3 mg/kg,每 4 h 1 次,口服,维持 21 d,疗效颇佳。还可试用前列环素、纳洛酮、血栓素等。

(5)预防再出血:一般首次出血后 2 周内为再出血高峰,第 3 周后渐少。临床上在 4 周内视为再出血的危险期,故需绝对安静卧床,避免激动、用力咳嗽或打喷嚏,并低盐少渣饮食,保持大便通畅。

(6)手术治疗:一旦明确动脉瘤应争取早期手术根除治疗,可选用瘤壁加固术,瘤颈夹闭术,用微导管血管内瘤体填塞等手术,以防瘤体再次破裂出血。动静脉畸形部位浅表,而不影响神经功能障碍,亦可用电凝治疗或手术切除。如出现脑积水可采用侧脑室分流术。

第三节 高血压性脑出血

一、定义

脑出血是指原发性非外伤性脑实质内出血,出血可来源于脑内动脉、静脉或毛细血管的坏死、破裂,但以动脉出血最为多见而且重要。脑出血的原因有外伤性和非外伤性两类。非外伤性脑出血又称自发性脑出血或原发性脑出血,其中约半数是由高血压病所致,其他原因包括颅内动脉瘤破裂、脑血管畸形破裂、败血症、脑肿瘤出血、动脉炎、血液病、子痫、抗凝治疗的并发症和维生素 C 缺乏症等。

高血压是脑出血最常见的病因,高血压伴发脑内小动脉病变,血压骤升引起动脉破裂出血,称为高血压性脑出血,约有1/3的高血压患者可发生脑内出血,是脑血管疾病患者中病死率和致残率最高的一种疾病。

二、诊断

(一)发病年龄

高血压性脑出血常发生在50~70岁,男性略多于女性。多有高血压病史。目前高血压发病有年轻化趋势,甚至在30岁左右高血压患者也可发生脑出血。

(二)发病时间

常在情绪激动、剧烈活动时突然起病,大多数病例病前无预兆,病情发展迅速,很快出现意识障碍及偏瘫的完全性卒中的表现,往往在数小时内达到顶峰。

(三)急性期临床表现

急性期临床表现有头痛、呕吐、意识障碍、肢体瘫痪、失语等。

(四)临床表现

临床表现可因出血部位及出血量不同而临床特点各异。

1. 内囊—基底核区出血

内囊出血的患者典型的临床特征为头和眼转向了出血病灶侧(凝视病灶)和"三偏症状"(偏瘫、偏身感觉障碍和偏盲)。优势半球出血者尚有语言障碍。

按其出血部位与内囊的关系可分为以下类型。①外侧型(壳核型),系豆纹动脉尤其是其外侧支破裂所致。出血局限外囊壳核和屏状核。②内侧型(丘脑型),由丘脑膝状动脉和丘脑穿通动脉破裂所致。出血局限于丘脑附近。③混合型(内囊出血),出血扩延到内囊的内外两侧。

(1)壳核出血:依出血量及病情进展,患者可有意识障碍或无意识障碍,并伴有不同程度的"三偏",即病变对侧中枢性面瘫及肢体瘫痪、感觉障碍和同向偏盲,双眼向病侧偏斜、头转向病侧。优势半球出血者还伴有语言障碍等。

(2)丘脑出血:发病后多数患者出现昏迷及偏瘫。丘脑内侧或下部出血者可出现典型的眼征,即垂直凝视麻痹,多为上视障碍,双眼内收下视鼻尖;眼球偏斜视,出血侧眼球向下内侧偏斜;瞳孔缩小,可不等大,对光反应迟钝;眼球不能聚合以及凝视障碍等。出血向外扩展,可影响内囊出现"三偏"征。丘脑出血侵入脑室者可使病情加重,出现高热、四肢强直性抽搐等。

丘脑出血因发生的位置不同其症状亦各异。丘脑前内侧部出血时可出现精神障碍、遗忘或痴呆。而丘脑左侧出血可有三种基本体征:①感觉障碍重于运动障碍;②伴有眼球运动障碍、瞳孔缩小、对光反射迟钝或消失;③丘脑性失语,丘脑受损后可出现语言迟钝、重复语言及语义性错语症。丘脑右侧出血的基本体征有:①结构性失用症,患者左半身出现感觉障碍,对物体的形状、体积、长度、重量产生错觉;②偏侧痛觉缺失,表现为对侧躯体感觉障碍及偏身失认症。

2. 脑叶出血

脑叶出血发病率仅次于基底核出血,多数学者认为脑叶出血好发于顶叶、颞叶与枕叶,即大脑后半部。脑叶出血的临床表现与基底核出血不同。脑叶出血后易破入邻近的蛛网膜下隙,因距中线较远而不易破入脑室系统,故脑膜刺激征重而意识障碍轻。

脑叶出血临床表现特征为:①意识障碍少见而相对较轻;②偏瘫与同向凝视较少、程度较轻,这是因为脑叶出血不像基底核出血那样容易累及内囊;③脑膜刺激征多见。

脑叶出血临床表现与出血所在的四个脑叶不同而有所不同:①额叶,可有智力障碍、尿失禁,可出现对侧偏瘫,偏瘫多发生于上肢、下肢和面部,较轻微;②顶叶,对侧半身感觉障碍,较轻的偏瘫;③枕叶,可有一过性黑矇、同侧眼痛和对侧同向偏盲,有些可扩展至上1/4象限;④颞叶,在优势半球者,出现语言不流利和听力障碍,理解力差,但重复性相对较好。

3.小脑出血

小脑出血典型的临床特征为突发的头痛、眩晕、频繁呕吐。无明显瘫痪。主要体征为躯干性共济失调、眼球震颤及构音障碍。病情往往发展较快,患者很快昏迷,呼吸不规则或突然停止,甚至死亡。典型的小脑功能障碍只见于部分患者,对发病突然,迅速出现意识障碍和急性脑干受压者,小脑体征常被掩盖。

4.脑桥出血

90%以上高血压所致的原发性脑干出血发生在脑桥,少数发生在中脑,延髓出血罕见。脑干出血一直被认为是发病急骤、病死率高、预后较差的疾病。因为绝大多数脑干出血发生在脑桥,故此处只叙述脑桥出血。

脑桥出血的临床症状取决于出血灶的部位和大小。常突然发病,可表现为剧烈头痛、恶心、呕吐、头晕或眩晕;出现一侧或双侧肢体无力,偏身或半侧面部麻木;大量出血常迅速出现深昏迷、针尖样瞳孔、四肢瘫痪和双侧锥体束征阳性、高热、头眼反射和前庭眼反射消失等。患者可出现呼吸节律的改变,表现为呼吸不规则,呼吸浅、频率快,或出现陈—施氏呼吸。

5.脑室出血

原发性脑室出血十分罕见。发病急骤,头痛,无明显偏瘫体征,迅速出现丘脑下部及脑干症状,如昏迷、高热、瞳孔极度缩小。

(五)辅助检查

1.计算机断层扫描(CT)

计算机断层扫描是临床确诊脑出血的首选检查。可早期发现脑出血的部位、范围、形态、是否破入脑室,血肿周围有无低密度水肿带及占位效应,脑组织移位和梗阻性脑积水等。

2.磁共振成像(MRI)

脑出血合并脑梗死诊断明确,可与脑肿瘤性出血鉴别。

3.数字减影脑血管造影

数字减影脑血管造影可与脑血管畸形、Moyamoya病、血管炎等鉴别。

4.腰椎穿刺

脑脊液多呈洗肉水样均匀血性,压力一般均增高。

三、外科治疗

手术治疗的目的是清除血肿、降低颅内压、避免脑疝发生,挽救患者的生命及减轻后遗症。在考虑是否施行手术时,被大家公认的最重要因素是术前患者的意识状况。

(一)手术适应证

手术治疗的目的是清除血肿、降低颅内压、解除或防止脑疝发生和发展,改善脑组织血液循环,促进受压迫脑组织的功能恢复。依照高血压脑出血的临床分级,一般认为,Ⅰ级患者出血量不多(不足30 mL),内科保守治疗效果良好,不需要手术。Ⅱ~Ⅳ级患者绝大多数适于手术治疗,其中Ⅱ级、Ⅲ级手术效果较佳。Ⅴ级患者病情危重,病死率高,手术难以奏效,一般不宜手术治疗。高血压脑出血手术治疗指征的确定,需要综合考虑出血部位、出血量、病程进展、患者情况等多个因素。

1. 出血部位

壳核、大脑半球皮质下、脑叶浅部和小脑半球等较浅部位的出血,适于手术治疗。小脑出血靠近脑干,除非出血量很少、症状轻微,一般应该积极考虑手术。脑干或丘脑出血,通常不是手术治疗的适应证。若存在脑室内出血或脑积水,可行脑室体外引流或分流术。

2. 出血量

幕上血肿量超过 30 mL,占位效应明显,患侧脑室明显受压,中线结构明显向健侧移位;幕下血肿量大于 10 mL,四脑室受压变形、移位,即有手术必要。

3. 病情进展

高血压脑出血后病情稳定,患者神志清楚,功能损害不明显,内科治疗效果良好,不需手术治疗。若经积极内科治疗,病情仍无好转或不稳定,出血部位比较表浅,应考虑手术治疗。尤其是对于病情好转或稳定后又发生恶化或出现脑疝征象者,应争取时间尽快手术。对于发病后进展急骤,很快进入深昏迷,出现严重功能障碍、一侧或双侧瞳孔散大、生命体征不稳定者,手术治疗效果不佳,病死率很高,不宜进行手术治疗。

4. 患者情况

患者若存在心、肺、肝、肾等脏器严重功能障碍,血压控制不好,持续超过 26.7~16.0 kPa(200/120 mmHg),应列为手术禁忌,但年龄不是决定是否手术的主要因素。

(二)手术时机

目前国内外学者普遍认为高血压脑出血需要手术者,应尽量在发病后 6~7 h 内行超早期手术。

(三)术前检查及准备

1. CT 扫描

CT 扫描是诊断脑出血最安全、最可靠的手段,应列为首选。

2. 脑血管造影

对于不能明确脑出血病因的或疑诊动脉瘤、脑血管畸形的患者,在病情允许的情况下,为避免手术的盲目性,可考虑行脑血管造影。

3. MRI

一般不作为脑出血首选的检查方法,但适用于脑干、小脑部位出血的检查。

4. 术前准备

按常规开颅手术的要求做好其他术前准备,尤其应注意适当控制血压,保持呼吸道通畅,合理使用脱水降颅内压药物。

(四)手术方法

1. 快速钻颅血肿碎吸术

(1)麻醉:清醒和合作者,可采用局部麻醉。有意识障碍者多采用气管内插管全身麻醉。

(2)体位:患者取仰卧位,头部稍抬高,肩下垫枕,头转向健侧,使病侧颞部在上。

(3)操作方法:根据 CT 扫描结果,选择最靠近血肿处(注意避开重要功能区)直接钻颅或颅骨钻孔,用脑穿针或带导芯的硅胶引流管穿刺血肿,抽吸出血肿的液体部分。可用无菌生理盐水适当行血肿腔冲洗,并留置引流管,持续引流。

2. 皮质下血肿清除术

(1)麻醉:采用气管内插管全身麻醉。

(2)体位:根据血肿部位选择体位。

(3)操作方法:①切口和骨瓣开颅,一般以出血的脑叶部位为中心做马蹄形切口,头皮及帽状腱膜翻向下方,在预定钻孔处推开骨膜准备钻孔。一般钻4孔成形骨瓣,连同骨膜把骨瓣翻向下方或侧方。②硬脑膜切开,若颅内压力很高时,先在硬脑膜切一小口,电凝止血后穿刺血肿,抽出一些陈旧血液后弧形剪开硬脑膜,硬脑膜翻向矢状窦侧。③皮质切开血肿清除,选无血管区或以穿刺点为中心切开皮质2～3 cm,双极电凝脑表面血管后,再用窄脑压板分开皮质则可达到血肿,应用吸引器吸除血块。血肿清除后脑组织则塌陷,搏动恢复,用等渗盐水冲洗血肿腔后置硅胶管引流,若发现活动性出血,则用双极电凝止血,吸引器吸除血凝块时要防止对周围脑组织的损伤。④关颅,血肿清除后血肿腔内用硅胶管引流。颅内压力仍很高时也可去骨瓣减压。如脑组织塌陷、搏动好可缝合硬脑膜。骨瓣复位,逐层缝合头皮后关颅。

3. 基底核区脑出血

(1)麻醉:采用气管内插管全身麻醉。

(2)体位:仰卧位,患侧肩下垫一小枕,头略偏向对侧。

(3)操作方法:①切口和开颅,有骨瓣开颅和小骨窗开颅两种入路。骨瓣开颅术做颞部皮瓣,翻向耳侧,然后再做大骨瓣,亦翻向同一方向,剪开硬脑膜,暴露外侧裂及两侧的额颞皮质。小骨窗开颅术做与外侧裂相投影的头皮直切口,约6 cm长,直达骨膜。用梳状拉钩将切口牵拉开,然后在外耳孔上方2～3 cm处钻孔。将颅骨孔扩大到直径约为3 cm大小的小骨窗。十字形切开硬脑膜,暴露外侧裂及颞叶皮质。②血肿定位,用脑穿针穿刺血肿定位后,做皮质切口约2 cm。皮质切口可有两种选择,经侧裂入路和经颞叶入路。前者则挑开外侧裂蛛网膜后,用脑压板把额叶和颞叶牵开,向深部分离,避开大脑中动脉的分支,到脑岛皮质。切开脑岛皮质向后内方深入可进入血肿腔。经颞叶入路即在颞上回切开皮质,向深部分离,在侧裂动脉的下方切开脑岛皮质,可达血肿腔。③血肿清除,用吸引器轻轻地吸除血块,并用双极电凝镊凝固动脉性出血点。血肿壁的静脉出血可用吸收性明胶海绵压迫止血。操作应在直视下进行,如血肿太大或血块与壁粘连十分紧密时,可残留小部分。必须彻底止血和避免对脑深部结构的损伤。如血肿有部分残留时,血肿腔内放置一根直径为3～4 mm的硅胶管,术后可注入纤溶药物促使血块溶化并引流出来。④切口关闭,硬脑膜减张缝合,酌情去骨瓣减压,分层缝合切口。

4. 脑室内血肿清除术

当出现以下情况时应考虑行脑室内血肿清除术:①经CT扫描检查证实脑室内已充满血液铸型引起急剧性颅内压增高;②壳核锥体束—脑室型脑出血,其血肿的大部分已破入一侧脑室者;③由于脑室内血肿,患者呈现深昏迷,颅内压高,有发生脑疝的前驱症状,或已发生一侧瞳孔散大,意识障碍加深,对侧肢体无力或偏瘫加重者;④脑室内血肿形成的阻塞性脑积水,经脑室引流或其他保守疗法不见改善者。

(1)麻醉:一般行气管内插管全麻。

(2)体位:血肿位于侧脑室前部者多取仰卧位,头略偏向对侧;若血肿在脑室三角区或后部者,则取侧卧位,血肿侧在上。

(3)操作方法:①切口,大部分血块进入侧脑室前角时,则采用前额部马蹄形切口。若大部分血块积聚在侧脑室后部时,则采取顶后部马蹄形切口。②开颅,做额部或顶部骨瓣开颅,一般钻 4 个孔,额部骨瓣翻向前方,顶部骨瓣翻向颞部。③硬脑膜切开,当脑膜张力很大时,在硬脑膜切开前先行脑室穿刺放液,降低颅内压力;也可快速静脉滴入 20% 甘露醇 250 mL 和呋塞米 20~40 mg,多数患者颅内压力可得到暂时缓解。将硬脑膜呈弧形切开翻向矢状窦侧。④脑切开,一般在额中回运动区前 2~3 cm 处切开皮质 3 cm,切开前也可用脑穿针向侧脑室前角穿刺,抽出少许凝血块或陈旧血液,以确定进入侧脑室的方向和深度,再用两个脑压板沿穿刺针方向分开皮质 3~4 cm,即可进入侧脑室。这时常从切口处涌出一些黑色血块,扩大切口范围,电凝两侧白质的出血点,以棉片保护好周边脑组织后,用脑室自动牵开器或蛇形脑自动牵开器将脑切口牵开。充分暴露侧脑室前角及脑室内血肿。若血肿在侧脑室后部区域,则可在顶部脑回少血管区切开 3 cm,切开前先行脑针穿刺,方向对准侧脑室三角区,穿刺抽出黑色积血后,沿穿刺针方向分开脑组织 3~4 cm 深即可进入侧脑室三角区,显露侧脑室后部的血肿,予以清除。⑤清除血肿,血肿在脑室内呈占位性压迫,与脑室很少有粘连,可用吸引器将血肿分块吸出,也可用取瘤钳把血块分块钳出,千万不要加重脑室壁及周围结构的损伤。当大部分血凝块清除后,应用等渗盐水反复冲洗,从三角区进入颞角的血块也可冲出。其次,检查室间孔处和第三脑室内的血块,轻轻将其吸出;如血块较大难以吸出时,也可将一侧穹隆柱切断,扩大室间孔,这样就容易取出第三脑室内的血块。对室间孔后缘的豆纹静脉、脉络丛组织用棉片盖好,防止损伤引起出血性梗死。如第三脑室由于充满血块异常扩大时,也可轻轻地用吸引器或取瘤钳将其取出,用含抗生素的等渗盐水冲洗,将脑室内血块彻底清除。由于脑室内血肿是由壳核或丘脑出血破入脑室的,一般不必寻找原出血点,当冲洗干净后,置一脑室引流管进行术后引流。如清除血肿后脑组织肿胀严重,估计术后难以渡过水肿关,可同时行额叶前部切除的内减压手术。⑥硬脑膜严密缝合,将骨瓣复位,头皮分两层缝合。⑦在术后第二天进行 CT 扫描,若发现脑室内还有较多的残存血块,应向脑室内注入尿激酶使血块溶解排出,并同时行腰椎穿刺放出血性脑脊液。也可经腰椎穿刺注入氧气治疗,促使脑脊液内血液加快吸收,减少蛛网膜下隙粘连,避免脑积水发生或减轻发生程度。

5.小脑血肿清除术

小脑出血一旦确诊,除非血肿量较少(小于 10 mL)或病情已进入脑干受压晚期,均应积极开颅手术清除血肿行颅后窝减压,解除对脑干的压迫,防止病情进一步加重。

(1)麻醉:气管插管全身麻醉。

(2)体位:侧卧位。

(3)操作方法:取一侧颅后窝旁正中切口或枕下正中直切口,分离肌肉,暴露枕骨鳞部。颅骨钻孔后扩大骨窗,一般需将枕骨大孔后缘和环椎后弓咬开 1~1.5 cm 宽。放射状切开硬脑膜,打开枕大池放出脑脊液。

在邻近血肿的小脑皮质表面电灼切开 2~3 cm,脑压板分离至血肿,分块清除血肿,仔细止血,反复冲洗。减压不满意者可不缝合硬脑膜,肌肉彻底止血,严密缝合,逐层关颅。

6.脑干内血肿清除术

脑干内出血大多病情危重,进展急骤,手术危险性大,病死率高,选择手术一定要慎重。

(1)麻醉:气管插管全身麻醉。

(2)体位:侧卧位。

(3)操作方法:根据脑干内出血的部位不同,可采取不同的手术入路。①小脑幕上枕下入路:适用于清除一侧中脑血肿。取患侧枕部马蹄形皮肤切口,常规骨瓣开颅,弧形切开硬脑膜翻向横窦侧,抬起枕叶,切开小脑幕游离缘,暴露中脑及中脑大脑脚,选择血肿最表浅最膨隆的部位切开3~5 mm,用生理盐水冲洗血肿腔或用吸引器轻柔吸除血块。②桥脑小脑角入路:适用于清除桥脑血肿。取患侧枕下旁正中切口,骨窗开颅,放射状切开硬脑膜,枕大池放液,一般需切除小脑半球外侧1/3,以利于显露。向脑桥小脑角探查,解剖面神经、听神经和三叉神经至脑桥背外侧,选择脑桥外侧最膨隆处,纵行切开3~5 mm,吸除血肿。③四脑室入路:适用于清除脑桥延髓交界处的血肿。取枕下正中直切口,骨窗开颅,咬开枕骨大孔后缘和环椎后弓,"Y"形切开硬脑膜。分开两侧小脑扁桃体,切开小脑下蚓部,向第四脑室底探查。选择菱形窝的隆起处或颜色变蓝处切开。

7.立体定向脑内血肿清除术

立体定向脑内血肿清除术适用于脑内各部位的出血,尤其适合脑干、丘脑等重要部位的局限性血肿。

(1)麻醉:局麻。

(2)体位:根据血肿位置决定。

(3)操作方法:局麻下安装立体定向头架,然后行颅脑CT扫描或MRI扫描,一般CT平扫即能看清血肿的位置和大小。选择血肿最大层面中心为靶点,确立靶点三维坐标参数,根据血肿位置避开皮质功能区,设计合理手术途径。颅骨钻孔,"十"字形切开硬脑膜。安装立体定向仪导向装置,先用细穿刺针试穿验证血肿位置,然后更换内径2~3 mm的穿刺管穿刺血肿中心,用生理盐水冲洗血肿腔至液体变清。若有血凝块不能吸出,可用螺旋针将血凝块打碎,也可通过留置在血肿腔内的导管注入尿激酶溶凝。术毕可留置硅胶引流管,缝线固定,拆除定向仪和头架,无菌包扎。

以上几种术后处理:严密观察病情,包括意识状况、瞳孔、肢体活动、言语功能、生命体征等;控制血压,全身血压维持在收缩压21.3 kPa(160 mmHg)、舒张压13.3 kPa(100 mmHg)较为合适;使用脱水剂;应用抗生素预防感染;积极防治并发症如肺炎、消化道出血、尿路感染等;妥善治疗其他重要器官的病变,如心脏病、糖尿病、肾功能不全等。注意水、电解质平衡。

四、内科治疗

在急性期,主要是控制脑水肿、调整血压、防治内脏综合征及考虑是否采取手术清除血肿。

(一)一般处理

应保持安静、卧床休息、减少探视,严密观察体温、脉搏、呼吸、血压等生命体征,注意瞳孔和意识变化。保持呼吸道通畅,及时清理呼吸道分泌物,必要时吸氧。

(二)控制脑水肿,降低颅内压

这是抢救能否成功的主要环节。常用药为甘露醇、呋塞米及皮质激素等。临床上为加强脱水效果,减少药物的不良反应,一般均采取上述药物联合应用。常采用甘露醇+呋塞米、甘露醇+呋塞米+激素等方式,但用量及用药间隔时间均应视病情轻重及全身情况尤其是心脏功能及是否有高血糖等而定。20%甘露醇为高渗脱水剂,其降颅内压作用迅速,一般成人用量为每次1 g/kg,每6 h快速静脉滴注一次。呋塞米有渗透性利尿作用,可减少循环血容量,对心功能不全者可改善后负荷,用量为每次20~40 mg,每日静脉注射1~2次。应用呋塞米期间注意补钾。皮质激素多采用地塞米松，用量 15～20 mg，静脉滴注，每日 1 次。

(三)治疗高血压

高血压是脑出血的主要原因，治疗脑出血首先想到降低高血压，但由于高血压往往为颅内高压自身的自动控制所致，可将发病后的血压控制在发病前血压数值略高一些的水平。如原有高血压，发病后血压又上升更高水平者，所降低的数值可按上升数值的 30% 左右控制。常用的降压药物有硝普钠，50 mg 加入液体静脉滴注；25% 硫酸镁每次 10～20 mL，肌内注射；注意不应降血压太快和过低。

(四)维持水、电解质平衡

维持水、电解质平衡和营养，注意防治低钠血症，以免加重脑水肿。

(五)防治并发症

选择对致病菌有效的抗菌药物，防止并发肺误吸、泌尿系统感染及应激性溃疡，抗利尿激素分泌异常综合征、痫性发作、中枢性高热、下肢深静脉血栓形成等。

第四节 急性与亚急性硬脑膜外血肿

在颅脑损伤中，硬脑膜外血肿占 30% 左右，可发生于任何年龄，但以 15～30 岁的青年比较多见。小儿则很少见，可能因小儿的脑膜中动脉与颅骨尚未紧密靠拢有关。血肿好发于幕上半球的凸面，绝大多数属于急性，亚急性型者少见，慢性型者更为少见。

一、出血来源与血肿位置

(一)出血来源

1. 脑膜中动脉

脑膜中动脉是最为常见的动脉破裂出血点。脑膜中动脉经棘孔进入颅腔后，沿脑膜中动脉沟走行，在近翼点处分为前后两支，当有骨折时，动脉主干及分支可被撕破出血，造成硬脑膜外血肿。脑膜中动脉的前支一般大于后支，骨沟也较深，故前支较后支更容易遭受损伤，发生血肿的机会也更多，而且，血肿形成的速度也更快。

2. 静脉窦

骨折若发生在静脉窦附近，可损伤颅内静脉窦引起硬脑膜外血肿，血肿多发生在矢状窦和横窦，通常位于静脉窦的一侧，也可跨越静脉窦而位于其两侧，称为骑跨性血肿。

3. 脑膜中静脉

脑膜中静脉与脑膜中动脉伴行，较少损伤，出血较缓慢，容易形成亚急性或慢性血肿。

4. 板障静脉或导血管

颅骨板障内有网状的板障静脉和穿通颅骨的导血管。骨折时出血，流入硬脑膜外间隙形成血肿，系静脉性出血，形成血肿较为缓慢。

5. 脑膜前动脉和筛动脉

脑膜前动脉和筛动脉是硬脑膜外血肿出血来源中少见的一种，发生于前额部和颅前窝颅底骨折时,出血缓慢,易漏诊。

此外,少数病例并无骨折,可能是外力造成颅骨与硬脑膜分离,以致硬脑膜表面的小血管撕裂,此类血肿形成亦较缓慢。

(二)血肿位置

硬脑膜外血肿最多见于颞部区、额顶区和颞顶区。近脑膜中动脉主干处的出血,血肿多在颞区,可向额区或顶区扩展;前支出血,血肿多在额顶区;后支出血,则多在颞顶区;由上矢状窦出血形成的血肿则在它的一侧或两侧;横窦出血形成的血肿多在颅后窝或同时发生在颅后窝与枕区。脑膜前动脉或筛动脉所形成的血肿则在额极区或额叶底区。

二、临床表现

(一)症状与体征

1. 颅内压增高

由于血肿形成造成颅内压增高,患者在中间清醒期内,颅内压增高症更为明显,常有剧烈头痛、恶心、呕吐、血压升高、呼吸和脉搏缓慢等表现,并在再次昏迷前患者出现躁动不安。

2. 意识障碍

一般情况下,因为脑原发性损伤比较轻,伤后原发性昏迷的时间较短,多数出现中间清醒或中间好转期,伤后持续性昏迷者仅占少数。中间清醒或中间好转时间的长短,与损伤血管的种类及血管直径的大小有密切关系。大动脉出血急剧,可在短时间内形成血肿,其中间清醒期短,再次昏迷出现较早,多数在数小时内出现。个别严重者或合并严重脑挫裂伤,原发性昏迷未恢复,继发性昏迷又出现,中间清醒期不明显,酷似持续性昏迷。此时,与单纯的严重脑挫裂伤鉴别困难。但可详细了解伤后昏迷过程,如发现昏迷程度有进行性加重的趋势,应警惕有颅内血肿的可能。

3. 神经损害症状与体征

硬脑膜外血肿多发生在运动区及其附近,可出现中枢性面瘫、偏瘫及运动性失语等;位于矢状窦的血肿可出现下肢单瘫;颅后窝硬脑膜外血肿出现眼球震颤和共济失调等。

4. 脑疝症状

当血肿发展很大,引起小脑幕切迹疝时,则出现 Weber 综合征,即血肿侧瞳孔散大,对光反射消失,对侧肢体瘫痪、肌张力增高,腱反射亢进和病理反射阳性。此时伤情多发展急剧,短时间内即可转入脑疝晚期,有双瞳散大、病理性呼吸或去皮质强直等表现。如抢救不及时,即将引起严重的脑干损害,导致生命中枢衰竭而死亡。

(二)影像学检查

1. 颅骨 X 线片

颅骨骨折发生率高,硬脑膜外血肿患者约有 95% 显示颅骨骨折,绝大多数发生在着力部位。以线形骨折最多,凹陷骨折少见。骨折线往往横过脑及脑膜血管沟或静脉窦。

2. CT 或 MRI 检查

对重症患者应作为首选检查项目,不仅能迅速明确诊断,缩短术前准备时间,而且可显示血肿发生的位置,为手术提供准确部位。一般而言,CT 的阳性发现在急性期优于 MRI。

3. 脑血管造影

在无 CT 设备时,如病情允许可行脑血管造影检查,在血肿部位显示典型的双凸形无血管区,并有中线移位等影像,在病情危急时,应根据受伤部位、局灶神经症状、体征及 X 线颅骨平片征象果断进行血肿探查和清除术。

三、手术技术

(一)适应证

(1)伤后有明显的中间清醒期,骨折线经过血管沟或静脉窦,伴有明显脑受压症状和(或)出现一侧肢体功能障碍及早期钩回疝综合征者。

(2)头颅 CT 检查,颅内有较大的血肿,中线明显移位者。

(3)经钻孔探查证实为硬脑膜外血肿者。

(二)禁忌证

(1)双侧瞳孔散大,自主呼吸停止 1 h 以上,经积极的脱水、降颅内压治疗无好转,处于濒死状态者。

(2)患者一般状态良好,CT 检查见血肿量较小,且无明显脑受压症状者,在严密观察病情变化情况下,可先行非手术治疗。

(三)术前准备

(1)麻醉:一般麻醉方法多采用气管插管全身麻醉,部分患者也可在局部麻醉下进行。可根据血肿部位。应采用相应的体位。

(2)术前认真采集病史,进行全身体格检查和神经系统检查,阅读辅助检查资料,明确诊断,讨论手术方案。

(3)向患者家属交代病情、手术必要性、危险性及可能发生的情况,以求理解。

(4)剃光全部头发,头皮清洗、消毒后用无菌巾包扎。

(5)备血及术前、麻醉前用药。

(四)手术入路与操作

(1)皮瓣的大小依血肿大小而定,切口一般为马蹄形,基底部较宽。以保证有充足的血液供应。

(2)按常规行皮瓣、肌骨瓣或游离骨瓣开颅,部分患者可行骨窗开颅,开瓣大小要充分,以能全部或大部暴露血肿范围为宜。

(3)翻开骨瓣后可见到血肿,血肿多为暗红色血细胞凝集块,附着在硬脑膜外,可用剥离子或脑压板轻轻将血肿自硬脑膜上游剥离下来,亦可用吸引器将其吸除。血肿清除后如遇到活动小血块,应仔细寻找出血来源,探明损伤血管后,应将其电凝或用丝线贯穿结扎,以期彻底止血。位于骨管内段的脑膜中动脉破裂时,可采用骨蜡填塞骨管止血处理。如上矢状窦或横窦损伤,可覆盖吸收性明胶海绵压迫止血,出血停止后,可于静脉窦损伤处,用丝线缝合对吸收性明胶海绵加以固定。对硬脑膜表面的小血管渗血,要一一予以电凝,务求彻底止血。

(4)血肿清除、彻底止血后,应沿骨瓣周围每隔 2~3 cm,用丝线将硬脑膜与骨膜悬吊缝合。如仍存有渗血处,须在硬脑膜与颅骨内板之间放置吸收性明胶海绵止血。对骨瓣较大者,应根据骨瓣大小,于骨瓣上钻数小孔。做硬脑膜的悬吊,尽量消灭无效腔。

(5)硬脑膜外放置引流,回复骨瓣,缝合切口各层。

(五)术中注意事项

(1)在清除血肿过程中,如残留薄层血块与硬脑膜紧密粘连,且无活动出血时,不必勉强剥离,以免诱发新的出血。

(2)血肿清除后,如果发现硬脑膜张力很高,脑波动较弱,硬脑膜下方呈蓝色,说明硬脑膜下可能留有血肿,应切开硬脑膜进行探查,如发现有血肿,则按硬脑膜下血肿继续处理。如未见硬脑膜下有血肿并排除邻近部位的脑内血肿时,提示可能在远隔部位存在血肿,应行CT复查或钻孔探查,以免遗漏血肿。

(3)如果血肿清除后,受压的脑部不见膨起回复,已无波动,多因脑疝未能复位所致。可将床头放低,行腰椎穿刺,向内注入生理盐水20~30 mL,常能使脑疝复位,脑即逐渐膨起。若仍处于塌陷状态不见膨起,可经颞叶下面轻轻上抬钩回使之复位,或切开小脑幕游离缘,解除钩回的嵌顿。

(4)特殊紧急情况下,为争取抢救时间,可采取骨窗开颅清除血肿,但术后遗留有颅骨缺损,需后期修补。

(六)术后处理

术后处理方面与一般开颅术后处理相同,但出现下列3种情况应予特殊处理。

(1)脑疝时间较长,年老体弱,或并发脑损伤较重,脑疝虽已回复,但估计意识障碍不能在短时间内恢复者,宜早期行气管切开术,保持呼吸道通畅。

(2)对继发严重脑干损伤,术后生命体征不平稳,可采用人工呼吸机辅助呼吸,必要时进行冬眠低温疗法。

(3)对重症患者,如条件许可,应收入重症监护病房,进行监护。

四、并发症及其防治

除一般颅脑损伤与开颅术后常易发生的并发症外,尤应注意:①术后应严密观察病情变化,发现复发血肿及迟发性血肿,应及时处理;②应妥善控制继发性脑肿胀和脑水肿;③重症患者可并发上消化道出血,术后早期应加以预防;④长期昏迷患者易发生肺部感染、水电解质平衡紊乱、下丘脑功能紊乱、营养不良、压疮等,在加强护理措施的同时,及时予以相应的处理;⑤出院后应于1~3个月内进行随访调查,以了解手术效果和可能存在的颅内并发症。

第五节　急性与亚急性硬脑膜下血肿

一、概述

硬脑膜下血肿可分为急性、亚急性和慢性三种。本节主要讨论急性、亚急性硬脑膜血肿。急性、亚急性硬脑膜下血肿在闭合性颅脑损伤中占5%~6%,在颅内血肿中占50%~60%,为颅内血肿中最常见者,也是颅脑伤患者死亡的主要原因之一。

急性和亚急性硬脑膜下血肿与脑挫裂伤的关系密切,多发生在减速性损伤。大多数血肿的出血来源为脑皮质的静脉和动脉。血肿常发生在着力部位的脑凸面、对冲部位或着力部位的额、颞叶底区和极区,多与脑挫裂伤同时存在,其实为脑挫裂伤的一种并发症,称为复合性硬脑膜下血肿。复合性硬脑膜下血肿受继发性脑水肿所引起的颅内压升高的限制，出血量多不大，多局限在挫裂伤部位，与挫伤的脑组织混杂在一起。当然，如脑挫裂伤和脑水肿不重，也可形成较大的血肿。另一种比较少见的称为单纯性硬脑膜下血肿。由于桥静脉在经硬脑膜下隙的一段被撕裂或静脉窦本身被撕裂。血肿常分布于大脑凸面的较大范围，以位于额顶区者多见。如回流到矢状窦的桥静脉或矢状窦被撕裂，血肿除位于大脑凸面外，也可分布于两大脑半球间的纵裂内；如果回流到横窦或岩上窦的脑底区静脉撕裂，则血肿也可位于脑底区。单纯性硬脑膜下血肿伴有的原发性脑损伤多较轻，出血量一般较复合型者为多，如及时将血肿清除，多可获得良好的效果。

二、临床表现

(一)症状与体征

临床表现系在脑挫裂伤症状的基础上又加上脑受压的表现。

1. 意识障碍

复合性硬脑膜下血肿临床表现与脑挫裂伤相似，有持续性昏迷，或意识障碍的程度逐渐加重，有中间清醒期或中间好转期者较少，如果出现，时间也比较短暂。单纯性或亚急性硬脑膜下血肿由于出血速度较慢，多有中间清醒期。

因此，在临床上，对伴有较重脑挫裂伤的伤员，在观察过程中如发现意识障碍加重时，应考虑有血肿存在的可能。

2. 瞳孔改变

由于病情进展迅速，复合性血肿多很快出现一侧瞳孔散大，而且由于血肿增大，对侧瞳孔亦散大；单纯性或亚急性血肿的瞳孔变化多较慢。

3. 偏瘫

偏瘫主要有三种原因。伤后立即出现的偏瘫系脑挫裂伤所致；由于小脑幕切迹疝所致的偏瘫，在伤后一定时间才出现，常同时出现一侧瞳孔散大和意识进行性障碍；颅内血肿压迫运动区，也在伤后逐渐出现，一般无其他脑疝症状，瘫痪多较轻。复合性血肿时上述三种原因均可存在，而单纯性血肿则主要为后两种原因。

4. 颅内压增高和脑膜刺激症状

出现头痛、恶心、呕吐、躁动和生命体征的变化，颈强直和克尼格征阳性等脑膜刺激症状也比较常见。

5. 其他

婴幼儿血肿时，可出现前囟隆起，并可见贫血，甚至发生休克。

(二)影像学检查

(1)主要依靠CT扫描，既可了解脑挫裂伤情况，又可明确有无硬脑膜下血肿。

(2)颅骨X线片检查发现有半数患者可出现骨折，但定位意义没有硬脑膜外血肿重要，只能用作分析损伤机制的参考。

(3)磁共振成像(MRI)不仅能直接显示损伤程度与范围，同时对处于CT等密度期的血肿有独到的效果，因红细胞溶解后高铁血红蛋白释出，T_1、T_2加权像均显示高信号，故有其特殊优势。

(4)脑超声波检查或脑血管造影检查，对硬脑膜下血肿亦有定侧或定位的价值。

三、手术治疗

(一)适应证

(1)伤后意识无明显的中间清醒期,表现有明显脑受压症状和(或)出现一侧肢体功能障碍者。

(2)伤后意识进行性加重,出现一侧瞳孔散大等早期脑疝症状者。

(3)头颅 CT 检查示颅内有较大血肿和(或)伴有脑挫裂伤,中线明显移位者。

(4)经钻孔探查证实为硬脑膜下血肿者。

(二)禁忌证

(1)意识处于深昏迷,双侧瞳孔散大,去皮质强直,自主呼吸停止 1 h 以上,经积极的脱水、降颅内压治疗无好转,处于濒死状态者。

(2)患者一般状态良好,CT 检查见血肿量较小和(或)伴有局灶性脑挫裂伤,且无明显脑受压症状,中线移位不明显者,在严密观察病情变化情况下,可先行非手术治疗。

(三)术前准备

(1)麻醉:一般麻醉方法多采用气管插管全身麻醉,部分患者也可在局部麻醉下进行。可根据血肿部位,应采用相应的体位。

(2)术前认真采集病史,进行全身体格检查和神经系统检查,阅读辅助检查资料,明确诊断,讨论手术方案。

(3)向患者家属交代病情、手术必要性、危险性及可能发生的情况,以求理解。

(4)剃去全部头发,头皮清洗、消毒后启用无菌巾包扎。

(5)备血及术前、麻醉前用药。

(四)手术入路与操作

根据血肿是液体状(多为单纯性硬脑膜下血肿和亚急性硬脑膜下血肿)或固体凝血块(多为复合性硬脑膜下血肿),分别采用钻孔引流或骨瓣开颅两种不同的血肿清除方法。急性硬脑膜下血肿往往与脑挫裂伤和脑内血肿并存,且多位于对冲部位的额叶底区和颞极区,易发生于两侧,故多需采用开颅手术清除血肿。

1. 骨瓣开颅切口

按血肿部位不同,分别采取相应骨瓣开颅。因额叶底和额极的对冲伤最为多见,常采用额颞区骨瓣或双侧前额区冠状瓣开颅,具有手术野显露广泛和便于大范围减压的优点,但其缺点为不能充分显露额极区与颞极区以及脑的底面,难以彻底清除上述部位坏死的脑组织,及对出血源止血。对损伤严重者可采用扩大的翼点入路切口,即在发际内起自中线旁 3 cm,向后延伸,在顶结节前转向额部,再向前下止于颧弓中点。皮瓣翻向前下,额颞骨瓣翻向颞侧,骨窗的下界平颧弓,后达乳突,前达颞窝及额骨隆突后部。这种切口可以充分显露额叶前中区与其底面、外侧裂、颞极和颞叶底区。有利于清除硬脑膜下血肿及止血,易于清除额极区和颞极底区的挫裂伤灶。如血肿为双侧,对侧亦可采用相同切口。

2. 钻孔减压

对于脑受压明显,估计颅内压显著升高者,可先在设计的颞区切口线上做小的切开,颅骨钻孔后,切开硬脑膜,清除部分血肿,迅速减轻脑受压。如系两侧血肿,也用同法将对侧血肿放出后再继续扩大开颅完成手术全过程。这样可以避免加重脑移位,防止脑膨出和脑皮质裂伤。

以及损伤脑的重要结构。

3. 清除血肿

翻开硬脑膜瓣后,先用生理盐水冲洗术野及冲洗出骨瓣下较远部位脑表面的血液,吸除术野内的血块和已挫裂失活的脑组织。对脑皮质出血用双极电凝耐心细致地加以止血。然后分别从颅前窝底和颅中窝底将额叶和颞叶轻轻抬起,探查脑底面挫裂伤灶。用吸引器清除失活的脑组织,并彻底止血。最后用大量生理盐水冲洗出术野内积血。

4. 减压

应视情况而定。如损伤以出血为主,脑挫裂伤不重,血肿清除后见脑组织已自行塌陷、变软、波动良好者,只需将颞鳞区做适当切除,行颞肌下减压即可;如血肿量不太多,脑挫裂伤较重,血肿清除后仍有明显脑肿胀或出现急性脑膨出,并确已证明无其他部位血肿时,在应用脱水药物的同时将额极区和颞极区做适当切除,并弃去骨瓣,行颅内外减压术,否则,术后严重的脑水肿和脑肿胀常常导致脑疝或脑干功能衰竭,患者难免死亡。

5. 关颅

用生理盐水冲洗伤口内积血,用过氧化氢(双氧水)和电凝彻底止血后,将硬脑膜边缘缝在颞肌上,伤灶处置一引流,分层缝合切口。

(五)术中注意事项

(1)在翻开骨瓣切开硬脑膜时,要特别注意观察,如果硬脑膜很紧张,脑压很高,最好用宽的脑压板经硬脑膜的小切口伸入硬脑膜下将脑皮质轻轻下压,然后迅速将硬脑膜切口全部剪开,以免在切开硬脑膜的过程中,严重肿胀的脑组织由较小的切口中膨出,造成脑皮质裂伤。

(2)在清除血肿过程中,要特别注意多血管的活动出血。必须耐心细致地探查,避免遗漏并逐一加以电凝止血。

(3)对已挫伤失活的脑组织,必须彻底清除,否则术后脑水肿和颅内压增高难以控制。

(六)术后处理

术后处理与一般颅脑损伤及开颅术后处理相同,但出现下列3种情况应予特殊处理。

(1)年老体弱,脑疝形成时间较长,原发脑损伤较重,虽经积极治疗脑疝已回复,但估计意识障碍不能在短时间内恢复者,宜早期行气管切开术,保持呼吸道通畅。

(2)对继发严重脑干损伤,术后生命体征不平稳,可采用人工呼吸机辅助呼吸,必要时进行冬眠低温疗法。

(3)对重症患者,如条件许可,应收入重症监护病房,进行生命体征及颅内压动态监护。

四、并发症及其防治

除一般颅脑损伤与开颅术后常易发生的并发症外,尤应注意下列四种情况:①术后应严密观察病情变化,发现复发性血肿及迟发性血肿,及应时处理;②应妥善控制继发性脑肿胀和脑水肿;③重症患者易并发上消化道出血,术后早期应采取相应措施加以预防;④长期昏迷患者易发生肺部感染、下丘脑功能紊乱、营养不良、压疮等,在加强护理措施的同时,应及时予以相应的处理。

第六节 慢性硬脑膜下血肿

一、概述

慢性硬脑膜下血肿是指头部伤后 3 周以上出现症状者。血肿位于硬脑膜与蛛网膜之间，具有包膜。

慢性硬脑膜下血肿好发于小儿及老年人，占颅内血肿的 10%，占硬脑膜下血肿的 25%。起病隐匿，临床表现多不明显，容易误诊。从受伤到发病的时间，一般在 1～3 个月。

一般将慢性硬脑膜下血肿分为婴幼儿型及成人型。成人型绝大多数都有轻微头部外伤史，老年人额前或枕后着力时，脑组织在颅腔内的移动较大，易撕破脑桥静脉，其次静脉窦、蛛网膜粒等也可受损出血。

非损伤性慢性硬脑膜下血肿十分少见，可能与动脉瘤、脑血管畸形或其他脑血管疾病有关。慢性硬脑膜下血肿扩大的原因，可能与患者脑萎缩、颅内压降低、静脉张力增高及凝血机制障碍等因素有关。

婴幼儿慢性硬脑膜下血肿以双侧居多，除由产伤和一般外伤引起外，营养不良、维生素 C 缺乏病、颅内外炎症及有出血性素质的儿童，甚至严重脱水的婴幼儿，也可发生本病。出血来源多为大脑表面汇入上矢状窦的脑桥静脉破裂所致，非外伤性硬脑膜下血肿则可能由全身性疾病或颅内炎症所致的硬脑膜血管通透性改变引起。

二、临床表现

(一)症状与体征

慢性硬脑膜下血肿的症状与体征存在很大差异，可将其归纳为 3 种类型。①发病以颅内压增高症状为主者较常见，表现为头痛、呕吐、复视和视盘水肿等，但缺乏定位症状，易误诊为颅内肿瘤；②发病以智力和精神症状为主者，表现为头昏、耳鸣、记忆力和理解力减退，反应迟钝或精神失常等，易误诊为神经官能症或精神病；③发病以神经局灶症状和体征为主者，如出现局限性癫痫、偏瘫、失语等，易与颅内肿瘤混淆。婴幼儿型慢性硬脑膜下血肿，常表现有前囟突出、头颅增大类似脑积水的征象，常伴有贫血等症状。

(二)影像学检查

(1)头颅 CT 扫描不仅能从血肿的形态上估计其形成时间，而且能从密度上推测血肿的期龄。

一般从新月形血肿演变到双凸形血肿，需 3～8 周，血肿的期龄平均在 3.7 周时呈高密度，6.3 周时呈低密度，至 8.2 周时则为等密度。但对某些无占位效应或双侧慢性硬脑膜下血肿的患者，必要时尚需采用增强后延迟扫描的方法，提高分辨率。

(2)MRI 更具优势，对 CT 呈等密度时的血肿或积液均有良好的图像鉴别。

三、手术技术

(一)适应证

慢性硬脑膜下血肿患者的病史相对较长，血肿体积多逐渐增大，大部分经钻孔冲洗引流的简单手术方法即可治愈，故确诊后有症状者都应手术治疗。

（二）禁忌证

（1）血肿量过少，且无颅压增高和脑压迫症状者可暂不行手术。

（2）血肿已形成厚壁甚至钙化，且患者一般情况不佳，难以耐受血肿切除术者，可视为手术禁忌证。

（三）术前准备

（1）麻醉：大部分患者可在局部麻醉下进行。可根据血肿部位，应采用相应的体位。

（2）术前认真采集病史，进行全身体格检查和神经系统检查，阅读辅助检查资料，明确诊断，讨论手术方案。

（3）向患者家属交代病情、手术必要性、危险性及可能发生的情况，以求理解。

（4）剃去全部头发，头皮清洗、消毒后用无菌巾包扎。

（5）备血及术前、麻醉前用药。

（四）手术入路与操作

1. 钻孔冲洗引流术

①钻孔冲洗引流法。即在血肿最厚的位置将头皮切一个 3~5 mm 小口，用骨钻经颅骨钻孔，骨缘周围涂抹骨蜡止血，可见硬脑膜发蓝，电凝硬脑膜外小血管，尖刀"十"字划开硬脑膜，可见暗红色陈旧性血液涌出，待大部血液流出后，放入带侧孔的引流管，用生理盐水反复冲洗，直至流出的液体清亮无色透明为止，保留引流管，将切口缝合，引流管接闭式引流装置，行闭式引流。这种方法简单易行，但遇血肿较大时，冲洗有时不易彻底。②双孔冲洗引流法。于血肿的后上方与前下方各钻 1 孔。切开硬脑膜后，用 2 支导管分别置于血肿腔中，用生理盐水反复冲洗，直至流出的液体清亮无色透明为止。然后将前方导管拔出缝合切口，保留后方导管，接闭式引流装置，做闭式引流。

2. 骨瓣开颅血肿切除术

根据血肿的部位，沿血肿边缘做一大型骨瓣开颅，皮瓣呈马蹄形。瓣状切开硬脑膜，向中线翻转；如血肿外侧囊壁与硬脑膜粘连致密不易分离时，可将其一同切开和翻转。从血肿上方内侧开始，逐渐将包膜从脑表面分离后切除。

如粘连致密不易分离时可留小片包膜，亦可只将外侧包膜切除。严密止血后，按常规缝合关颅。腔内置引流管引流。

（五）术中注意事项

（1）采用钻孔冲洗引流术式时，因骨孔较小，插入的导管不宜过硬，而且手法要轻柔，不可强行插入引流管，避免将导管穿过内侧包膜插入脑内造成脑组织损伤。可将骨孔适当扩大以便插入引流管冲洗引流。

（2）冲洗时避免将空气注入血肿腔，应使冲洗与排液均在密闭条件下进行，以防止空气逸入，形成张力性气颅。如用两管开放冲洗时，应用生理盐水填充残腔将空气排出后再行缝合引流。

（3）采用单孔冲洗引流法冲洗较大血肿时，应将引流管更换不同方向冲洗，尽量避免遗留残血。

（4）采用开颅清除血肿术时，提倡在手术显微镜下施行，可以使止血更为彻底，脑组织损伤轻微。

(六)术后处理

(1)除一般常规处理外,可将床脚垫高,早期补充大量液体(每日 3 500~4 000 mL),避免低颅内压,利于脑复位。

(2)记录每 24 h 血肿腔的引流量及引流液的颜色,如引流量逐渐减少且颜色变淡,表示脑已膨胀,血肿腔在缩小,3~5 d 后即可将引流管拔除。如颜色为鲜红,多示血肿腔内又有出血,应及时处理。

四、并发症及其防治

(一)脑损伤
脑损伤因放置引流管时操作技术不当而引起,应仔细操作。

(二)张力性气颅
张力性气颅发生原因及防止办法已如前述。

(三)硬脑膜下血肿
硬脑膜下血肿多为血肿包膜止血不彻底所致,或血肿抽吸后颅内压急剧下降引起桥静脉的撕裂,应及时再次手术处理。

(四)硬脑膜外血肿
硬脑膜外血肿多为钻孔时硬脑膜与颅骨间的血管被剥离撕裂引起出血,出血后又使剥离不断扩大,应及时开颅将血肿清除。

第七节 先天性颈内动脉异常

一、颈内动脉纤维肌肉发育不良

(一)病理

其主要特征是发育异常的节段性血管壁畸形,亦可合并颈动脉夹层、完全性颈动脉闭塞、脑梗死或 TIA,常伴有颅内动脉瘤。文献中报道颈内动脉纤维肌肉发育不良 21%~51%伴发颅内科动脉瘤。

Stanley 根据组织学变化将颈内动脉纤维肌肉发育不良分为 4 种类型:①动脉内膜纤维组织增生;②中膜增生;③中膜纤维肌肉增生;④动脉中膜周围发育不良。其中以纤维肌肉增生最为常见。

近年来的超微结构研究发现颈内动脉的平滑肌细胞呈纤维细胞变形是血管壁内的主要病理变化。

Bellot 报道动脉内膜发育不良致颈内动脉纤维肌肉发育不良,主要累及大动脉,最先发现在肾动脉,多影响分支少的长动脉。最常见的部位是颈内动脉的颅外段,累及椎动脉较少,约占 25%。颈内动脉近端部分均不受影响。病变一般局限于颈内动脉第二颈椎水平处,其远端亦不受累。有 60%~80%的患者同时累及双侧颈内动脉。

(二)病因

其病因目前尚未明确。认为它是一种少见的非动脉硬化性非炎性节段性动脉性疾病。近来的电镜研究结果认为它是一种先天性胚层疾病，为一种均匀的形态发育过程中的异常。因血管壁内的内膜或中膜或外膜发育不良而致畸。女性激素可能是一种诱因。代谢及免疫因素亦有关。

(三)临床表现

1. 年龄与性别

中青年为高发年龄，发病年龄多在27~86岁，亦侵及儿童。平均年龄约50岁。文献中报道50岁以上的女性发病率高，而日本则报道以男性为主。

2. 伴发疾病

约50%患者可伴发出血性疾病，约2/3的患者伴有高血压，有21%~51%的患者伴有动脉瘤，偶可伴有脑动脉阻塞。

3. 症状与体征

患者可以没有症状或出现动脉分布区的脑缺血症状，其中以头痛最为常见，可能因管状狭窄的动脉内，激活的血小板释放血管活性物质的作用所致。搏动性耳鸣在伴有多发性动脉异常者常见。压迫星状颈交感神经节发出的交感神经纤维可出现霍纳综合征。31%的患者并发缺血性脑血管病。颈动脉窦的神经纤维受累可发生昏厥。椎动脉狭窄可引起眩晕。据Bergan报告的101例患者的临床统计，颈动脉杂音占77%，TIA占41.4%，高血压占33%，非局限性神经症状占31%，心脏杂音占23%，黑矇占23%，完全性脑卒中占22%，心电图异常占17%，非症状性杂音占8%，延长的缺血发作占2%，其他占6%。其他少见的表现有心律不齐、癫痫、听力损害、心绞痛、潮红发作、冠心病及心肌梗死等。

4. 脑血管造影

由于节段性动脉中层纤维增厚和中层弹性组织消失、变薄交替出现，造成动脉管腔狭窄与扩张相混杂。因此，脑血管造影上的典型特征是不规则的串球状变形或扭结畸形。根据脑血管造影可将之分为三种类型。

(1) Ⅰ型：呈典型串珠样型，被累及的血管节段上血管腔有多处收缩，在两处收缩之间血管腔宽度正常。

(2) Ⅱ型：又分为两亚型，Ⅱ$_a$型血管腔狭窄伴有或不伴有进一步收缩，Ⅱ$_b$型在血管的狭窄节段，管腔狭窄伴有颈动脉瘤样扩张。

(3) Ⅲ型：动脉伴有半圆周损害，损害集中在血管壁的一侧，呈憩室样平滑的或有皮纹的袋状。

(四)诊断与鉴别诊断

以往由于人们对此病认识不足，加之有些患者无明显症状，故早期诊断较为困难。凡中老年女性伴有多发性原因不明的症状，如头痛、耳鸣、眩晕、心律不齐及昏厥等，应想到本病的可能。

若肾动脉造影发现有动脉纤维肌肉发育不良者，应常规行脑血管造影。确诊有赖于脑血管造影及手术病理检查。此病尚需要与动脉粥样硬化症、动脉痉挛、颈动脉炎及颈动脉发育不良等相鉴别。

(五)治疗与治疗效果

颈内动脉纤维肌肉发育不良的自然病史目前尚不清楚。由于它是一种进展非常缓慢的病变,目前对该病治疗主要是手术切除病变段动脉并行大隐静脉移植。Morris 首先提出用外科方法治疗此病。

1970 年以来人们开始用管腔内分度扩张技术治疗。对狭窄的血管用由小到大的不同直径的扩张器(直径为 1.5~4 mm),使狭窄的血管扩大到正常。管腔内扩张须反复多次应用,否则易再度出现狭窄或闭塞。操作时应防止血管穿孔,有时脑内扩张术与颈内动脉内膜切除术联合应用更为有效。其病变部位便于手术时,可将病变段切除,做静脉移植术。对无症状的颈内动脉纤维肌肉发育不良的患者,预防性手术治疗似无必要,对仅有 TIA 者,可用血小板抑制剂治疗。激素治疗无效。

二、先天性颈内动脉发育不全或缺失

先天性颈内动脉发育不全,是指颈内动脉的一部分在突然狭窄的近端轻度扩大。颈内动脉缺失一般是指由于颈内动脉在胚胎发育时缺陷而引起的颈内动脉完全阙如,可为一侧或两侧颈内动脉缺失。两者均是罕见的先天性脑血管病。先天性颈内动脉发育不全最早由 Hyrtl 于 1836 年报道。颈内动脉发育不全或缺失在人类罕见,估计少于 0.01%。在合并其他畸形而死亡的婴儿尸解中可以见到上述异常病变,在脑血管造影时偶尔也可发现。有人统计 7 000 例颈动脉造影,在 140 例非动脉硬化性血管病中,有 3 例颈内动脉发育不全。

一侧颈内动脉发育不全或缺失,可导致对侧动脉代偿性扩张,基底动脉增粗扩张。由于对侧颈内动脉或基底动脉的侧支循环,一侧或两侧颈内动脉发育不全或缺失可不出现症状。但亦可出现偏瘫、短暂性缺血性发作,有的早期癫痫发作。基底动脉扩张可压迫后组脑神经,出现后组脑神经麻痹症状。颈内动脉代偿性扩张或伴发的动脉瘤破裂,可发生蛛网膜下隙出血。颈内动脉发育不全或缺失可伴有 Willis 环发育异常、颅内动脉瘤及侧支吻合血管扩张,并常伴有其他先天性畸形,故患者多在婴儿期死亡。

第八节 脑损伤

脑损伤是指暴力作用于头部造成的脑组织器质性损伤。根据致伤物、受力程度等因素不同,将伤后脑组织是否与外界相通而分为开放性和闭合性脑损伤。前者多由锐器或火器直接造成,均伴有头皮裂伤、颅骨骨折、硬脑膜破裂和脑脊液漏;后者为头部受到钝性物体或间接暴力所致,往往头皮颅骨完整,或即便头皮、颅骨损伤,但硬脑膜完整,无脑脊液漏,为闭合性脑损伤。

根据脑损伤发生的时间,可将颅脑损伤分为原发性和继发性,前者主要是指暴力作用在脑组织的一瞬间所造成损伤,即神经组织和脑血管的损伤,表现为神经纤维的断裂和传出功能障碍,不同类型的神经细胞功能障碍甚至细胞的死亡,包括脑震荡、脑挫裂伤等;后者指受伤一定时间后出现的脑损伤,包括脑缺血颅内血肿、脑肿胀、脑水肿和颅内压升高等。

一、脑震荡

脑震荡又称轻度创伤性脑损害,头部受力后在临床上观察到有短暂性脑功能障碍,系由轻度脑损伤所引起的临床综合征,其特点是头部外伤后短暂意识丧失,旋即清醒,除有近事遗忘外,无任何神经系统缺损表现。脑的大体标本上无肉眼可见到的神经病理改变,显微病理可有毛细血管充血、神经元胞体肿大、线粒体和轴索肿胀。

(一)临床表现

1.意识改变

受伤当时立即出现短暂的意识障碍,对刺激无反应,可完全昏迷,常为数秒或数分钟,大多不超过半个小时。个别出现为期较长的昏迷,甚至死亡。

2.短暂性脑干症状

伤情较重者在意识改变期间可有面色苍白、出汗、四肢肌张力降低、血压下降、心动徐缓、呼吸浅慢和各种生理反射消失。

3.无意识凝视或语言表达不清

4.语言和运动反应迟钝

回答问题或遵嘱运动减慢。

5.注意力易分散

不能集中精力,无法进行正常的活动。

6.定向力障碍

不能判断方向、日期、时间和地点。

7.语言改变

急促不清或语无伦次,内容脱节或陈述无法理解。

8.动作失调

步态不稳,不能保持连贯的行走。

9.情感夸张

不适当的哭泣,表情烦躁。

10.记忆缺损

逆行性遗忘,反复问已经回答过的同一问题,不能在 5 min 之后回忆起刚提到的 3 个物体的名称。

11.恢复期表现

头痛、头昏、恶心、呕吐、耳鸣、失眠等症状。通常在数周至月内逐渐消失,有的患者症状持续数月甚至数年,即称为脑震荡后综合征或脑外伤后综合征。

12.神经系统检查

神经系统检查可无阳性体征。

(二)辅助检查和神经影像检查

1.实验室检查

腰椎穿刺颅内压正常;脑脊液无色透明,不含血,白细胞正常。

2.神经影像检查

头颅 X 检查,有无骨折发现。

(三)诊断

该病主要以受伤史、伤后短暂意识障碍、近事遗忘,无神经系统阳性体征作为依据。目前尚缺乏客观诊断标准,常需参考各种辅助方法,如腰穿测压、颅骨平片。

(四)治疗

1. 观察病情变化

伤后短时间内可在急诊科观察,密切注意意识、瞳孔、肢体运动和生命体征的变化。对于离院患者,嘱其家属在当日密切注意头痛、恶心、呕吐和意识障碍,如症状加重即来院检查。

2. 无须特殊治疗

卧床休息,急性期头痛、头晕较重时,嘱其卧床休息,症状减轻后可离床活动。多数患者在2周内恢复正常,预后良好。

3. 对症治疗

头痛时可给予罗通定等镇痛剂。对有烦躁、忧虑、失眠者可给予地西泮、三溴合剂等药物。

二、弥散性轴索损伤

弥散性轴索损伤(DAI)是指头部遭受加速性旋转暴力时,在剪应力的作用下,脑白质发生的以神经轴索断裂为特征的一系列病理生理变化。

病理改变主要以位于脑的中轴部(胼胝体、脑白质、脑干上端背外侧及小脑上脚等处)的挫伤、出血或水肿为主。大体改变:组织间裂隙及血管撕裂性出血灶。镜下检查可见神经轴索断裂、轴浆溢出,并可见轴索断裂形成的圆形轴缩球及血细胞溶解后的含铁血黄素。

(一)临床表现

1. 意识障碍

意识障碍是其典型的表现,通常 DAI 均有脑干损伤表现,且无颅内压增高。受伤当时立即出现昏迷,且昏迷时间较长。神志好转后,可因继发性脑水肿而再次昏迷。

2. 瞳孔变化

如累及脑干,可有一侧或双侧瞳孔散大。对光反应消失,或同向性凝视。

(二)辅助检查

1. 血常规检查

血常规检查:了解应激状况。

2. 血生化检查

血生化检查:鉴别昏迷因素。

3. 头颅 CT 扫描

头颅 CT 扫描可见大脑皮质与髓质交界处、胼胝体、脑干、内囊区或第三脑室周围有多个点或片状出血灶,常以脑挫伤改变作为诊断标准。

4. 头颅 MRI 扫描

头颅 MRI 扫描可精确反映出早期缺血灶、小出血灶和轴索损伤改变。

(三)诊断

(1)创伤后持续昏迷 6 h 以上。

(2)CT 显示脑白质、第三脑室、胼胝体、脑干以及脑室内出血。

(3)颅内压正常但临床状况差。

(4)无颅脑明确结构异常的创伤后持续植物状态。
(5)创伤后弥散性脑萎缩。
(6)尸检 DAI 可见的病理征象。

(四)治疗及预后

(1)对 DAI 的治疗仍沿用传统的综合治疗方式,无突破性进展。此病预后差,占颅脑损伤早期死亡的 33%。
(2)脱水治疗。
(3)昏迷期间加强护理,防止继发感染。

三、脑挫裂伤

暴力作用于头部时,着力点处颅骨变形或发生骨折,同时脑组织在颅腔内大幅度运动,导致脑组织着力点或冲击点损伤,均可造成脑挫伤和脑裂伤,由于两种改变往往同时存在,故又统称脑挫裂伤。前者为脑皮质和软脑膜仍保持完整;而后者,有脑实质及血管破损、断裂,软脑膜撕裂。脑挫裂伤的显微病理表现为脑实质点片状出血、水肿和坏死。脑皮质分层结构不清或消失,灰质与白质分界不清。脑挫裂伤常伴有邻近的局限性血管源性脑水肿和弥散性脑肿胀。

外伤性急性脑肿胀又称弥散性脑肿胀(DBS),是指发生在严重的脑挫裂伤和广泛脑损伤之后的急性继发性脑损伤,以青少年多见。治疗以内科为主。

(一)临床表现

1.意识障碍

受伤当时立即出现,一般意识障碍时间均较长,短者半小时、数小时或数日,长者数周、数月,有的为持续昏迷或植物状态。

2.生命体征改变

生命体征改变常较明显,体温多在 38℃左右,脉搏和呼吸增快,血压正常或偏高。如出现休克,应注意全身检查。

3.局灶症状与体征

受伤当时立即出现与伤灶相应的神经功能障碍或体征,如运动区损伤的锥体束征、肢体抽搐或瘫痪,语言中枢损伤后的失语以及昏迷患者脑干反应消失等。颅内压增高:为继发脑水肿或颅内血肿所致。尚可有脑膜刺激征。

4.头痛、呕吐

患者清醒后有头痛、头晕,恶心呕吐、记忆力减退和定向力障碍。

(二)检查

1.实验室检查

(1)血常规:了解应激状况。
(2)血气分析:可有血氧低、高二氧化碳血症存在。
(3)脑脊液检查:脑脊液中有红细胞或血性脑脊液。

2.神经影像学检查

(1)头颅 X 线片:多数患者可发现有颅骨骨折。
(2)头颅 CT:了解有无骨折、有无中线移位及除外颅内血肿。

(3)头颅 MRI：不仅可以了解具体脑损伤部位、范围及其周围脑水肿情况，而且尚可推测预后。

(三)常规治疗

(1)轻型脑挫裂伤患者，通过急性期观察后，治疗与弥散性轴索损伤相同。

(2)抗休克治疗：如合并有休克的患者首先寻找原因，积极抗休克治疗。

(3)重型脑挫裂伤患者，应送重症监护病房。

(4)对昏迷患者，应注意维持呼吸道通畅。

(5)对来院呼吸困难患者，立即行气管插管连接人工呼吸机进行辅助呼吸。对呼吸道内分泌物多，影响气体交换，且估计昏迷时间较长者(3～5 d以上)，应尽早行气管切开术。

(6)对伴有脑水肿的患者，应适当限制液体入量，并结合脱水治疗。

(7)脱水治疗后颅内压仍在 40～60 mmHg(5.32～7.98 kPa)会导致严重脑缺血或诱发脑疝，可考虑行开颅去骨瓣减压和(或)脑损伤灶清除术。

(8)手术指征：脑挫裂伤严重，局部脑组织坏死伴有脑水肿和颅内压增高的患者，经各种药物治疗无效，症状进行性加重者。具体方法：清除挫伤坏死的脑组织及小的出血灶，再根据脑水肿、脑肿胀的情况进行颞肌下减压或局部去骨瓣减压。

(四)其他治疗

(1)亚低温治疗，维持体温在 33℃～34℃，多针对重型或特重型脑外伤患者。

(2)药物治疗：糖皮质激素、改善脑细胞代谢、止血剂等。

(3)高压氧疗法(HBO)。

四、脑干损伤

脑干原发损伤在头、颈部受到暴力后可以立即出现，多不伴有颅内压增高表现。病理变化有脑干神经组织结构紊乱、轴索断裂、挫伤和软化。由于脑干内除脑神经核团、躯体感觉运动传导束外，还有网状结构和呼吸、循环等生命中枢，故其致残率和病死率均较高。

原发性脑干损伤的病理变化常为脑挫伤伴灶性出血和水肿，多见于中脑被盖区，脑桥及延髓被盖区次之。继发性脑干损伤常因严重颅内高压致脑疝形成，脑干受压移位、变形使血管断裂可引起出血和软化等继发病变。

(一)临床表现

1.典型表现

典型表现多为伤后立即陷入持续昏迷状态，生命体征多有早期紊乱，表现为呼吸节律紊乱，心跳及血压波动，双瞳大小多变，眼球斜视，四肢肌张力增高，去皮质强直状态，伴有锥体束征。多有高热、消化道出血、顽固性呃逆甚至脑性肺水肿。

2.中脑损伤表现

意识障碍突出，瞳孔可时大时小双侧交替变化，去皮质强直。

3.脑桥损伤表现

除持久意识障碍外，双瞳常极度缩小，角膜反射及嚼肌反射消失，呼吸节律不整，呈现潮式呼吸或抽泣样呼吸。

4.延髓损伤表现

延髓损伤表现主要为呼吸抑制和循环紊乱，呼吸缓慢、间断，脉搏快弱、血压下降，心眼反射消失。

(二)辅助检查

1. 腰椎穿刺

脑脊液多呈血性,压力多为正常或轻度升高,当压力明显升高时,应除外颅内血肿。

2. 头颅 X 线片

往往多伴有颅骨骨折。

3. 头颅 CT 扫描

在伤后数小时内检查,可显示脑干有点片状高密度区,脑干肿大,脚间池、桥池、四叠体池及第四脑室受压或闭塞。

4. 头颅及上颈段 MRI 扫描

有助于明确诊断,了解伤灶部位和范围。

5. 脑干诱发电位

波峰潜伏期延长或分化不良。

(三)治疗

(1)一般治疗措施同脑挫裂伤。

(2)对一部分合并有颅内血肿者,应及时诊断和手术。对合并有脑水肿或弥散性轴索损伤及脑肿胀者,应用脱水药物和激素等予以控制。

(3)伤后 1 周,病情较为稳定时,为保持患者营养,应由胃管进食。

(4)对昏迷时间较长的患者,应加强护理,防止各种并发症。

(5)有条件者,可行高压氧治疗,以助于康复。

五、下丘脑损伤

单纯下丘脑损伤少见,多伴有严重脑干损伤和(或)脑挫裂伤,可引起神经—内分泌紊乱和机体代谢障碍。其损伤病理多为灶性出血、水肿、缺血、软化及神经细胞坏死,偶可见垂体柄断裂和垂体内出血。

(一)临床表现

(1)意识与睡眠障碍。

(2)循环及呼吸紊乱。

(3)体温调节障碍,中枢性高热,高达 41℃甚至 42℃。

(4)水电解质代谢紊乱,尿崩。

(5)糖代谢紊乱。

(6)消化系统障碍。

(7)间脑发作。

(二)诊断

通常只要有某些代表丘脑下部损伤的征象,即可考虑伴有此部位的损伤。

(三)治疗

下丘脑损伤与原发性脑干损伤基本相同。需加强监测。

第九节 脑真菌性肉芽肿

脑真菌性肉芽肿是一种深部真菌感染,虽不是新生物,但属于颅内占位性病变,所以也引起颅内压增高及局限性脑定位征。真菌感染比细菌感染少见得多,但随着广谱抗生素、肾上腺皮质激素和免疫抑制剂的广泛、长期应用,真菌感染的发生率已有所提高。

一、病因

脑真菌性肉芽肿由引起深部组织感染的真菌侵入脑内而形成。真菌侵入脑的方式,常先从呼吸道吸入,形成肺部病灶,再由肺经血行播散于全身器官和入颅。少数真菌(如曲霉菌、放线菌和芽生菌)可经口腔、鼻腔、副鼻窦、眼眶、脊椎骨等处的病灶直接侵入中枢神经系统,个别病例可经腰穿、手术植入而发生脑部真菌感染。患有单核吞噬细胞系统恶性肿瘤、糖尿病等患者较易发生本病。

引起脑真菌性肉芽肿的真菌较多,如放线菌、念珠菌、隐球菌、新型隐球菌、粗球孢子菌、星形诺卡菌、荚膜组织胞浆菌及曲霉菌等。以新型隐球菌及曲霉菌等较多见。其感染主要有三种形式:脑膜炎、脑膜脑炎和肉芽肿。脑膜炎主要影响脑基底部,炎症侵入血管周围间隙即构成脑膜脑炎。当真菌侵入脑内时即形成肉芽肿,常为多发肉芽肿,周围可有包膜。

二、临床表现

(一)年龄、性别

本病可发生于任何年龄,但 2/3 病例发生在 30～50 岁之间,男性多于女性。

(二)病程

本病多慢性或亚急性发展,病程数周至半年,偶有超过 1 年者,少数病例可有缓解和复发。未经治疗者多死亡。

(三)症状、体征

大多数患者在原发病变症状尚不明显时,即出现神经系统症状。临床表现酷似颅内肿瘤,有颅内压增高和局灶性神经体征。患者一般有低热,首发症状多为头痛,伴恶心、呕吐,有颈项强直等脑膜刺激征,严重者可出现意识障碍,常伴因颅底蛛网膜粘连引起的交通性脑积水。

三、辅助检查

(一)腰椎穿刺和脑脊液检查

大多数压力增高,脑脊液可呈无色透明或黄色混浊状,白细胞增多,以淋巴细胞为主,一般在 $300 \times 10^6 /L$ 以上,蛋白增高,糖和氯化物皆降低。脑脊液涂片,墨汁染色可找到隐球菌。补体结合试验和乳胶凝集试验,可测定患者脑脊液或血清中抗原和抗体,如脑脊液中含抗原而无抗体,提示病变仍属活动期。

(二)CT 扫描

隐球菌脑膜炎可表现脑基底池模糊变形,不对称,强化明显。脑实质内肉芽肿呈等密度或高密度影。强化扫描显示大小不一、多发、边界清晰的中等强化结节,或呈不均匀性强化或环形强化,周围脑水肿不明显。有时伴有钙化。

(三)MRI 扫描

MRI 扫描表现为脑基底池 T_1 和 T_2 弛豫时间略缩短,而脑池的信号增强,强化扫描表现为基底池明显强化,与低信号的脑组织形成明显对比,此为隐球菌性脑膜炎的特点。

四、诊断

本病的重要诊断依据是脑脊液涂片染色、培养和接种或脑组织和肉芽组织标本的病理检查发现了病原菌。真菌皮肤试验阳性反应,其他器官、组织发现真菌感染等有辅助诊断价值。根据临床表现,起病缓慢,病程较长,伴有脑膜刺激征、颅内压增高症等改变,结合其他辅助检查,可做出诊断,若脑脊液涂片找到真菌即可确诊。

五、鉴别诊断

本病的临床表现和脑脊液检查与结核性脑膜炎相似,故应反复做脑脊液检查和涂片,如查到真菌有助于鉴别诊断。

六、治疗

(一)手术治疗

真菌感染一旦形成肉芽肿,则药物治疗难以消除,手术切除为主要手段,但手术前后都需要抗真菌药物治疗,并对原发感染灶进行系统治疗。

(二)药物治疗

目前治疗真菌的药物有两性霉素 B、氟康唑、氟胞嘧啶等。

对不同的真菌需用不同的药物,可以合并用药,如两性霉素 B 对隐球菌、球孢子菌、念珠菌等效果较好,制霉菌素对隐球菌、念珠菌等效果较好,克霉唑对念珠菌、球孢子菌等有效,两性霉素 B 和氟康唑合用治疗隐球菌致疗效更佳,大剂量青霉素、林可霉素、氯霉素对放线菌感染有效。两性霉素 B 仍是目前治疗中枢神经系统隐球菌感染的首选药物,首次剂量 1 mg/d,静脉滴入,注意本药禁溶于生理盐水中。以后根据患者的耐受性每日增加 2~5 mg,直至 1 mg/(kg·d),但浓度不能超过 0.1 mg/mL,每次静脉滴入的时间至少 6 h,并避光。新型隐球菌合成荚膜时需要硫胺,故应用两性霉素 B 治疗过程中避免使用硫胺,并注意低硫胺饮食 3 个月以上。由于本药不易透过血脑屏障,故常同时鞘内给药。咪康唑为广谱抗真菌药,毒性低,较安全,可鞘内注射,1 次用量为 20 mg,3~7 d 1 次。5-氟尿嘧啶由于能通过血脑屏障,可与两性霉素 B 合用。两性霉素 B 的剂量为 0.3 mg/(kg·d),不但可减少两性霉素 B 的毒性,还可减少耐药性。全疗程 6 周。此药的不良反应是抑制骨髓,一旦出现,则只能停用。上述药物应用的期限要根据脑脊液常规、生化、涂片检查和培养结果决定是否停药。

第十节 脑型阿米巴病

脑型阿米巴病是由于阿米巴原虫侵入脑组织后的一种脑部并发症。由于阿米巴原虫病原体的类型不同,而出现不同的脑部并发症。溶组织阿米巴感染后出现阿米巴脑脓肿,是脑型阿米巴病中最常见的一种;而营自由生活的阿米巴福勒尔—耐格里原虫和棘阿米巴原虫可引起原发性阿米巴脑膜炎。临床极为少见。国内仅1例报道,另有1例在尸解脑组织切片中发现。

一、病理

(1)溶组织阿米巴原虫寄生在大肠腔内,可多年无症状,但也可侵入肠壁引起各种类型的阿米巴肠病。阿米巴原虫借血流或直接蔓延而侵入脑组织,则出现脑组织的阿米巴病,常见为阿米巴脑脓肿。

(2)营自由生活的阿米巴福勒尔耐格里原虫和棘阿米巴原虫则不经过胃肠道感染阶段,污染水源后由鼻黏膜通过筛板而达中枢神经系统引起阿米巴脑膜炎。

二、诊断要点

(一)阿米巴性脑脓肿

患阿米巴肠病多年后发病,多继发于肝、肺阿米巴病。突出的症状为头痛,并有意识模糊、谵妄、木僵、抽搐及昏迷,也可有局灶性神经定位体征,如复视、偏瘫及失语等。病情笃重,发展迅速,数日内可死亡。

粪便中可找到病原体。脑脊液涂片可找到阿米巴滋养体。

(二)原发性阿米巴脑膜炎

潜伏期为2~7 d,常呈暴发性和亚急性脑膜炎。起病急,突发头痛、发热、恶心、呕吐,可有咽痛、嗅觉减退及颈项强直,常在第3天出现惊厥、意识不清及昏迷。后期可出现局灶性神经体征。病程很短,患者往往在1周内死亡。血液中白细胞增高,中性粒细胞核左移。脑脊液呈脓血性,蛋白增高,糖降低,氯化物稍低,细胞数高达$(400\sim20\,000)\times10^9/L$,中性粒细胞占$0.89\sim1$。涂片及培养无细菌,但涂片可找到阿米巴滋养体。

棘阿米巴原虫引起的脑膜炎,通常发生在有免疫缺陷或慢性疾病者(肝病、糖尿病等),或接受抗生素、放射、激素治疗的患者中。患者无游泳史。临床发展缓慢,表现为精神异常、头痛、发热、抽搐、视力障碍、共济失调、失语及进行性颅内压增高等症状。病程短则1周,长达4个月以上。常因慢性疾病致全身衰竭以及脑部出血、坏死病变而引起死亡。

(三)CT扫描

CT扫描可见脑脓肿的征象。

三、处理

(一)抗阿米巴原虫

常用的有依米丁、氯喹、喹碘方、双碘喹啉、卡巴肿、四环素、安痢平、甲硝唑、替硝唑、两性霉素B及酮康唑等。

(二)对症治疗

有癫痫发作者应用抗痫药物,颅内压增高、脑水肿患者应用脱水剂等。

(三)手术治疗

阿米巴脑脓肿可行外科手术抽取脓液或脓肿切除;对脑水肿、颅内压增高者,病情允许可考虑行去骨瓣减压。

第十一节 脑囊虫病

脑囊虫病是人体感染了猪绦虫的蚴虫(囊尾蚴)并侵入脑内所致的一种最为常见的脑寄生虫病。在我国散在流行于华北、东北、西北和华东地区,华南地区罕见。国外在亚洲、欧洲、南美洲地区都有散在的流行。其感染途径有3种。

(1)内在自身感染:患有猪绦虫病的患者,由于呕吐或肠道逆蠕动,使绦虫的妊娠节片和虫卵反流至胃内。每个成熟的妊娠节片含虫卵达3万至5万个。

(2)外在自身感染:猪绦虫患者由于手部沾有虫卵,自己经手传入胃肠道。

(3)外来感染:患者本身无猪绦虫寄生,因食入带有绦虫虫卵的蔬菜及水果等食物而传入胃肠道。

虫卵进入胃和小肠内,经1～3 d孵化出六钩蚴,钻入肠壁的肠系膜小静脉和淋巴循环而散布于全身,经2～4个月发育成囊虫,常成批出现于脑、肌肉、皮下、视网膜及玻璃体等处。一般认为自身感染是主要的感染途径,但也有认为外来感染的发病率较高。

一、临床分型

由于囊虫侵入神经系统的部位、数量及生物状态不同(发育、静止或死亡期),其临床表现各异。按不同的发生部位分为4型。

(一)大脑实质型

囊虫数少并位于非重要功能区,可不引起症状,仅于尸检时偶被发现。有症状者,在囊虫发育旺盛期,即感染后2个月至半年内表现最为显著。

1.癫痫

由于脑皮质受广泛刺激所致,在有症状组其发生率达80%以上。多数为大发作,局部发作或其他类型发作较少。

2.精神症状

轻者出现寡言、智力减退、迟钝及淡漠;重者痴呆,不能劳动及自理生活;少数表现欣快、间歇性兴奋、不安或狂躁。

3.颅内压增高

出现持续性头痛,时有呕吐。视盘水肿显著;感染严重时较快引起继发性视神经萎缩及视力减退,以至失明。

在广泛性脑水肿、肿胀的病理基础上,个别病例可在呕吐及用力等诱因下,脑干突然急剧受压或下移而发生猝死。

4.局部症状

出现局部症状者不到半数,如轻偏瘫、感觉异常及锥体束征阳性等。体征大多轻微或弥散,定位不准确。部分病例仅表现出进行性颅内压增高和继发性视力障碍,而无其他症状。

(二)脑室型

1.颅内压增高

囊虫造成脑脊液循环通路阻塞性梗阻,引起阵发性头痛及呕吐。视盘水肿多较轻,且出现稍晚。

2.局部症状

第四脑室囊虫可出现强迫前倾头位及颈强直。当急速转动或变动头位时,游离的囊虫突然刺激第四脑室底及阻塞脑脊液的通路,患者当即出现剧烈眩晕和呕吐,或伴有循环和呼吸障碍,即 Bruns 综合征。

少数患者可因囊虫突然嵌顿在正中孔急剧压迫延髓而立即死亡。部分病例出现轻度眼震及共济失调。文献报道第四脑室底囊虫患者厌甜食、厌腻食或有症状性糖尿。第三脑室及侧脑室囊虫较少见。多无局部症状。

(三)脑池或蛛网膜下隙型

(1)较常出现头痛、呕吐、颈强直等慢性脑膜刺激症状。如囊虫阻塞脑池或引起炎症粘连,导致交通性脑积水,也可发生颅内压增高。

(2)依囊虫所在的部位不同,引起不同的脑神经损害症状。视交叉池囊虫引起视力低下及视野缺损;脑桥小脑角囊虫引起听力及面部感觉减退;延髓或上颈神经周围囊虫引起咽反射减弱、吞咽障碍、伸舌偏斜及单侧颈枕区疼痛等。

(四)混合型较少见

为上述类型中的二或三型合并存在,故不同类型的相应症状混合出现。

二、诊断要点

(1)对有慢性进行性颅内压增高及视力减退而定位体征不明显者,特别是有癫痫发作或精神、智力障碍,应考虑到大脑皮质囊虫的可能。需了解有无排绦虫节片及吃"米猪肉"病史。并仔细检查患者全身皮下、舌下有无结节。其特点是黄豆大,软而韧,移动性好,与皮肤及基底均无粘连,必要时做活检确定。

(2)有典型的阵发性头痛、呕吐及 Bruns 综合征,病史及实验室检查支持本病,身体他处有囊虫结节,可诊断为第四脑室囊虫。

(3)血、脑脊液检查,部分患者血、脑脊液中白细胞或嗜酸粒细胞增多,囊虫免疫试验(间接血凝、补体结合和酶联免疫吸附试验等)为阳性。

(4)X 线检查头颅平片大多正常,偶可见囊虫钙化影。

(5)CT 扫描因病变部位及病理阶段不同其表现也不同。①脑实质型。早期表现脑炎型,显示两侧大脑半球髓质密度广泛减低,脑室缩小,脑室和脑池部分或全部消失,中线结构无移位。以后可发展为多发小囊型,显示出两侧大脑半球多发散在圆形或卵圆形囊性低密度区,直径为 0.5~1 cm,多不强化,有时周围有不同程度的水肿及占位效应。病灶进一步发展可出现多发结节和环状强化,并可出现脑室受压变小。慢性期,囊虫死亡,由于细胞浸润,囊虫机化形成纤维组织或钙化,CT 可见多发的钙化灶,直径为 2~3 mm,周围无水肿,脑室及中线结构无移位。增强检查无变化,表现也较典型。②脑池及蛛网膜下隙型。由于囊虫引起蛛网膜粘连或阻塞脑脊液循环通路而继发脑积水,CT 显示脑室对称性扩大,难以与其他脑积水鉴别,有时可见到外侧裂池内囊性低密度病变,并可出现轻度占位表现。③脑室型。因囊虫位于脑室内,显示圆形、卵圆形或扩大的脑室状囊性低密度区,近似脑脊液密度,边缘光滑,无囊性强化,因脑脊液循环阻塞而发生梗阻上方脑室扩大。

(6)脑囊虫病的 MRI 诊断在分期方面优于 CT。在活动期,MRI 可发现脑实质内及脑室内的囊虫,多见于第四脑室,脑室呈类圆形扩大,信号均匀。退变死亡期,囊体可略为变大,仍

呈长 T_1、长 T_2 异常信号,局限性脑水肿加重。在钙化期,CT 较 MRI 征象明显。

三、预防

开展爱国卫生运动,搞好饮食卫生宣传工作,养成良好的个人卫生习惯,饭前便后洗手,加强餐具的卫生管理,不生吃蔬菜或吃前认真清洗,加强屠宰管理及粪便管理,不吃米猪肉,预防绦虫病。

四、处理

(一)病因治疗

病因治疗应用驱绦虫药,目前较普遍应用的是阿苯达唑和吡喹酮。

(1)阿苯达唑,18~20 mg/(kg·d),每天分 2 次连服,共 12 d。

(2)吡喹酮,120~180 mg/(kg·d),每天分 3 次连服,共 10 d。

(二)对症治疗

颅内压增高和脑水肿,酌情应用脱水药及激素等。有癫痫发作者,应长期服用苯妥英钠或丙戊酸钠抗痫治疗。

(三)手术治疗

有局灶性神经系统损害,CT 检查明确病变部位,且为单个,可手术摘除,效果良好。对病情较急,病变广泛,颅内压力显著增高者,可行颞肌下减压。对病变位于软脑膜、有广泛粘连或脑室内囊虫有明显脑积水时,可行脑室内囊虫摘除及分流术。

1. 颞肌下减压术

脑实质型的患者,伴有较严重的脑水肿和颅内压增高症状,经药物对症治疗后,仍有持续性头痛和视力下降时,为了抢救视力和防止脑疝,根据病情行一侧或双侧颞肌下减压术。

2. 开颅探查术

颅内压增高明显,经影像学诊断证实为梗阻性脑积水、第四脑室或导水管上有囊虫存在,应施行枕下开颅术摘除第四脑室内囊虫或幕上开颅摘除第三脑室的囊虫,并根据情况选用分流术,术中注意完整摘除囊虫,避免囊液外流造成的毒性反应,术后也应注意毒性反应的防治,可选用激素治疗或术后腰穿以减轻毒性反应。

3. 分流术

对脑池和蛛网膜下隙型病例,出现交通性脑积水时,可根据病情行第三脑室前部或终板池和侧脑室—腹腔分流术,以减低颅内压。

(四)治愈标准

临床症状消失或仍残留某些神经体征和头颅钙化影,血和脑脊液检查结果恢复正常。

(五)好转标准

临床症状改善,血和脑脊液检查结果好转。

第十二节 脑肺吸虫病

脑肺吸虫病是由于肺吸虫的成虫侵入脑组织后所致的一种脑寄生虫病。青壮年多发,男性较多见。我国散发于华东、东北、台湾及鄂西等地。国外在亚洲、非洲及南美洲许多国家有散在流行。由生吃或吃半生不熟的含有肺吸虫囊蚴的蟹类或蝲蛄而感染。囊蚴在胃和小肠内脱囊而成幼虫,幼虫穿过肠壁进入腹腔、腹壁肌肉或皮下等处,大多数穿过膈肌,经胸腔进入肺部,逐渐发育成成虫,即患肺吸虫病。部分病例,成虫经后纵隔,沿颈部软组织,主要沿颈动脉管上行,经破裂孔等骨孔进入颅中窝,侵入颞、枕、顶诸叶或基底核内。侵入小脑或双侧大脑者少见。

一、临床分型

中枢神经系统肺吸虫病大都伴有肺部及其他部位的病变。脑型肺吸虫病的症状、体征为头痛、癫痫发作、视觉障碍、感觉运动障碍、精神障碍、偏盲、视神经盘水肿及视神经萎缩等。根据临床表现,脑肺吸虫病可分为4种类型。

(一)脑膜炎型

脑膜炎型起病较急,以头痛、发热、颈强直及呕吐为主要症状。Kernig征常呈阳性。脑脊液压力不高,但有白细胞增多,以单核细胞为主,尤以嗜酸粒细胞增多明显。蛋白质增高,多在1 g/L以上。有时并可查到虫卵。

(二)蛛网膜下隙出血型

蛛网膜下隙出血型主要表现为突发剧烈头痛、呕吐及脑膜刺激征。腰穿为血性脑脊液。以上两型可能相当于虫体刚侵入颅内不久,或刚从较陈旧的包囊中穿出,形成一新的病变。

(三)扩张型

其主要表现很像脑肿瘤。除有头痛、恶心及呕吐等一般症状外,常有局限性或全身性癫痫发作,视力进行性减退,象限性偏盲、同向偏盲等,少数患者出现视盘水肿。脑脊液压力增高达2 kPa以上,色澄清,有少量白细胞,蛋白质含量稍高。此型相当于虫体侵入较久,已有多房性囊肿形成。

(四)萎缩型

急性或亚急性炎性症状和颅内压增高的症状都不明显,主要表现为智能减退、精神症状、反复发作的局限性或全身性癫痫及肢体的进行性瘫痪。腰穿脑脊液压力不高,色澄清,细胞数及蛋白可正常。这一型相当于病变的纤维化阶段。脊髓型者表现为截瘫,类似脊髓压迫症。

二、诊断要点

脑型肺吸虫病,先有肺部症状并可在痰中找到肺吸虫卵,出现脑部症状及体征就应想到这一诊断的可能。主要诊断依据如下。

(1)来自肺吸虫病的流行区,并有生食蟹类或蝲蛄史。
(2)血中嗜酸粒细胞增高并排除其他寄生虫的感染。
(3)有游走性皮下包块或皮下包块经活检证实。
(4)痰、胸腔积液或脑脊液检查发现嗜酸粒细胞增多或虫卵。

(5)肺吸虫皮内试验阳性。
(6)血及脑脊液补体结合试验或对流免疫电泳试验阳性。
(7)CT检查显示脑部多灶性大小不等、不规则低密度病变。注意与结核性脑膜炎、蛛网膜下隙出血、脑脓肿、脑肿瘤、脑囊虫及原发性癫痫等相鉴别。

三、处理

(一)病因治疗

1. 吡喹酮

总剂量120~150 mg/kg,2~3 d疗法。1 d量2~3次分服。疗效甚佳,不良反应小。

2. 硫双二氯酚(别丁,Bitin)

口服后易吸收,排泄较缓慢,但无明显蓄积作用。成年人每日3 g,儿童50 mg/kg,分3次服,每日或间日服药,10~15 d为1个疗程,可重复2~3个疗程。不良反应轻微,有头昏、头痛、胃肠症状及皮疹等。有严重肝病、肾病、心脏病以及妊娠期妇女,应暂缓治疗。

(二)对症治疗

对颅内压增高者酌情应用脱水药及激素等。有癫痫发作时,应长期服用苯妥英钠或丙戊酸钠抗痫治疗。

(三)手术治疗

在药物治疗下,中枢神经的病变仍继续发展,而非药物治疗所能解决,应考虑手术。其手术的适应证如下。

(1)病变属扩张型或成人有明显的颅内压增高的表现,或有脊髓压迫表现。
(2)病变比较局限,定位明确,估计可以切除。
(3)病情在不断恶化,提示病灶内有活成虫在活动。

对于萎缩性病变或病变十分广泛者,则手术应慎重,以免加重症状。手术中应注意寻找瓜仁样的成虫,将其清除,以杜绝病情的继续发展。术后的药物治疗应以全身的肺吸虫病变是否治愈为标准决定是否继续治疗。

(四)治愈标准

临床症状消失或仍残留某些神经体征,脑脊液中肺吸虫卵及补体结合试验转阴。

(五)好转标准

临床症状好转,脑脊液虫卵减少,补体结合试验滴度下降。

第十三节 星形细胞瘤

一、概述

星形细胞瘤(astrocytoma)是最常见的神经上皮性肿瘤,主要位于白质内,呈浸润性生长,实性肿瘤无明显边界,多数不限于一个脑叶,向外生长可侵及皮层,向内可破坏深部结构,亦可经过胼胝体越过中线侵犯对侧大脑半球。多形胶质母细胞瘤是恶性度最高的颅内肿瘤之一，可以是原发，也可由低级别星形细胞瘤或间变性星形细胞瘤发展而来，可累及任何部位，起病急，病史短，临床症状重，主要是高颅内压症状和局灶体征，可有癫痫和精神症状。

二、发病率

星形细胞瘤占颅内肿瘤的13%～26%，占神经上皮性肿瘤的21.2%～51.6%。某医院星形细胞瘤占颅内肿瘤的18.3%，占神经上皮肿瘤的47.04%。胶质母细胞瘤在WHO分类中属于Ⅳ级星形细胞瘤，发病率仅次于一般星形细胞瘤，占神经上皮肿瘤的22.3%。

三、发病年龄和发病部位

本病好发于31～40岁中青年人，男性稍占多数，为(1.5～2)∶1。星形细胞瘤可发生在中枢神经系统的任何部位，成人多发生于幕上，以额颞叶最多见，其次为顶叶，枕叶少见。儿童小脑半球多见，也可发生在大脑半球、鞍上、丘脑、脑干等部位，星形细胞瘤占小儿颅内肿瘤的20%～24%。胶质母细胞瘤主要发生在30～50岁成年人，男女比例为(2～3)∶1。有研究报道胶质母细胞瘤占神经上皮肿瘤13.6%，男女比例为2.1∶1。

四、病理

2000年WHO将星形细胞瘤分为弥散性星形细胞瘤(纤维型星形细胞瘤、原浆型星形细胞瘤、肥胖细胞型星形细胞瘤)、间变性星形细胞瘤、多形胶质母细胞瘤(巨细胞型胶质母细胞瘤，胶质肉瘤)、毛细胞型星形细胞瘤、多形性黄色瘤型星形细胞瘤、室管膜下巨细胞型星形细胞瘤。又根据其细胞分化情况分为分化良好型(Ⅰ、Ⅱ级)和分化不良型(Ⅲ、Ⅳ级)。

分化良好型肿瘤肉眼呈灰红或灰白色，质地多较硬韧，半数肿瘤呈部分囊变，囊液淡黄透明，蛋白含量较高，静置后自凝，称为Froin征阳性。间变性星形细胞瘤和多形胶质母细胞瘤瘤组织色灰红，质地多较软，呈浸润性生长，有囊变和出血坏死灶。肿瘤细胞密集，核形态不同，染色质深染，核分裂较多见，并可见到单核或多核瘤巨细胞。

五、临床表现

低级别星形细胞瘤生长缓慢，病程较长，自出现症状到就诊平均为2年。多形胶质母细胞瘤生长快、病程短，自出现症状到就诊多在3个月以内，颅内压高症状明显，进展迅速。个别患者因肿瘤出血呈卒中样发病。

(一)颅内压高症状

肿瘤不断生长占据颅腔空间，肿瘤阻塞脑脊液循环通路导致脑积水，或脑水肿、肿瘤卒中均可造成颅内压增高。

(二)局部症状

大脑半球星形细胞瘤有60%发生癫痫，约1/3的患者以癫痫为首发症状。

广泛累及额叶尤其侵犯胼胝体至对侧半球的患者可出现明显的精神症状，如反应迟钝、注意力涣散、情感异常、记忆力减退、定向力和计算力下降等。累及颞枕叶的视觉通路或视觉中枢时可出现幻视、视野缺损，累及中央区可出现偏瘫和偏身感觉障碍，语言中枢受累可相应出现感觉和运动性失语。

小脑肿瘤多表现为单侧肢体的共济失调，位于小脑蚓部及附近时可出现躯干性共济失调而呈醉汉步态。水平眼震多见于小脑半球肿瘤，出现旋转或垂直眼震表明肿瘤可能侵犯脑干。严重的小脑损害可出现小脑性语言。存在小脑扁桃体下疝者可出现颈抵抗、强迫头位甚至小脑危象。

丘脑肿瘤可出现丘脑综合征（Dejerine-Roussy 综合征），包括：病变对侧肢体偏瘫、偏身感觉障碍、偏身自发性疼痛，病变同侧肢体共济失调、舞蹈样运动。但典型者少见，肿瘤向内侧发展时精神症状较明显，向下丘脑生长可有内分泌改变，向丘脑枕部发展可出现对侧同向性偏盲，影响四叠体可出现眼球上视困难、瞳孔不等大、听力障碍等症状。

视神经胶质瘤多见于儿童，多数病程较长，主要导致视力损害和眼球位置异常，少数可因侵犯下丘脑出现内分泌紊乱。

脑干肿瘤中90％为胶质瘤，多发生在儿童期，脑桥多见，其次为延髓，中脑肿瘤少见。脑桥肿瘤多表现为外展神经、面神经和三叉神经受累；延髓肿瘤可出现后组颅神经麻痹；中脑肿瘤多出现梗阻性脑积水。

患者还可出现肢体力弱和共济失调。晚期可出现双侧颅神经麻痹、双侧椎体束征和颅内压增高。

六、辅助检查

（一）CT

低级别星形细胞瘤呈低密度或轻微混杂密度，周边无水肿带，注射造影剂后一般无强化或稍有强化，囊性者瘤结节可强化。多形胶质母细胞瘤呈边界不清的混杂密度影，肿瘤多见出血而呈局部高密度，而坏死囊变区呈低密度，周边脑水肿重，占位效应明显。强化明显，坏死灶周围呈环形强化。

（二）MRI

低级别星形细胞瘤含水分较多，T_1呈低信号，T_2呈高信号，肿瘤周边水肿轻微，注射Gd-DTPA增强不明显。高级别星形细胞瘤T_1像呈低信号为主的混杂信号，T_2呈高信号为主的混杂信号，周边脑水肿明显，肿瘤内部有坏死出血，由于肿瘤周围组织的神经胶质增生，有时可见一圈低信号的晕环绕在肿瘤周围，其位于肿瘤和脑水肿之间，在恶性度较高的肿瘤较多见。增强后肿瘤强化明显或不均匀强化。

七、治疗

手术切除是最主要的治疗方法，可以迅速减少肿瘤体积，缓解高颅内压症状，大多数学者认为星形细胞瘤术后需要放疗。也有学者认为对于分化良好的星形细胞瘤，如果术中边界较清楚，手术全切，可以暂时不做放疗，而进行定期随访观察，尤其儿童小脑半球星形细胞瘤，单纯手术全切有治愈可能。对于肿瘤位于功能区，或位置深在，累及范围广的患者应以延长生命、保护功能为主，勿追求全切以免使患者承担不必要的风险，而非功能区的肿瘤可连同脑叶一并做扩大切除。

丘脑星形细胞瘤可采用经颞部三角区入路、经额或顶上小叶皮质造瘘，经侧脑室入路、经纵裂—扣带回—侧脑室入路、经胼胝体透明隔入路。术中注意应以瘤内切除为主，避免损伤正常脑组织，注意保护深部静脉，仔细止血，预防脑积水。

脑干星形细胞瘤的手术适应证主要是那些分化良好、以向脑干外生长为主的星形细胞瘤。

有学者总结某医院 1980—2001 年 311 例脑干胶质瘤患者,全切 40.5%,近全切 29.9%,部分切除 29.6%,手术死亡率 1.3%。在 311 例患者中,72.4% 术后症状好转或无变化,27.6% 恶化或出现新症状。室管膜瘤 5 年生存率为 67%,星形细胞瘤 5 年生存率为 42%,脑干胶质母细胞瘤生存期不超过 5 年。

儿童或青年中脑顶盖低级别星形细胞瘤通常症状、体征轻微,主要是慢性幕上脑积水,可以保守观察,脑积水可以行分流术,肿瘤不必处理。如果肿瘤进行性增大,再考虑处理。

Nowak-Sadzikowska 认为肥胖细胞型星形细胞瘤虽然属于 II 级,但是具有侵袭性,是低级别星形细胞瘤中预后最差的,总结 48 例不全切术后放疗患者 5 年生存率为 30%,10 年生存率仅 17%。

星形细胞瘤的肿瘤结节在囊内者只摘除肿瘤可能获得痊愈,效果优于一些脑膜瘤。高级别星形细胞瘤一般存活 1～2 年。

星形细胞瘤对卡铂和长春新碱化疗较为敏感,化疗后肿瘤体积缩小一半以上的患儿占 62%。

复发肿瘤应与放射性脑坏死相鉴别,强化 CT、MRI、PET 检查有助于鉴别。对于复发肿瘤的治疗一直存在争议,而且受到社会、经济等因素影响,大多数学者认为再手术可延长患者生存期和提高生活质量。

间变性星形细胞瘤、多形胶质母细胞瘤预后差,治疗上应采取手术加放化疗综合治疗。手术切除程度是影响术后生存率最重要的因素,美国儿童肿瘤联合调查组(CCG)的大量病例分析证实,在多形胶质母细胞瘤患儿中,根治性切除组和部分切除组的 5 年期无肿瘤进展生存率(PFS)分别为 (29 ± 6)% 和 (4 ± 3)%;间变性星形细胞瘤患儿中两组的 5 年期 PFS 分别为 (44 ± 11)%、(22 ± 6)%,因此术中应尽可能多地切除肿瘤组织,术后辅助放化疗。恶性胶质瘤表现一定程度的放疗耐受性(radioresistance),残留肿瘤的局部放疗多采用高量分割照射(hyperfraction radiotherapy)、瘤腔间质内放疗和立体定向放疗。高量分割照射能将传统放疗剂量提高到 70.2～72 Gy 而不发生放射性脑坏死,增强了治疗恶性肿瘤的能力。

间质内放疗将 ^{125}I 用立体定向置入肿瘤,配合随后的高量分割照射能显著提高疗效,优于传统外照射和化疗的组合。间变性星形细胞瘤和多形胶质母细胞瘤对不同化疗方案的敏感程度是 40%～80%。利用大剂量多种药物联合化疗后辅助以骨髓移植来减少化疗不良反应也证明是可行的。小儿恶性胶质瘤术后 3 年脑脊液播散率为 (26 ± 7)%,局部复发率为 69%,二者可同时发生。对术后患儿辅以预防性脑脊髓照射和局部追加照射也是必要的。

胶质母细胞瘤治疗存在争议,一种是以手术切除为主术中尽量多切除肿瘤,减少肿瘤细胞数量,同时行内外减压,术后配合放化疗;一种是手术活检,以术后放化疗为主,总体效果均不理想。

Stupp 等对胶质母细胞瘤术后单纯放疗与放疗加替莫唑胺(Temozolomide)化疗效果进行了比较,来自 85 个分中心的 573 例患者进行了 28 个月的随访,放疗加替莫唑胺化疗的中位存活期为 14.6 个月,2 年生存率为 26.5%。单纯放疗为 12.1 个月,2 年生存率为 10.4%。Kocher 报道 47 例胶质母细胞瘤术后放疗同时口服替莫唑胺中位存活期为 15 个月。

八、预后

分化良好的星形细胞瘤预后较好,早期发现和全切除多数可以长期存活。

多形胶质母细胞瘤预后极差，Liau 认为影响生存期最重要的因素是手术切除程度，活检加放化疗生存期与全切和近全切患者生存期之比为 9.5 个月：18 个月。

第十四节 脊膜瘤

脊膜瘤发病率位居椎管内肿瘤的第二位，占椎管内肿瘤 10%～15%。多见于中年人，好发年龄为 40～60 岁，青年人发病率低，儿童极少见。男女之比为 1：4。脊膜瘤多发生在胸段（81%），其次是颈段（17%），腰骶部较少（2%）。绝大多数脊膜瘤位于髓外硬膜内，约有 10% 生长在硬脊膜内外或完全硬脊膜外。脊膜瘤多位于脊髓的背外侧上颈段及枕骨大孔的腹侧或侧前方亦为常发部位，基底为硬脊膜。常为单发，个别多发。脊膜瘤绝大多数是良性肿瘤。

一、病理

脊膜瘤起源于蛛网膜内皮细胞或硬脊膜的纤维细胞，尤其是硬脊膜附近的神经根周围的蛛网膜帽状细胞。肿瘤包膜完整，以宽基底与硬脊膜紧密附着。肿瘤血运来自硬脊膜，血运丰富。瘤体多呈扁圆形或椭圆形，肿瘤组织结构较致密硬实，切面呈灰红色。常见肿瘤亚型有以下几种。

（一）内皮型

内皮型由多边形的内皮细胞镶嵌排列而成，有时可见有旋涡状结构，多起源于蛛网内皮细胞。

（二）成纤维型

成纤维型是由梭形细胞交错排列组成，富有网状纤维和胶原纤维，有时可见有玻璃样变，多起源于硬脊膜的纤维细胞。

（三）砂粒型

在内皮型或纤维型的基础上散在多个砂粒小体。

（四）血管瘤型

瘤组织由大量形态不规则的血管及梭形细胞构成，血管壁透明变性，内皮细胞无增生现象，丰富的血管基质中见少量肿瘤性脑膜细胞巢。

二、临床表现

其特点为生长缓慢，早期症状不明显；首发症状多为肢体麻木，其次是乏力，根性疼痛居第三位；晚期临床表现与神经纤维瘤类似。

三、辅助检查

（一）腰椎穿刺及脑脊液检查

脑脊液蛋白含量中度增高。压颈试验出现蛛网膜下隙梗阻。

（二）X 线片

X 线片的表现与神经纤维瘤基本相似，但脊膜瘤的钙化率比神经纤维瘤高，因此，有的可发现砂粒状钙化。

(三)CT

CT平扫时肿瘤为实质性,密度稍高于正常脊髓,多呈圆形或类圆形,边界清楚,瘤内可有钙化点为其特点,肿瘤均匀强化。椎管造影CT扫描可见肿瘤处蛛网膜下隙增宽,脊髓受压向对侧移位,对侧蛛网膜下隙变窄或消失。

(四)MRI

MRI检查具有重要的定位、定性诊断价值。MRI平扫的矢状位或冠状位显示肿瘤呈长椭圆形,T_1加权像多呈等信号或稍低信号,边缘清楚,与脊髓之间可有低信号环带存在。T_2加权像信号均匀,稍高于脊髓,钙化显著时信号也可不均质。肿瘤均匀强化,多有"硬脊膜尾征"为其特征性表现。

四、诊断

中年以上妇女缓慢出现肢体麻木无力,应及时行辅助检查,明确诊断,以防误诊。

五、治疗

手术切除为首选治疗。

手术时应注意:①肿瘤附着的硬脊膜应一并切除,可防止复发;②应先断其基底,以减少出血;③脊髓腹侧肿瘤,应先行包膜内分块切除,肿瘤体积缩小后再切除包膜。

手术后并发症与神经纤维瘤相同。

六、预后

脊膜瘤为良性肿瘤,完全切除后,预后良好。

第十五节 脊髓室管膜瘤

脊髓室管膜瘤是一种常见的脊髓神经胶质瘤,占髓内肿瘤的50%～60%,多发生在青壮年人群,男女发病率大致相同。肢体乏力、麻木、感觉迟钝和过敏、疼痛、膀胱直肠功能障碍是其主要的临床表现。

一、病理

脊髓室管膜瘤起源于脊髓中央管的室管膜细胞或退变的终丝,沿中心管向脊髓两端长轴生长。肿瘤在脊髓内沿脊髓纵轴膨胀性生长,可累及多个脊髓节段,多呈梭形。颈胸髓室管膜瘤的发生率明显高于下部脊髓、圆锥和终丝室管膜瘤。肿瘤呈灰红色,质地较软,血运不丰富。肿瘤与脊髓组织常有明显分界。多数为实质性,少数可有囊性变。

肿瘤细胞密集呈梭形,可见有管腔样排列或乳头状排列,或呈菊花状结构。若肿瘤细胞出现核分裂和瘤巨细胞,血管丰富,内皮细胞和外膜细胞增生,有出血、坏死等表现,即为恶性室管膜瘤或室管膜母细胞瘤。

按组织学类型的不同，室管膜瘤分为五型：细胞型、乳头状型、上皮型、透明细胞型和混合型。位于脊髓内的室管膜瘤多为典型的细胞型及上皮型。脊髓下段室管膜瘤以乳头状为主，而脊髓上段室管膜瘤以上皮型及细胞型为主。

二、临床表现

病程一般较长，早期症状多不明显。首发症状多表现为肿瘤部位相应肢体麻木、乏力，根性疼痛少见。

感觉障碍多为自上而下发展，感觉平面不明显。常有不同程度的感觉分离现象。自主神经功能障碍出现较早，早期为小便潴留，受累平面以下皮肤菲薄、汗少。晚期小便失禁，易发生压疮。

三、辅助检查

(一)腰椎穿刺及脑脊液检查

压颈试验多表现为不完全梗阻。脑脊液检查淋巴细胞轻度增多，蛋白定量轻度增高。

(二)CT

在没有MRI的条件下，CT是诊断脊髓室管膜瘤的优先选择检查。主要表现为脊髓中央区边界清楚的稍低或等密度的占位性病变，呈轻、中度均匀强化。

(三)MRI

在平扫MRI的T_1加权像上，大部分肿瘤呈等或低信号，T_2加权像上呈略高或高信号，一半以上呈明显均匀强化，有囊性变或出血者，呈不均匀强化。脊髓室管膜瘤的特征性MRI有以下表现。

(1)脊髓中央长香肠形占位性病变。

(2)强化后肿瘤边界及轮廓更加清楚。

(3)83%肿瘤一端或两端可见囊腔，与肿瘤相关的脊髓囊腔，特别是上颈段囊腔延伸至延髓(锥体交叉以上)，造成第四脑室底部上抬，是上颈段脊髓室管膜瘤特征性表现。

(4)终丝室管膜瘤合并有椎间孔扩大，肿瘤边界清楚。

四、诊断

凡出现肢体感觉和运动障碍伴感觉分离现象，感觉障碍由上而下发展者，应考虑髓内肿瘤的可能，及时行MRI检查，以明确诊断。

五、治疗

(一)手术治疗

早期手术切除是治疗脊髓室管膜瘤最有效的方法。由于肿瘤与脊髓组织常有明显的界限，所以，借助显微神经外科技术可使大多数的脊髓室管膜瘤达到全切除而又不显著加重症状。由于手术效果与术前神经功能状态呈正相关关系，因此，一旦确诊，应尽早手术。

手术时应注意：①正中切开脊髓，尽量避免牵拉脊髓；②吸引器的吸力不能太大，双极电凝的功率不能太高，电凝的时间不能太久，并且尽量减少电凝止血；③囊性变者，先穿刺放液，然后分离切除，应力争完整切除肿瘤；④缝合软膜、硬脊膜、椎板，复位固定；⑤马尾部的巨大室管膜瘤，由于肿瘤与马尾神经粘连明显，应分块切除；⑥避免误伤脊髓前动脉；⑦恶性室管膜瘤可行大部切除减压。

(二)放射治疗

手术已经完全切除的良性室管膜瘤,手术后不再推荐放疗;对于未能全切除的良性室管膜瘤及恶性室管膜瘤术后要进行放射治疗。

六、预后

患者的预后与术前神经功能状态及肿瘤的部位、性质、长度、直径以及治疗方法和切除程度等因素有关。肿瘤能否全切与瘤体大小关系不大,主要取决于肿瘤与脊髓的粘连程度。良性室管膜瘤,若能完全切除,很少复发,一般不需要放疗,可获得良好效果;若不能全切除,复发不可避免,应辅以放疗。恶性室管膜瘤经大部切除减压加术后放疗或化疗,也可获得不错的效果。90%～100%良性室管膜瘤手术后神经功能障碍能得到满意的恢复,但大部分患者留有不同程度的感觉障碍,运动障碍无明显加重。

第十六节 脑血管狭窄

一、脑动脉狭窄的常见部位

在缺血性脑血管病患者中,动脉狭窄或闭塞在颅内、外分布存在种族差异。Feldmann等比较了在美国波士顿生活的24例华人急性缺血性卒中患者与24例年龄、性别相匹配的白种人急性缺血性卒中患者的血管病变的分布,发现严重颅内动脉狭窄见于35%的华人和13%的白种人,而严重的颅外狭窄见于42%的白种人和9%的华人。香港中文大学对705例华人脑卒中患者的TCD进行了分析,单纯颅内血管病变为37%,颅内、外联合病变为10%,单纯颅外血管病变为2.3%。国内相关医院1 000例华人缺血性脑血管病患者的DSA资料分析中,871例有与症状相关的颅内、外脑血管病变,其中明确为动脉粥样硬化性动脉狭窄和闭塞的737例中,颅内病变49.8%,颅外病变33.2%,颅内、外联合病变17.0%。以上说明与白种人缺血性脑血管病变主要累及颅外动脉的情况不同,华人更多累及的是颅内动脉。

颅外段脑动脉狭窄的常见部位:颈内动脉(ICA)起始段和椎动脉(VA)起始部,其他部位也可受累,如锁骨下动脉、颈总动脉、无名动脉和椎动脉的2、3段。颅内段脑动脉狭窄的常见部位:大脑中动脉(MCA)、ICA虹吸段、椎-基底动脉交界处和基底动脉(BA)。

二、脑动脉狭窄的临床特征

(一)颈部动脉狭窄

颈部动脉包括颅外段的颈内动脉、锁骨下动脉、椎动脉(颈段)、无名动脉和颈总动脉。颈部动脉狭窄的临床表现:颈动脉狭窄<70%,一般无脑缺血症状。当狭窄≥70%,若侧支循环代偿良好,可全无症状;若侧支循环代偿不良,可引起TIA,也可出现脑梗死症状。脑梗死可为完全型脑卒中,或为进展型脑卒中。以TIA和分水岭梗死常见,也可出现脑栓塞等。部分患者伴有颈动脉杂音。现将侧支循环代偿不良的动脉狭窄出现的症状分述如下。

1. 颈动脉狭窄

(1)临床表现:可出现同侧 Horner 征,对侧偏瘫、偏身感觉障碍,双眼对侧同向性偏盲,优势半球受累可出现失语。当眼动脉受累时,可有单眼一过性失明,偶尔成为永久性视力丧失。

(2)颈动脉杂音:狭窄局部可出现沿血管播散的收缩期血管杂音。颈动脉杂音的出现率在50%左右,其中以中到重度狭窄出现率最高。中度狭窄为短暂、限局性杂音,严重狭窄时杂音增强、时间延长,血管完全闭塞时杂音消失。

在完全性脑卒中发生前,多有 TIA 的发生。首次 TIA 发生后,第 1 个月内发生脑卒中的危险性为 8%,第 1 年为 12%,5 年内为 30%。颈动脉狭窄症状的出现增加了发生脑卒中的危险。

2. 椎动脉狭窄

(1)临床表现:正常情况下,一侧椎动脉正常,另一侧椎动脉病变可无任何症状;但一侧狭窄、对侧闭塞,双侧椎动脉狭窄,或优势椎动脉狭窄时,可以表现为后循环缺血症状。患者反复发作性眩晕、复视、一过性双眼黑矇、发作性双侧或单侧肢体麻木无力、共济失调、眼球震颤、昏厥、跌倒发作等症状,部分患者可以出现高血压、视力下降和头痛等症状。对于先天发育不全、椎动脉仅延续为小脑后下动脉的患者而言,椎动脉的狭窄可以表现为反复发作的眩晕或(和)Wallenberg 综合征。眩晕是后循环供血不足最常见的症状。有时椎动脉严重狭窄或闭塞以基底动脉尖综合征为首发表现。

(2)椎动脉杂音:锁骨上窝可闻及血管杂音,向枕部传导,在同侧上臂用血压表的袖带加压到收缩压以上时,杂音强度明显增加;而锁骨下动脉狭窄时杂音则明显减弱或消失。

3. 锁骨下动脉狭窄

锁骨下动脉狭窄以锁骨下动脉盗血导致的椎-基底动脉缺血症状最常见;也可以出现患侧上肢缺血症状,如患侧上肢运动不灵活,麻木、乏力、发冷等,亦可无任何症状。桡动脉搏动减弱或消失,患侧收缩期血压较健侧低 20 mmHg[①] 以上。锁骨上窝可闻及血管杂音。

(二)颅内动脉狭窄

各部位的颅内动脉狭窄的临床表现与各个部位脑卒中时的表现类似,但通常程度较轻。临床症状通常与动脉血压突然下降有关,如严重脱水或降压过度等可诱发脑缺血症状。

1. 前组动脉

前组颅内动脉狭窄多见于颈内动脉虹吸段和 MCA 主干。颅内 ICA 狭窄的临床表现类似于颈段 ICA 狭窄引起的缺血症状,当 Willis 环代偿充足时可能无任何临床症状,否则可与 MCA 缺血表现相似。MCA、大脑前动脉(ACA)狭窄时往往因相邻血管和软脑膜血管代偿不足而出现相应症状。

2. 后组动脉

狭窄通常发生在椎动脉入颅处、椎-基底动脉交界和基底动脉近段。典型临床表现:呈现发作性共济失调、眩晕、视觉障碍、复视、伴有构音障碍等,持续数分钟。这些症状未必都存在,亦可多样变化,但复视症状具有定位意义。部分患者可以出现基底动脉尖综合征。

基底动脉发生闭塞时,眩晕是最常见的表现,病情通常在数小时到数天内进行性恶化,患者常很快出现意识障碍,并伴有不同程度的双侧瘫痪(通常为不对称性)。椎-基底动脉严重狭

---

① 临床上仍习惯用毫米汞柱(mmHg)作为血压单位,1 kPa=7.5 mmHg。全书同。

窄或闭塞的患者往往预后不良,甚至死亡,对后循环 TIA,或进展性脑卒中患者应尽早行 MRI 及 MRA 检查,能提供有用的信息。必要时尽快行全脑血管造影和介入治疗。

(三)常见临床表现形式

TIA 和脑分水岭梗死是脑动脉狭窄最常见的临床表现形式。

1. TIA

虽然有人从病理生理角度将 TIA 分为大动脉狭窄性 TIA 和微栓塞性 TIA,但只有大动脉狭窄性 TIA 才是血流动力学改变引起的,可能是目前接受介入治疗最受益的,同时大动脉狭窄性 TIA 也是患者反复发作,最后成为完全性脑卒中的常见原因。

2. 脑分水岭梗死

脑分水岭梗死(cerebral watershed infarction,CWI),又称边缘带梗死、低血流梗死等,是指相邻脑动脉末梢交接区局限性缺血造成的梗死。其发病率为 2.6%~16.6%。最近研究结果表明脑低灌注与微栓塞共同作用引发 CWI,且与颅内外大动脉狭窄或闭塞密切相关。低血压引起的 CWI 常是多发性、双侧病变。昏厥、休克、严重心律失常、心搏骤停、降压药使用不当、心外科手术及麻醉药使用不当等均可导致低血压。颈动脉严重狭窄或闭塞所致 CWI,多为单侧。当血管横截面积减少到 50% 以上时,血管远端压力便会受到影响,易致 CWI。在同一大脑半球内存在两处以上的分水岭区梗死灶,常与同侧颈内动脉严重的狭窄或闭塞有关。颈动脉狭窄同侧发生缺血性脑卒中事件易发生进展性脑卒中。影像研究显示,在严重的颈内动脉疾病中,CWI 的发生率为 19%~64%,在 MCA 狭窄或闭塞所致的脑梗死患者中,31.7% 为皮质下型分水岭梗死;而颈动脉狭窄所致的脑梗死中,仅为 14.3%。

CWI 的影像学特点:①头颅 CT 可发现皮质和皮质下白质梗死灶。皮质前型及皮质后型梗死灶,CT 表现为扇形和三角形,尖端朝向侧脑室,底朝向软脑膜的低密度灶。皮质下型(脑内型)病灶呈点片状或条索状低密度灶,一般>1.5 cm 且位置靠皮质。在脑内存在有 2 个或 2 个以上梗死灶,或沿脑内分水岭区域(侧脑室外上方)形成串珠状的梗死则提示皮质下型 CWI。②MR 尤其是 T_2 加权像对白质病变很敏感,因此,对脑内皮质下病灶诊断率高于 CT。

CWI 的治疗与其他脑梗死相比有其特殊性,应特别注意基础病因的治疗,如纠正低血压、治疗休克、补充血容量,对心脏疾患及颅内、外大血管病变的治疗等,多数疗效满意,预后良好。针对脑动脉闭塞这一重要病因,重建脑动脉通道,恢复脑血流灌注可能是治疗 CWI 及防治脑梗死再发的最有效方法。

脑分水岭梗死的临床表现复杂,诊断主要依据头颅 CT、MRI 的影像学表现,因此,掌握脑血管在 CT 和 MRI 断层的供血区域十分重要,特别是脑内分水岭梗死,采用 CT 断层图像模板有助于提高这个亚组梗死的检出。

三、颈动脉内膜剥脱治疗

1953 年 Debakey 首次成功地进行了颈动脉内膜剥脱术(CEA)。20 世纪 90 年代,北美、欧洲先后进行了几项大样本的临床研究,证明 CEA 对预防和治疗脑卒中的确切作用后,北美 CEA 手术数量迅速增加至每年约 15 万例左右。

(一)CEA 的适应证与禁忌证

1. 适应证

(1)颈动脉狭窄率为 70%~99% 的重度狭窄患者,不论有无临床症状,均应行 CEA 治疗。

(2)有临床症状,狭窄50%~69%的患者是否进行CEA手术一直意见不一。多数学者认为出现以下症状时,患者常常能从CEA手术中获益:包括男性患者、出现半球缺血症状而不仅仅是视力障碍、斑块出现溃疡、对侧颈动脉梗阻、血管腔内存在血栓、同侧的颈内动脉侧支循环不良、CT扫描存在脑白质疏松症。

(3)无临床症状,颈动脉狭窄程度≥60%的患者,CEA手术益处取决于围术期残疾和病死率必须<3%。如果CEA围术期残疾和病死率>3%,则手术获益明显降低,并非CEA的适应证。CEA围术期并发症的发生率与术者熟练程度直接相关,我国颈动脉狭窄发病率明显低于欧洲西方国家,同时受国人对手术观念的影响,我国开展CEA手术较少,因此手术适应证应相对严格掌握。

2.禁忌证

虽然存在临床症状,但狭窄程度<50%的患者;无临床症状,颈动脉狭窄<60%的患者;出血性脑卒中;新近的梗死面积较大的脑卒中;近期出现不稳定的心绞痛、心肌梗死;药物控制不良的充血性心力衰竭或进展性脑卒中患者。

(二)CEA手术时机

1.TIA患者

尽快CEA手术。TIA患者发病2d内的再发率最高,发病1周、1个月和3个月时的再发率分别为8%、11.5%和17.3%,因此应尽快行CEA手术。

2.脑梗死患者

北美症状性颈动脉内膜剥脱试验(North American Symptomatic Carotid Endarterectomy Trial,NASCET)内科治疗组中,有4.9%的患者在30 d内发生复发的同侧脑卒中。基于这项研究结果,严重颈内动脉狭窄者非致残性脑卒中后应该在早期施行颈动脉内膜切除术;但是,对于致残性大脑半球脑卒中的颈内动脉狭窄的患者,其致残、致死率与接受延期手术者相当,并且与CT是否出现梗死灶无相关性。小卒中(NIHSS≤3分)患者发病2d内的再发率最高,发病1周、1个月和3个月时的再发率分别为11.5%、15%和18.5%,因此患者2周内剥脱手术对预防脑卒中再发的益处最大,2周后进行手术益处降低,如果在3个月之后再进行手术益处将近乎消失。目前多数学者推荐对于因颈动脉狭窄的小卒中应在2周内手术治疗;但对大面积脑梗死患者,应该在发病4~6周后行CEA手术。

3.急性期CEA手术

最近一些研究显示,在非瘫痪型脑卒中和进展性TIA患者施行急性CEA手术取得了较好的治疗效果,并且手术相对安全。现在筛选的标准一般包括:急性发作的半球神经损害症状或进展性TIA,颈动脉严重狭窄(>70%),排除脑出血,CT未见明显的梗死灶,稳定的心肺功能,患者意识正常。

(三)CEA手术并发症

CEA手术常见并发症包括:缺血性脑卒中,颅内出血,心肌缺血和梗死,充血性心力衰竭和心律失常,颈部血肿造成的气管梗阻,脑神经损伤。其中,缺血性脑卒中产生的原因包括:①内膜剥脱术后急性血栓形成造成颈动脉闭塞;②内膜剥脱时脱落的栓子造成脑栓塞;③术中阻断颈动脉时间过久造成脑梗死。颅内血肿比较少见,一部分为梗死后出血,另一部分为术后血流动力学不稳定,过度灌注所致,还有一少部分是术后抗凝药物使用不当所致。脑神经损伤是最常见的手术并发症,但大部分神经损伤较轻微,持续时间较短。局部血肿压迫气管是

CEA 最危险的并发症,如果处理不及时会危及生命。

(四)术前手术风险的评估

以下因素可增加手术的风险:半球症状的脑卒中,女性患者,年龄>75岁,对侧颈动脉梗阻,颈部放疗病史,颈动脉分叉位置过高(第2颈椎以上),斑块存在溃疡,脑血栓,颈内动脉虹吸部存在粥样硬化斑块,周围血管病变,糖尿病,重度高血压和充血性心力衰竭病史。这些因素往往亦预示着脑卒中的风险更高,其中年龄>75岁、溃疡斑块、脑血栓、周围血管病变、糖尿病和高血压等因素也预示手术获益更显著。尽管许多学者指出这些高危因素大大增加了手术风险,但是临床研究表明其手术风险仍在可以接受的范围内。

(五)CEA 手术方法

1. 常规 CEA 技术

患者在全麻状态下将颈动脉分离,测定阻断血流时脑供血是否充分,以决定是否应安置分流管。纵行切开动脉壁,其长度应超过粥样硬化斑上下端,从颈总动脉开始向颈内动脉分离斑块,直至斑块的最远端,将其切除,最后缝合动脉壁。术中切口显露要充分,避免在狭窄的空隙内操作;分离动脉时要轻柔,尽可能不去触动病变动脉,以免造成斑块脱离。

2. 翻转式颈内动脉剥脱术

翻转式颈内动脉剥脱术是1991年首先由匈牙利外科医师提出,并被相当一部分学者所推崇。其优点是手术时间短,并且避免纵行切开血管后缝合而引起的狭窄。但是对颈总动脉存在明显斑块的患者,此术式不适合。此外,当术中需要转流术时操作比较困难。

3. 修补技术

CEA 后血管成形时通过使用补片材料可以扩大血管管腔直径,以减少术后急性血栓形成和再狭窄。常用的修补材料有:自体大隐静脉,各种人工合成材料如多聚四氟乙烯(PFTE;Gore Tx)、可浸泡胶原的多聚酯编织的 Dacron、牛心包膜。在一组样本量较小的研究中,74例患者接受双侧 CEA 分期手术,一侧使用补片缝合(PFTE 或者大隐静脉),另一侧不使用补片。术后使用补片一侧的脑卒中率和再狭窄率明显低于未使用补片的一侧。

(六)CEA 与颈动脉支架置入术(carotid artery stenting,CAS)

CAS 一方面可去除栓塞性脑卒中的栓子来源,又可改善脑灌注压,减少血流动力学因素引起的脑卒中,起到与 CEA 同样的治疗作用。

美国心脏病协会进行了一项关于颈动脉内膜切除高危患者保护性支架置入和动脉内膜切除术的多中心对照研究(Stenting and Angioplasty with Protection in Patients at High Risk for Endarterectomy,SAPPHIRE)。入选标准:狭窄率≥50%的有症状颈动脉狭窄患者,或≥80%的无症状颈动脉狭窄患者。334例符合入选标准,且被认为 CEA 手术风险高的患者,分为 CAS(同时使用栓子保护装置)与 CEA 两组。该试验的主要终点指标为操作后30 d 死亡、脑卒中或心肌梗死,或术后31 d 至1年时死亡或同侧脑卒中的累积发生率。CAS 组有20例患者(12%)、CEA 组有32例患者(20%)出现主要终点事件。对于无症状颈动脉狭窄患者,CAS 组(10%)1年时的主要终点事件累积发生率低于 CEA 组(22%)。在无症状颈动脉狭窄患者中,CAS 组的围操作期死亡、心肌梗死或脑卒中的累积发生率为5%,而 CEA 组为10%。因 CAS 手术创伤小,对于不宜作 CEA 的病变,如高位颈内动脉狭窄、心脏病、非粥样硬化性狭窄及 CEA 后再狭窄的患者尤为适宜。

四、颅外—颅内动脉搭桥手术

对颅内血管动脉粥样硬化性狭窄及闭塞的患者也可以通过颅外—颅内(EC-IC)动脉搭桥手术的方法恢复脑血流。

1985年,EC-IC(extracranial-intracrania)旁路移植试验,试图证实外科手术治疗颅内动脉粥样硬化性狭窄或闭塞的益处。EC-IC旁路移植试验是一项包括1 377份病例的国际多中心前瞻性研究,旨在证实颅内动脉粥样硬化性狭窄或闭塞患者能够从EC-IC旁路移植术中获益。然而,这项试验在所有亚组中都以失败告终,特别是在大脑中动脉狭窄患者中。因此,至今尚无外科手术方法被批准用于颅内动脉狭窄患者。有人认为EC-IC旁路移植试验失败的原因可能与没有单独区分脑低灌注患者亚组有关。大脑中动脉狭窄或闭塞是形成缺血性脑血管病的重要原因,无论是否具有临床症状,都应进行抗血小板为主的内科治疗。

五、烟雾病的手术治疗

烟雾病(moyamoya disease,MMD)又称为颅底异常血管网病,是一种以双侧颈内动脉末端进行性狭窄或闭塞,颅底异常血管网形成为特征的慢性闭塞性脑血管病。烟雾病临床表现为缺血性脑卒中、出血性脑卒中和脑血管性痴呆等。

烟雾病的确切病因不明,目前尚无根治办法。治疗可分为药物治疗和手术治疗两类。药物治疗至今尚无确切的疗效。尽管没有前瞻性随机对照的外科治疗的临床试验,一些大样本病例研究表明,手术能有效降低脑卒中及TIA的发生率。手术治疗主要为搭桥手术,包括直接搭桥、间接搭桥及联合搭桥三类。直接搭桥术是颅内外动脉的吻合,能迅速有效地改善脑灌注,并减少颅底烟雾异常血管。对于直接搭桥术能否有效地降低再次出血的风险,目前仍存在争议。Houkin等研究显示直接血管重建旁路手术,可以降低脑出血发生。间接搭桥术的术式较多,目前最常用的是脑—硬脑膜—肌肉血管融合术,与直接搭桥术相比,安全、操作简单、手术时间短,且能够更好地作用于大脑前动脉及大脑后动脉灌注区。缺点是有时不能形成足够的侧支循环。联合搭桥则指直接与间接搭桥术或几种不同的间接搭桥术合用。一些学者提倡将直接与间接搭桥术合用,努力利用两者的优点。

六、介入治疗

(一)颈部动脉支架成形术

1.无保护装置的支架成形术

无保护装置的支架成形术适合于近主动脉弓的颈总动脉起始段和锁骨下动脉的狭窄,一般较为稳定的斑块,特别是狭窄的锁骨下动脉与椎动脉成钝角(栓子不易随血流方向进入椎动脉)的患者,可在局麻下手术。经造影证实动脉狭窄的部位、程度和长度后,用4F或5F造影管辅助,将0.035英寸(0.89 mm)的导丝放至颈外动脉或肱动脉,撤出4F或5F造影管,将7F长鞘或8F导引导管送至颈动脉或肱动脉近端,将0.014英寸(0.36 mm)或0.018英寸(0.46 mm)微导丝放至狭窄段远端,将直径为3~6 mm的球囊沿导引导丝抵达狭窄处进行预扩张。

根据狭窄动脉的直径和长度选择合适的自膨式支架(如Precise Rx,Smart,Protege或Wallstent支架),缓慢准确地送到狭窄动脉段,将0.035英寸的导丝撤出,在路径图下确认支架定位无误后释放支架。因术中栓子一旦脱落进入颅内动脉,往往造成严重后果,建议尽量采用保护装置下的支架成形术。

2.利用保护装置的支架成形术

利用保护装置的支架成形术适合严重狭窄(残留动脉管腔直径<2.0 mm)和存在不稳定性斑块(包括斑块内的溃疡形成、局部有斑块分离形成夹层动脉瘤等)的颈内动脉和明显增粗的先天优势椎动脉狭窄。常规经股动脉入路,先用4～5 F造影管将0.035英寸的超强导丝放置同侧颈外动脉内,后在DSA透视监视下,采用交换技术,将7 F长鞘或8 F导引导管送至患侧颈总动脉远端,将颈动脉保护装置(AngioGuard RX、Filterwire、Spider或Accunet RX)缓慢经由狭窄处进入颈内动脉狭窄段远端2 cm以上处释放。正、侧位造影证实保护伞与动脉贴壁良好,用直径为3～5 mm的球囊沿导引导丝抵达狭窄处进行预扩张(颈内动脉起始处扩张前注意患者心率,如心率低于60次/分,可给予阿托品0.5 mg,静脉注射,防止心动过缓和血压下降)。

根据狭窄动脉的直径和长度选择合适的自膨式支架(Precise RX、ProtegeRX、Wallstent或Abbott RX支架),缓慢准确地送到狭窄动脉段,在路径图下确认无误后释放支架。复查造影,如支架释放后血管成形效果欠佳,残余明显狭窄,再送入5～6 mm扩张球囊进行支架内扩张,至满意为止(残余狭窄<50%)。然后逐步撤出扩张球囊和颈动脉保护装置,当再次造影证实颅内血管显影良好后,撤出导引导管。由于术中有肝素化,保留动脉鞘于4 h后拔除,并加压包扎。

在选用支架的型号时,直径的大小应该以颈总动脉的直径为准;确定支架的长度时,先要测量狭窄的长度,至少需要支架覆盖狭窄段两端正常动脉1 cm左右。释放支架时,应固定支架的上缘在颈动脉狭窄远段之上1 cm的位置,然后释放支架。另外,支架下缘尽量跨越颈动脉窦,以防止引起持续性的反射性心动过缓。

(二)颅内动脉支架成形术

先行造影确诊病变长度及狭窄程度。选用6F导引导管送至颈内动脉C_2段或椎动脉V_2段远端,经导引导管将微导丝送至病变段远端血管,沿微导丝送入球囊扩张支架。当支架放至病变处后,用对比剂充盈支架球囊,压力一般为6～8 atm(608.0～810.6 kPa,注意球囊的命名压和爆破压及不同压力下的支架直径),充盈3 s后,回抽对比剂,将球囊内做负压抽吸,使球囊彻底回缩。造影复查,若成形满意(≤20%),则撤出支架推送装置;若支架膨胀不理想,可将球囊重新置入狭窄处对位准确后,再次扩张,直到将支架安放较为满意为止。如狭窄段过长,则须送入第2个支架,但应注意2个支架之间要重叠连接。颅内自膨式支架过程基本同颈内动脉自膨式支架过程。

第十七节 颅底异常血管网病

一、病因和发病机制

本病的病因不清,可能为先天性血管畸形,某些病例有阳性家族史,母子或同胞中有类似患者,有些病例合并其他先天性疾病。亦可因多种后天性病症、外伤等引起,多数病例发病前有上呼吸道感染或咽、扁桃体炎，系统性红斑狼疮等。我国学者报道的半数病例与螺旋体感染有关。近年来，有关研究提示有以下原因相关。

(一)遗传因素

虽然仅6%~10%的病例有家族史，但是颅底异常血管网病与人种明显相关，即多见于日韩人种而少发于欧美人种，使人们将其与遗传学联系到一起。大多数遗传学研究是针对有家族史的患者进行的。

Ikeda等在对16个日本家系的77名患者的全基因组与疾病关系进行非参数分析时发现，位点3p24.2-26与家族性MMD存在很大的相关性。基因位于6号染色体上的人类白细胞抗原(HLA)序列已证实与多种疾病有关，Inoue等采用DNA分型发现某些HLA二级序列与颅底异常血管网病存在着密切联系。考虑到颅底异常血管网病的血管改变，有些研究针对细胞增生有关的DNA合成或可引起类似病理改变的其他疾病的相关基因进行了研究，如Yamauchi等发现与颅底异常血管网病有关的位点17q25。最近的研究通过对12个日本家系中颅底异常血管网病患者基因的428个微卫星标记进行筛查提示另一个敏感位点为8q23。总的来说支持该病为先天性脑血管畸形的根据还包括如下。

(1)脑底畸形血管团不见于正常造影片，属于异常血管。

(2)此病以儿童为多见，且无明确的病因可寻。

(3)有些病例合并其他先天性脑血管病，如脑动脉瘤或脑血管畸形。

(4)所表现的异常血管网与胚胎6周时胎儿脑血管形成过程的阶段相似。

(5)脑血管造影及尸解表明颈内动脉呈均匀地狭窄，无节段性狭窄等表现。

(二)血管平滑肌细胞增生和血管形成

目前被较普遍接受的颅底异常血管病血管形成和内膜增厚的机制是平滑肌细胞增生和移位，这涉及许多相关的细胞因子和受体。从颅底异常血管病患者颞浅动脉(STA)分离培养的平滑肌细胞对血浆中的促细胞分裂素反应减弱，表达的血小板源性生长因子(PDGF)受体也较正常明显减少。近年来，对脑脊液中碱性成纤维细胞生长因子(bFGF)，与血管形成和结缔组织基因表达有关的转化生长因子($TGF-\beta_1$)、前列腺素及其受体的研究较多。其中，前列腺素通过MMD血管平滑肌细胞受到炎症等刺激下激活环氧合酶-2(COX-2)而过量生成，后者能增加血管通透性，降低血管张力，从而促进内膜增厚。铃木等报告10例中7例有扁桃体炎，3例分别有结核性脑膜炎、头枕部疖肿及咽部脓肿史。此外，有的病例伴有高血压、糖尿病、脑动脉硬化等。Stockman曾报告7例镰状细胞性贫血的患者合并本病。Suzuki观察到日本高山族人群中发病率高，提出系过敏性动脉炎所致。平山等报告13例尸检中，7例闭塞的血管为炎症性、动脉硬化及血栓形成。

由此可见本病是一组多因性的、没有明确特征的、独立的脑血管疾病。一般认为，异常血管网病血管是在颈内动脉进行性闭塞的过程中侧支循环形成的结果。其根据如下。

(1)脑血管造影的动态变化、临床症状、病程在一定时间内呈进行性发展，尤其是儿童，病程的进展倾向更大。

(2)有许多疾病可导致此病，如脑膜炎、非特异性动脉炎、多发性神经纤维瘤病、放射线、外伤、梅毒、钩端螺旋体病、结核性脑膜炎、脑瘤、颅内感染、视神经胶质瘤、老年性动脉粥样硬化症及视交叉部肿瘤等均可导致类似的病理改变。

(3)脑血管的异常血管网的特殊变化是由于脑底动脉闭塞后形成的侧支循环代偿供血的

结果。烟雾病发病与血管中层平滑肌细胞的破坏、增生与再破坏、再增生反复进行有关。当血管狭窄或闭塞形成时,侧支循环逐渐建立,形成异常血管网,多数异常血管网是一些原始血管的增多与扩张形成的。当血管闭塞较快以至于未形成足够的侧支循环进行代偿供血时,那么,临床上就表现为脑缺血的症状。若血管闭塞形成后,其近端压力增高,造成异常脆弱的、菲薄的血管网或其他异常血管破裂,临床上就出现颅内出血的症状。当颅内大动脉完全闭塞时,侧支循环已建立,病变就停止发展。由于病变的血管性质不同,病变的程度不一,侧支循环形成后在长期血流障碍的作用下,新形成的血管又可发生病变,故其临床症状可表现为反复发作或交替出现。

二、病理变化

本病尸检资料不多,其主要病理改变如下。

(一)颈内动脉虹吸段狭窄或闭塞

颈内动脉虹吸段狭窄或闭塞多数为两侧性颈内动脉分叉部、大脑前动脉和大脑中动脉起始部、脑底动脉环管腔狭窄、闭塞。受损的动脉表现为细小、内皮细胞增生、内膜明显增厚,内弹力层增厚而致使动脉管腔狭窄或闭塞,中膜肌层萎缩、薄弱与部分消失,可有淋巴细胞浸润。血管的病变性质有的符合先天性动脉发育不全,有的为炎性或动脉硬化性改变,有的为血栓形成。

新近研究发现,成人颅底异常血管网病颅内狭窄段血管表现为内膜增厚、内弹力层不规则扭曲和折叠、中层平滑肌变薄或缺失。这些血管的远端出现管腔塌陷和类似的内弹力层和中层改变。关于烟雾状新生血管,有些学者认为是原来就存在于颅内并代偿性开放的血管(穹隆部位),表现为薄壁扩张的或因新近微血栓形成或管壁增厚而闭塞的小动脉,伴或不伴弹性组织变性和纤维化。同时,在这些小动脉网中常可见到微动脉瘤(颅底异常血管网病后出血源)。有时颅外血管,包括心脏和肾脏等器官的血管也可见到与狭窄的颅内病变段血管相同的病理组织学改变。但在典型病例中,尚未有人报道在血管壁内可见炎症细胞浸润。对受累大血管和形成烟雾的血管的病理学改变多通过尸体解剖进行研究,因而以缺血症状为主要表现的小儿患者,其病理变化有可能与成人不完全相同,但由于儿童患者病死率较低且受治疗方法(间接血管重建为主)的限制,目前尚无定论。

(二)异常血管网

异常血管网主要位于脑底部及基底节区。表现为管壁变薄、扩张,数量增多,易破裂出血等。异常血管网为来自Willis环前、后脉络丛动脉,大脑前动脉,大脑中动脉和大脑后动脉的扩张的中等或小的肌型血管,这些血管通常动静脉难辨,狭窄的异常血管网小动脉的内膜可见有水肿、增厚,中层弹力纤维化、弹力层变厚、断裂,以致淤血屈曲、血栓形成闭塞。扩张的小动脉可表现为中层纤维化,管腔变薄,弹力纤维增生,内膜增厚等,有时内弹力层断裂,中层变薄,形成微动脉瘤而破裂出血。随着年龄的增大,扩张的血管可进行性变细,数量减少,狭窄动脉增加。

(三)脑实质内继发血液循环障碍

脑实质内继发血液循环障碍表现为出血性或缺血性及脑萎缩等病理改变。电镜下观察证实烟雾病是一种广泛的影响脑血管的疾病。最明显的变化就是平滑肌细胞的变性、坏死、消失和内弹力层的破坏。根据病理改变,闭塞的血管性质有多种。

三、病理生理

当血管狭窄、闭塞发生时,侧支循环也在逐渐形成。侧支循环增多并相互吻合成网状,管腔显著扩张形成异常血管网。异常血管网作为代偿供血的途径。当脑底动脉环闭塞时,脑底动脉环作为一个有力的代偿途径已失去作用,因此,只有靠闭塞部位近端发出的血管,通过扩张、增生进行代偿供血。这些代偿作用的异常血管网可延续形态及走行大致正常的大脑前、中动脉。如果血管闭塞的部位继续向近侧端发展,就可能使异常血管网的起源处闭塞,从而导致异常血管网的消失。因此,异常血管网的形成是特定部位闭塞的特殊代偿供血的形式,而不是本质的东西,它可见于 Willis 环的前部,也可见于其后部。如果闭塞继续发展而闭塞了异常血管网的起始点,或闭塞部位在起点的近端,那么可没有异常血管的出现。

四、临床表现

本病以儿童和青年多见,多于 10 岁前发病,约占半数病例。青少年和儿童颅底异常血管网病多以 TIA 和缺血性卒中为主要表现,TIA 发作常常与过于紧张、哭泣、应激性情感反应、剧烈运动、进餐、过冷或过热有关。运动性障碍常为早期症状,约占 80.5%,主要表现为肢体无力甚至偏瘫,常有上述的诱发因素。缺血主要表现为可逆性神经功能障碍、感觉异常、不自主运动、癫痫发作或急性婴儿偏瘫、头痛、不自主的舞蹈样运动,其中运动功能障碍最为常见,可见于约 80.5% 的患者。儿童患者智商受到影响者多见。Imaizumi 等研究颅底异常血管网病儿童患者,分别在发病当时、5 年和 10 年时测试智商,共进行 98 次测验。结果发现,MMD 儿童的智商从有症状时就开始降低,但到了发病 10 年时渐趋平稳。

成人颅底异常血管网病常以出血为主要或首发改变。约 20% 为缺血性卒中,部分病例表现为反复昏厥发作。研究显示,出血位于基底节者占 40%,脑室出血者占 30%,丘脑出血破入脑室者占 15%,其他脑内血肿占 5%。本病患者局灶性体征如偏瘫、偏身感觉障碍、视盘水肿发生率较高,脑出血发生时症状较重,但恢复好,有复发倾向。在出血型的患者中,再出血是预后差的首要影响因素。再出血与年龄有一定关系,46~55 岁者出血危险性逐渐增加。Kobayashi 等对只行内科保守治疗的出血型颅底异常血管网病患者进行平均为 80.6 个月的随访发现,年再出血发生率为 7.09%,且出血类型和出血部位的改变提示这种再出血难以预防,再出血后预后良好的概率由第 1 次的 45.5% 下降至 21.4%,病死率则由第 1 次的 6.8% 上升到 28.6%。

五、辅助检查

(一)实验室检查

1. 一般检查

一般检查多无特异性改变。一般化验检查包括血常规、血细胞沉降率、抗"O"、C 反应蛋白、黏蛋白测定、结核菌素试验以及血清钩端螺旋体凝集溶解试验等。多数患者白细胞计数在 $10×10^9$/L 以下;血细胞沉降率可稍高,多数正常;抗"O"可稍高,亦可正常;若患者系结核性脑膜炎所致,结核菌素皮试可为强阳性;若为钩端螺旋体病引起,血清钩端螺旋体凝集溶解试验可为阳性。

2. 脑脊液检查

脑脊液的化验检查与其他脑血管疾病相似。儿童多为缺血性表现,脑脊液检查一般正常,腰穿压力亦可正常。如有结核性脑膜炎,患者的脑脊液则呈结核性脑膜炎反应,即脑脊液细胞数增多,糖与氯化物降低,蛋白增高。如为钩端螺旋体病所致,患者脑脊液钩端螺旋体免疫反应可为阳性。若有破裂出血,腰穿脑脊液检查可出现血性脑脊液或脑脊液中有血凝块。若出血后 24 h 腰穿脑脊液呈红色,脑脊液中可见有均匀的红细胞,24 h 以后脑脊液呈棕黄色或黄色,1～3 周后黄色消失。脑脊液中的白细胞升高,早期为中性粒细胞增多,后期以淋巴细胞增多为主,这是血液对脑膜刺激引起的炎症反应。蛋白含量亦可升高,通常在 1 g/L 左右,脑脊液压力多在 1.57～2.35 kPa。

(二)其他辅助检查

1. DSA

DSA 为主要检查手段。典型改变是双侧 ICA 远端、MCA 和 ACA 近端狭窄或闭塞,伴临近脑底部网状血管形成。但是,约 30.3% 的患者后循环受累,且在以缺血为主要症状的患者中多见,表现为同侧 PCA 狭窄或闭塞致同侧脑血流动力学改变和脑缺血表现,且可同时影响前循环和后循环供血区域。根据烟雾状新生血管的位置,分为如下。

(1)基底型:因 ICA 颅内段病变致脑底部穿通动脉侧支形成,病程按照 Suzuki 分类发展。

(2)筛型:主要由眼动脉分支供血的前颅底、眶顶网状扩张侧支血管形成和穹隆烟雾血管,该型可逐渐向基底型转变。

(3)穿隆型:颅内外血管通过硬脑膜、软脑膜上的侧支相沟通。

(4)后循环型:PCA 发生类似病变引起后颅底代偿侧支形成。在成人患者中,脉络丛前动脉和后交通动脉的扩张或异常分支形成是出血的前兆。

2. CT

颅底异常血管网病的 CT 改变在性质上与各种原因所致的多发性脑梗死相似,根据部分病例检查所见,主要表现为脑萎缩、脑沟及侧脑室轻度扩大、大而不规则的多发性皮质及皮质下吸收值降低。

3. MRI 和 MRA

除可见出血灶外,在双侧鞍上池到基底节区可见细小筛眼样血管流空影,相应缺血区可见梗死改变。局限性脑萎缩以额叶底部及颞叶最明显。颅底部异常血管网因流空效应而呈蜂窝状或网状低信号血管影像。DWI 和 PWI 也有助于评价脑血流动力学。

磁共振波谱分析(MRS)也是一种检查脑代谢变化的无创性方法,但目前正电子发射体层摄影(PET)和 SPECT 应用较多,它们是评估脑血流动力学、脑代谢、脑神经元密度和评价手术效果较为灵敏的手段。研究显示,正常脑血管在过度通气末的扩张加重了"盗血",从而加重了病变部分的缺血缺氧。主要针对儿童的研究表明,病变区局部脑血流、局部氧摄取分数和局部脑氧代谢率明显下降,而重建术后有所改善。

六、诊断及鉴别诊断

(一)诊断

日本 MMD 研究委员会对该病的诊断标准如下。

(1)脑血管造影显示双侧颈内动脉的末端及其主要分支大脑中动脉、大脑前动脉、ACA 的闭塞或狭窄,伴有动脉相可见的颅底异常血管网形成。

(2)缺乏已知的病因,单侧发病者作为可疑病例,多在随访中发展成双侧,但排除其他原因后,有典型单侧临床和造影表现者亦可诊为"单侧"的MMD。

国内教科书提出:儿童和青年患者反复出现不明原因的TIA、急性脑梗死、蛛网膜下隙出血或脑出血应想到本病的可能,以下检查可提供确诊证据。

①CT显示脑梗死病灶多位于皮质和皮质下,出血灶多见于额叶,形态不规则。

②MRI可显示狭窄闭塞血管或异常血管网,正常血管流空现象消失。

③DSA常见一侧或双侧颈内动脉虹吸段,大脑中动脉及前动脉起始部狭窄或闭塞,脑底及大脑半球深部异常血管网,动脉侧支吻合网及部分代偿性增粗的血管。

④红细胞沉降率、抗"O"、黏蛋白、C反应蛋白、类风湿因子抗核抗体、抗磷脂抗体和钩端螺旋体免疫试验等对确诊结缔组织病、钩端螺旋体感染等病因是必要的。

总之,本病确诊的主要依据是两侧颈内动脉末端及大脑主干动脉起始部出现原因不明的狭窄或闭塞并伴有异常血管网和广泛的侧支循环形成。

(二)鉴别诊断

临床上本病常需与脑动脉硬化所致的一过性脑缺血,脑动脉瘤反复破裂出血以及脑膜瘤进行鉴别。

1.脑动脉硬化

因脑动脉硬化引起的颈内动脉闭塞患者多为老年,常有多年的高血压、高血脂史。脑血管造影表现为动脉突然中断或呈不规则狭窄,一般无异常血管网出现。

2.脑动脉瘤或脑动静脉畸形

对于烟雾病出血引起的蛛网膜下隙出血,应与动脉瘤或脑动静脉畸形相鉴别。脑血管造影可显示出动脉瘤或有增粗的供血动脉、成团的畸形血管和异常粗大的引流静脉,无颈内动脉狭窄、闭塞和侧支循环等现象。故可资鉴别。

七、治疗

(一)手术治疗

外科手术的方式主要分为直接血管重建术和间接血管重建术。直接血管重建多用于颞浅动脉(STA)与MCA的分支行吻合,包括如下。

(1)颞浅动脉—大脑中动脉吻合术。

(2)枕动脉—大脑中动脉吻合术。

(3)枕动脉—大脑后动脉吻合术。

直接血管重建术可立即改善脑部的缺血情况,但由于大多数受体动脉变细,手术操作上有难度,尤其在儿童。另外,在手术时需短暂性夹闭大脑中动脉分支,有加重脑缺血的危险。

间接重建包括:①脑—硬脑膜—动脉—血管融合术;②脑—肌肉—血管融合术;③脑—肌肉—动脉—血管融合术;④脑—硬脑膜—动脉—肌肉—血管融合术;⑤环锯钻洞,硬脑膜和蛛网膜切开术;⑥大网膜移植术。单纯的多处钻孔和早先的交感神经切除术因起效慢或效果的不确切现已极少采用。

(二)手术方法

手术方法取决于脑缺血部位、性质以及外科医生对某种手术方法的喜好。一般来说,直接血管重建术可立刻为缺血半球供血,但是它在技术上要求高,如果儿童的血管细小,则增加了手术的难度。间接法的优点是方法简单易行,对已附在来自头皮和硬膜动脉的侧支不产生影响,也不需要暂时阻断脑血管分支。因此对儿童患者宜采用脑—硬脑膜—动脉—血管融合术,通常在术后 4~20 d(平均为 10 d)脑缺血症状改善。这种脑缺血的症状改善估计是颅内和颅外的血管在早期阶段通过伤口愈合所产生的新生血管自发性交通。这些新生血管与颈外动脉连接,由于压力的梯度使颈外动脉的血流入颈内动脉系统,形成初期的、持续性供血。术后 2~3 个月,手术切口处硬脑膜动脉增粗、脑血流增加。当足够的脑血流建立时,缺血性发作自行消失。一般平均术后 239 d 脑缺血性发作消失。如缺血性发作消失持续 6 个月以上,可称为缺血性发作中止。

(三)手术时间

研究表明,临床预后差主要与术前梗死的发生有关,术前有缺血性卒中和行"小范围"间接血管重建术与 IQ 预后欠佳有明显相关性。Sato 等通过 SPECT 发现,无症状成人 MMD 患者神经元密度可以是正常的,但有症状成人患者即使已经接受过血管重建术,神经元密度也会减低。

用内科治疗仅半数患者在 4~5 年内缺血性发作消失,其余的患者持续 7 年仍有缺血性发作。烟雾病的缺血性发作在自然病程中将持续很长一段时间,并且病程越长对智商的影响也越大。据报道,如将智商定在 86 为正常,那么在烟雾病患者起病 4 年内 92% 的患者智商是正常的,起病后 5~9 年 40% 患者的智商是正常的,病程 10~15 年仅 33% 患者的智商是正常的。因此,早诊断、早治疗和扩大血管重建术范围对智能发育有重要意义。对有症状患者,应及早手术,且有症状侧优先,对无症状但有影像学改变的病变侧,也应尽早行二期手术。

因此,一旦烟雾病诊断明确应尽早手术,术后不但能改善脑缺血发作,智商也有不同程度的提高。年龄小于 5 岁的患者(尤其小于 2 岁),脑梗死发生率高,病情发展较快,预后和康复率较差;同时,年龄越小,智商下降的出现越早,手术治疗对此期年龄的儿童同样有价值。但是对于症状较少或者仅仅以头痛、癫痫和不随意运动为主要表现的患者,则应选择性地采用手术治疗。

(四)双侧手术问题

如患者一般情况好,可一次麻醉行双侧半球血管重建。如分期手术,有下列情况的半球应先手术:反复 TIA,优势半球,脑血流动力学研究显示脑血流量和灌注储备量减少较重。一般在首次间接手术至少 6 个月,患者神经系统症状和体征稳定,方可行另一侧手术。

(五)手术效果

直接血管重建对局部脑血流灌注立竿见影的改善使其对缺血型 MMD 具有不容置疑的效果,但由于儿童 STA 和 MCA 分支均较细(直径<0.7 mm),直接血管重建术基本上只适用于成人。对出血型病例,直接搭桥较间接重建也有明显的优势。Kawaguchi 等比较直接血管吻合术、间接血管吻合术及保守治疗对再次发作(包括出血或缺血)的预防作用发现,直接搭桥能明显降低再出血概率。间接血管吻合术改善血供的部位较为局限,虽可显著减少脑室周围的烟雾血管,但对再次出血似乎并无预防作用。

间接血管重建术多用于儿童患者和血管条件不宜直接搭桥的成人。目前临床上采用的间接血管重建术对改善前循环血流作用明显,但对后循环的异常增生血管影响不大。因此,术后随着病情的发展,后循环异常扩张增生血管发生出血的机会可能增大。越来越多的临床医生尝试联合采用两种甚至多种方式,以求扩大有效面积,改善手术效果。

第三章 普外科疾病

第一节 肛乳头瘤

一、概述

肛乳头瘤又称肛乳头肥大或乳头状纤维瘤。起源于肛乳头，可单发也可多发，大小不等，系正常肛乳头因粪便刺激及慢性炎症刺激肛乳头水肿、炎症、肥厚，使肛乳头变大变硬，致纤维结缔组织增生，是一种肛门常见的良性肿瘤。一般认为不突出肛门外为肛乳头肥大，突出肛门外为乳头状纤维瘤。

有学者认为，肛乳头肥大是一种增生性炎症改变的疾病。长期存在于人体，则有恶变的趋向，临床上随着肛乳头逐渐增大，有时可随排大便脱出肛外，反复脱出，刺激肛管，可使局部分泌物增多，有时还会引起便后带血，排便不净的感觉和肛门瘙痒。肛乳头瘤，底红尖灰，瘤体白色，瘤体的大小及形状不一。巨大肛乳头瘤因堵塞肛门引起便秘及粪便变形。此瘤如发生溃疡，常有便血、脓便症状。

二、临床表现

1. 肛门不适

肛乳头瘤初起仅有米粒或黄豆大小，自觉肛门内有异物感和排便不尽感。肛门有坠胀的感觉，有时肛门瘙痒不适，如有炎症，不仅坠胀感明显，还可因刺激而频欲排便。

2. 肛乳头脱出

肛乳头长到一定程度，被粪便挤压可脱出肛门外，而引起肛门下坠疼痛。开始大便后能自行回缩于肛内，逐渐需用手推方能缩回肛内，不及时还纳肛内则胀痛加重，久之，甚至可长期脱出肛外。

3. 出血和疼痛

遇干硬大便擦伤肛门，可带血、滴血及疼痛。

4. 肛门瘙痒不适

肿大的肛乳头肥大，被刺激或破溃后，刺激肛窦使肛腺分泌增加，可引起肛门潮湿及瘙痒。

5. 嵌顿

肥大肛乳头脱出肛门外后，若未及时推回肛内，则会发生嵌顿。嵌顿后，水肿、疼痛均剧烈，行动不便，坐卧不宁，甚至大小便均困难。

三、鉴别诊断

（1）肛乳头瘤与直肠息肉鉴别。直肠息肉多见于儿童，表面呈肉红色，圆球状，易出血，无痛，位于直肠壁上，表面组织结构为黏膜。肛乳头肥大多见于成年人，是肛乳头发炎、水肿、增生的结果，表面呈灰白黄色，圆形或三角形，位于肛管部齿状线处，不易出血，但感有肛门胀痛不适。

(2)肛乳头瘤与直肠黑色素瘤的鉴别。个别肛乳头瘤出现分叶状,巨大肛乳头瘤长期在肛外,可引起缺血坏死,但要注意和直肠黑色素瘤的鉴别,黑色素瘤外观呈黑紫色,质坚韧,脆弱易出血,表面光滑有点状溃疡,恶性程度较高,应引起重视。

四、治疗原则

乳头状纤维瘤的治疗方法,以手术为主,可以达到根治的目的。具体治疗方法如下。

1. 一般治疗

(1)早期积极治疗肛窦炎症是预防肛乳头瘤的关键。

(2)对较大的肛乳头瘤,若有脱出,应及时送回肛内,以免发生水肿及嵌顿、坏死、出血等。

2. 手术治疗

肛乳头瘤为良性肿瘤,本病一般认为有恶变趋向,主张早期手术治疗。

(1)肛乳头瘤切除结扎术。适用于肛乳头肥大,肛乳头瘤者。患者取侧卧位,肛门局部常规消毒,局麻松弛肛门后,在双叶肛门镜下,暴露病灶,肛镜下用弯钳夹住乳头瘤根部,沿血管钳基部,剪开少许乳头根部皮肤,乳头瘤较小可以行单纯结扎术,乳头瘤较大基底较宽可用4号或7号丝线贯穿乳头瘤根部,做"8"字结扎,剪去血管钳上的乳头瘤。用凡士林纱条填塞压迫创口,外盖敷料压迫固定。术后每日热水坐浴,九华膏、洗必泰痔疮栓纳肛至痊愈。

(2)电灼法。肛门部常规麻醉,在肛门镜下暴露出肛乳头瘤,用高频电灼探头按压在瘤体根部,开通电源,将乳头瘤彻底烧灼之。此法适合瘤体较小的患者,优点是操作方便,疗效可靠,一次可治疗几个乳头瘤。术后每日用痔疮膏或痔疮栓纳入肛门内。

(3)冷冻疗法。在肛内镜下,显露肛门乳头瘤,将冷冻探头对准瘤体表面,将其冷冻成一结晶球。术后每日局部常规用药(如痔疮栓及抗生素软膏)预防感染。瘤体因冷冻后组织变性,液化坏死脱落,最后组织修复,达到治愈目的。在治疗中应控制冷冻的范围,过大则损伤正常肛管组织,术后产生水肿和疼痛,过小则瘤体脱落不全,极易再生。

3. 肛门乳头瘤的治疗提示

(1)早期治疗是预防肛肠疾患的关键。肛乳头瘤虽为良性肿瘤,但其发生主要与肛窦炎有着密切的关系,二者互为因果。据统计85%的肛肠疾患,都是由肛窦炎所引起。目前也有人认为直肠、肛管癌的发生,与其慢性炎症刺激有关。所以早期采用积极有效的治疗,对预防肛肠疾患的发生,有着重要的意义。

(2)加强综合治疗。虽然手术治疗对肛乳头瘤是根治性的,但要严格掌握其手术时机。要根据其病情不同时期的发展,采用相应的综合治疗方法,对早期的采用一些预防性的治疗,对不能手术的患者,在治疗的同时,配合中药灌肠治疗,以提高疗效。在手术当中要注意保护肛管皮肤,尽量减少对肛管皮肤的损伤,避免后遗症的发生。

(3)术中及术后并发症的处理。手术中对较大的乳头瘤,结扎时应贯穿做"8"字缝扎,以防结扎线滑脱并发大出血,肛乳头瘤位于齿状线处,须将其齿状线以下部分切开后再行结扎,以免引起术后疼痛、水肿。若出现大出血和疼痛、水肿,应及时给予局麻在窥镜下结扎止血,中药坐浴以止痛消肿。

第二节 肛门直肠狭窄

一、概述

凡是肛门、肛管、直肠腔道变窄，以致发生大便变细、变扁、粪便通过困难，甚至可发生腹胀、恶心、呕吐等肠道梗阻症状者，称为肛门直肠狭窄。因狭窄部位不同，分为肛门狭窄和直肠狭窄。除癌肿所致狭窄外，其他因素引起的均为良性狭窄。

二、分类

(一)按狭窄部位分类

1.肛门狭窄

肛门狭窄又称低位狭窄。狭窄部位在肛门或肛管。

2.直肠狭窄

狭窄部位于直肠内。多在齿状线上方 2.5～5 cm，或直肠壶腹部。狭窄区在距肛门 4～7 cm 内者又称中位狭窄；狭窄区在 7 cm 以上者称为高位狭窄（临床少见）。

(二)按狭窄形态分类

1.环形狭窄

瘢痕位于肛门、肛管或直肠腔全周，使腔道变小，成一环形狭窄，其上下长度不超过2.5 cm。

2.管状狭窄

狭窄呈管状，狭窄区域较长，其上下长度超过 2.5 cm。

3.部分狭窄

瘢痕占据肛门、肛管或直肠的一部分。呈半环形狭窄者，又称镰状狭窄。

(三)按病因分类

(1)先天性肛门直肠狭窄。

(2)瘢痕性肛门直肠狭窄。

(3)肿瘤挤压性肛门直肠狭窄。

(四)按病变程度分类

1.轻度狭窄

患者可以排出软便，但需用力努责或轻压肛周帮助排便，指诊肛管直肠时，示指通过下段困难。

2.中度狭窄

患者排便困难，有时稀便和排气不能控制。指诊狭窄部位时有阻力和固定感，示指不能通过，并有明显触痛。

3.重度狭窄

患者排便和排气均有困难，合并肛门失禁(anal incontinence)污染衣裤，肛周潮湿，常需戴垫并靠灌肠排便，有时出现肠梗阻症状和 X 线征象，需做急症粪便转流手术。指诊时小指通过困难，并有触痛。

三、临床表现

肛门直肠狭窄的主要症状是排便困难或不畅、粪便变形,肛门直肠坠胀疼痛,甚至肠梗阻。症状与狭窄程度密切相关,狭窄程度越重症状越明显。

(一)轻度狭窄

排便困难,或排干便困难,粪便变扁。常在肛门或直肠内有灼热、异物感及余便感。肛门狭窄可伴发肛裂,便时和便后肛门疼痛。肛门瘙痒、潮湿。

(二)中度狭窄

排便困难,粪便变细,或只能排出少量稀便,排便次数增多,伴有黏液、脓血。常并发长时间肛门直肠坠胀、里急后重。肛门常因肠液或稀便溢出刺激引起湿疹、皮炎,或皮肤破损、糜烂、溃疡、出血和疼痛。还可有便秘、腹胀、恶心、食欲缺乏、低热、腹痛、乏力等全身症状及轻度不完全肠梗阻症状。

(三)重度狭窄

排便极其困难,仅能解少许稀便,甚至仅有少许粪汁解出,局部及全身症状明显,甚至有假性肛门失禁症状,常有黏液、脓血及稀粪流出,肛门皮肤红肿糜烂。还可有低热、食欲缺乏、体重减轻、贫血、腹胀、恶心等全身症状及慢性肠梗阻症状。

肛门狭窄局部症状出现较早而明显,但腹胀、恶心等全身症状出现较晚;直肠狭窄的局部症状则出现较晚而不明显,但腹胀、恶心、食欲缺乏等慢性肠梗阻在中、重度狭窄中则较早出现。

四、诊断

(一)肛门狭窄

患者常有肛门部发生过炎症疾病,做过手术、注射治疗、用过腐蚀药物和外伤病史,以后出现上述症状和体征。肛门部常有粪便和分泌物,并常见变硬的瘢痕和表浅裂口。指诊肛门因肛管窄小,不能通过手指,有的可摸到坚硬纤维带或环形狭窄,应与肛裂引起的括约肌痉挛和肛门梳硬结鉴别,并应做钡剂灌肠检查直肠和结肠有无病变。

(二)直肠狭窄

患者常有直肠手术、炎症和损伤病史。由肛门流出少量脓、血和粪便,污染内裤。肛门部皮肤潮湿,存有脓性分泌物。如牵开臀部可见有肛门流出混有脓血的粪便,可有结缔组织外痔、湿疣或瘘管。指诊括约肌松弛,向上可触摸到狭窄,直肠变硬,无弹性。如狭窄口径较大,可将指伸到狭窄上方,确定是环形狭窄或管状狭窄,但不可用力过猛,以免引起疼痛、出血或撕破肠壁。直肠镜检查狭窄下端黏膜黄白色、变厚和乳头状突起。狭窄镜检查可见狭窄上方溃疡和扩张肠腔,并可确定狭窄的长度。钡剂灌肠检查可见狭窄形状和上方结肠病变。弗莱试验鉴别性病性淋巴肉芽肿引起的狭窄。细菌和阿米巴检查确定致病原因。恶性肿瘤狭窄质坚硬,表面不平,常在肠壁的一侧,生长较快,活组织检查可确定诊断。

五、诊断标准

(1)排便困难,伴肛门坠胀,并有肛门阻塞感。重者可有腹胀,恶心、呕吐。
(2)有肛周炎症、肛门损伤或肛门直肠手术史。

(3)肛门指检,示指通过困难或不能通过,可触及镰状、环状或管状狭窄环。

(4)直肠镜检查,部分患者可见狭窄环,狭窄部位可有糜烂、溃疡。

六、鉴别诊断

鉴别诊断时,应注意病史,肛门直肠狭窄多有肛门部手术、注射治疗、炎症和外伤史等,应与常见疾病相鉴别。

1. 肛裂

瘢痕小,局部在裂口处,主要因括约肌痉挛引起肛门紧缩,消除刺激因素肛管可得到松弛。

2. 肛门梳硬结

肛门梳硬结多见于老年,指诊肛管紧缩、平滑,开张困难。而肛门狭窄可摸到明显瘢痕,肛管不平滑,手指难以伸入。

七、手术疗法

上述方法治疗无效的狭窄、出现肠梗阻症状的狭窄、管状狭窄和腹膜反折上方的环形狭窄,宜用手术治疗。手术的目的在于去除病变,解除狭窄。手术方式可根据狭窄部位和狭窄程度随证选择。

(一)放射状切口瘢痕松解术

1. 适应证

放射状切口瘢痕松解术适用于肛门轻度、中度狭窄。

2. 手术步骤

截石位,用宽胶布向两侧牵开臀部。常规消毒会阴部皮肤,铺手术巾。0.1%苯扎溴铵消毒肛门内,显露瘢痕。将瘢痕分段作1~4个放射状切口,松解瘢痕,解除狭窄。常将瘢痕中部切口加深加长。切开部分内括约肌皮下部,其余放射状切口以切断瘢痕为度。肛门内放入裹以油纱条的橡胶管,敷料覆盖肛门,宽胶布或"丁"字带固定。

3. 术后处理

少渣饮食,控制大便1~2 d。每天坐浴、换药,将消炎药膏与紫草油纱条放入肛门内。术后10 d定期扩肛。

(二)切开扩张术

1. 适应证

肛门轻、中度狭窄。

2. 手术步骤

侧卧位或截石位,宽胶布向两侧牵开臀部,常规消毒会阴部,0.1%苯扎溴铵消毒肛管,铺手术巾。在肛门后正中线,从齿状线至肛缘外1.5~2.0 cm切开肛管皮肤,并切断内括约肌及外括约肌皮下部。

两侧楔形切除部分瘢痕,以顺利通过1指为度,在切口中线横行缝合1针,以利止血。一般用7号丝线缝合,术后8~10 d缝线自行脱落,如果未脱落可以拆除。肛门内放置油纱条包裹的排气管,覆盖敷料,宽胶布或丁字带固定。

3. 术后处理

少渣饮食,便后坐浴、换药,肛门内放入紫草油纱条,适当口服抗生素。

(三)纵切横缝术

1. 适应证

轻、中度肛门狭窄。

2. 手术步骤

截石位,用宽胶布向两侧牵开臀部。常规消毒会阴部,0.1%苯扎溴铵消毒肛管,铺手术巾。自齿状线向下至肛缘,如有肛裂,则将肛裂及其下病理组织切除,切断部分内括约肌,潜行游离切口上下的黏膜和皮肤,用4号线将黏膜与皮肤做横行间断缝合3~5针。缝合张力不宜过大,如果切除组织较多,张力大时,可在肛缘外1.0 cm处与缝合切口平行做一弧形减张切口。肛门内放置油纱条包裹的排气管,覆盖敷料,宽胶布或"丁"字带固定。

3. 术后处理

少渣饮食,控制大便2~3 d,常规应用抗生素,进食后保持大便通畅。每日便后换药,不主张坐浴。术后5~7 d拆线。

(四)肛门成形术

1. 肛管成形术

(1)适应证:各种肛门狭窄。

(2)手术步骤:侧卧位或截石位,宽胶布向两侧牵开臀部。常规消毒会阴部,0.1%苯扎溴铵消毒肛管,铺手术巾。在肛门后方,自尾骨尖向前经过狭窄环至齿状线正常黏膜做纵行切开,不切断括约肌,狭窄切开后,分开伤口,牵起黏膜,将黏膜向上潜行游离约2.0 cm,再将黏膜拉下缝于肛门缘皮下组织。不可缝于括约肌或肛缘以外,如果将黏膜缝于肛缘以外,容易造成黏膜外翻。如果肛管狭窄严重,可在肛门其他部分作同样手术,缝合一般用0号铬制肠线,如果用丝线,应于5~7 d拆线。放置油纱布条及排气管于肛门内,加压包扎。

(3)术后处理:少渣饮食,控制大便2~3 d,保持大便通畅,每日便后坐浴,换药。

2. 肛门Y-V成形术

(1)适应证:肛门轻、中度狭窄。

(2)手术步骤:折刀位或截石位,用宽胶布牵开肛门两侧皮肤,常规消毒会阴部,0.1%苯扎溴铵消毒肛管内,在肛管后正中做纵切口,如有肛裂,可一并切除,由切口外端向肛门两侧再作两个切口,使整个切口变成"Y"形,由切口中点向下作皮下游离形成皮瓣,一般为全厚皮瓣。在后位切断内括约肌下部及外括约肌皮下部。将皮瓣拉入肛管内,用0号铬制肠线与肛管黏膜间断缝合,使"Y"形切口变为"V"形,如果肛门内狭窄严重,可在前侧做同样的手术,但不再切断括约肌,将橡胶管裹以油纱条置入肛门内,以利压迫止血。敷料覆盖肛门,用宽胶布或"丁"字带固定。

(3)术后处理:禁食1~2 d,常规应用抗生素,进食后保持大便通畅。不主张坐浴,每日便后换药。

3. 转移皮瓣肛门成形术

(1)适应证:肛门中度狭窄。

(2)手术步骤:俯卧折刀位或截石位,常规消毒会阴部皮肤,铺术巾,0.1%苯扎溴铵消毒肛管,在肛管后正中切除瘢痕组织,并在一侧肛缘外皮肤做弧形切口,游离皮瓣,将皮瓣转向肛管内,覆盖瘢痕创面,用0号铬制肠线或1号丝线做间断缝合,橡胶管裹以油纱条置入肛门内,以利压迫止血。敷料覆盖肛门,用宽胶布或"丁"字带固定。

(3)术后处理:禁食1~2 d,常规补液及应用抗生素。控制大便3 d后进少渣饮食,并保持大便通畅,不主张便后坐浴。每日便后换药。如用丝线缝合者,术后5~7 d拆线。

4.S形带蒂皮瓣肛门成形术

(1)适应证:重度肛门狭窄,重度黏膜外翻,"白头肛门"病,Peget病及Bowen病。

(2)手术步骤:俯卧折刀位。常规消毒会阴部皮肤,0.1%苯扎溴铵消毒肛管内,铺手术巾。后位切开肛管,切断部分内括约肌,环形切除狭窄组织,或彻底切除外翻的直肠黏膜。"S"形切口自肛门前、后正中向两侧作弧形切开,切口长8~10 cm。游离全厚皮瓣,最好带部分皮下组织,以防止皮瓣坏死;电凝止血,将皮瓣向肛管内转移,覆盖内括约肌,与直肠黏膜用0号铬制肠线间断或连续缝合。外侧皮肤切口可用1号丝线间断缝合,如果皮瓣有张力,可将切口外端部分开放,不缝合。用油纱条包裹一段橡胶管放入肛门内,以利压迫止血,敷料加压包扎。

(3)术后处理:禁食4~5 d。控制排便5~6 d。常规补液,加强支持疗法。给予广谱抗生素,有效地预防感染。如果皮瓣下有积血或积液、化脓,可拆除几处缝线,将其清除、引流,一般不影响皮瓣的成活。术后1周内,每天换药3~4次,禁止坐浴。术后7~8 d拆线。进食后保持大便通畅。

由于肛门狭窄时间较长,括约肌功能受到一定程度损害,术后数周内可能有气、便失禁情况。嘱患者加强提肛锻炼,每日10~15次。经过数周至几个月的时间,一般可恢复,除非括约肌损害严重,或由于滥用泻药导致括约肌萎缩。

(五)挂线疗法

1.适应证

直肠下段及中段镰状狭窄。

2.手术步骤

截石位或俯卧折刀位。常规消毒会阴部皮肤,0.1%苯扎溴铵消毒肛管及直肠下段,铺手术巾。用带冷光源两叶式肛门拉钩牵开肛门,显露直肠下段狭窄。用两把组织钳夹住狭窄处黏膜,4号丝线自狭窄上缘穿入,穿过基底部,从瘢痕下缘穿出。将丝线一端系一橡皮筋,把橡皮筋自狭窄瘢痕下穿过,再拉紧橡皮筋结扎,根据狭窄情况,可同时几处挂线。

3.术后处理

少渣饮食,保持大便通畅。每日便后坐浴,肛门内放置紫草油纱条。术后8~10 d橡皮筋脱落。定期扩张狭窄。

(六)切开缝合术

1.适应证

直肠下段镰状和环形狭窄。

2.手术步骤

截石位或俯卧折刀位,常规消毒会阴部皮肤,0.1%苯扎溴铵消毒直肠下段,铺手术巾。用带冷光源两叶式肛门拉钩牵开肛门,显露直肠下段狭窄,在狭窄中部纵行切开,楔形切除切口两侧部分瘢痕组织,注意勿切透肠壁。

游离切口上部黏膜1~2 cm,再将黏膜拉下,用0号铬制肠线横行缝合,伤口处放置油纱条,肛门覆盖敷料,包扎固定。

3.术后处理

少渣饮食,通畅大便,便后坐浴。

(七)直肠内瘢痕切除术

1.适应证

直肠下段环形狭窄和 3 cm 左右的管状狭窄。

2.手术步骤

截石位或俯卧折刀位,常规消毒会阴部皮肤,肛管及直肠下段用 0.1%苯扎溴铵消毒,铺手术巾,用带冷光源两叶式肛门拉钩牵开肛门,显露直肠下段狭窄。在狭窄后正中做纵行切口,切开瘢痕,扩张肠腔,然后环形切除瘢痕,可同时切除部分直肠环肌。将切口上缘黏膜适当游离 0.5~1.0 cm,用 0 号铬制肠线横行缝合,为防止出血过多,可边切边缝。将橡胶管包绕油纱条后放置切口处。

3.术后处理

禁食 1~2 d。控制大便 2~3 d,常规应用抗生素及补液,进食后保持大便通畅,便后坐浴。

(八)直肠后纵切横缝术

1.适应证

直肠腹膜返折以下狭窄。

2.手术步骤

俯卧折刀位。常规消毒臀部及会阴部皮肤,铺手术巾。自尾骨向下至肛门上 2.5 cm 做一纵行切口,切除尾骨或骶骨下段。显露直肠,将两侧游离,把直肠拉至皮肤切口,用一金属扩张器伸入肛门通过狭窄,再在直肠后壁做纵切口,切开狭窄。拿出金属扩张器,将切口向两侧牵拉成为横切口,横行缝合切口,先缝肌层,再缝肠壁,缝合皮肤,上部放置一引流条。

3.术后处理

禁食 2~3 d,常规补液及应用抗生素。24 h 后拔出引流管。进少渣饮食,保持大便通畅。

第三节 肛门失禁

一、概述

肛门失禁又称大便失禁,是指各种原因引起的肛门直肠节制和排便功能障碍,不能随意控制排便和排气。肛门失禁的定义为:4 岁以上的患者,有反复发生的排便不能控制,至少 1 个月以上。临床上对于神经发育尚未健全,偶然出现稀便和排气失控,肛门仅有黏液溢出或肛门直肠疾病术后的近期肛门不洁,均不视为肛门失禁。

肛门失禁是对气体或粪便的控制能力受损,导致大便次数增多,常有腹泻,轻者粪便溢出污染内裤,重者频发腹泻或排出软便,是较常见的一个临床综合征,可由许多器质性和功能性原因引起。由于肛门失禁的定义尚存有异议,患者不愿自述症状等原因,轻度肛门失禁常不被患者和医生所注意,目前为止其确切的患病率尚不清楚。既往大规模研究提示,患病率从 0.004%至 18%不等。我国尚无确切的肛门失禁的发病率数据,德国问卷调查流行率为 5%。1995 年,Nelson 等调查美国 2 570 个家庭(仅 7 000 人),总发病率为 2.2%,其中 30%为 65 岁以上老年人，约 2/3 为女性，其中 36% 为完全性失禁。本病可发生于儿童、成年和老年，一般老年人比年轻人多见，女性比男性多见，男女之比为 1:3。

二、分类

（一）以失禁程度分

1. 完全性肛门失禁

患者不能控制干、稀粪便和气体，粪便不由自主地流出肛门。

2. 不完全性肛门失禁

患者能控制干粪便，但不能控制稀便和气体。

（二）以失禁的性质分

1. 运动性肛门失禁

运动性肛门失禁主要是指肛门括约肌、肛提肌的损伤。

2. 感觉性肛门失禁

肛门括约肌存在，由于肛管和直肠下段黏膜缺损造成感觉障碍而失禁，如内痔环切术后和 Soave 手术后。

（三）以直肠感觉分

1. 真性肛门失禁

真性肛门失禁由中枢神经系统疾病所致，粪便通过直肠时，患者无感觉，或无足够的随意收缩，如脊髓瘤。

2. 部分肛门失禁

气体或稀便通过肛门时患者无感觉或无足够的收缩，或两者同时存在，见于内痔环切术后，或肛门括约肌部分损伤的患者。

3. 溢出性肛门失禁

由于直肠过度扩张，肛门内外括约肌松弛或疲劳收缩无力，如老年人或术后直肠内粪便堆积嵌顿，只有黏液和稀便经肛门溢出。

三、临床表现

患者不能随意控制排泄粪便和气体，会阴部常有黏液刺激皮肤。完全失禁患者排便次数增多，肠蠕动时粪便即由肛门流出，用力和咳嗽也可流出，睡眠时不知不觉中有粪便流出，污染裤子和被褥，因此患者常戴垫，以防污染内裤。不完全失禁患者，当粪便干时无失禁，粪便稀时或腹泻时不能控制。

感觉性失禁患者不流出大量粪便，如粪便稀软，排便前常溢出小量粪便和黏液，腹泻时更为显著，常有黏液刺激皮肤。

（一）局部体征

1. 肛门完全失禁

肛门常张开呈圆形或见缺损、畸形，直肠内排泄物由肛门流出。指检时，可见肛门括约肌松弛，无收缩力或仅有轻微收缩力。

2. 肛门不完全失禁

肛门闭合不紧，括约肌收缩力减弱。

3.肛门感觉性失禁

肛管直肠环和括约肌无异常,肛管无皮肤,有黏膜覆盖,或可见黏膜外翻。经肛门括约肌功能测验,平均收缩力低于 20 kPa(150 mmHg)。

4.肛管直肠脱垂、中枢神经系统疾病、肛门直肠神经损伤造成的失禁和自发性失禁

肛管直肠环和括约肌完整,但收缩无力或完全不能收缩,并可摸到盆底肌肉松弛下降。

5.损伤引起的肛门失禁

在肛门部可见瘢痕,肛门指诊可摸到括约肌断裂,或虽无断裂,但括约肌被瘢痕固定或包绕,造成肛门功能不良。

(二)辅助检查

1.肛管直肠测压

测压包括肛门内括约肌控制的静息压,肛门外括约肌随意收缩时最大压力,舒张时刺激的知觉阈。在大便失禁时肛门静息压和最大压力均下降。

2.肌电图检查

肌电图检查是反映盆底肌肉及括约肌的生理活动,了解神经和肌肉损伤部位与程度的客观依据。

3.排便造影检查

此种影像学检查方法是排便时动态变化的记录,通过直肠角改变,可以推测耻骨直肠肌的状态和损伤程度。

4.生理盐水灌肠试验

检查时,令患者坐位,用细导管置入直肠,注入生理盐水 1 500 mL,记录漏出量和最大保留量,大便失禁时保留量下降或为 0,从而了解排便自控能力。

(三)肛门功能评定标准

该标准由张庆荣提出,一般分为 4 类,第一类为优,排便功能与正常人相同;第 2 类为良,粪便干时能完全控制,但不能很好控制稀便,有的患者有时需要灌肠调理排便,不用带垫;第 3 类为较好,常有稀便污染内裤,需要长期灌肠维持排便功能,必须经常戴垫;第 4 类为无效,无排便感觉,粪便随时外流,完全失禁。以上标准也被用于评价肛门失禁治疗效果。

四、诊断标准

(1)有肛门损伤或手术史。

(2)肛周皮肤感觉迟钝,不能随意控制气体、液体甚至成形粪便的残留。

(3)肛门闭合不全,黏膜脱出。肛门指检可触及瘢痕、缺损,肛管直肠收缩乏力。

(4)肛管压力测定,收缩压、静息压下降。

(5)肌电图检查,肛周肌肉兴奋性下降。

五、鉴别诊断

(一)与三种疾病鉴别

对感觉性肛门失禁、自发性肛门失禁、脊髓损伤性肛门失禁等三种肛门失禁的鉴别。

1.感觉性肛门失禁

感觉性失禁的肛管缺少皮肤,由黏膜遮盖,肛门缘有黏膜外翻情况,而肛管直肠环和括约

肌无异常。

2.自发性肛门失禁

自发性失禁多见于老年和经产妇女,肛门括约肌松弛,用力收缩时盆底肌肉和耻骨直肠肌下降,肛管缩短。盆底肌肉放松时,会阴下降到耻骨联合与尾骨尖连线下方,超过 2.5 cm,肛管直肠角增大。皮肤反射和直肠膨胀正常反射消失。有些患者可见直肠前方黏膜脱垂。

3.脊髓损伤性肛门失禁

向下牵拉耻骨直肠肌时肛门前方张开,出指后仍张开不能闭合,表示 T_{11} 至 L_3 之间损伤,向两侧牵开臀部也可出现这种现象。脑脊膜突出引起的肛门失禁有严重便秘,臀部皮肤有萎缩斑。因马尾神经损伤而引起的肛门失禁严重。

(二)排便紧急和肛门污染

紧急时感觉要排便不能控制,如无厕所可漏出少量粪便,常由肠道炎症疾病或直肠肿瘤引起。污染是由肛门渗出黏液和粪便,常由括约肌轻微损伤或直肠内存积粪块引起。临床上对于神经发育尚未健全,偶然出现稀便和排气失控,肛门仅有黏液溢出或肛肠术后近期肛门不洁,不视为肛门失禁。

六、手术治疗

目的是恢复直肠、肛管、肌肉和肛管皮肤的正常解剖和生理状态,即将直肠恢复成为大的和能扩张的容器,重建肛管直肠角度,修补括约肌,移植肛管皮肤和肛门皮肤,修补盆底。

各种手术都容易发生感染,影响疗效,有的造成失败。会阴部炎症和慢性肠炎应治愈后再做手术。术前做好皮肤和肠道准备。

(一)括约肌修补术

括约肌修补术适用于括约肌损伤或手术切断肛管直肠环的患者。沿瘢痕外侧开一半环形切口,切口的中部对着括约肌断端中间瘢痕,距离肛门宜远,以免感染。切开皮肤和皮下组织,将外括约肌和内括约肌断端由周围组织适当游离,切除括约肌断端之间的瘢痕组织,但在括约肌断端应留少量纤维组织,以便缝合。再沿内外括约肌间隙,将内括约肌与外括约肌分离,并向上分离到肛提肌。然后将内括约肌断端做褥式缝合,再褥式缝合外括约肌断端。缝线常用 2~3 个 0 号铬制肠线、丝线或金属线。缝线不可太多或过紧,以免缝线内组织坏死和感染。最后缝合皮下组织和皮肤,有时将伤口下部开放,以便引流。

(二)括约肌折叠术

括约肌折叠术适用于括约肌松弛无力未断裂的失禁。在肛门前方距肛门缘 1~2 cm 开一半圆形切口,将皮肤和皮下组织片向后翻转,可看到两条外括约肌由肛门两侧向前向内行于会阴体。以丝线将外括约肌间断缝合 2~3 针,使括约肌折叠,闭合三角间隙,以肛门能通过一指半为宜。缝合时,要缝合肌膜,少缝合肌纤维,以免肌肉坏死。最后缝合皮肤,外用纱布压迫。

(三)肛门紧缩术

肛门紧缩术适用于肛门和括约肌松弛的不完全性肛门失禁。具体方法见"直肠脱垂"部分。

(四)括约肌成形术

这种手术是将肌肉或筋膜移植于肛管周围,代替或加强括约肌功能。多用股薄肌、臀大肌、会阴浅横肌和阔筋膜移植成形。适用于括约肌完全破坏或先天括约肌阙如、肛门神经损伤，或不能用括约肌修补术治疗的患者。现对臀大肌移植括约肌成形术作一简介。方法是在肛门后方作一弯形切口，由一侧坐骨结节到对侧坐骨结节，将臀大肌显露。由两侧臀大肌内缘各分离一条约为 3 cm 宽的肌肉片，肌片后端仍与尾骨和骶骨相连。再将肌片在肛管后方交叉围绕肛管，在肛管前方交叉缝合，使与会阴体肌附着，然后缝合创口。

(五)皮片移植肛管成形术

皮片移植肛管成形术适用于肛管皮肤缺损和黏膜外翻引起的感觉性失禁。

1."S"形皮片肛管成形术

沿黏膜与皮肤连线环形切口，将黏膜和瘢痕组织由下方括约肌分离，向上到齿状线稍上，显露内括约肌，并将黏膜切断，切除瘢痕组织。再以肛管为中心开一"S"形切口，在肛门两侧做成两个皮片，皮片底在肛门两侧相对，其底宽应与其高度相等或稍高。皮片厚薄一致，并带少量脂肪。然后将一侧皮片的顶部牵向肛管前方，一侧牵向后方，与直肠黏膜边缘缝合。两侧皮片移植后，皮片边缘在肛管前后线下自行对合，并缝合数针，使全部肛管由皮片遮盖。取皮伤口可以完全缝合或一部分开放。

2.梯形皮片肛管成形术

梯形皮片肛管成形术常用于肛管皮肤部分缺损。切除肛管黏膜，在肛门两侧或前后方取梯形皮片，牵入肛管与黏膜缝合。

(六)肛管后方盆底修补术

肛管后方盆底修补术适用于自发性失禁、扩张术引起的失禁和肛管直肠脱垂固定手术后仍有失禁的病例。方法是在肛门后方开一弯形切口，向前翻转皮片，在内外括约肌之间分离。再将内括约肌和肛管牵向前方并向上分离到耻骨直肠肌上方，显露直肠后方脂肪、两侧髂尾肌、耻骨尾骨肌和耻骨直肠肌。然后将两侧肌肉间断缝合，使肌肉缩短，肛管直肠角前移。最后缝合外括约肌和伤口。

第四节 肛窦炎及肛乳头炎

一、概述

肛窦炎是肛窦和肛门瓣因感染发生的炎症，又称肛隐窝炎，是肛周化脓性疾病的重要诱因。肛乳头炎是肛乳头发生炎症性水肿肥大或炎性增生。肛窦炎、肛乳头炎在解剖学上有密切联系，发病原因相同，症状相似，在临床上多相并发生，可视为一种疾病，故一起讨论。本病由于症状较轻，不明显，而易被忽略。

二、分类

肛窦炎和肛乳头肥大可分为急性期和慢性期。

(一)急性期

急性期即急性发炎阶段，肛管灼热，肛门发胀，下坠，排便时疼痛加重，肛窦分泌物增多，渗出少量脓性或脓血性黏液，肛瓣、肛乳头红肿，触痛加重。

(二)慢性期

患者无明显症状，排便后有肛门短暂时间的微痛或不适，病史多较久。

三、临床表现

(一)症状

肛窦炎慢性期无明显症状，但常有肛内轻微隐痛坠胀或不适感，或肛腺分泌减少，肛管干涩，排便不畅等。急性期，常有疼痛，排便时症状加重，肛管内灼热、刺痛、撕裂痛、发胀或下坠感。如果肛门括约肌受炎性刺激，可引起括约肌轻度或中度痉挛性收缩，常有短时间阵发性钝痛，或疼痛持续数小时，严重者疼痛可通过阴部内神经、骶神经、会阴神经和肛尾神经而放射到臀部、骶尾部、股后部及会阴部等处，引起酸痛不适，或排尿不畅，肛窦炎急性期分泌物增多，溢出黏液含有血水或脓血水，肛门皮肤潮湿不洁、常有痒感，患者也因肛门不洁，内裤污染而精神不爽。

肛乳头炎，慢性期肛管内常有异物感、虫行感，或排便不尽感。急性期，乳头充血肥大，肛内肿胀不适，灼热刺痛，带蒂的乳头肥大如脱出肛外，不及时还纳肛内，则胀痛重坠，常有便意。

(二)检查

取侧卧位，放松肛门。医者戴手套，持肛门镜，镜端涂上润滑油，然后缓缓插入肛门。先指向脐部，通过肛管，再伸入直肠，拔出闭孔器，对好光源。在直视下边看边退，先退到直肠末端，齿状线附近部位，视察肛乳头的形状、大小、长短、数目、部位及色泽。接着仔细察看肛窦及肛瓣有无红肿、水肿、撕裂、糜烂、溃疡、脓疡等，并注意分泌物的性质，如黏液、脓液、血水等。然后用隐窝钩缓缓钩入肛窦，注意其深浅，如为隐窝炎其深度不超过 0.5 cm。可取渗出液做细菌学检查及抗生素药物敏感试验，或取活组织进行病理检查。对于年老体弱而肛门松弛患者，也可不用肛门镜检查，医者用左右手牵开肛门，让患者稍努责，可看到肛管深部，亦能察看发炎的肛窦和肛乳头。指诊可触及肛乳头的硬度与触痛程度和大小、数目、部位等。指诊肛窦，有时可触及凹陷小结，及窦口边缘硬肿的范围，如有炎症，则有敏感性疼痛。

四、诊断标准

根据患者症状，并通过指诊及肛门镜检查，一般即可诊断。

(1)肛窦炎有反复发作的排便后不适感、肛门内隐痛，或灼热痛及下坠感的病史。急性发作期则有排便疼痛、分泌物多、手纸偶然带脓血等。

如为肛乳头炎一般无明显症状，当乳头肥大增生可伴有肛门内异物感，肿大的肛乳头在排便时可脱出肛门外，常伴有肛门瘙痒或排便不尽感，急性期或嵌顿时，可见水肿、充血和坏死糜烂等。

(2)肛门视诊。大部分患者正常，严重者可见局部肿胀，肛周皮肤潮湿，黏液渗出。

(3)指诊。肛内温度轻度增高，在发炎的肛窦处可触到硬结或凹陷，并有明显的触痛和压痛，常可触及到肥大的肛乳头。

(4)肛门镜检查：①肛窦炎肛内镜可见肛窦及肛瓣充血、发红、水肿，肛窦凹陷，急性发作期挤压此肛窦周围组织时，可见少许的脓样分泌物或黏液从炎性窦口内渗出，触痛明显；②肛乳头炎肛门镜检可见常伴有肥大的乳头状增生物，呈椎体形、三角形或豆形。急性期肛乳头色泽潮红,充血水肿;慢性期呈灰白色或黄白色,不易出血。

(5)探针检查。正常的肛窦口不易探入,但肛窦感染发炎时,能顺利地将探针探入肛窦内较深的部位,探查时疼痛加剧。

五、鉴别诊断

(一)肛窦炎与肛瘘内口鉴别

肛瘘内口多在肛窦,肛门镜检查时用组织钳牵拉瘘道外口,可见有肛瘘内口的肛窦有明显的被牵动而凹陷。

触诊可摸到瘘道的条索物与肛窦相连,探针由外口沿肛瘘外口缓缓插入可从内口探出,有时稍用力按压瘘道,有脓性分泌物流出,肛窦炎则无以上检查所见。

(二)肛乳头炎与直肠息肉鉴别

直肠息肉多见于儿童,常发生于直肠中、下段,呈圆球形,一般有蒂小而长,顶部大,覆盖黏膜,表面是鲜红或紫红,呈细颗粒状,质软,不痛,易出血。肛乳头炎多见于成年人,发生于齿状线附近,灰白或黄色、圆形或三角形,有压痛、不易出血,发炎时有痛感。肛乳头炎继发病变为乳头状纤维瘤。

(三)肛窦炎与肛裂的鉴别

虽然两者排便时均感肛门部疼痛,但肛窦炎的疼痛较轻,且时间短,而肛裂则疼痛剧烈,并有典型的周期性疼痛,局部检查肛管皮肤可见裂口。

六、治疗

治疗首先要以非手术治疗为主,如外用栓剂、药膏、中药熏洗、灌肠等;其次根据病情辨证论治,内服汤剂或中成药;再次可用物理治疗法,如微波、红外线、激光等。如果非手术治疗无效,可考虑手术治疗。

(一)手术疗法

经非手术治疗1~3周无效的可行肛窦切开,乳头切除术。

1.肛窦切开术

肛窦切开术适用于单纯性肛窦炎,或已成脓或伴有隐性肛瘘的患者。患者取截石位或侧卧位,肛门常规消毒,局麻下,使肛门松弛后,在双叶镜下,找到发炎的肛窦,暴露病灶,沿肛窦作纵行切口,如有脓腔应完全切开,使引流通畅。

或使发炎的肛窦病灶暴露后,用组织钳将肛窦连同肛瓣夹起全部切除。用止血散、红油膏纱条压迫止血。患者术后,每天坐浴,换药。

2.肛乳头切除术

肛乳头切除术适用于肛乳头肥大。如术前消毒、麻醉后,暴露肥大之肛乳头根部,作纵菱形切口,将其切除,如乳头较大,则宜先将根部以止血钳夹住,在钳下以丝线结扎后再将肥大乳头切除。伤口用止血散剂凡士林纱条压迫止血,术后处理同前,患者术后,每天坐浴,换药。

(二)微创治疗技术

微创治疗技术主要指肛窦炎切开挂线术。

1.适应证

本术适用于肛隐窝部明显触痛及硬结,引发肛门持续性不适、疼痛、坠胀乃至心神不宁者。

2. 操作

(1)按肛门开放伤口术前准备,取截石位,肛周及肛管常规消毒,局麻生效后,于肛外 1.5 cm病窦的相应点位之皮肤做切口,以探针从切口纳入,与病窦呈直线行进,在示指于肛内协助下从病窦自然穿出。

(2)探针头系10号丝线,线段系皮筋,回撤探针,引出皮筋,将皮筋间的皮肤切开,适度拉紧皮筋并钳夹,于钳下以丝线将皮筋扎紧。术后按肛门开放伤口换药。

第五节 先天性巨结肠

先天性巨结肠(congenital megacolon)又称肠管无神经节细胞(aganglionosis),Hirschsprung于1886年对该病进行了详细的描述,所以人们常称之为赫尔施普龙病(Hirschsprung disease,HD)。

一、发病率

HD在人群中的发生率报道不一,目前多数文献报道为1∶5 000左右。有医院对某县进行了一次普查。调查结果HD发病率为1∶4 237。HD男多于女,男女之比为(3~5)∶1。男女之比与病变类型也有区别,短段型为(4.2~5.5)∶1,长段型男∶女为(1.2~19)∶1。另外,大约有30%患儿同时有染色体异常,例如唐氏综合征患儿HD发病率为5%,明显高于正常人群。但有趣的是在唐氏综合征患儿中,男女比例是相等的。

二、病因

(一)基因突变

1992年,Martucciello等发现一例全结肠型HD患者10号染色体长臂上出现缺陷,之后学者证实其为RET基因突变。目前已发现的与HD可能相关基因有GDNF、NRTN、ECE1、EDN3、EDNRB、SOX10、ZFHX1B、PHOX2B、KIAA1279等。有基因突变的患儿多为家族性、全结肠型或长段型;短段型、散发型突变率低。与HD关系较密切的主要分布在两个受体、配体系统,即酪氨酸激酶受体(RET)—胶质细胞源性神经营养因子(GDNF)/neurturin(NTN)基因和内皮素B受体(EDNRB)—内皮素3(EDN3)基因。

1. RET-GDNF系统

RET原癌基因(receptor tyrosine kinase proto-oncogene)位于染色体10q112,包括20个外显子,其编码产物RET是一种具有酪氨酸激酶活性的跨膜受体,它可以调控正常细胞生长和分化,尤其在肠神经系统的发育中起主要作用。突变导致受体功能障碍,使细胞发育调控信号不能正常传递,以致肠道神经发育不良,动物实验证实RET基因剔除后可导致鼠全部消化管壁内神经节细胞阙如。RET原癌基因的突变包括RET编码序列的删除、插入、框架移位、无义和误义。家族性HD患者中RET基因突变为50%,散发性病例占15%~20%。

RET有4个配体,分别是GDNF、NTN、Persephin(PSPN)和Artemin。其中研究最多的

是胶质细胞源性神经营养因子(glail cell line-derived neurotrophic factor,GDNF)。有研究在HD患儿中检测到GDNF突变,也有报道无神经节细胞段GDNF蛋白表达显著降低。GDNF基因的突变或基因表达缺陷都可使传递给RET的信号中断,影响肠神经系统的移行和发育。

2. 内皮素受体EDNRB-EDN3系统

EDNRB(endothelin-B receptor)基因位于染色体13q22,长约24kb含7个外显子和6个内含子。表达产物为442个氨基酸的蛋白质与三个紧密相关配体EDNRB,后来它还存在于人结肠的肌间神经丛、黏膜层以及神经节细胞内。EDNRB的表达伴随胚胎发育整个过程中,它的功能是使神经嵴细胞发育至成熟的神经节细胞。文献报道高达5%的HD患儿可检测到ENDRB突变。在动物实验中靶向性破坏EDNRB基因,可以导致无神经节细胞的肠管出现。

EDNRB的配体有EDN(endothelin)1、2、3,但只有EDN3敲除的小鼠和EDNRB敲除的小鼠表型相似。因此认为EDN3是EDNRB的主要配体。EDN3位于20q13.2-3,其基因突变率较EDNRB罕见。Swenson等报道在66个散发和9例家族性HD病例EDN3基因的检测结果,在外显子2发现了一种新的杂合性突变。

3. SOX10

SOX10基因位于22q12-q13,它在胚胎期表达于神经嵴细胞,参与外周神经系统的形成。已明确SOX10突变可造成肠管无神经节细胞,SOX10基因敲除小鼠全肠管无神经节细胞。

4. PHOX2B

PHOX2B基因位于4p12,编码一种转录因子,在维持自主神经系统的正常功能中发挥重要作用。PHOX2B基因的突变可能与HD和先天性中枢性肺换气不足综合征(congenital central hypoventilation syndrome,CCHS)有关。

(二)肠神经系统发育的内在环境因素

对HD的病因有两个基本理论,即"移行终止"和"环境不佳"理论。胚胎肠道神经发育环境缺陷是HD遗传病因研究的另一个方向,对于环境缺陷,可能有如下因素作用。

1. 细胞外基质

胞外基质中的层黏蛋白和Ⅳ型胶原是有助于神经移行和神经细胞生长的两种重要糖蛋白,如果这些蛋白大量积累在细胞外空间则可阻止神经节细胞的移行。

2. 黏附分子

它在胚胎发育中对神经细胞移行和神经细胞定居在特定部位都具有重要作用。对HD检测发现其NCAM减少并使细胞黏附性丧失。

3. 缺血、缺氧因素

临床与动物实验均已证实,神经系统对缺氧最为敏感,一旦破坏就很难再生。脑细胞缺氧3~5 min将发生不可逆性改变,肠壁神经缺氧1~4 h将被损坏。

4. 毒素、炎症因素

Chagas病主要由于感染枯西锥体鞭毛虫所致,因该虫产生毒素引起消化道神经节细胞萎缩变性而导致发生巨结肠。

5. 其他因素

一些研究者们已发现在HD患者的许多肠管无神经节段的一氧化氮合酶缺少。内皮素信号传递到内皮素受体,与一氧化氮的形成之间存在着密切的关系,胚胎中这种信号的缺乏可能是一氧化氮合成的障碍引起。Kuroda等又提出HD的免疫学机制。他们证实HD患者的结肠黏膜下的Ⅱ类抗原的异常表达,可能引起胚胎发生一种抗神经母细胞的免疫反应,但这种免疫反应还未被他人证实。

三、遗传

(一)家族性

在全部巨结肠病例中有家族史者占 1.5%～7%。家族病例中长段型明显增多。无神经节肠管越长,同胞患病概率越大。病变在乙状结肠的 HD 患儿家族发生率为 3.6%～5.7%;在全结肠型 HD 中家族发生率为 15%～21%;而全肠管无神经节细胞症患儿家族发生率高达 50%。

(二)遗传

目前有关 HD 的遗传研究尚无明确结论。有 12% 的 HD 患儿可检测到染色体异常,有研究提示 HD 遗传病变基因可能在第 21 号染色体上,但尚无定论。目前的看法是 HD 确有明显的遗传因素。然而单纯的遗传因子尚不能发病,而必须有环境因素的共同作用才能导致 HD 的发生。

四、合并畸形

先天性巨结肠症合并其他畸形者为 5%～19%,主要畸形有脑积水、先天愚型、甲状腺功能低下、肠旋转不良、内疝、直肠肛门闭锁、隐睾、唇裂、腭裂、先天性心脏病、肺动脉狭窄、马蹄足、多指(趾)、肾盂积水等。在诸多畸形中,中枢神经畸形发生率最高,其次是心血管系统、泌尿系统和胃肠道。尤其是先天愚型占 2%～34%,至于中枢神经系统畸形多见的原因可能由于神经细胞对有害环境耐受力低,并同时被相同因素损害所致。

五、病理

HD 的受累肠段可以见到典型的改变,即明显的狭窄段和扩张段。狭窄段位于扩张段远端,一般位于直肠乙状结肠交界处以下距肛门 7～10 cm。狭窄肠管细小,与扩大肠管直径相差悬殊,其表面结构无甚差异。在与扩大结肠连接部形成漏斗状的移行区(即扩张段远端移行区),此区原属狭窄段,由于近端肠管的蠕动,推挤肠内容物向远端滑动,长期的挤压促使狭窄段近端肠管扩大成漏斗形。扩张段多位于乙状结肠,严重者可波及降结肠、横结肠,甚至小肠。该肠管异常扩大,其直径较正常增大 2～3 倍,最大者可达 10 cm 以上。肠壁肥厚、质地坚韧如皮革状。肠管表面失去红润光泽,略呈苍白。结肠带变宽而肌纹呈纵行条状被分裂。结肠袋消失,肠蠕动极少。

肠腔内含有大量积粪,偶能触及粪石。切开肠壁见原有的环形肌、纵形肌失去正常比例,甚至出现比例倒置。肠壁厚度为狭窄段 2 倍,肠黏膜水肿、光亮、充血而粗糙,触之易出血,有时可见有浅表性溃疡。

先天性巨结肠症的主要病理改变如下。

1. 神经节细胞阙如

狭窄段肌间神经丛(Auerbach 丛)和黏膜下神经丛(Meissner 丛和 Henley 丛)内神经节细胞阙如,其远端很难找到神经丛。神经纤维增粗,数目增多,排列整齐呈波浪形。有时虽然找到个别的神经节细胞,形态亦不正常。与狭窄段相邻的是移形段,其病理特点是神经节细胞减少或形态异常。移形段长度不等,在 HD 肠梗阻症状中也起重要作用。

2. 胆碱能神经系统异常

国外及国内相关学者的研究发现,病变肠壁副交感神经节前纤维大量增生增粗。其原因主要由于壁内缺乏神经节细胞,使外源性神经找不到靶细胞,故而增生延长,此种现象称为向神经性(neutropisim)。肠壁内乙酰胆碱异常升高约为正常之2倍以上,乙酰胆碱酯酶活性也相应增强,以致大量胆碱能神经递质作用于肠平滑肌的胆碱能神经受体,引起病变肠管持续性强烈收缩,这是造成无神经节细胞病变肠管痉挛收缩的主要原因。

3. 肾上腺素能神经(交感神经)异常

免疫荧光组织化学研究发现,在无神经节细胞段交感神经纤维数量是增加的,但排列混乱,而且对肾上腺素的敏感性也并没有因为数量的增加而增加。去甲肾上腺素含量在无神经节细胞段是正常结肠的2～3倍,而且去甲肾上腺素的合成酶之一酪氨酸羟化酶的浓度也是升高的。然而肾上腺素能神经在正常情况下介导肠管松弛,因此它的增加并不能解释肠管痉挛性收缩。

4. 非肾上腺能非胆碱能神经(NANC)异常

20世纪60年代人们发现肠壁内除胆碱能神经、肾上腺素能神经外还存在第三种神经,它对肠肌有非常强烈的抑制和舒张作用,Bwinstock称谓"嘌呤能神经"。20世纪70年代Bloom进行了大量的研究,发现这类神经末梢释放肽类物质故称谓"肽能神经"。20世纪80年代研究发现胃肠道各段反应性抑制均系由NO(一氧化氮)介导,1990年Butt等提供了肠道非肾上腺素能非胆碱能(NANC)神经兴奋后释放NO的证据,故目前仍称之谓"非肾上腺能非胆碱能神经"。国外及我们也在人、鼠的大量研究中发现病变肠段VIP(血管活性肽)、SP(P物质)、ENK(脑啡肽)、SOM(生长抑素)、GRP(胃泌素释放肽)、CGRP(降钙素基因相关肽)等均发生紊乱,都有不同程度的缺乏甚至消失。我们也发现正常组儿童肌间神经丛、黏膜下丛和深肌丛神经元均出现NO强酶活性,肠壁各层亦富含NO神经纤维,巨结肠有神经节细胞段与正常组基本相同,而无神经节细胞段则无NO阳性神经丛,在肌间隙或肌束之间代之以粗纤维或小神经干,黏膜层内阳性纤维增多。现已证实NO是NANC的主要递质,胃肠道的松弛性反应均由NO介导。肌层内散在的神经纤维可能为外来传入神经末梢。

Rattan等研究提出肠道肽类递质发挥作用需通过NO中介,或者至少部分通过NO作为信使而发挥调节肠道功能的作用。因此可认为狭窄段肠管痉挛与无神经节细胞肠段缺乏产生NO神经有关。

5. Cajal细胞异常

Cajal间质细胞(interstitial cells of Cajal,ICC),是胃肠慢波活动的起搏细胞,以网状结构存在于胃肠道。ICC网状结构通过缝隙连接(为低电阻通道),将慢波传递到平滑肌,导致平滑肌细胞的电压依赖性钙通道激活,产生动作电位,使胃肠道平滑肌产生节律性收缩。由于其在控制胃肠动力方面独特和重要的地位,已逐渐成为胃肠动力领域的研究热点之一,最初识别ICC是利用电镜和亚甲蓝活体染色,20世纪90年代初发现ICC表达的原癌基因产物酪氨酸激酶受体(c-kit)是特异性标志物,可以通过抗c-kit的抗体识别。

Vanderwinden等首先应用抗c-kit抗体检测到HD无神经节细胞段ICC数量减少,伴ICC网络破坏;而在HD正常肠管,ICC数量与分布未见异常。Rolle等研究发现在整个切除的肠管中均发现ICC分布异常,并不仅局限于无神经节细胞肠管,因此推测,HD根治术后复发可能与保留肠管ICC异常有关。另外,还有研究利用抗连接蛋白43抗体发现ICC的缝隙连接在无神经节细胞肠管消失,而在移形段显著减少。然而,也有研究发现 ICC 在无神经节段肠管和正常肠管无明显区别。

六、病理生理

HD 的病理改变是由于狭窄肠段无神经节细胞。冈本英三研究证实在病变肠段未找到神经与肌肉的连接点(阙如),并在神经递质受体定量测定时,发现无论是胆碱能受体或肾上腺能 β 受体的含量均较正常肠段明显减少,从而造成病变肠管及内括约肌痉挛狭窄和缺乏正常的蠕动功能,形成功能性肠梗阻。本应与神经节细胞建立突触联系的副交感神经节前纤维在无神经节细胞肠段大量增生变粗,大量释放乙酰胆碱被认为是引起肠段痉挛的主要原因之一。此外,也由于神经节细胞阙如,增生的交感神经中断原有的抑制通路,不能由 β 抑制受体去影响胆碱能神经,从而产生肠壁松弛,而是直接到达平滑肌的 α 兴奋受体产生痉挛。壁内 NANC 系统抑制神经元也缺乏,因而失去有效的松弛功能。内括约肌长期处于收缩状态,直肠、内括约肌保持在持续性收缩状态,导致肠道的正常推进波受阻。久之,近端正常肠段发生代偿性、继发性扩大肥厚。神经节细胞亦产生退化变性直至萎缩,以致减少或消失。

七、分型

HD 的分型相当混乱,有人以解剖为依据,有人以临床为准绳,也有人按治疗方法的不同而分类。甚至名词相同而病变范围各异,如"短段型"的定义,有的作者以病变局限于直肠远端为准,而另一些学者则认为病变累及直肠近端,直肠、乙状结肠交界处亦属短段。有鉴如此,我们参照病变范围,结合治疗方法的选择,临床及疗效的预测暂作如下分型。

1. 超短段型

超短段型亦称内括约肌失弛缓症,病变局限于直肠远端,临床表现为内括约肌失弛缓状态,新生儿期狭窄段在耻尾线以下。有研究者认为此型并非 HD。

2. 短段型

病变位于直肠近、中段,相当于 S_2 以下,距肛门距离不超过 6.5 cm。

3. 常见型

无神经节细胞区自肛门开始向上延至 S_1 以上,到乙状结肠以下。

4. 长段型

病变延至降结肠或横结肠。

5. 全结肠型

病变波及全部结肠及回肠,距回盲瓣 30 cm 以内。

6. 全肠型

病变波及全部结肠及回肠,距回盲瓣 30 cm 以上,甚至累及十二指肠。

上述分型方法有利于治疗方法的选择,并对手术效果的预测和预后均有帮助。以上各型中常见型占 75% 左右,其次是短段型,全结肠型占 3%~10%。

八、症状及体征

(一)临床症状

1. 不排胎便或胎便排出延迟

所有新生儿期排便延迟的患儿均应怀疑 HD。据统计正常足月新生儿 98% 于出生后 24 h

内排出黑色黏稠胎粪,其余在48 h内排胎便。而90%的HD患儿在出生后24 h内不排便。由于胎粪不能排出,患儿发生不同程度的梗阻症状,往往需要经过洗肠或其他处理后方可排便。数日后症状复发,帮助排便的方法效果愈来愈差,以致不得不改用其他方法。久后又渐失效,便秘呈进行性加重,腹部逐渐膨隆。常伴有肠鸣音亢进,虽不用听诊器亦可闻及肠鸣,尤以夜晚清晰。患儿也可能出现腹泻,或腹泻、便秘交替。便秘严重者可以数天,甚至1周或更长时间不排便。患儿常合并低位肠梗阻症状,严重时有呕吐,但呕吐次数不多,其内容为奶汁、食物。最后由于肠梗阻和脱水而急诊治疗,经洗肠、输液及补充电解质后病情缓解。经过一段时间后上述症状又复出现。少数病例因为粪便积贮过久,干结如石,虽结肠灌洗也不能洗出粪便,腹胀更加严重,以致不得不做结肠造口以解除肠梗阻。

2.腹胀

患儿都有程度不同的腹胀,腹胀轻重程度根据病情的发展及家庭护理是否有效而定。患儿腹部呈蛙形,早期突向两侧,继而全腹胀大。腹围明显大于胸围,腹部长度亦大于胸部。

腹胀如便秘一样呈进行性加重,大量肠内容、气体滞流于结肠。腹胀严重时隔肌上升,影响呼吸。患儿呈端坐式呼吸,夜晚不能平卧。

3.一般情况

小儿全身情况不良,呈贫血状,食欲缺乏。由于长期营养不良,患儿消瘦,发育延迟,年龄愈大愈明显。患儿抵抗力低下,经常发生上呼吸道及肠道感染。加之肠内大量细菌繁殖毒素吸收,心、肝、肾功能均可出现损害。严重时患儿全身水肿,以下肢、阴囊更为显著。

(二)体征

腹部高度膨大、腹壁变薄,缺乏皮下脂肪,并显示静脉曲张。稍有刺激即可出现粗大的肠型及肠蠕动波。腹部触诊有时可以扪及粪石。听诊时肠鸣音亢进。肛门指诊常可查出内括约肌紧缩,壶腹部有空虚感。如狭窄段较短,有时可以触及粪块。当手指从肛管拔出时,常有气体及稀便呈爆破样排出,为巨结肠的典型表现。

(三)小肠结肠炎

如果HD患儿出现腹泻、发热、腹胀加重,应考虑小肠结肠炎。根据不同的诊断标准,文献报道小肠结肠炎的发病率为12%~58%,不论何种手术前后均可能发生。小肠结肠炎是引起死亡最多见的原因,占20%~58%,重型病例其病死率极高。肠炎可以发生在各种年龄,但以3个月以内婴儿发病率最高。90%的肠炎病例发生于2岁以内,以后逐渐减少。引起肠炎的原因和机制至今尚不十分明了。

肠炎发生时进行结肠镜检查,可以见到黏膜水肿、充血以及局限性黏膜破坏和小型溃疡,轻擦也容易出血。病变加重时向肌层发展,出现肠壁全层水肿、充血、增厚,在巨大病灶的浆膜层可见有黄色纤维膜覆盖。如病变进一步发展即可发生肠穿孔,并导致弥散性腹膜炎。其病理检查可见隐窝脓肿、白性细胞聚集,深达浆膜的小溃疡和潘氏细胞化生。Kobayashi用单抗检测细胞内黏分子(ICAM-1)以了解其在HD合并肠炎中的作用,结果发现肠炎时黏膜下血管上皮均可见到明显着色,而对照组则很少见到。ICAM-1能诱导炎症时许多组织的白细胞浸润,且诱导各种细胞出现炎性激素,如干扰素、白细胞介素-1及肿瘤坏死因子,它在白细胞的黏着及调节血管外白细胞起着重要作用,因此即使在肠炎发作间隙或未出现前,如果ICAM-1显色表明有肠炎发生的危险。

在有严重肠炎时,患儿有频繁呕吐、水样腹泻、高热和病情突然恶化。腹部异常膨胀并呈现脱水症状。进而发生呼吸困难、衰竭、全身反应极差。少数患儿虽未出现腹泻,当进行肛门指检或插入肛管时迅即见有大量奇臭粪水及气体溢出。腹胀可随之消减,但不久又行加重。小肠结肠炎往往病情凶险,治疗若不及时或不适当可导致死亡。由于肠炎时肠腔扩张,肠壁变薄缺血,肠黏膜在细菌和毒素的作用下产生溃疡、出血甚至穿孔形成腹膜炎,肠炎并发肠穿孔病死率更高,尤其是新生儿。

九、诊断方法

凡新生儿时期出现胎便排出异常,或以后反复便秘、肛门指检壶腹部空虚,随之有大量气便排出症状缓解者,均应怀疑有先天性巨结肠症之可能,但是为了确诊仍需进一步检查。

(一)X 线检查

X 线检查包括平片和钡剂灌肠,能提供非常有价值的资料。

1. 直立前后位平片

平片是简单易行的初步检查方式。平片上可以看到低位性肠梗阻,瘀胀扩大的结肠及液平,这种积气的肠段往往从骨盆开始,顺乙状结肠上行,而其远端则一直未见气体。新生儿时期结肠扩张不如儿童明显,单靠平片诊断比较困难,必须结合病史及其他检查。

2. 钡剂灌肠

钡剂灌肠检查在巨结肠的诊断中有重要价值,可见病变肠段肠壁无正常蠕动,肠黏膜光滑,肠管如筒状,僵直、无张力。如果显示典型的狭窄与扩张段和移行段,即可明确诊断,其准确率达 80% 左右。对于新生儿及幼小婴儿,因结肠被动性扩张尚不明显,与狭窄段对比差异不大,或因操作不当均可造成诊断错误,Swenson 报道的 453 例有 11% 漏诊,新生儿误诊率达 23%,多为直肠以下和肝曲以上,故应注意以下事项。①钡剂灌肠前不应洗肠,尤其对新生儿,以免由于结肠灌洗后肠内容物排出,扩大肠段萎瘪,致使扩张肠段消失而影响诊断;②注钡肛管宜用细导尿管,粗大肛管可将狭窄部扩大,影响狭窄肠管直径对比,导管也不可插入过深,以致钡剂注入乙状结肠以上,而病变部分未能显影;③钡剂压力切勿过高,不宜使用灌肠流筒,可用 50 mL 注射器,将稀钡缓慢推入,当出现狭窄扩张段时立即摄片;④摄片宜摄侧位为好,因正位时直肠上端向后倾斜,影像重叠,以致了解狭窄长度和距肛门距离不够准确;⑤如遇疑难病患儿不能确诊,应在 24 h 后重复透视,以观察钡剂滞留情况,如果钡剂潴留,仍有确诊价值;⑥偶尔有个别病例钡灌肠及 24 h 排钡情况仍不能诊断时,可以口服钡剂,追踪观察钡剂在肠道的运行及排出情况,多可做出正确诊断。

(二)直肠肛门测压

正常情况下当直肠内压力增高时,肛门内括约肌会出现松弛反射,而在 HD 患儿,直肠肛门痉挛性狭窄,上述反射消失。其敏感性和特异性均较高,国外报道准确率多在 90% 以上。

然而正常新生儿,特别是早产儿,由于肠神经未发育完全。可在生后数天(国外报道多为 14 d)内不出现内括约肌松弛反射。如首次检查阴性者,应在 7~14 d 再次检查以肯定诊断。

(三)直肠肌层组织活检

患儿麻醉后取活检至直肠肌层,切片染色,检查有无神经节细胞,如确无神经节细胞存在,即可诊断为先天性巨结肠症(这是诊断的金标准)。如果取材够大,部位适当,病理医师经验丰富,其诊断是相当准确的。但由于小儿肛管细小,组织应在距肛门 4 cm 以上取出(齿状线上 2 cm 以内为正常缺神经节细胞区),操作必须在麻醉下施行,术中可能出血较多,术后或有肠穿孔的危险；有时取材浅表，很难明确判断，亦可造成误诊，因此限制了临床应用。

(四)直肠黏膜吸引活检组织化学检查

HD 的特征之一就是无神经节细胞段肠管副交感神经纤维大量增生，增生的神经纤维主要位于黏膜固有层和黏膜肌层。用特制吸取器，在齿状线 1.5～2 cm 上吸取黏膜及黏膜下组织直径约 4 mm，厚 1 mm，行乙酰胆碱酯酶(AChE)组织化学染色。HD 患儿可以看到无神经细胞段出现乙酰胆碱酯酶阳性的副交感神经纤维，通常于靠近黏膜肌层处分支最为丰富，可见直径增粗数目众多的阳性纤维。此检查在组织化学检查中具有不可替代的作用，是诊断超短段型巨结肠唯一准确可靠的方法。如与临床症状不符，必要时应进行复查。本法简单易行，均在门诊进行，不需住院及麻醉。Roes 报道 1 340 例吸引活检发生 3 例穿孔，其中 1 例死亡。所有并发症均出现于新生儿，因此相关学者提醒新生儿勿做吸引活检。有学者的经验是只要小心谨慎，严格操作规程，一般均较安全，近年来，极少发生严重并发症，此法已列入 HD 常规诊断方法之一。

十、鉴别诊断

(一)获得性巨结肠

毒素中毒可导致神经节细胞变性，发生获得性巨结肠。最有代表性的是南美洲发现的锥体鞭毛虫病(Chages 病)。由于毒素的影响，不但结肠扩大，而且可出现巨小肠、巨食管。组织学检查贲门肌呈慢性改变。钡餐检查从食管到结肠全部扩张。此外还有人报道维生素 B_1 缺乏和结核性肠炎可引起神经节细胞变性发生巨结肠。克罗恩病引起中毒性巨结肠者约占 6.4%。

(二)继发性巨结肠

先天性直肠肛管畸形，如直肠舟状窝瘘、肛门狭窄和先天性无肛术后等引起的排便不畅均可继发巨结肠。这些患儿神经节细胞存在，病史中有肛门直肠畸形及手术史，结合其他检查诊断并不困难。而 HD 合并直肠肛门畸形者亦偶有发生。

(三)神经系统疾病引起的便秘

患有先天愚型、大脑发育不全、小脑畸形和腰骶部脊髓病变者常可合并排便障碍、便秘或失禁。患儿都有典型的症状和体征，必要时可做黏膜组化检查及直肠肛管测压和脊椎摄片，确诊后对症治疗。

(四)内分泌紊乱引起的便秘

甲状腺功能不全(克汀病)或甲状腺功能亢进均可引起便秘。患儿除便秘外尚有全身症状，如食欲缺乏和生长发育不良等。经内分泌及其他检查可明确诊断，前者可口服甲状腺素，后者须手术治疗。

十一、治疗

(一)一般治疗

(1)新生儿、婴儿一般情况差，梗阻症状严重合并小肠结肠炎或合并严重先天性畸形，尤其是全结肠型者，宜暂行肠造口，然后控制感染，加强支持治疗并给予静脉全营养，待一般情况改善，于 6～12 个月或以后再行根治手术。

(2)若患儿一般情况良好，诊断明确，为短段型或常见型行一期根治术。但新生儿手术并发症多,术中应细致操作,加强术后管理,预防各种并发症的发生。

(3)患儿一般情况尚好,疑为巨结肠同源病者,可先试行非手术治疗。治疗方法为每日定时扩肛,控制饮食,必要时行结肠灌洗。

(二)先天性巨结肠根治手术

1.经肛门巨结肠手术

1998年Torre DL报道经肛门分离切除无神经节细胞肠段,并将近端正常结肠拖出与肛管吻合。此手术不必开腹,损伤小、出血少,术后次日即可进食。全身情况恢复快、住院时间短、费用低、腹部无伤口瘢痕、美观。我国自2001年开展该术式以来,至2006年2月全国有条件的医院已普遍应用,已施行1 389例充分证明上述优点。采用此术式之关键有两个,一是诊断正确,包括术前、术中及术后诊断。国外报道术前均需活检(经肛门或腹腔镜)确诊。而我国一般医院仅凭症状及钡灌肠检查,故可能将一些特发性便秘及巨结肠同源病等,本可以用非手术治疗者而施行此术式,以致有扩大手术之嫌。二是掌握适应证:该术式适用于常见型及短段型巨结肠,长段型及重型巨结肠同源病(HAD)因病变肠管切除不够术后容易症状复发,或者术中被迫中转开腹手术或腹腔镜手术。因此不可过度强调其优越性而忽视其局限性。

2.腹腔镜巨结肠根治手术

1994年Smith BM在腹腔镜辅助下成功地为一例2岁巨结肠患儿施行Duhmel式拖出术,之后国内外相继开展,多采用Soave术式。亦有人施行"心形斜吻合术",效果更为满意。手术步骤为采用脐窝下切口置入Trocar,注入CO_2建立气腹(压力6~12 mmHg,婴幼儿在8 mmHg以下,流量28 L/min)。右上腹置套管放入腹腔镜,左上腹及右下腹置套管、放分离钳、超声刀、吸引器等器械。小儿腹壁薄,Trocar易移动或脱出,必要时缝线固定。腹腔镜检查确定狭窄的长度、扩张段近段的位置以及需切除结肠的长度并做缝线标记。超声刀游离结肠系膜,保留肠侧血管弓,用钛夹夹闭乙状结肠动静脉,使移行段近端正常结肠可无张力地拖至肛门外吻合。紧靠肠壁向盆腔游离,避免损伤输尿管。游离至直肠侧韧带或打开腹膜返折。会阴部扩肛,分离直肠黏膜同经肛门手术。小心切开前壁肌鞘及腹膜,证明已进入腹腔后,紧贴肠管将肌鞘全部切开1周,此时可将腹腔镜下游离的结肠全部拖出。直肠肛管背侧纵切至齿状线上0.5 cm处,结肠直肠浆肌层缝4针,12点、3点、6点、9点处作为标准线,然后呈心形缝合1周。切除多余肠管全层吻合,均如心形吻合术。最近我们采用经脐腹腔镜巨经肠根治手术,避免了腹壁出现瘢痕,取得了极佳的美容效果。

3.直肠肛管背侧纵切、鸡心领形斜吻合术(简称心形吻合术)

直肠肛管背侧纵切、鸡心领形斜吻合术即直肠背侧纵行劈开至齿状线而不切除内括约肌,然后将拖出的正常结肠与直肠肛管做鸡心领式斜吻合术。其目的在于防止切除内括约肌过多或过少,防止术后引起污粪、失禁或便秘,以及内括约肌失弛缓症和减少小肠结肠炎等。

4.直肠黏膜剥除,鞘内结肠拖出术(Soave手术)

此术式之优点是不需要游离盆腔,结肠经直肠鞘内拖出,不易发生吻合口漏,对盆腔神经损伤少。但是它保留了无神经节细胞的肠管,直肠段为双层肠壁,常导致内括约肌痉挛综合征。直肠黏膜如剥离不完整,遗留黏膜于夹层内生长,分泌黏液,可引起感染及脓肿。此术式除用于HD根治术外,也常用于结肠息肉症及其他再手术者。

5.拖出型直肠结肠切除术(Swenson手术)

此手术的特点是经腹腔游离直肠至皮下,在腹腔内切断直肠,上端切除扩大结肠。封闭两端断端,然后将直肠内翻,结肠由直肠腔内拖出肛门外进行环状吻合。由于分离面广泛,出血多,术后并发症多,如吻合口漏、狭窄、尿潴留、盆腔感染、便秘、失禁等。虽然国内目前已少有人使用此法,但此术式为 HD 根治术的首创手术,许多手术均在此基础上加以改进。

6. 直肠壁、内括约肌切除术

自 1989 年开始,对新生儿及小婴儿短段型 HD 或巨结肠根治术后复发的病例,有的医院采用经肛门右前侧内括约肌切除术,此术式简单可行,适用于超短段型巨结肠及 HAD。

7. 回肠降结肠侧—侧吻合术(Martin 术)

本手术主要用于全结肠型巨结肠,切除升结肠、横结肠,回肠游离,由直肠骶前间隙拖出至肛门口。回肠、降结肠均在系膜及血供对侧纵行剖开,将两肠管前后壁对齐缝合两层,形成一新的肠腔。肠腔一侧为结肠,有吸收水分功能,另一侧为回肠,有蠕动排便的功能。近年来有人提出升结肠吸收水分、电解质功能更佳,故行切除横结肠、降结肠,保留升结肠吻合的改良术式。回肠后壁与肛管吻合,其前壁与直肠后壁钳夹,钳夹应有足够的长度,以超过两肠管已吻合的下缘,否则肠腔内遗留隔膜,影响通畅,需再次手术切除或钳夹。

十二、并发症的预防及处理

(一)吻合口漏

吻合口漏发生率占 3.4%～13.3%,是根治术早期最严重的并发症,往往造成盆腔脓肿,腹膜炎,甚至危及生命。但近年来,由于经肛门巨结肠根治术以及腹腔镜辅助下经肛门手术的普遍开展,使吻合口位于肛门,有效地避免了这一并发症,然而合并直肠回缩的患儿仍可能发生。吻合口漏原因较多,有以下几种。

(1)结肠末端血供不良,术后缺血坏死吻合口裂开,因此在决定下拖肠管前必须确认末端肠管血供良好。下拖过程中系膜不可旋转扭曲或牵拉过紧,以致损伤血管。吻合时一旦出现肠管血供不良,必须切除该肠管,直至血供良好处方可吻合。

(2)盆腔感染。凡是在盆腔内吻合的术式如 Rehbein、Ikeda、Kasai 等均易发生盆腔感染,吻合口浸泡于脓腔之中造成吻合口漏。

(3)钳夹过高。Duhamel 手术时距盲端缝合线<0.5 cm,直肠残端缺血坏死。Duhamel 手术及其各种改良钳夹术均需在耻骨联合水平切断直肠,封闭残端。结肠通过直肠后拖出肛门缝合,结肠前壁与直肠后壁钳夹,两夹钳间肠壁坏死,使两肠管贯通成一腔隙。若钳夹时钳子顶端距封闭之盲端过近,以致缝合处缺血坏死,肠内容物漏入腹腔。原始 Duhamel 术钳夹时用鼠齿钳,顶端尖齿咬穿肠壁致使穿孔感染。现多数术者已改用特制环钳。

(4)钳夹后肠壁张力过大,粘连处撕裂,为了消除原始 Duhamel 术式的盲袋与闸门,许多术者改用结肠直肠前壁直接钳夹,因两肠管牵拉过紧,张力过大,以致坏死后粘连处裂开穿孔。近年经肛门拖出 Soave 术式张力过大亦有吻合口漏发生。

(5)吻合口肠壁间夹杂脂肪垂及大量疏松结缔组织,以致愈合不良吻合口裂开,这是非常多见的原因之一。在腹腔游离结肠时,可见预定吻合肠段常附有大量脂肪垂及血管组织,必须予以分离结扎,使肠壁浆肌层裸露,以利吻合口愈合。直肠分离盆腔段用手指钝性分离,往往将直肠周围结缔组织一并分离,如不进行清除,则结肠直肠吻合后,两侧肌层无法紧贴愈合,必将造成愈合不良而产生吻合口漏,曾有术者经常发生吻合口漏,自采用此步骤后已杜绝再次发生。

(6)夹钳脱落过早,Duhamel 手术均须使用夹钳,一般将钳子合拢 1～2 齿即可,脱钳最佳时间为术后 7～8 d,第 5 d 可以紧钳一次。如果 9 d 后夹钳仍不脱落,需切除钳间坏死组织取下夹钳。然而有时钳夹过紧,肠壁坏死过早,于 3～4 d 夹钳脱落,由于直肠结肠尚未牢固粘连,以致吻合裂开,盆腔腹腔感染。

(7)缝合不当,改良 Duhamel,须将直肠肛管壁后 1/2 切除与结肠吻合,其前壁 1/2 钳夹,有时在缝、夹交界处漏针或留一段既未缝到也未夹住,术后可能粪液外渗而产生直肠周围感染,影响吻合口愈合。

一旦出现吻合口漏,并已扩散到盆腔或腹腔,估计单纯引流、禁食、抗感染不能控制者,应及时做回肠造口,否则不但感染发展危及生命,而且盆腔、肛周多处形成壁龛、窦道、无效腔。久之肉芽增生,黏膜被覆,以致再次手术无法切除干净,感染反复发作,盆腔大量瘢痕形成及肛门失禁,虽多次再手术,亦无法建立正常功能。

(二)腹腔盆腔出血

盆腔分离后可能少量渗血,如术后大量出血,血容量低而发生休克者,多为肠系膜动静脉结扎不牢,术后结扎滑脱所致,所以强调重要血管必须缝、扎 2～3 道,在分离盆腔痔上、痔中动、静脉亦应妥善结扎切断,尤其是一些术式需全部游离直肠或两侧及后方者,应仔细止血,关腹时应再次核查盆腔、后腹膜分离处、肝下、胃、脾等处有无大量渗血,如有出血必须加以处理,国内曾有巨结肠根治术后大出血而死亡病例,经肛门手术如出血过多应开腹止血。

(三)直肠回缩

(1)早期 Swenson 手术,因近端结肠游离长度不够充分,勉强拖下吻合,术后结肠回缩吻合裂开。遇此情况只有暂行回肠造口,并等待回缩停止,根据回缩之长短、愈合情况,再决定治疗方法。其根本预防方法是拖出结肠必须具有足够长度,张力不可过大。

(2)在施行 Soave 手术时,目前多用一期吻合,拖出结肠应在无张力情况下,比吻合部长 0.5～1 cm 切断吻合给术后结肠回缩留有之余地,切不可在强拉下切断吻合。而在 TCA 或息肉病做 Soave 手术时,可能将回肠由直肠鞘内拖出吻合,因回肠回缩率高达 5 cm 左右,如一期切断吻合常需预留长度以防吻合口裂开回缩,造成盆腔感染肛管瘢痕形成而狭窄。我们常于肛门外留置回肠 10 cm,用海绵钳钳夹 1/3,肠腔内放留置肛管,既保证排出液、气通畅,又可防止回缩。约 10 d 后,回肠与肛管粘连,再切除肛门外多余肠管。

第六节 先天性肥厚性幽门狭窄

先天性肥厚性幽门狭窄(CHPS)是由于幽门肌肥厚使幽门管腔狭窄而引起的上消化道不完全梗阻性疾病。本病多见于婴儿出生后头 6 个月内,占消化道畸形的第三位,本病病因尚不清楚。有家族集中的倾向。在成人发生幽门狭窄的患者,其儿童时期也有婴儿形式的肥厚性幽门狭窄,从而显示了遗传因素。

一、病因

病因尚未完全清楚。

1. 遗传因素

经过研究指出幽门狭窄的遗传机理是多基因性,是由一个显性基因和一个修饰性多因子构成的定向遗传基因。这种遗传倾向受一定的环境因素影响而起作用,如社会阶层、饮食种类、各种季节等,发病以春秋季为高,但其相关因素不明。

2. 神经功能

肽能神经的结构改变和功能不全可能是主要病因之一,通过免疫荧光技术观察到环肌中含脑啡肽和血管活性肠肽神经纤维数量明显减少,应用放射免疫法测定组织中 P 物质含量减少,由此推测这些肽类神经的变化与发病有关。

3. 胃肠激素

近年研究胃肠道刺激素,测定血清和胃液中前列腺素(E2 和 E2a)浓度,提示患儿胃液中含量明显升高,由此提示发病机制是幽门肌层局部激素浓度增高使肌肉处于持续紧张状态,而致发病。

4. 肌肉功能性肥厚

机械性刺激可造成黏膜水肿增厚。另一方面也导致大脑皮层对内脏的功能失调,使幽门发生痉挛。两种因素促使幽门狭窄形成严重梗阻而出现症状。

5. 环境因素

发病率有明显的季节性高峰,以春秋季为主,在活检的组织切片中发现神经节先天性细胞周围有白细胞浸润,推测可能与病毒感染有关。

二、临床表现

典型的临床表现:见到胃蠕动波、扪及幽门肿块和喷射性呕吐等三项主要征象。

症状出现于生后 2~4 周,亦有更早的,极少数发生在生后一周,也有延迟至生后 2~3 个月发病。呕吐是主要症状,最初仅是吐奶,接着为喷射性呕吐。开始时偶有呕吐,随着梗阻加重,几乎每次喂奶后都要呕吐,呕吐物为黏液或乳汁,在胃内潴留时间较长则吐出凝乳,不含胆汁。少数病例由于刺激性胃炎,呕吐物含有新鲜或变性的血液。在呕吐之后婴儿仍有很强的求食欲,如再喂奶仍能用力吸吮。未成熟儿的症状常不典型,喷射性呕吐并不显著。

随呕吐加剧,由于奶和水摄入不足,体重起初不增,继之迅速下降,尿量明显减少,数日排便 1 次。

由于营养不良,脱水,婴儿明显消瘦,皮肤松弛有皱纹,皮下脂肪减少,精神抑郁呈苦恼面容。

发病初期呕吐丧失大量胃酸,可引起碱中毒,呼吸变浅而慢,并可有喉痉挛及手足搐搦等症状等。

三、辅助检查

1. 超声检查

幽门肥厚的诊断标准:幽门管长径≥17 mm,幽门肌厚度≥4 mm,幽门管直径≥13 mm 即可诊断本病。CHPS 的超声图像:肥厚的幽门环肌呈实质性中等或低回声团块,轮廓清晰,边界清,幽门管中央黏膜层呈强回声,当胃蠕动强烈时可见少量液体通过幽门管。

2. 钡餐检查

诊断的主要依据是幽门管腔增长(>1 cm)和狭细(<0.2 cm)。胃肠透视表现为幽门前区

呈"鸟嘴样"突出,幽门管细长呈"线样征"。胃窦及胃腔扩大,胃内充满内容物之光点及液性暗区回声,可见胃蠕动现象并增强,有时可见逆蠕动波,胃排空延迟等征象。有人随访复查幽门肌切开术后的病例,这种征象尚见持续数天,以后幽门管逐渐变短而宽,也许不能回复至正常状态。在检查后须经胃管吸出钡剂,并用温盐水洗胃,以免呕吐而发生吸入性肺炎。

四、诊断

依据典型的临床表现,见到胃蠕动波、扪及幽门肿块和喷射性呕吐等三项主要征象,诊断即可确定。其中最可靠的诊断依据是触及幽门肿块。如未能触及肿块,则可进行实时超声检查或钡餐检查以帮助明确诊断。

五、鉴别诊断

婴儿呕吐有各种病因,应与下列各种疾病相鉴别,如喂养不当、全身性或局部性感染、肺炎和先天性心脏病、增加颅内压的中枢神经系统疾病、进展性肾脏疾病、感染性胃肠炎、各种肠梗阻、内分泌疾病以及胃食管反流和食管裂孔疝等。

六、治疗

确诊后应及早进行外科手术治疗。

采用幽门肌切开术是最好的治疗方法,疗程短,效果好。术前必须经过 24~48 h 的准备,纠正脱水和电解质紊乱,补充钾盐。营养不良者给静脉营养改善全身情况。"一"字形组:术中沿幽门纵轴切开浆膜及浅层肌纤维,再钝性分离肌层达黏膜下层使黏膜完全膨出浆膜面,注意勿损伤十二指肠黏膜,近端则应超过胃端以确保疗效,然后以钝器向深层划开肌层,暴露黏膜,撑开切口至 5 mm 以上宽度,使黏膜自由膨出,压迫止血即可。

倒"Y"型组:则自胃窦部开始切开约 2/3 幽门环肌,然后分别向两侧斜行切口,形成倒"Y"型切口。后一种方法切开肌层充分,黏膜膨出范围增大,能明显使幽门管腔扩大,十二指肠黏膜损伤及术后呕吐发生率明显降低。术中浆肌层切开要有足够长度和深度,分离必须达病变全长,深度以黏膜膨出达浆膜水平为度。

术后呕吐可能与幽门管水肿及幽门肌切开不完全有关,故术前等渗温盐水洗胃是必需的。术后进食应在翌晨开始为妥,试服糖水 15~30 mL,2 h 后无呕吐则给予等量母乳或牛奶,以后逐渐加量,术后 48 h 加至正常量。术后呕吐大多是饮食增加太快的结果,应减量后再逐渐增加。肠功能正常,溃疡病的发病率并不增加,然而 X 线复查研究见成功的幽门肌切开术有时显示狭窄幽门存在 7~10 年之久。

第七节 急性阑尾炎

一、病因及发病机制

蚯蚓状的阑尾位于右下腹,起至盲肠,一般长 6~10 cm,它有一个独立的阑尾系膜,系膜内有从回结肠血管分支分出的阑尾动脉和静脉。阑尾内衬结肠上皮,以具有很多淋巴滤泡为特征,淋巴滤泡数目约有200个,在10～20岁年龄组数目最多。30岁以后淋巴滤泡的数目就减少至微量,60岁正常人的淋巴组织完全消失了。阑尾壁内有丰富淋巴网,淋巴引流回流至回盲肠淋巴结或盲肠后淋巴结,向上至肠系膜上动脉附近淋巴结。

阑尾神经来自肠系膜上动脉周围的交感神经丛,与脊髓第10胸节相接,因此当阑尾梗阻或炎症早期,疼痛开始于上腹部或脐周围;至炎症严重累及腹腔壁腹膜,疼痛逐渐转至右下腹部。

由于盲肠在腹腔内的位置变动较大,再加以阑尾远端游离,有较大的摆动幅度,因此阑尾实际位置的变异很大。当盲肠未降至右侧髂窝而仍然在腹部右侧肝下位时,阑尾位于右上腹。

急性阑尾炎的发病与阑尾解剖上的特点密切相关,一般认为有下列两种主要原因。

1. 梗阻

这是诱发阑尾急性炎症的基本原因,约有60%的患者与此因素有关,并且多数患者较为年轻。粪石是其中的主要原因,约占35%。其他因素包括异物(食物碎屑和蛔虫等)、炎性狭窄和其他罕见原因等。阑尾腔的梗阻引起黏液持续不断地向阑尾腔内分泌。阑尾系膜过短而形成的阑尾扭曲,影响管道通畅;阑尾壁内淋巴组织增生或水肿引起管腔变窄;梗阻引起淤滞,细菌大量繁殖,并分泌外毒素和内毒素,这些毒素损伤黏膜上皮,造成黏膜溃疡。然后,细菌穿过有溃疡的黏膜层而进入阑尾肌层,产生了炎性反应。阑尾腔内的压力增高也引起阑尾壁的间质压力的升高,继而堵塞动脉血供,引起阑尾壁缺血,最终引起阑尾的梗死和坏疽。当肌层变为坏死时,就出现了阑尾穿孔。

根据炎性反应的持续时间,或是在局部形成包裹性脓肿,如果炎症的病理过程发展迅速,穿孔就会进入游离腹腔引起弥散性腹膜炎,严重的可在盆腔、肝脏和膈下间隙等部位形成多发腹腔内脓肿。

2. 感染

阑尾腔与盲肠相通,本身就存在肠道内的各种革兰阴性杆菌和厌氧菌,一旦管腔阻塞,血供发生障碍,细菌可过度繁殖,损伤黏膜,并侵入阑尾壁中,加重感染,引起阑尾梗死和坏疽。邻近脏器的感染性病变,如胃十二指肠溃疡穿孔、盆腔炎等,感染也可波及阑尾引起急性阑尾炎。少数患者发生上呼吸道感染后,也可由血供传至阑尾。还有一部分感染起于邻近器官的化脓性感染,侵入阑尾。少数病毒感染使阑尾黏膜受损坏死招致细菌感染。

二、病理

急性阑尾炎的基本病理改变为管壁充血水肿,大量炎性细胞浸润,组织不同程度地破坏,因此可将其分成急性单纯性阑尾炎、急性化脓性阑尾炎、急性坏疽性阑尾炎三种类型。其实这三者通常就是炎症发展的三个不同阶段,但也可能是由于发病因素的不同而出现的三种不同的直接后果。

1. 急性单纯性阑尾炎

阑尾有轻度炎症改变,水肿充血不明显或浆膜充血发红,阑尾壁各层中均有炎性细胞浸润,黏膜层有浅表出血点或溃疡。术中可见浆膜面附有少量纤维素性渗出。阑尾腔内可见少量黏液,但多无明显梗阻。临床症状及机体反应较轻,如及时处理,可达到炎症吸收、感染消退,阑尾可恢复正常。

2. 急性化脓性阑尾炎

急性化脓性阑尾炎也称为蜂窝织炎性阑尾炎。由早期炎症加重而致，或由于阑尾管腔梗阻，内压升高，感染形成和蔓延迅速，以致数小时内即成化脓性直至蜂窝织炎性感染。阑尾肿胀明显，浆膜面高度充血并有较多脓性渗出物，或全部为大网膜包裹。阑尾腔内有脓性分泌物，有明显大肠埃希菌和厌氧菌感染的现象。化脓性阑尾炎可以引起阑尾周围的局限性腹膜炎，也可因为穿孔而导致弥散性腹膜炎。此类阑尾炎的阑尾也有不同程度的组织破坏；即使保守恢复，阑尾壁的瘢痕挛缩，也可使管腔狭窄，导致炎症反复发作。

3. 急性坏疽性阑尾炎

由于阑尾化脓感染加重所致或因阑尾管腔脓肿梗阻，阑尾血供在短时间内完全阻断而致阑尾坏疽，达到阑尾急性炎症中最严重的程度。

阑尾炎合并局限性腹膜炎是指感染由急性阑尾炎扩展至周围腹腔，可以发生于阑尾穿孔早期或并无穿孔，仅仅是浆膜上的脓性渗出液聚集于阑尾周围而形成。腹膜炎症常因大网膜或周围肠襻包围而局限，脓性渗出液所产生的局限性腹膜炎也可以因未及时处理而转化成为阑尾周围脓肿。局限性腹膜炎可以吸收消失，但是如果形成脓肿，则感染对机体的影响较轻。

多发生在阑尾炎症的5～7 d。脓肿可因脓液多、腔内压力高，溃破脓肿壁而形成弥散性腹膜炎；或者溃破至附近脏器（肠道、膀胱和阴道）而形成内瘘；或者溃破形成腹壁窦道；或因脓肿壁纤维化加重，形成局限性炎症包裹而误诊为肿瘤。

阑尾穿孔并发弥散性腹膜炎是急性阑尾炎中最为严重的病理改变，多因为阑尾炎症进展迅速，而局部尚来不及有大网膜或者肠襻粘连保护，感染很快漫及整个腹腔，因腹腔面积较大，渗出量较多，很快导致患者有效血容量的不足，同时腹腔内感染的细菌和毒素大量被吸收，使患者很短时间内处于全身性的脓毒血症和休克之中，往往病情危急，出现死亡。据统计1 000例急性阑尾炎中，有21%的患者出现穿孔而只有7%的患者并发弥散性腹膜炎。婴幼儿大网膜过短、妊娠期的增大的子宫妨碍了大网膜的下降、老年体弱、有HIV感染和白血病患者，往往缺乏局限阑尾感染的能力，都是易于在阑尾穿孔后出现弥散性腹膜炎的原因，需要加以重视。急性阑尾炎并发脓血症还可见于严重感染通过阑尾血供经门静脉系统侵入而形成化脓性门静脉炎或多发性肝脓肿时，病死率较高。

三、诊断思路

多数急性阑尾炎患者具有比较典型的临床表现，这是因为多数阑尾炎的病理过程都大致相同。临床表现大致可分成三期：初期梗阻表现、后期炎症表现、其后出现并发症表现。发病较急，腹痛为主，局部有体征是共同特点。

(一)症状

1. 腹痛

腹痛是急性阑尾炎的主要症状。在阑尾发病的起始阶段，约有98%的急性阑尾炎患者以此为首发症状，有70%～80%的患者腹痛表现在脐周及上腹部，定位模糊。经过一段时间后，时间较短者2～3 h，较长者1～2 d，一般持续6～36 h（通常12 h）后，阑尾炎症涉及腹壁腹膜，腹痛变为持续性并转移至右下腹，疼痛加剧，不少患者同时具有呕吐、发热等全身症状。此种转移性右下腹疼痛是急性阑尾炎的典型症状，在诊断中具有重要意义。尚有少数患者自觉症状首先出现于腰部、会阴部、腹股沟部或大腿内侧。也不一定表现出典型的转移性右下腹疼痛,应引起临床医生的警觉。

急性阑尾炎时腹痛性质与程度差异很大。单纯性阑尾炎多表现为隐痛或者钝痛,疼痛程度相对较轻;化脓性阑尾炎常可发生阵发性绞痛;坏疽性阑尾炎往往表现为难以忍受的持续性腹痛。急性阑尾炎一旦发生阑尾穿孔使管腔内压力降低,坏死使神经失去感受传导能力,腹痛可暂时缓解,可误以为病情改善,但体征未变,全身症状加重,很快出现腹膜炎的表现,均能说明病情加重。

异位阑尾炎在临床上同样也可有初期梗阻性后期炎症性腹痛,位于肝下区或在左下腹的阑尾,其转移性腹痛的部位将在右上腹或左下腹。位于盲肠后位、妊娠子宫后位或腹膜后位的阑尾,其局部疼痛不明显,甚至出现腰痛重于腹痛,易诊断困难。盆位阑尾炎腹痛位置可在耻骨上区。年迈体弱的患者反应较差,腹痛程度往往不能代表其腹腔内感染的严重程度,必须严加警惕。

2. 胃肠道症状

恶心、呕吐也是急性阑尾炎常见的症状,尤其是阑尾腔内梗阻及其炎症程度较重时更为突出。呕吐与发病前有无进食有关,阑尾炎发生于空腹时往往仅有恶心、饱食后发生则有呕吐;当阑尾感染扩散至全腹时,恶心、呕吐更为显著。其他症状如食欲减退、食欲缺乏、便秘、腹泻等也偶有出现。便秘多为肠蠕动受抑制或者腹膜炎肠麻痹的结果。盆位阑尾炎,炎症刺激直肠和膀胱,引起腹泻和里急后重等症状。

3. 全身症状

一般急性阑尾炎的全身症状不重,早期只有体温升高(37.5 ℃~38 ℃)、乏力,但当阑尾化脓并有扩散性腹腔内感染时,可以出现明显的全身症状,如寒战、高热、反应迟钝或烦躁不安。当弥散性腹膜炎加重时,同时出现血容量不足与脓毒血症的症状,涉及心、肺、肾、肝等生命器官的功能衰竭。在早期尤其在阑尾腔内有梗阻时,可出现于右下腹皮肤感觉过敏现象,范围相当于第 10~12 胸髓节段神经支配区,位于右侧髂嵴最高点、右耻骨嵴及脐周构成的三角区,也称 Sherren 三角。

(二)体征

1. 右下腹压痛

右下腹压痛为最重要的体征,是诊断阑尾炎的重要依据,通常位于麦氏点或其附近,可以随阑尾位置的变异而改变。即使在发病早期,腹痛在上腹部或脐周时,右下腹便可出现固定的压痛,压痛可较为明显,压痛表明阑尾炎症的存在和其所在的位置,较之转移性腹痛有更重要的意义。一旦感染扩散至阑尾以外部分,出现腹膜炎时右下腹压痛范围可随之扩大,但仍以阑尾部位的压痛点最为明显。有时必须轻叩全腹方能发现最痛点在右下腹阑尾部位,才能辨明弥散性腹膜炎来自阑尾穿孔。

2. 腹膜刺激征象

腹膜刺激征象就是压在局部痛点的手突然松开,患者感到剧烈疼痛,更重于压痛,严重的会出现腹肌紧张,这是腹膜受到刺激的反应。阑尾部位压痛和反跳痛的同时存在对诊断阑尾炎比单一出现更有价值。反跳痛多提示阑尾炎症较重,部位较浅。位置较深在、炎症较轻的阑尾炎常不出现反跳痛。在老人、孕妇、肥胖或盲肠后位阑尾炎时,腹肌紧张也可不明显。

急诊阑尾炎多根据典型的转移性右下腹痛的病史,结合患者体温、血常规变化及腹膜刺激征不难做出正确诊断。但对于表现不典型的患者有必要做如下物理检查。

(1)结肠充气试验(Rovsing 试验):患者仰卧位,检查者以双手交替向上按压降结肠,将肠腔内气体推向盲肠,如能引起右下腹痛则可做为诊断参考。

(2)腰大肌试验(Psoas 试验):患者仰卧位,将患者右下肢向后过伸,如能引起右下腹疼痛,提示阑尾位置深在,常位于盲肠后位。

(3)Beck 试验:患者仰卧位,检查者轻扣及患者右下腹,遇有肌紧张时再用力深压,若患者疼痛加剧为阳性,说明阑尾位置较深。

(4)Rosenstein 试验:患者左侧卧位压迫阑尾点较仰卧位疼痛明显,则有诊断意义。

(5)直肠指诊:直肠指诊如患者直肠右前壁感到明显触痛为阳性,说明阑尾位置较低进入盆腔。如指诊直肠周围饱满并有灼热感为阳性,说明阑尾穿孔引起直肠周围脓肿。

(6)闭孔内肌试验:患者仰卧位,右髋和右大腿屈曲 90°,再将屈曲的右大腿向内旋转,出现右下腹疼痛者为阳性。说明阑尾位于盆腔靠近闭孔内肌。

(三)辅助检查

1. 实验室检查

急性阑尾炎时患者外周血白细胞总数均有不同程度的升高,并有核左移,中性粒细胞比例升高,是临床诊断的重要依据。白细胞计数一般为 $(10\sim15)\times10^9/L$,随着炎症的加重,白细胞计数会随之增加。在年老体弱的患者中,白细胞计数可无明显升高。急性阑尾炎患者尿液中出现少量红、白细胞,说明阑尾炎症波及输尿管和膀胱。

2. 彩色多普勒超声

超声检查可以发现肿大的阑尾或脓肿,阑尾炎的典型图像为横截面呈同心圆"靶心"似的改变。对单纯性及化脓性阑尾炎准确率可达 90%~96%,对坏疽性及阑尾穿孔发生腹膜炎的诊断正确率仅为 55%。

3. CT

急性阑尾炎的 CT 征象,可见阑尾管壁增厚,管腔闭塞或者积液而明显扩张,并可准确诊断阑尾以外的脓肿、蜂窝织炎及弥散性腹膜炎,有助于急性阑尾炎的鉴别诊断。但 CT 检查对于急性阑尾炎诊断准确性并不优于彩色多普勒超声,仅用于必需时。有些学者认为适当地使用 CT 扫描可以使阑尾炎的误诊率降低到 2% 以下。

4. 腹腔镜检查

对于诊断可疑的病例,目前可考虑腹腔镜手术探查,不仅可以明确与其他疾病的鉴别,而且可以同时行阑尾切除术。

四、鉴别诊断

急性阑尾炎易与其他腹部急症相混淆和并存,极易造成临床的误诊误治,约有 20% 的阑尾炎患者临床表现不典型,需要与其他急腹症相鉴别。

(一)外科疾病

1. 胃十二指肠溃疡穿孔

上腹部急性炎症或穿孔时,其渗出液、分泌物、血液、胆汁及消化道内容物,均可沿右侧结肠旁沟流至髂窝,可出现类似阑尾炎的转移性右下腹痛和局部压痛、反跳痛。但患者多有溃疡病史,突然出现上腹部剧烈的腹痛,腹部压痛范围较广,上腹部有压痛、反跳痛和腹肌板状强直,腹膜刺激征明显。腹部 X 线检查如发现膈下游离气体,则有助于鉴别。

2. 胃肠疾病

急性胃炎、回盲部肿瘤、急性胃肠炎、急性肠梗阻、急性梅克尔(Meckel)憩室炎、急性节段性肠炎(Crohn disease)或者急性坏死性肠炎等腹部急症，在未合并急性阑尾炎时，均无典型的右下腹痛病史，只要认真检查，易做排除。

3. 输尿管结石

右侧输尿管结石可以诱发右下腹疼痛，疼痛可以向会阴部、外生殖器放射。右下腹仅有轻压痛，反跳痛和腹肌紧张均不明显。尿常规检查发现有较多红细胞，B超或X线片多可发现泌尿系结石、右侧输尿管扩张或者右侧肾积水。

(二)妇科疾病

1. 异位妊娠破裂

异位妊娠破裂表现为突发右下腹痛，与急性阑尾炎的腹痛和压痛相似。但女性患者常合并有失血症状和腹腔内出血的体征；病史中有停经和阴道不规则出血史，血常规发现血红蛋白进行性下降，妇科检查时有宫颈举痛、附件肿块，阴道后穹窿穿刺或腹腔穿刺有不凝血。hCG检查提示阳性。这是与急性阑尾炎最容易混淆也是最为凶险的急腹症。

2. 卵巢滤泡或黄体囊肿破裂

临床表现与异位妊娠破裂相似，但病情较轻，多发病于排卵期或月经中期以后，有时术前不易鉴别，术中探查时才可发现。

3. 卵巢囊肿蒂扭转

卵巢囊肿蒂扭转起病急，腹痛剧烈，常表现为阵发性绞痛，发病初期常被误认为阑尾炎。但患者压痛点多不固定，可随蒂扭转的卵巢部位改变而改变，而且可以扪及有压痛的囊肿。

4. 急性输卵管炎和急性盆腔炎

女性患者出现下腹痛明显，但位置较低，有时左右下腹均有压痛，通常伴有明显发热及血白细胞计数升高，妇科检查常有脓性白带，宫颈举痛，双侧附件区有压痛。

(三)内科疾病

1. 急性肠系膜淋巴结炎

消化道病毒感染所致的回盲部肠系膜淋巴结急性炎症水肿时，引起的右下腹疼痛、压痛及体温、血常规升高等表现几乎难与急性阑尾炎鉴别，国外文献报道，本病误诊急性阑尾炎手术者占急性阑尾炎手术病例的 4%～5%。本病多发于少年儿童，多发年龄在10岁左右。症状以中腹绞痛为主，压痛点在右侧髂窝接近于脐周，轻柔的深部触诊可扪及淋巴结包块，一般无肌紧张和反跳痛。

2. 急性胃肠炎

患者可以有腹痛及全腹轻压痛，但呕吐、腹泻较重，有进不洁食物史，无转移性疼痛和右下腹局限性压痛。血白细胞计数多正常，大便检查可发现白细胞和脓性细胞。

3. 其他

过敏性紫癜、传染性肝炎等均可有类似急性阑尾炎的腹痛症状，恶心、发热等表现，此类疾病均有误诊为急性阑尾炎的病例报道。

总结内科疾病的特点，体征均不很明确，只要临床仔细观察，认真查体，正确选择必要的辅助诊断，确诊并不困难。

五、治疗

目前公认的急性阑尾炎的治疗方法为手术切除阑尾,但具体应根据患者的全身条件和局部病理变化选择治疗方法。

(一)非手术治疗

在急性阑尾炎中非手术治疗有一定作用,不应忽视。其适应证包括:①轻症急性单纯性阑尾炎者;②客观条件不允许或者患者拒绝手术者;③合并严重的器质性疾病无法耐受手术者;④阑尾周围脓肿。

非手术治疗包括卧床休息、禁食、控制感染,并发阑尾脓肿者还可以加用中药治疗。治疗期间应严密观察病情变化,如病情不见好转甚至加重,应及时手术治疗。

(二)手术治疗

1. 不同类型的急性阑尾炎的处理方法

(1)急性单纯性阑尾炎:行阑尾切除术,切口一期缝合。

(2)急性化脓坏疽性阑尾炎:行阑尾切除术,腹腔有脓性渗出液积聚应予以清除,根据情况决定是否放置腹腔引流。

(3)穿孔性阑尾炎及弥散性腹膜炎:在切除病变阑尾的同时,应认真去除脓苔,腹腔充分引流,避免感染残留继发腹腔脓肿,可采用右下腹经腹直肌切口,利于术中探查和引流。

(4)阑尾周围脓肿:对保守治疗效果不佳,全身感染中毒症状加重,出现弥散性腹膜炎者,宜行手术切开引流。切开引流应以引流为主,不必强行切除阑尾,可待炎症消散后行二期手术切除阑尾。如阑尾显露方便,也可在引流同时一并切除阑尾。急性阑尾手术时发现阑尾炎症状很轻,而临床表现较重,二者不相符合,或者阑尾仅浆膜层轻度红肿,而周围已经有较多脓液,说明阑尾炎症似为继发,则应首先探查寻找原发病灶给以处理。至于阑尾是否切除可根据情况而定。

2. 开腹阑尾切除术

(1)切口:常用的是右下腹标准麦氏点(阑尾点)切口,该切口是1894年Mcburney提出的。麦氏点代表多数阑尾根部所在。但应用时应选在压痛明显的部位做切口较为实际,这个部位往往就在麦氏点附近。切口有斜行和横行两种,常用的是斜行。在右髂前上棘与脐连线的外1/3和中1/3的交接点上,作与连接线垂直的约6 cm长的切口,腹外斜肌腱膜沿纤维方向剪开,将腹内斜肌与腹横肌钝性分离,在腹膜外脂肪层下找到腹膜,剪开腹膜,进入腹腔。切口长度可随腹壁厚度而加以调整,任何过小的切口,必然增加手术难度,甚至产生不必要的意外。麦氏点斜行切口的可取之处有:①可以直接暴露阑尾;②不损伤腹壁的神经血管,进入腹腔切口较为方便;③腹肌各层交错保护,不易发生切口疝。其缺点有:①暴露范围不大,手术出现复杂情况,处理就会遇到困难;②遇有合并或者误诊的消化道溃疡穿孔、急性胆囊炎或者女性生殖系统疾病不便延长切口。

(2)探查寻找阑尾:阑尾位于盲肠三条结肠带汇合处,沿结肠带向盲肠顶端追踪,多可找到。

(3)切除阑尾:用阑尾钳钳夹阑尾系膜,将阑尾提起。并用纱布将周围组织隔开,仅显露阑尾。分次钳夹、切断、结扎阑尾系膜及阑尾动脉。距离盲肠0.5 cm处钳夹阑尾后用丝线结扎阑尾,再距结扎线远0.5 cm处切断阑尾,残端用碘酒、酒精擦拭处理,阑尾残端应<0.5 cm,在

距离阑尾根部1 cm左右。如阑尾头部显露困难,可先处理阑尾根部,再分段切除阑尾,叫作逆行阑尾切除法。切除阑尾过程中要注意操作轻柔,不要挤破阑尾扩散感染;尽量不要用手直接接触已经感染的阑尾。阑尾根部处理有困难时也可紧贴盲肠切除阑尾不留根部,两层闭合盲肠,称为全阑尾切除术。

(4)残端处理:阑尾残端处理方法包括:①最常用的方法是将结扎的阑尾根部埋入盲肠法,将盲肠袋口缝合后形成的腔大小适中,正好将阑尾残端包裹而不留腔隙,否则腔隙过大,容易积液形成感染;②也有采用阑尾残端不结扎而埋入盲肠法;③也有采用阑尾残端结扎,不埋入盲肠的方法,但容易产生粘连。阑尾切除后,若髂窝仅有少量脓性纤维性渗出液可不处理,不宜行腹腔广泛冲洗,以免造成感染扩散,若腹腔内有大量脓液,必须吸尽脓液后彻底冲洗,并放置引流。

(5)切口处理:由于阑尾手术切口不大,张力不高,可用可吸收线分层间断缝合腹膜、肌层和腹外斜肌腱膜。根据手术过程中污染的程度,决定是否用盐水或甲硝唑液冲洗腹膜外切口,以防止切口感染。有人提出不缝合腹膜以利引流;也有人提出采用全层腹壁一次性缝合,切口不留缝线等改良缝合法,均属探讨。

(6)安置引流:局部渗出液不多,用纱布将其蘸净,不需放置引流。腹腔引流适用于:①阑尾切除后仍有少量渗血者;②阑尾附近有较多脓性渗出液者;③阑尾位置较深或盲肠后阑尾,且阑尾坏疽,切除困难者;④阑尾根部结扎不很可靠,可能出现肠瘘者。

3.开腹阑尾切除术后并发症

(1)切口感染:阑尾切除术后最常见的并发症就是切口感染。未穿孔的阑尾切除术后切口感染率<1%;穿孔的阑尾切除术切口感染率达7%~9%;穿孔并发弥散性腹膜炎的手术切口感染率高达30%。关于预防切口感染除早期手术外,还有预防应用抗生素、切口术中严加保护、切口缝合严密、切口严重感染时可采用延期缝合。

(2)腹腔脓肿:阑尾术后发生腹腔脓肿的发生率<1%,脓肿常出现在膈下、盆腔和肠间隙。患者术后持续高热,血白细胞升高。B超检查可以发现局部积液。膈下脓肿可出现呃逆,盆腔脓肿可出现排便次数增加、里急后重及肛诊扪及包块和压痛。严重者需要手术引流。

(3)阑尾残株炎:发生率约为0.5%,原因是阑尾残端切除时根部过长(1~5 cm),术后局部反复发作炎症,类似阑尾炎。残株炎在阑尾术后反复出现阑尾炎症状,并被延误治疗最长可达30年。钡灌肠对诊断有一定价值。

(4)粘连性肠梗阻:阑尾术后的肠梗阻是较常出现的一种并发症,多可行保守治疗,术后禁食减轻肠道负担、早期下床活动可缓解。

(5)粪瘘:阑尾手术时损伤肠管或阑尾根部结扎不牢,无法利用周围组织覆盖,出现术后肠壁溃破或根部结扎脱落,产生粪瘘。有时阑尾周围脓肿和肠管相通,切开后出现粪瘘。除术中误伤肠道而未曾发现较为危险外,术后粪瘘均较为局限,只要向外引流通畅,下段肠道无梗阻,可自愈。治疗原则在于积极支持治疗和创面清洁。

4.腹腔镜阑尾切除手术

文献报道腹腔镜下探查腹腔可避免不必要的阑尾切除,因为有10%~30%的正常阑尾被误切而女性的误诊率更高。腹腔镜探查上腹部应注意胃、十二指肠及胆囊;下腹部探查应注意结肠、女性生殖器等是否存在与急性阑尾炎相混淆的疾患。

患者平卧位,采用全麻及气管插管。宜先放置导尿管,以避免穿刺时误伤膨胀的膀胱。自脐部导入腹腔镜后,在耻骨的两侧或者左侧麦氏点上下作两个穿刺孔。由于下腹部的腹膜与腹壁肌肉并无紧密的粘连,穿刺时已被穿刺针推开。顺利穿刺后,患者可采用头低足高位,并向左侧倾斜,使小肠向左侧腹偏移。如发现阑尾与邻近组织严重粘连或者阑尾炎合并严重的腹膜炎,应中转行开腹手术。腹腔镜阑尾系膜的处理并不困难,但若发现阑尾系膜充血、有炎性水肿时,可利用阑尾提取器提拉阑尾,牵拉游离时一定要注意适当用力;结扎阑尾动脉可应用钛夹或者可吸收夹,保证结扎严密确切及牢固。处理阑尾时从阑尾根部结扎阑尾,距离切缘5 mm套扎并切除阑尾,残端处理与开腹手术相同。阑尾残端无须荷包包埋。切除后的阑尾,可经10 mm套管取出体外。若炎症较重致阑尾过于粗大,可放入标本袋中,扩大穿刺套管孔取出。然后,应用冲洗导管将脓液及积血彻底吸净,并以盐水冲洗腹腔,尤其注意肝下、盲肠右侧及盆腔,以防止出现腹腔脓肿。术中应注意器械的使用,避免灼伤肿胀的肠管。

六、诊治新理念

以往对于儿童和年轻患者怀疑出现急性阑尾炎,往往认为采取急诊手术,会造成术后女性患者腹腔粘连以及输卵管周围粘连挤压,导致术后育龄妇女宫外孕和婚后不孕的发病率升高,因而对于年轻未育女性患者的手术有一定的顾虑。对于9 840位婚前接受过阑尾炎手术的妇女随访发现,急诊阑尾手术不会对妇女生育产生负面的影响,阑尾切除术后不孕率比未实施手术治疗的女性没有明显的差异。

腹腔镜阑尾手术由于探查效果明确而术后发生腹腔内粘连的概率和程度少,可以作为急性阑尾炎治疗的首选方式。

第八节 急性胆囊炎

一、流行病学

胆道急症包括两大类,一类是各种原因导致的急性胆道感染;另一类是胆道外伤。急性胆道感染是指发生于肝内外胆道的急性感染,近年来有逐渐增加的趋势,成为仅次于阑尾炎的第2大急症,在有些单位甚至成为外科急腹症中发病率最高的类型。可能与近年来胆石症的发病率增加有关。

急性胆囊炎则是胆道急症里面最常见的类型,属于常见外科急腹症。在西方国家患病率每年达3%,而美国每年超过50万例胆囊切除术。据统计,急性胆囊炎约有90%以上的病例合并胆囊结石,称之为急性结石性胆囊炎。胆囊结石以中年女性多见,肥胖体型更易患病,但男性或消瘦体型者也不少见。急性胆囊炎往往在胆囊结石基础上饮酒、进食脂肪餐或饱餐后诱发。

不合并胆囊结石的急性胆囊炎仅占不到10%,称之为急性非结石性胆囊炎(acute acalculous cholecystitis),多见于各种创伤、与胆囊无关的手术后以及合并败血症、休克等危重患者。男性多见,是女性的1.5~3.3倍不等,多见于60岁以上者。其起病急、进展快,临床表现不典型,好发于其他严重疾病的基础上,易致误诊、误治;又以缺血为特点,易发生胆囊坏疽、穿孔,病死率高。近年来有增多趋势,估计与对该病的认识和影像学技术的提高有关,有报道可达15%。

二、病因及机制

急性胆囊炎的发生与胆囊的解剖学变异、神经体液的失调、胆道的机械性梗阻、胆汁盐的化学性刺激、细菌等微生物的感染、胆囊长期处于空虚状态(比如TPN)等多方面因素有关。

1. 解剖学因素

有些人胆囊形态和胆囊管汇合入肝总管的位置异常是胆囊结石和胆囊炎的易患因素之一。胆囊的体积较大、胆囊比较游离或系膜胆囊、隔膜胆囊、双腔胆囊、横位胆囊、肝内型胆囊、胆囊管细长等因素均可以导致胆汁排出障碍,久而久之并发胆囊结石和(或)急性炎症。

胆囊管的入口变异则是另一个常见解剖学因素。正常胆囊管自肝总管的右侧壁汇入,共同构成胆总管。但有些患者胆囊管格外细长,自前方或后方绕过肝总管后与左侧壁汇合,或者直接在前壁或后壁汇入。胆囊管与肝总管并行过长,甚至到达十二指肠后方或胰腺段内也是引起胆汁排出不畅的原因之一。

胆囊动脉是个终末支动脉,自肝右动脉发出分成两支或单支供应胆囊的血供,在胆囊动脉发生炎症和栓塞时,容易引起胆囊壁的缺血,从而加重胆囊炎症的发生,容易引起胆囊壁的缺血坏死。

2. 胆道的机械性梗阻

胆囊管梗阻、胆汁排出受阻。其中90%是由胆囊结石引起的,尤其小结石易于嵌顿在胆囊颈部引起梗阻。其他原因有胆囊管扭曲、管壁增厚致使管腔狭窄、蛔虫阻塞管腔、胆囊颈部息肉阻塞等。梗阻后局部释放炎症因子,包括溶血卵磷脂、磷脂酶A及前列腺素等,引起急性腹痛。

3. 细菌等微生物感染

细菌入侵的途径有胆道、淋巴、门静脉系统和肝动脉四大途径。但大多数致病菌通过胆道逆行进入胆囊,主要为G^-杆菌、厌氧菌等。以大肠埃希菌最为常见,其他如梭状芽胞杆菌、肠球菌、沙门菌、产气杆菌等,但多数是需氧菌和厌氧菌的混合感染。一旦胆囊胆汁排出不畅或梗阻时,胆囊的内环境则有利于细菌繁殖和生长。蛔虫自肠道逆行入胆囊,导致急性胆囊炎既往也不少见,现在随着蛔虫发病率的降低蛔虫引起的胆囊炎日渐减少。其他少见的感染,如伤寒、流行性出血热、猩红热甚至结核也有引起急性胆囊炎的病例。

4. 神经体液因素

由于腹部大手术、严重创伤、脱水、血液浓缩、麻醉和止痛药等原因导致的胆囊舒缩功能下降,或者是胆囊的舒缩与Oddi括约肌的协调功能受损,引起胆囊排空困难,胆汁淤滞黏稠、胆汁酸盐浓度升高,刺激胆囊黏膜释放一种溶酶体酶,进一步造成黏膜损害,产生炎症反应,胆囊管充血、水肿、进一步加重排空障碍,导致急性胆囊炎。胃大部切除术后胆囊炎和胆囊结石的发病率显著增高,主要原因是分布到胆囊的迷走神经被切断、胆囊收缩素的减少而致胆囊舒缩运动障碍。

5. 化学刺激

高浓度胆盐对胆囊黏膜具有强烈刺激作用,在胆汁滞留的情况下,胆盐的浓度会进一步增高,从而对胆囊黏膜起到损伤作用。胰液反流至胆囊,胰酶可以在胆盐的作用下激活,直接损伤胆囊黏膜而诱发炎症。

6.其他

少数体弱、创伤或手术后患者可能会出现胆囊炎,并没有胆囊结石背景,统称为急性无结石性胆囊炎。

发病机制尚未完全阐明,病理基础一般以胆囊血管系统的变化、组织的缺血坏死、细菌的感染和胆汁淤积为主。因而可能与以下具体因素有关。

(1)胆囊缺血:胆囊缺血是急性非结石性胆囊炎发病的重要原因之一,常发生于严重创伤及大手术后,由于交感神经兴奋胆囊动脉收缩,使胆囊血供不足,造成胆囊缺血。休克、低血容量以及纠正休克时应用的血管活性药物也可造成胆囊血流灌注不足,导致胆囊缺血、坏死。

(2)大量输血:特别是输入陈旧性血液,溶血后产生大量血红蛋白变性产物、坏死组织、感染、骨折和腹膜后血肿吸收等引起胆汁成分的改变,造成患者胆色素负荷加重,致胆汁浓度和黏稠度增加,可诱发急性胆囊炎。

(3)胆囊排空障碍,胆汁引流不畅。

(4)细菌感染:急性非结石性胆囊炎初期化学性炎症,在后期因胆囊黏膜受损易继发细菌感染,另外在腹腔化脓性感染的患者细菌经过移位进入胆囊,致使胆囊形成化脓性感染。

(5)继发于其他疾病,如糖尿病、胰腺炎,胰液反流至胆囊、肿瘤、充血性心力衰竭和脑血管病等均可诱发急性非结石性胆囊炎。

三、发病进程和病理类型

(一)病理类型

1.急性单纯性胆囊炎

在发病初期阶段,各种原因导致的胆囊管不同程度的梗阻,胆囊轻度肿大,压力升高,黏膜充血水肿,渗出增加,但炎症仅局限在黏膜层。

2.急性化脓性胆囊炎

随着发病的进展,黏膜面出现散在溃疡及小脓肿,炎症反应加重,由黏膜层逐渐蔓延至胆囊壁的全层,出现胆囊壁增厚,血管扩张,直到浆膜面也有纤维素性渗出或脓性渗出,常与邻近的器官组织粘连,大网膜包绕,胆囊内的胆汁呈脓性。

3.坏疽性胆囊炎

随着炎症的进一步加剧,脓肿扩大,渗出增加,胆囊充血水肿、化脓,囊内压力进一步升高,胆囊壁血管水肿栓塞,使得囊壁发生血供障碍,常在一处或多处发生坏死。继而在坏死部位并发穿孔,称为穿孔性胆囊炎,急性穿孔很快波及全腹,引起胆汁性和细菌性腹膜炎。

(二)发病进程

急性单纯性胆囊炎可以不引起任何症状,大多数病例可以经过保守治疗而治愈;大多数急性胆囊炎是由胆囊结石引起,疾病的进展与胆囊颈部或胆囊管结石梗阻的程度和梗阻的持续时间有关,如果梗阻是不完全的、持续时间较短则患者表现为胆绞痛,如果是完全梗阻、持续时间较长则进展为急性胆囊炎。

部分病例梗阻因素并未去除或治疗不及时恰当,往往发展成急性化脓性胆囊炎或坏疽性胆囊炎,可以造成胆囊穿孔、胆肠内瘘等严重并发症。

四、诊断思路及鉴别

(一)诊断思路

1. 病史

患者具备胆囊结石的易患因素,比如肥胖、中年女性;既往有胆囊结石、慢性胆囊炎、胆道蛔虫等病史;具备发生非结石性胆囊炎的各种原因之一,比如长期 TPN,大手术及创伤后;既往常常有类似的腹痛发作史,疼痛可以因炎症的轻重而不同。

2. 诱发因素

多在进食油脂性食物、饮酒或饱餐 4～5 h 后发病。凌晨或夜间突发常见,与平卧位胆囊结石移动,阻塞胆囊管有关。非结石性胆囊炎多发生在老年患者,具有严重心血管疾病、代谢性疾病、创伤、感染或大手术后等易发因素,应该警惕急性胆囊炎的发生。另外,情绪波动、饮食不规律也是诱发因素之一。

3. 症状

腹痛是急性胆囊炎的主要症状,常在进油腻食物之后,开始时可为剧烈的绞痛,位于上腹中部,可能伴有恶心、呕吐;在绞痛发作过后,便转为右上腹部疼痛,呈持续性,疼痛可放射至右肩或右腰背部。疼痛可因身体活动、咳嗽或呕吐而加重,主要是刺激腹膜所致。

急性结石性胆囊炎常表现有胆绞痛。部分患者,特别是急性非结石性胆囊炎,起病时可能没有明显的胆绞痛,而是上腹部及右上腹部持续性疼痛。当胆囊肿大,胆囊的炎症刺激邻近腹膜时,则右上腹部等其他的症状更为突出。但是,如果胆囊的位置很高,则常没有右上腹部痛,右肩部疼痛则表现得更为突出。如果胆囊体积较大且又游离,疼痛部位可以比较靠近上腹中部或剑下。

4. 体征

大多数患者在右上腹部有压痛、肌肉紧张,Murphy 征阳性。1/4 患者常可扪及肿大而有触痛的胆囊。有时由于病程较长,肿大的胆囊被大网膜包裹,在右上腹部可触及一边界不清楚的炎性肿块。一般不会出现黄疸,部分患者可出现,其中部分由于同时有胆总管内结石,但另一些患者则主要由于急性炎症、水肿,波及肝外胆管而致使发生黄疸,属于 Mirizzi 综合征。

5. 全身反应

随着腹痛的持续加重,常有畏寒、发热,体温多在 38℃ 左右。若发展至急性化脓性胆囊炎或合并有胆道感染时,则可出现寒战高热,甚至严重全身感染的症状,此情况在老年患者更为突出。有持续性高热不退者,往往提示发生了化脓性胆囊炎或已经并发严重并发症。但需要指出的是,老年患者或明显体弱者,严重感染时体温反而不升。

腹痛刚开始往往是急性病容,继而出现烦躁不安等状态。恶心呕吐持续时间较长时可以出现明显脱水等水和电解质紊乱的情况,皮肤黏膜皱缩,口唇干燥,尿量减少等征象。并发肝总管部分或完全阻塞时,进展往往更快,全身反应更重,皮肤黏膜黄染明显,尿黄进行性加剧等。如果出现胆囊急性坏疽穿孔,可以并发急性弥散性腹膜炎。随着病情进展,精神开始萎靡或一般状况变差,甚至出现谵妄或休克状态。

6. 实验室检查

血常规检查常表现为白细胞计数及中性多核白细胞增高,白细胞计数一般为 $(10\sim15)\times 10^9/L$,但在急性化脓性胆囊炎、胆囊坏疽等严重情况时,白细胞计数可上升至 $20\times 10^9/L$ 以上。约10%的急性胆囊炎患者可发生黄疸,但原有轻度的高胆红素血症者则更要高些,黄疸一般为轻度至中等度,若血清胆红素超过85 μmol/L 时,常提示胆总管结石或胆管炎并肝脏功能损害。

血清淀粉酶常呈不同程度升高,部分患者是由于同时有急性胰腺炎,小结石从胆囊排出过程中,可以引起急性胰腺炎,而 Oddi 括约肌部的痉挛、炎症、水肿,亦可能是导致血清淀粉酶升高的原因。较多的患者表现有 SGOT 和 SGPT 升高,特别是当有胆管阻塞及胆道感染时,则 SGPT 升高更为明显,提示有肝实质的损害。血清碱性磷酸酶亦可升高。

7.影像学检查

(1)X 线检查:腹部平片在许多结石患者并无阳性结果,因为这部分患者结石均能透过 X 线,其他则可在胆囊区显示钙质沉着的结石影;在急性气肿性胆囊炎时,胆囊壁及胆囊周围有积气;有时,若有胆囊十二指肠瘘,可发现胆囊内积气,并可能发现回肠下段肠道内引起机械性肠梗阻的结石阴影。

急性胆囊炎时一般均有胆囊管梗阻,静脉法胆道造影或经胆道排泄的放射性核素 ^{99m}Tc-HIDA 扫描肝胆区时,胆总管可以显示,但胆囊不显影。

(2)超声检查:彩色多普勒超声是有效的首选检查,价格低廉、准确度较高且无创伤。对于确定胆囊壁和胆囊内的结石等病变具有较高价值。超声检查可发现胆囊肿大、壁厚、胆石光团及声影、胆汁内沉淀物、胆囊收缩不良等。实时超声显像因操作简便、能及时得到结果,故是一较好的辅助诊断技术。超声检查所见:①超声墨菲征(超声探头按压胆囊阳性);②胆囊壁增厚[>3 mm,除外患者没有慢性肝病和(或)腹腔积液或右心衰竭];③胆囊扩大(长轴直径>8 cm,短轴直径>4 cm);④嵌顿结石,碎片回声,胆囊周围积液;⑤胆囊壁的多层化表现,外周可见低回声水肿层。

(3)CT:是诊断急性胆囊炎和发现胆囊内病变的有效检查方法,同时还可以判断有无合并肝内及肝外胆道疾病,对于发现胆总管远端结石或胆胰壶腹部病变优于超声检查。CT 所见如下特征:①胆囊壁增厚、水肿,胆囊体积增大;②胆囊周围积液;③扩大的胆囊周围脂肪组织的线性高密度区;④胆囊内可见到结石、胆汁淤积、虫卵等征象。

(4)MRI:对于胆囊壁及胆囊腔内的病变可以较好显示,诊断急性胆囊炎具有较大帮助。尤其是 MRCP 可以无创状态下显示整个肝内外胆道的形态,对于发现和排除其他病变具有重要意义。急性胆囊炎时,MRI 所见①胆囊周围高信号;②胆囊扩大;③胆囊壁增厚。

(二)急性胆囊炎的诊断标准

A:局部炎症表现为:①Murphy 征阳性;②局部压痛、反跳痛。

B:全身炎症表现为:①发热;②C 反应蛋白升高;③白细胞数量增加。

C:影像学表现为彩色多普勒超声检查、MRI、CT 表现。

诊断标准:①A 中任何一项+B 中任何一项;②当高度怀疑急性胆囊炎时 C 可确诊。

另外,①急性胆囊炎相关黄疸:胆红素及肝酶轻度至中度升高是急性胆囊炎常见的并发症,由肝门及周围肝实质反应性炎症引起;②淀粉酶升高:轻度血清淀粉酶升高并不一定是胰腺炎的表现,急性胆囊炎可以导致淀粉酶升高。

(三)急性胆囊炎分级

1.轻度(Ⅰ级)

轻度胆囊炎症,没有器官功能障碍。

2.中度(Ⅱ级)

存在一个或多个以下条件：①血白细胞升高(>18×10⁹/L)；②右上腹压痛，可触及肿块；③持续时间>72 h；④局部炎症表现：腹膜炎、胆囊周围脓肿、肝脓肿、坏疽性胆囊炎、化脓性胆囊炎等。

3.重度(Ⅲ级)

存在一个或多个以下条件：①心脏功能障碍；②神经系统症状；③呼吸功能障碍；④肾功能障碍；⑤肝功异常；⑥凝血功能障碍(PLT<10×10⁹/L)。

(四)鉴别诊断

首先，要明确是不是外科急腹症；其次，如是外科急腹症，那么是炎症性的，还是梗阻性的，是穿孔性的还是实质脏器的破裂；再次，是外科炎症性的急腹症，又是哪个脏器的，是胆囊炎、阑尾炎，还是胰腺炎？最后，拟诊为胆囊炎，有哪些因素支持，又有哪些不支持的特点，确诊还需要哪些检查，检查等待期间应该怎样处理。需要鉴别的疾病包括内外科各种急症，具体疾病如下。

1. 消化性溃疡穿孔

多数患者有溃疡病史。其腹痛发病急骤、来势迅猛、程度较剧烈，呈持续的刀割样，有时可致患者于休克状态，而胆囊炎以绞痛为主，持续性右上腹痛发作。腹壁强直显著，常呈"板样"，压痛、反跳痛明显；肠鸣音消失；腹部X线检查可发现膈下有游离气体。有少数病例无典型溃疡病史，穿孔较小或慢性穿孔者病状不典型，可造成诊断上的困难。但超声检查或CT均能较明确显示胆囊无明显异常。

2. 急性胰腺炎

腹痛多位于上腹正中或偏左，体征不如急性胆囊炎明显，Murphy征阴性；但腹部整体膨隆，胃肠胀气明显，可以较早出现急性腹膜炎的症状和体征。血清淀粉酶升高幅度显著；超声检查和CT均能显示胰腺肿大，边界不清、周围有较多量渗出等而无急性胆囊炎征象；CT检查对诊断急性胰腺炎较B超更为可靠，因为B超常因腹部胀气而胰腺显示不清。但急性胆源性胰腺炎往往合并胆系炎症，胆囊炎也不例外。

3. 高位急性阑尾炎

其转移性腹痛、腹壁压痛、腹肌强直均可局限于右上腹，易误诊为急性胆囊炎。但彩色多普勒超声无急性胆囊炎征象及Rovsing(罗夫辛)征阳性(按左下腹可引起阑尾部位的疼痛)有助于鉴别。

此外，胆囊炎的反复发作史、疼痛的特点，对鉴别诊断也有参考价值。

4. 急性肠梗阻

肠梗阻的绞痛多位于下腹部，腹部可见肠型及蠕动波，常伴有肠鸣音亢进、金属音或气过水声，腹痛无放射性，腹肌亦不紧张。X线检查可见腹部有液平面。

5. 右肾结石

发热少见，患者多伴有腰背痛，放射至会阴部，肾区有叩击痛，有肉眼血尿或显微镜下血尿。腹部X线片可显示阳性结石。B超可见肾结石或伴肾盂扩张。

6. 右侧大叶性肺炎和胸膜炎

患者也可有右上腹痛、压痛和肌卫而与急性胆囊炎相混淆。但该病早期多有高热、咳嗽、胸痛等症状，胸部检查肺呼吸音减低，可闻及啰音或胸膜摩擦音。胸部X线片有助于诊断。

7.冠心病并发心绞痛或心肌梗死

心绞痛时疼痛常可放射至上腹正中或右上腹,若误诊为急性胆囊炎而行麻醉或手术,有时可立即导致患者死亡,尤其是本身合并结石性胆囊炎者,一定分清哪是主要矛盾。因此,凡中年以上患者有腹痛症状而同时有心动过速、心律不齐或高血压者,必须做心电图检查、心肌酶谱检测,以资鉴别。甚至有的不典型的心肌梗死患者,出现恶心呕吐、右上腹痛等消化道症状,因为较长时间不进食,胆囊在彩色多普勒超声检查下也可以表现出体积稍大、壁水肿等炎症表现,极易漏诊致命的心肌梗死。

8.急性病毒性肝炎

急性重症黄疸型肝炎可有类似胆囊炎的右上腹压痛、反跳痛、发热、血白细胞计数增高及黄疸。但急性胆囊炎的腹痛更加剧烈,常呈绞痛;而且肝炎患者常有食欲缺乏、疲乏无力、低热等前驱症状;体检常可发现肝区普遍触痛,白细胞一般不增加,肝功能明显异常,一般不难鉴别。

(五)容易误诊的其他疾病

1.胆心综合征

胆心综合征指胆道疾病发作可以诱发并存的冠心病或反射性地引起心绞痛。在进行胆囊手术时过度牵拉胆囊,也可以引起心律失常甚至心搏骤停,在临床上也并非罕见。在解剖学上胸4~5神经既有纤维支配心脏又有纤维支配胆囊,因而传导可有交叉,胆囊疾病时可通过这种脊髓同节神经反射或称内脏-内脏神经反射的途径引起冠状动脉收缩,血流量减少。在原有冠心病的病例可诱发心绞痛,心律不齐和ST-T段的改变。在无冠心病的病例亦可有心率和ST-T段的改变。从而在临床上急性心肌梗死的疼痛可放散至上腹及右上腹部并伴有恶心、呕吐时,酷似急性胆绞痛发作;在有冠心病的病例,当胆囊炎发作时,又往往误诊为急性心肌梗死。一定要做到心中有数,对伴有冠心病的患者做好周密的术前准备,加强手术中的监护和手术后的观察和处理。

2.急性阑尾炎

急性胆囊炎发生坏疽穿孔时,混有细菌的胆汁可以沿着右侧结肠旁沟流到右下腹,造成右下腹压痛、反跳痛,比较容易误诊为急性阑尾炎;尤其是高龄体弱者,自我感觉能力下降,反应迟钝,胆囊炎开始症状并不严重,一旦穿孔后,右上腹的疼痛也显著减轻。

3.胆囊癌

以急性胆囊炎为首发症状的胆囊癌并不少见。胆囊癌的发病常常与胆囊结石、慢性胆囊炎等长期刺激有关,尽管有些慢性右上腹痛等症状,并不能引起患者重视,而在某些因素诱导下出现了急性炎症方到医院就诊。

4.具备胆囊炎的特征,但不是主要矛盾

急性创伤、大手术、胃肠道瘘等原因,长期的静脉营养使得胆囊长期处于空虚状态,胆汁淤积,排出不畅,极易并发非结石性胆囊炎。B超检查根据胆囊肿大、壁增厚、胆汁淤积甚至见到泥沙样结石,经常会得出急性胆囊炎的诊断。

此时一定根据患者全身情况,做出整体判断,急性胆囊炎不一定就是患者最急需处理的主要矛盾。不能贸然根据B超检查的结论就行外科手术。甚至一个迁延不愈的肺炎或上呼吸道感染引起患者较长时间进食不良也会诱发。这些患者原发病得以控制,正常进食后胆囊炎症绝大多数都可以保守而愈。

五、并发症

(一)胆囊穿孔

发生率在5%~10%。发病急骤、症状明显、进展迅速、有腹膜刺激征的患者、老年重症糖尿病患者,首次发病者,易在发病48 h左右并发穿孔,约20%并发弥散性腹膜炎,病死率较高。

胆囊是个盲袋状器官,当胆囊管梗阻因急性炎症使胆囊内压力升高时,可引起胆囊壁的血循环障碍、胆囊坏疽继而发生穿孔。急性胆囊炎时胆囊穿孔的发生率和发生的时间,目前尚无确切资料。急性胆囊炎穿孔的因素可能有:①胆囊内压力上升的速度;②胆囊壁厚度及纤维化程度;③胆囊的可膨胀性;④胆石的机械性压迫作用;⑤胆囊与周围组织的粘连等。因此,急性胆囊炎穿孔与病程的时限关系如何,难于确定。常有些患者甚至在发病后24 h内实施手术,亦可能有胆囊壁坏疽甚至穿孔。大量的临床资料统计(14 460例急性胆囊炎)平均穿孔发生率约为10%,此数字在老年患者中可能要高些,因为老年性的动脉硬化性改变亦可以累及胆囊血管,局部组织的供血较差,容易发生坏疽、穿孔。有些患者经保守治疗后,当患者的自觉症状有好转、体征开始减轻时,却突然发生穿孔。发生穿孔的患者,多为胆囊内压力升高迅速,胆囊膨胀较显著,张力较大者,以及是多发生于胆囊壁的原有改变较轻或原来尚有一定功能者,故有1/3~1/2的穿孔是发生在首次发作的急性胆囊炎。至于胆囊原来已有明显的慢性炎症、壁厚、纤维化、萎缩者,则发生急性穿孔的可能性很小;临床上对于有胆囊明显肿大、紧张、局部腹膜刺激征明显者,则发生急性穿孔的可能性较大。急性胆囊炎急性穿孔的发生率虽然不及急性阑尾炎,但当穿破至游离腹膜腔引起胆汁性腹膜炎时,则病死率较高,特别是在年老的患者。结石性胆囊炎穿孔可能同时合并有胆囊癌。急性胆囊炎穿孔的常见形式如下。

(1)急性穿孔至游离腹膜腔,引起弥散性胆汁性腹膜炎。

(2)胆囊已与邻近组织形成粘连,穿孔后为周围组织所包裹,形成胆囊周围脓肿。

(3)胆囊结石的压迫,逐渐破溃、穿透至邻近空腔脏器,常见的是形成胆囊十二指肠、结肠或胆管瘘。

(4)向肝脏胆囊床穿破,可发生肝脓肿。

(5)胆囊周围脓肿向腹壁穿破,若经手术切开,可形成胆汁瘘或分泌黏液的慢性窦道。

其中以穿孔后形成胆囊周围脓肿最为多见,其次为穿破至游离腹膜腔;穿孔部位以胆囊底部最多见,因该处壁较薄,血循环亦较差。

(二)胆囊内瘘

最常见的是胆囊十二指肠瘘,其他有胆囊结肠瘘、胆囊胃瘘、胆囊小肠瘘和胆囊胆管瘘。在急性胆囊炎过程中,胆囊与邻近脏器发生炎症粘连,当结石嵌顿于胆囊颈部时,胆囊壁炎症、水肿、静脉血回流受阻、血液供应障碍,在胆囊内压力继续增高的情况下,最后胆囊壁发生坏疽、穿透,并使与其紧贴着的肠壁发生血管栓塞而致破溃,结果胆囊便与十二指肠腔沟通,胆囊内容物排至肠道内,胆囊得到减压,结石可经瘘口排至肠道内,急性胆囊炎的症状得以暂时缓解。以相同的方式,胆囊可与胆总管或肝管形成瘘,使胆囊内的结石不经胆囊管而直接进入胆管内。胆内瘘多见于有长时间胆道病史的老年患者,也可见于1.5%的胆囊手术患者,但由于近年对胆囊结石的手术治疗采取较积极态度,所以胆内瘘的发病率也有减少。巨大的胆囊结石经十二指肠瘘口排出后,可以发生十二指肠梗阻,或向下运行的过程中,在小肠下端引起机械性梗阻,称为胆结石性肠梗阻。有时,当结石破溃入十二指肠时,亦可以发生上消化道大出血。胆结石性肠梗阻的临床特点常为：年老患者，急性胆囊炎的临床症状突然自行缓解，随之出现小肠梗阻的症状，腹部X线片可能见到胆囊或胆管内有气体充盈，有时可以见到小肠内的胆石阴影。

(三)急性气肿性胆囊炎

急性气肿性胆囊炎是急性胆囊炎的一种特殊类型，在临床上有一定的重要性。男性多见，约30%具有糖尿病史。其特点是在一般的胆囊管梗阻和急性胆囊炎的基础上，胆囊壁的血循环障碍，组织的氧分压低下，造成一适合于厌氧性细菌(如梭状芽胞杆菌)生长的条件，因而厌氧菌在胆囊壁内孳生并产生气体，气体首先在胆囊壁内，然后沿组织的分隔向胆囊周围扩展。在以往的病例中，约在25%的病例的胆囊中，培养出梭状芽胞杆菌；另外的一些细菌如大肠埃希菌、某些链球菌等感染时，亦可以产气和发生组织气肿。此种情况较多见于年老的糖尿病患者。临床表现类似一般重症的急性胆囊炎，但在肝胆区X线片上，发病24~48 h后，可见胆囊壁增厚并积气，随后，胆囊内积气，晚期，气体影像扩散至胆囊周围组织。急性气肿性胆囊炎的X线影像需与胆囊肠道内瘘或Oddi括约肌关闭不全时胆道内积气相鉴别。此病的病死率较高，应选用一些对厌氧菌感染和梭状芽胞杆菌感染有效的抗生素，特别是用于手术前后的处理。需要时，亦可用多价的气性坏疽抗毒素。

六、诊治新理念

急性胆囊炎虽然是指局限在胆囊的病理过程，但引起急性胆囊炎的原因并非是单一的，治疗方法的选择和手术治疗的时机，应根据每个患者的具体情况，区别对待。急性胆囊炎的治疗包括非手术治疗和手术治疗。保守治疗治疗措施要迅速，主要包括胃肠减压、解痉镇痛以及抗生素治疗。在过去，患者先进行保守治疗几个星期后实施胆囊切除手术。这种方法已经被淘汰，因为无法预测手术前治疗的疗效及复发情况。现在，对于不适合急性期手术的患者保留延期胆囊切除手术，给予保守治疗。大量证据表明，急性胆囊炎一经确诊，手术越早越好。炎症引起组织水肿利于手术切除。相反，手术延迟时间越长，组织纤维化及瘢痕组织形成越多，手术创伤就越大。

(一)非手术治疗

非手术治疗包括对患者的全身支持，纠正水、电解质和酸碱平衡紊乱，禁食、解痉镇痛、抗生素使用和密切的临床观察。对伴发病如老年人的心血管系统疾病、糖尿病等给予相应的治疗，亦同时为一旦需要手术治疗时做好手术前准备。如果因急性重症感染且合并严重的心、肺、肾功能障碍等原因不能耐受麻醉和手术，可以采用超声引导下经皮经肝胆囊穿刺置管引流，吸出化脓的胆汁、泥沙样的结石，较快地进行胆囊减压。随后可以经此管道以抗生素(甲硝唑等)冲洗治疗。

(二)手术治疗

1.手术时机

(1)临床症状较轻的患者，在非手术治疗下，病情稳定并鲜有缓解者，宜待急性期过后，需要时择期手术。此项处理适用于大多数患者。

(2)起病急，病情重，局部体征明显，老年患者，应在纠正急性生理紊乱后，早期施行手术处理。

(3)病程已较晚，发病3 d以上，局部有肿块并已呈局限性，非手术治疗下情况尚稳定者，宜继续非手术治疗,待后期择期手术。

(4)急性胆囊炎时的早期手术是指经过短时间(6~12 h)的积极支持治疗纠正急性生理紊乱后施行手术,有别于急症时的紧急手术。

2.急症手术指征

急性胆囊炎患者若发生严重并发症(如化脓性胆囊炎、化脓性胆管炎、胆囊穿孔、败血症、多发性肝脓肿等)时,病死率高,应注意避免。在非手术治疗过程中,有以下情况者,应急症手术或尽早手术。①寒战、高热,白细胞计数在 $20\times10^9/L$ 以上;②黄疸加重;③胆囊肿大,张力高;④局部腹膜刺激征;⑤并发重症急性胰腺炎;⑥60岁以上的老年患者,容易发生严重并发症,多应采取早期手术处理。

3.手术方式

急性胆囊炎的彻底手术方式应是胆囊切除术。胆囊切除术在当前是一个较安全的手术,总病死率<1.0%;Glenn统计6 367例择期胆囊切除术病死率为0.5%,而1 700例急性期手术病死率为2.6%,在老年患者,急性期手术的病死率更高些。国内调查1年内连续的4 655例开放法胆囊切除术病死率为0.18%,7例手术后死亡患者中,5例为60岁以上的老人和在急性期施行手术。因此,对于急性胆囊炎患者,不单要考虑手术的彻底性,亦要考虑手术的安全性,达到减少手术后并发症的目的。对一些高危患者手术方法应该简单有效,如在局麻下施行胆囊造瘘术,以达到减压和引流,若勉强施行较复杂的胆囊切除术,反而可出现并发症或误伤肝门部的重要结构,增加手术病死率。

根据临床症状选择急症(较罕见)或者早期切除。出现弥散性急性腹膜炎、全身毒血症以及胆囊壁内出现气体等临床症状提示胆囊有穿孔、坏死或积脓时需要急症手术。无论是腹腔镜手术还是开放手术早期切除都是相对容易、出血较少。有学者定义早期为确诊24 h以内。值得注意的是,患者必须做好术前准备才能进行早期手术,例如心力衰竭患者以及凝血功能障碍的患者需要先纠正后再手术。合并有肝硬化的急性胆囊炎患者,手术中和手术后出血较多,主要原因是肝脏胆囊床充血或肝十二指肠韧带内有较大的静脉血管。尽管门脉高压Child A的患者腹腔镜手术相对安全,但是为了避免损伤硬化的肝实质以及胆囊三角应选胆囊部分切除。胆囊部分切除,既可以保留胆囊三角的结构又可以避免胆囊床出血,有手术时间短、安全的优点。

第九节 急性胰腺炎

急性胰腺炎(acute pancreatitis,AP)是常见的外科急腹症,据统计在英国的发病率为(1.5~4.2)人/万人。通常按疾病严重程度将急性胰腺炎分为轻型和重型。轻型急性胰腺炎(mild acute pancreatitis,MAP)易于治疗呈自限性。

重型急性胰腺炎(severe acute pancreatitis,SAP)病情凶险,病死率高,是外科急腹症中最棘手的疾病之一。

一、临床表现

(一)症状

通常急性发病,表现为突发上腹部或左上腹部疼痛、腹胀。可伴有恶心、呕吐、发热及黄疸;腹痛持续剧烈可向腰部放散。重症胰腺炎可有休克表现:口渴、烦躁、尿量偏少、脏器功能障碍等。

(二)体格检查

患者可伴有黄疸、左侧呼吸音减低。轻型患者上腹正中或偏左压痛,一般无腹膜炎体征。重症患者可有休克早期表现:心率加快,血压偏低。但由于受到疼痛刺激、腹胀、躁动等因素影响,患者往往血压偏高,如出现低血压常提示病情危重需紧急治疗。腹部膨隆,腹壁张力增高;肠鸣音减弱。上腹部出现腹膜炎体征。严重者出现Grey-Turner征或Cullen征。

(三)实验室检查

1. 淀粉酶及脂肪酶测定

血淀粉酶于发病后2 h开始升高,24 h达高峰。尿淀粉酶于发病后24 h开始升高。血清总淀粉酶、胰型淀粉酶、脂肪酶的敏感性分别为83%、94%、92%;特异性分别为88%、93%、96%。淀粉酶和(或)脂肪酶升高的程度与急性胰腺炎的轻重并不直接相关,往往不必同时检测血清淀粉酶和脂肪酶。由于某些非胰腺疾病也可能导致淀粉酶升高而血清脂肪酶仍保持正常,如巨淀粉酶血症、腮腺炎和某些肿瘤。此外,以血清脂肪酶升高诊断急性胰腺炎的敏感性和特异性一般优于淀粉酶。因此应优先选择血清脂肪酶检测。确诊急性胰腺炎之后无须每日监测血清淀粉酶或脂肪酶的变化,因为这样对评估疾病进程或预后的价值有限。如果血清淀粉酶和(或)脂肪酶升高持续数周,提示胰腺或胰周炎症仍然持续、胰管阻塞或假性囊肿形成等可能。

2. 血钙测定

血钙下降发生在发病后48~72 h。如低于2.0 mmol/L提示病情严重。

3. 血糖测定

若在长期禁食情况下,血糖仍超过11.0 mmol/L,提示胰腺广泛坏死导致内分泌功能障碍,预后不良。

4. 血气分析

血气分析结果一方面反映电解质水平,另一方面反映呼吸功能。

5. 细胞因子

细胞因子虽不是诊断急性胰腺炎的独立指标,但可作为判断胰腺坏死和疾病严重程度的辅助性指标。主要的血清标志物包括白细胞介素-6(interleukin-6,IL-6)、白细胞介素-8(interleukin-8,IL-8)、肿瘤坏死因子(tumor necrosis factor,TNF)和C反应蛋白(C-reactiveprotein,CRP)。以上各指标的峰值在不同时间出现,应根据病期选用并分析其意义。IL-6是一种糖蛋白,在重型急性胰腺炎发病后24~36 h升高,早于CRP,并随并发症的存在而处于较高水平。

不论是否感染,IL-6均升高,因此不能鉴别感染性和非感染性胰腺坏死。IL-8水平升高提示粒细胞系统激活,重症患者明显高于轻症患者,并提示出现多脏器功能障碍综合征(multiple organ dysfunction syndrome,MODS)。

(四)影像学诊断

1. 彩色多普勒超声检查

彩色多普勒超声检查可见胰腺肿大,轮廓模糊,肠管扩张积气。胆源性胰腺炎可发现胆道扩张、胆囊内结石等征象。

2. CT检查

胰腺腺体肿大,密度不均,边界模糊;胰腺实质内可见密度减低区。胰肾间隙、小网膜囊内可见液体积聚。目前CT评分系统以Balthazar的评分系统应用较为广泛,其评分系统包括了胰腺和胰外的病变。Balthazar评分系统根据胰腺炎症分级和胰腺坏死范围两方面所得分数将疾病严重度分为三级:Ⅰ级0~3分;Ⅱ级4~6分;Ⅲ级7~10分。临床研究表明急性胰腺炎患者的并发症发生率和病死率随着该评分系统评级的增长而明显增加。Balthazar评分<2分时无死亡,7~10分时病死率为17%,>7分可考虑行手术治疗。胰腺炎症分级A、B级时无并发症;C、D、E级时脓肿发生率为34.6%;D级病死率为8.3%;E级病死率为17.4%。

3. 核磁检查

磁共振成像(magnetic resonance imaging,MRI)和磁共振胰胆管显影(magnetic resonance cholangiopan-creatography,MRCP)诊断胰腺炎和判断病情轻重的价值正在评估之中。该技术在显示胰管解剖结构和检测胆总管结石方面优于CT。

二、诊断标准及鉴别诊断

(一)急性胰腺炎的诊断

诊断急性胰腺炎一般需以下3条中的2条:①具有急性胰腺炎特征性腹痛;②血清淀粉酶和(或)脂肪酶大于或等于正常值上限的3倍;③急性胰腺炎特征性的CT表现。需要注意的是:即使血清淀粉酶和(或)脂肪酶小于正常值上限3倍仍可能诊断急性胰腺炎。如果患者具备急性胰腺炎特征性的腹痛,血清酶水平低于正常值上限3倍,必须行CT检查以确诊急性胰腺炎。此外,如果患者因急性或慢性疾病致严重神志失常而使腹痛无法评估也应通过血淀粉酶和影像学特征进行诊断。

(二)鉴别诊断

需要鉴别的疾病范围较广。应与胃十二指肠穿孔、急性胆囊炎、急性肠梗阻、肠系膜血管栓塞、急性心肌梗死等鉴别。上述疾病及病毒性肝炎、异位妊娠亦可表现为血、尿淀粉酶升高,但通常不超过正常值3倍。因此有学者认为当血尿淀粉酶轻度升高时不能轻易诊断胰腺炎,应结合影像学特点,以免漏诊。

(三)急性胰腺炎严重程度的诊断

1. 重型急性胰腺炎诊断标准

APACHE-Ⅱ(acute physiology and chronic health evaluation Ⅱ)评分≥8分、Ranson评分≥3分或Balthazar CT分级系统≥Ⅱ级可诊断为重症急性胰腺炎。我国指南指出CT为D、E级可诊断重型胰腺炎,与英国及美国指南略有不同。

2. 暴发性急性胰腺炎(fulminant acute pancreatitis,FAP)诊断标准

凡在起病72h内经正规非手术治疗(包括充分液体复苏)仍出现脏器功能障碍的重症胰腺炎,可诊断为暴发性急性胰腺炎。

(四)局部并发症的诊断

1. 急性液体积聚

发病早期一般 4 周内,影像学检查可发现胰周、胰腺内液体,无包膜,通常能吸收,少数感染形成脓肿。

2. 胰腺及胰周组织坏死

胰腺实质坏死或胰周脂肪坏死,分为无菌性坏死和感染性坏死。如出现以下征象常提示感染性坏死:①脓毒症;②增强 CT 见坏死区域内"气泡征";③细针穿刺得到细菌学证据。诊断胰腺坏死感染与否对于重症胰腺炎后期治疗方案的制订及预后很重要。

3. 胰腺假性囊肿

胰腺炎发作后形成的由纤维组织或肉芽囊壁包裹的胰液积聚。

4. 胰腺脓肿

胰腺脓肿多见于发病 4 周后,胰周包裹性脓液,基本不含胰腺组织以区别于胰腺坏死组织感染。

(五)急性胰腺炎导致的脏器功能不全的诊断

1. 并发急性呼吸窘迫综合征的诊断

重症急性胰腺炎患者出现下述 4 项或①、②项及④项,即可确诊重型急性胰腺炎并发 ARDS。①呼吸系统症状:呼吸>28 次/分钟和(或)呼吸窘迫;②血气分析异常、低氧血症:在海平面呼吸新鲜空气时氧分压(PaO_2)<8kPa(60 mmHg,1 mmHg=0.133 kPa),氧合指数(PaO_2/FiO_2)<200 mmHg;③肺部 X 线征象:包括肺纹理增多,边缘模糊,斑片状阴影或大片状阴影等肺间质性或肺泡性病变;④排除慢性肺疾病和左心衰竭。实际上,当临床上有严重的呼吸困难及缺氧症状,胸片见到弥散模糊阴影时,疾病已属晚期,即使应用呼吸机等积极治疗措施,病死率也很高,因此要提高该病治疗效果即应早期诊断、尽早治疗。有学者曾提出"ARDS 先兆",值得参考,即把呼吸>35 次/分钟、吸氧流量 6 L/min 时 PaO_2<80 mmHg,并可排除左心功能不全引起者,诊断为"ARDS 先兆",提示 ARDS、MODS 的前奏,提醒临床医师尽早采取有效治疗措施。

2. 并发急性肾功能损伤的诊断

并发急性肾功能损伤又被称为胰性肾病。胰腺炎并发急性肾损伤(acute kidney injury,AKI)发病率高达 60%~78%,病死率高达 60%~100%。常继发于 ARDS,多见于病程 3 d 内或 14 d 以后。目前国际以 RIFLE 分级诊断标准来评价 AKI 风险。标准将 AKI 分为:①肾功能异常危险期(risk of kidney dysfunction,R 级);②肾功能损害期(injury of the kidney function,I 级);③肾衰竭期(failure of kidney function,F 级);④肾功能丧失期(loss of kidney function,L 级);⑤终末肾脏病期(end stage kidney disease,E 级)。前三期是急性病变期,后二期是病变结局期。RIFLE 级别越高表明疾病越重、预后越差、越需临床重视,积极治疗。

3. 并发腹腔间隔室综合征的诊断

2007 年世界腹腔间隔室综合征协会(WSACS)达成共识,定义危重症患者的正常腹内压波动在 5~7 mmHg。病理性腹腔内压力是一个包含从腹腔内压力轻度升高(无显著临床并发症)到伴有重要脏器严重损伤的持续性腹腔内压力升高的连续范畴。尽管采用腹腔内压力单个指标来定义腹腔内高压受到质疑,但腹腔内压力升高至 10~15 mmHg 时便可出现肾、心和胃肠道功能损伤。基于新近多中心研究,新的指南把出现持续或反复的腹腔内压力病理性升高>12 mmHg 定为腹腔内高压的诊断指标。如持续腹腔内压力>20 mmHg(伴或不伴腹腔灌注压<60 mmHg),并伴有新的器官功能不全或衰竭则定义为腹腔间隔室综合征(abdominal compartment syndrome,ACS)。

腹腔压力的测量方法分为直接法与间接法。后者通过测定内脏压力来间接反映腹腔内压力,相对无创、安全和易行,且与直接测压具有良好相关性。间接法包括膀胱测压法、胃内测压法和下腔静脉压测定等。其中膀胱测压法因简便价廉而最为常用。指南详细规定了膀胱测压法的操作标准:患者应仰卧和腹肌松弛,排空膀胱内尿液后注入 25 mL 无菌生理盐水,以腋中线为"0"点,在呼气末测定和以 mmHg 为单位。

指南把 ACS 分为原发性、继发性和复发性三类。①原发性 ACS:曾被称为外科性、手术后或腹腔性 ACS。以腹腔内病因导致的、相当短时间内发生的急性或亚急性腹腔内高压为特征,多发于腹部严重创伤和腹部术后,如腹主动脉瘤破裂、腹腔积血、急性腹膜炎、继发性腹膜炎、腹膜后出血和肝移植等。②继发性 ACS:过去称为药物性或腹腔外 ACS。以腹腔外病因导致的亚急性或慢性腹腔内高压为特征,多见于药物治疗或烧伤患者,包括脓毒血症、毛细血管渗漏、大面积烧伤或其他需液体复苏的患者。③复发性 ACS:过去称为第三期 ACS。可发生于腹腔开放之时,也可见于关腹部术后新出现的 ACS,多为急性腹腔内高压,此型患者病情险恶,预后极差。

临床上 AP 的诊断应包括病因诊断、分级诊断、并发症诊断,例如:急性胰腺炎(胆源性、重型、ARDS),急性胰腺炎(高脂性、轻型)。

三、病程分期

1. 急性反应期

患者发病至 2 周,以全身炎症反应为主。可出现休克、ARDS、AKI、胰性脑病等。美国 2006 年资料显示急性胰腺炎导致全身性炎症反应综合征(systemic inflammatory response syndrome,SIRS)的发生率为 10%~20%。

2. 全身感染期

患者发病后 2 周至 2 个月,以腹腔细菌性感染为主。

3. 残余感染期

患者发病后 2~3 个月,腹腔内脓肿,经久不愈,窦道形成。

经过治疗大多数轻型急性胰腺炎患者不经历第三期直接恢复;大多数重症急性胰腺炎经历第一期而恢复;少部分重症急性胰腺炎及全部暴发性胰腺炎经历第三期。大部分患者经治疗上述三期持续时间会不同程度地缩短。

四、治疗

急性胰腺炎的总病死率约 5%,无器官衰竭者病死率为 0,单一器官衰竭者为 3%(0~8%),多系统器官衰竭者为 47%(28%~69%)。轻型胰腺炎及大部分重症胰腺炎经治疗通常能够痊愈。少部分重症胰腺炎尤其是暴发性胰腺炎预后仍然较差,文献报道病死率超过 40%。如何降低这类患者的病死率是我们面临的严峻挑战。

当患者入院时我们即应关注诸如高龄(≥55 岁)、肥胖(BMI>30 kg/m^2)、器官衰竭、胸腔积液和(或)渗出等重症危险因子。具有上述特征的患者可能需由严密监护病区治疗,如重症监护病房。

(一)治疗要求

英国指南对急性胰腺炎治疗提出的要求是:①总体病死率<10%,重型病死率<30%;②48 h内确诊急性胰腺炎;③超过80%的急性胰腺炎应该明确原因;④48 h内完成严重度分级;⑤治疗6~10 d后仍出现脏器功能衰竭、脓毒症或病情恶化时应该有能力进行CT检查;⑥所有重症患者应在严密监护病区或ICU监测治疗;⑦如果没有阳性培养结果,抗生素治疗感染性坏死不超过14 d;⑧对于胆源性胰腺炎,一期施行胆囊切除术。

(二)基本治疗措施

1.液体复苏

重症急性胰腺炎发病早期,胰腺组织出血坏死,释放大量炎性介质及细胞因子,使机体处于严重的全身炎症反应综合征状态,导致血管通透性增高,短期内体液失衡,大量液体进入"第三间隙"(third spacing),有效循环血容量锐减,容易导致休克、AKI、ARDS等严重并发症。全身炎症反应期是SAP患者死亡的第1个高峰。早期液体复苏治疗能有效地改善组织灌注,减少脏器功能的损害,减少MODS及休克等并发症的发生,是SAP早期治疗的重要环节。一旦临床诊断循环血容量不足,应尽快积极液体复苏,6 h内达到复苏目标。

然而早期液体复苏治疗的具体实施仍然是SAP治疗的难点之一。一般来说,生理需要量为35 mL/(kg·24 h)。具体到患者个体无法限定液体量。治疗经验如下。

(1)液体复苏要及时充分。一旦确诊重症胰腺炎即应尽早给予液体复苏治疗。最初6 h的复苏治疗最为关键,被称为"黄金6 h"。胶体能有效提高并稳定血浆渗透压,然而如果输注过快或过量容易导致心功能不全或肾功能受损。有学者的治疗经验是为患者开两组静脉通路分别走晶体液和胶体液。前6 h胶体液输注速度略快,以提高胶体渗透压,稳定有效循环血容量为先;6~24 h根据循环变化适当减少胶体输注速度和总量。

(2)应根据患者的心率、平均动脉压、尿量、尿比重、血细胞比容等评价APACHE-Ⅱ评分中容量不足所贡献的分值比例,评价患者的循环情况并加以区分。对于血流动力学稳定患者和老年患者(其年龄所占的分值比例很大而心肺功能较差),过多的液体输注往往会增加循环负荷导致肺水肿或心功能不全,诱发或加重ARDS。对于此类患者除了保证一定比例的胶体液输注外,我们采取"量出为入"的方法即常规监测每小时尿量,估算每小时出量,以此为标准限制每小时输注的液体量略高于估算的总出量并匀速输注。根据循环指标评价每小时的治疗效果和脏器功能并随时调整。此外,监测中心静脉压和肺毛细血管楔压(pulmonary capillary wedge pressure,PCWP)有助于评价心脏负荷,找到液体不足与负荷过量的平衡点,指导液体复苏治疗。

2.胰腺休息疗法

禁食、胃肠减压:主要目的是减少十二指肠黏膜分泌促胰酶素进而减少胰酶分泌。同时可以缓解恶心、呕吐及腹胀症状。应用生长抑素抑制胰腺分泌等。

3.纠正低氧血症

推荐于第1个24~48 h给予氧气,尤其是应用麻醉剂镇痛者。给氧应持续至医师确认不再有低氧血症威胁为止。血氧饱和度<95%或其他临床表现提示低氧血症(包括劳力性呼吸困难或静脉输液不能纠正的低血压)时应进行血气分析。必要时实施无创通气、机械通气。

4.镇痛

疼痛剧烈时考虑镇痛治疗。在严密观察病情下,可注射盐酸哌替啶(杜冷丁)。不推荐应用吗啡或胆碱能受体拮抗药,如阿托品、山莨菪碱(654-2)等,因前者会收缩壶腹乳头括约肌,后者则会诱发或加重肠麻痹。

5. 调节肠道功能

给予四磨汤、乳果糖(杜秘克)等促进肠道蠕动,缓解腹胀;给予肠道菌群制剂预防菌群移位及肠源性感染。

6. 抗感染治疗

除非有进一步的证据,不推荐坏死性胰腺炎患者预防性应用抗生素。轻型胰腺炎患者无指征常规使用抗生素。出现胰腺坏死的患者在发病的 7~10 d 及之后不同的住院时间均可能出现脓毒症表现,如血白细胞增多、发热和(或)器官衰竭。在寻找感染源的同时,予以经验性抗生素治疗是合理的。但如果血液及其他培养(包括 CT 引导细针抽吸培养)均阴性,无确认的感染源存在,推荐停止使用抗生素。当怀疑感染性坏死时推荐 CT 引导经皮抽吸物行革兰染色和培养。感染性坏死的首选治疗是坏死物清除术。特定情况下可采用替代的微创治疗。

7. 营养支持

目前研究结果提示虽然相对于肠外营养(parenteral nutrition,PN)而言,肠内营养(enteral nutrition,EN)并不能降低感染率和病死率;但是 EN 安全廉价,有理由相信 EN 优于 PN。英国指南推荐如果胃肠道耐受就用 EN。轻度胰腺炎患者一般于住院 3~7 d 内可恢复进食,并不需要营养支持。重症急性胰腺炎者,一旦明确患者数周内不能经口摄食则应开始营养支持。通常于患者入院后 3~4 d 进行评估。一项研究显示鼻胃管营养在安全性、并发症发生率和病死率方面与鼻空肠管营养具有可比性。确定鼻胃管取代鼻空肠管进行营养支持仍需进一步研究。主要的问题在于食物进入胃或十二指肠时可能刺激胰腺分泌。有证据显示十二指肠饲食增加胰酶的合成和分泌。结果可能导致腹痛加重和血清淀粉酶增高。EN 的临床限制在于部分患者难以忍受鼻胃管或鼻空肠管的长期机械刺激所致不适。因此营养支持的途径必须因人而异,同时根据患者的反应和耐受性调整。

(三)病因治疗

1. 无胆道梗阻或胆管炎的类型

以非手术治疗为主,待胰腺炎缓解后在一次住院期间实行胆道手术以防出院后复发。出院者 2 周内手术。已缓解的轻度急性胰腺炎患者可行腹腔镜胆囊切除术,并行术中胆道造影,胆道结石可由术中胆道探查、取石或术后 ERCP 治疗。

2. 有胆道梗阻或胆管炎的类型

首选 ERCP 术,可施行放置胆道内支架、取石或鼻胆管引流术。由于手术胆道引流可增加二重打击、增加感染因素,因此,有学者认为急诊手术实施胆道减压应慎重。明确证据显示持续胆道梗阻者有指征行 ERCP 以清除胆管结石。对于低到中度可能性的胆道结石者应避免常规实施 ERCP,此类患者应择期行胆囊切除术。对于临床可疑情况,超声内镜或 MRCP 可用于确认胆总管结石,决定是否需行 ERCP。3 项已发表的随机对照研究确立了急诊 ERCP 和 EST 在胆石性胰腺炎中的价值。这些研究对照了早期 ERCP+EST 与后期或择期 ERCP。病例入选标准和胆管结石诊断标准在各项研究之间有明显不同。其中两项研究显示早期 EST 和取石对于重症急性胰腺炎和伴有上行性胆管炎的患者明显有益。1 篇荟萃分析提示 ERCP 早期干预能显著降低急性胆源性胰腺炎的并发症发生率,但病死率无显著降低。随后的一项荟萃分析总结认为 EST 能显著减少胆石相关性重症胰腺炎的并发症发生率,能降低轻度胰腺炎并发症发生率或重症胰腺炎的病死率。上述研究提示,对于存在胆总管结石和胆管炎的重症胆源性胰腺炎患者,有指征行 ERCP 和 EST(首选入院 24 h 内)。胆源性胰腺炎患者如血清胆红素及其他肝功能指标进行性升高,胆总管持续性扩张,则强烈提示胆石所致胆总管梗阻。此时有理由直接进行 ERCP。临床实践中,如果疑诊胆总管结石,而患者近期不适宜行胆囊切除术和胆道造影,可行超声内镜(endoscopic ultrasonograph,EUS)或 MRCP 以确定胆道结石是否存在及是否需行 ERCP。EUS 或 MRCP 有利于确定孕妇,或因严重凝血障碍或外科解剖变异而可能存在 ERCP 高风险和技术困难的患者是否需行 ERCP。

(四)高脂性胰腺炎

三酰甘油(triglyceride,TG)超过 11.3 mmol/L,诱发的急性胰腺炎称为高脂性胰腺炎。高脂血症性胰腺炎可能主要与游离脂肪酸对胰腺腺泡、间质、毛细血管内皮细胞的损伤作用有关。其特征是血脂显著升高而血淀粉酶仅轻度升高或不升高。通常需要结合 CT 确诊。治疗重点在于补液、抗凝、控制血糖、降低血脂水平。避免脂肪乳剂摄入。由于高脂血症性胰腺炎常常复发,我们应做好出院宣教,长期规律地控制血脂。

(五)局部并发症的治疗原则

1.急性液体积聚

患者常能自行吸收,多不需要手术引流。

2.出血

应激性溃疡出血极少见。腹腔血管出血,首选介入栓塞治疗。CT 是证实假性动脉瘤存在与否的最佳方法。如果发现假性动脉瘤,首选治疗是动脉造影及置入金属线圈以栓闭假性动脉瘤。如果失败,则需手术治疗。

3.坏死

确定胰腺是否发生坏死的重要性在于发生坏死的胰腺炎患者并发症发病率和病死率高于未发生胰腺坏死的患者。由此,两者的治疗策略是不同的。

对于胰腺坏死而言,鉴别无菌性坏死和感染性坏死是贯穿始终的重要问题,尤其是在病程的第 2 周及第 3 周。约一半的感染性坏死被证实发生于此时段。发生胰腺感染性坏死的患者在入院时和入院后的某些时段,绝大部分出现全身中毒表现(包括发热和白细胞增多),高达 48% 的患者存在持续性器官衰竭。因白细胞计数、体温升高和器官衰竭也可见于无菌性坏死,故除非 CT 扫描显示腹膜后"气泡征",否则临床鉴别无菌性坏死和感染性坏死比较困难。当胰腺炎病程发展至 1 周后,经证实采取经皮抽吸(通常 CT 引导)坏死组织检查的方法是鉴别无菌性和感染性坏死安全而有效的措施。因此如果患者存在全身中毒症状和(或)器官衰竭而疑有感染性坏死时,推荐进行 CT 引导经皮抽吸物行革兰染色和培养。第一次抽吸通常于病程第 2 周或第 3 周施行。如果抽吸检查细菌或真菌阴性(或第一次抽吸时感染已经发生但未被诊断)但全身中毒症状持续存在,应每 5~7 d 进行 CT 引导经皮抽吸以确定之后发生的感染性坏死。

(1)无菌性坏死:目前更多的共识意见认为在无菌性坏死的最初 2~3 周,应持续进行非手术治疗。首先,数篇回顾性报道提示后期施行外科坏死物清除术和未行手术治疗者并发症发生率和病死率低于早期行清除术者。其次,手术清除无菌性坏死后,常见的后果是发生需再次手术治疗的感染性坏死。最后,一项纳入小样本的无菌性坏死患者的随机前瞻性研究显示,早期手术与晚期手术相比,4 d 内手术治疗者倾向于病死率更高。因此,对于出现在发病 2~3 周内的无菌性坏死,指南均推荐采取非手术治疗策略。在此之后,如坏死引起持续性腹痛或肠梗阻,应考虑手术清除坏死组织。

通常考虑实施外科手术;但对特定患者由专家行经皮抽吸或内镜清除坏死物也是合理的选择。对于重症急性胰腺炎患者采取微创技术清除无菌性坏死组织以预防器官衰竭的观念可能依然成立。腹膜后微创手术可应用于感染性坏死和无菌性坏死的治疗。但重症胰腺炎无菌性坏死2～3周内微创手术治疗尚未与持续的非手术治疗进行前瞻性对照,故到目前为止仅限于研究中心开展。

(2)感染性坏死:通常于病程10 d后,约33%的胰腺坏死并发感染。坏死感染原则上须行坏死组织清除、术后冲洗引流。指南和综述通常建议立即施行手术或未明言确切的手术时机。一项综述建议对于临床稳定的感染性坏死患者应在手术前予以3周的抗生素治疗,以利于炎症反应减弱和感染更好地机化。清除术的时机(不论抗生素治疗后不久还是数周后)一般由胰腺外科医师确定。

目前,坏死感染需即刻行清除术的观点受到挑战。2篇病例报道显示患者仅用抗生素治疗痊愈。另一篇前瞻性对照研究报道28位感染性坏死患者行抗生素治疗及急诊手术治疗。结果显示,12位行择期手术的患者2位死亡,16位未行清除术而行长期抗生素治疗者同样2位死亡。同样值得注意的是早先一项研究显示6位未手术而行长期抗生素治疗者2位死亡。不手术而长期使用抗生素是否有效仍需进一步研究。

我国指南推荐的胰腺炎坏死感染的手术指征为:①除外其他感染灶,如胰腺为单一的感染灶,体温>38.5 ℃,血白细胞>20×10^9/L;②腹膜炎症状明显,腹膜刺激症状范围超过腹部两个象限;③CT或超声引导穿刺有感染证据。

如果CT引导经皮抽吸提示革兰阴性菌感染,在培养及药敏结果未定前可选用的抗生素包括碳青酶烯类、氟喹诺酮联合甲硝唑或第三代头孢菌素联合甲硝唑。如果涂片显示革兰阳性菌感染,在培养和药敏结果确定前的合理选择是万古霉素。

(3)手术方式:通常推荐的手术方式包括坏死物切除及留置闭式引流管连续冲洗;坏死物切除及开放包扎或坏死物切除及闭合引流,但不清洗。目前尚无随机对照研究对照不同治疗方案的效果。

通常认为,在技术熟练的外科中心,三者能认为提供相同的疗效。最近,几种微创方法被用于治疗感染性坏死以取代传统的标准开腹清除术。这些方法常用于因病情过重[如器官衰竭和(或)严重并发症]而不能即刻行清除术的感染性坏死患者。其一是经后腹膜微创坏死物清除+引流术;其二是腹腔镜坏死物清除+引流术;其三是感染性坏死经皮置管引流术;最后也可谨慎地选择性地应用内镜引流。上述技术的结果令人鼓舞,不仅可以作为稳定患者病情的暂时措施以便行外科坏死物清除术,而且可做为最终的治疗措施持续数周或数月直至完全清除感染性坏死物。

有的学者经验是:此类患者腹腔通常粘连严重,解剖关系紊乱,首先尽量避免副损伤,避免大血管损伤,减少出血。其次由于完全清除坏死组织极其困难,因此放置腹腔引流管尤为重要,推荐至少于胰腺上缘、下缘各放一根引流管,术后可以冲洗引流。根据腹腔情况酌情放置空肠营养管,为术后肠内营养支持创造条件。

4.腹腔间隔综合征

ACS的治疗原则是及时采用有效的措施缓解腹内压,方法包括腹腔内引流、腹膜后引流以及肠道内减压。

5.假性囊肿

囊肿直径超过 6 cm,病程超过 3 个月仍未吸收者考虑行内引流手术。可行腹腔镜囊肿胃内引流术。

第十节 胆囊结石

一、概述

胆囊结石是指原发于胆囊内的结石,其病变程度有轻有重,有的可无临床症状,即所谓的无症状胆囊结石或安静的胆囊结石;有的可以引起胆绞痛或胆囊内、外的各种并发症。

从发病率来看,胆囊结石的发病在 20 岁以上便逐渐增高,45 岁左右达到高峰,女性多于男性,男女发病率之比为 1:(1.9~3)。儿童少见,但近年来发病年龄有儿童化的趋势。

胆囊结石的成因迄今未完全明确,可能为综合因素引起。①代谢因素:正常胆囊胆汁中胆盐、磷脂酰胆碱、胆固醇按一定比例共存于稳定的胶态离子团中,当胆固醇与胆盐之比高于1:13时,胆固醇沉淀析出,聚合成较大结石;②胆道感染:从胆结石核心中已培养出伤寒杆菌、链球菌、魏氏芽孢杆菌、放线菌等,可见细菌感染在胆结石形成中有着重要作用,细菌感染除引起胆囊炎外,其菌落、脱落上皮细胞等均可成为结石的核心,胆囊内炎性渗出物的蛋白成分也可成为结石的支架;③其他:胆囊管异常造成胆汁淤滞、胆汁 pH 过低、维生素 A 缺乏等,也都可能是结石的成因之一。

二、诊断思路

(一)病史要点

(1)诱因有饱餐、进油腻食物等病史。

(2)右上腹阵发性绞痛。常是临床上诊断胆石病的依据,但症状可能不典型,不容易与其他原因引起的痉挛性疼痛鉴别,亦不易区别症状是来自胆囊还是胆管。

(3)胃肠道症状。恶心、呕吐、食后上腹饱胀、压迫感。

(4)发热。患者常有轻度发热,无畏寒,如出现高热,则表明已经有明显炎症。

(二)查体要点

右上腹有不同程度的压痛及反跳痛,Murphy 征可呈阳性。如合并有胆囊穿孔或坏死,则有急性腹膜炎症状。

(三)辅助检查

(1)血常规。白细胞和中性粒细胞轻度升高或正常。

(2)B 超检查是第一线的检查手段,结果准确可靠,达 95% 以上。

(四)诊断标准

上述病史(1)(2)项辅以查体以及 B 超检查多能确诊。

(五)鉴别诊断

胆囊炎胆石症急性发作期症状与体征易与胃十二指肠溃疡穿孔、急性阑尾炎（尤其高位阑尾）、急性腹膜炎、胆道蛔虫病、右肾结石、心绞痛等相混淆,注意鉴别,辅以适当检查,多能区分。

三、治疗措施

1. 一般治疗

卧床休息、禁食或饮食控制,忌油腻食物。

2. 药物治疗

鹅去氧胆酸、熊去氧胆酸有一定疗效。

3. 手术治疗

胆囊切除术是胆囊结石患者的首选治疗方法。腹腔镜胆囊切除术以最小的创伤切除了胆囊,而且没有违背传统的外科原则,符合现代外科发展的方向,已取代传统的开腹手术成为治疗胆囊结石的"金标准"。

4. 并发症

胆漏、术中、术后出血、胆管损伤、胆总管残余结石、残余小胆囊。

四、预后评价

部分患者饮食控制得当可以终身不急性发作。手术切除胆囊后对患者生活质量没有明显影响,部分患者有轻度腹泻等胃肠症状。

第十一节 痔

一、概述

痔是一个古老的常见病,长期以来有关痔的学说层出不穷。从18世纪开始认为是直肠下段或肛管存在丰富的静脉丛,如果在一处或数处发生扩张或曲张即成为痔。后逐渐形成两种学说,一种认为痔是直肠下端或肛管的末梢静脉丛淤血、扩张和屈曲形成的柔软静脉团,为血管本身的病变。

近代概念认为：痔是直肠下端的唇状肉赘或称肛垫,是每个人皆有的正常结构,根据1983年德国纽伦堡第9届国际肛肠会议上,对痔的定义进行修正,认为痔是肛垫窦状静脉（动脉血）淤血所致的病理性肥大。中华医学会对痔的定义为：痔是肛垫病理性肥大、移位及肛管皮下血管丛血液淤滞形成的团块。

二、病因

1. 现代医学对痔的病因的认识

现代医学对痔的病因及发病机制尚不完全明了,但目前认为痔的成因与以下因素有关。

(1)肛门局部的解剖结构因素。①人类直立姿势,受地心吸引力的作用;②肛门位于躯干部最下端,与腹压增高有关;③直肠上静脉及其分支均无静脉瓣,血液向上回流缓慢,容易造成肛门直肠静脉丛淤血扩张;④直肠黏膜下层组织疏松,血管壁周围的阻力弱。以上这些因素的共同作用造成局部血液回流差,血管扩张淤血成痔。

(2)不良的饮食和排便习惯。喜食辛辣刺激食物者,如食胡椒、辣椒、生葱、生蒜,大量饮酒等,均可使直肠肛门黏膜受到刺激,长期刺激可引起肛门直肠静脉丛明显充血扩张而促进痔的发展形成。排便习惯不良者,如便无定时,如厕过久,均能诱发痔疮。

(3)职业因素。如工作过度劳累,以及从事一些久站、久坐、久蹲、久行等工作的人,痔的发病率较高,这可能与腹部及盆腔压力增高有关。

(4)其他因素。如妊娠、前列腺肥大、下腹部肿瘤以及高血压、肝硬化、肛门直肠慢性炎症等。均可阻碍静脉的血液回流,导致痔静脉丛压力上升,使痔静脉丛发生扩张、淤血而形成痔。

(5)感染方面的因素。痢疾、肠道感染、寄生虫、肛瘘及肛门周围炎症等,均可引起肛门直肠静脉充血,使痔静脉丛扩张、淤血、屈曲而形成痔。

2.中医对痔的病因的认识

中医学认为痔的发病除局部原因以外,与人体脏腑本虚、阴阳失调,气血亏损,加外感六淫七情内伤而得。如饮食不节,过食炙烤辛辣之物,燥热内生,下迫大肠;或久坐、负重远行;或大便秘结,久泻久痢;或妇女生育过度;或腹脘积聚,致血行不畅而血液淤积,热与血搏则气血纵横,筋脉交错,结滞不散而成痔。

三、分类分期

根据发生的部位,以齿状线为界将痔分为内痔、外痔和混合痔。发生在齿状线以上叫内痔,发生在齿状线以下叫外痔,跨越齿状线上下的叫混合痔。

1.内痔的分期

(1)Ⅰ期。无自觉症状,便时带血、滴血或喷射状出血,便后出血可自行停止,无肛内肿物脱出。肛门镜检:齿状线上方黏膜呈结节状隆起,表面色淡红。

(2)Ⅱ期。排便时有肿物脱出肛外,便后可自行还纳,大便时周期性、无痛性从肛门内滴鲜血或射鲜血。肛门镜检:肛门齿状线上方黏膜隆起,充血明显,色暗红。

(3)Ⅲ期。偶有便血;排便或久站、咳嗽、劳累、负重时肛内肿物脱出,需用手还纳。肛门镜检:齿状线上方黏膜隆起,充血,表面多有纤维化。

(4)Ⅳ期。肛内肿物脱出,用手不能还纳,此时最易感染、水肿、嵌顿、糜烂和坏死,疼痛剧烈。

内痔分为以下几型。血管肿型:多见于Ⅰ期内痔,是毛细血管增生和扩张而成,表面粗糙而柔软,呈鲜红色,黏膜菲薄,易出血;静脉瘤型:多见于Ⅱ期内痔,成丛状隆起,表面光泽,呈紫红色,黏膜较坚厚,不易出血;纤维肿型:多见于Ⅲ、Ⅳ期内痔,结缔组织增生成乳头状,表面黏膜较硬,富有弹性,呈灰白色,不易出血。

2.外痔的分类

(1)炎性外痔。肛缘皮肤损伤或感染,肛门皮肤皱襞突起,呈红、肿、热、痛的炎性表现。

(2)血栓性外痔。因肛门静脉炎症或用力过猛而致肛门静脉丛破裂血栓形成。血液漏出血管外,形成血栓在皮下隆起,表现为肛缘突发青紫色肿块,疼痛剧烈。

(3)结缔组织性外痔。因慢性炎症刺激、反复发作致肛缘局部皮肤纤维化、结缔组织增生,形成皮赘。

(4)静脉曲张性外痔。久蹲或吸引时,肛门缘的静脉丛淤伴血扩张,形成圆形或不规则突起,恢复体位后又可消失。

3.混合痔及分期

在同一点内痔和外痔同时存在,严重时表现为环状混合痔。一期混合痔:是以内痔或外痔为主的一种。痔的2/3或3/4位于齿状线以上或齿状线以下,属单发或两个以下痔核者。

二期混合痔:痔核跨越齿状线上下,内外相等,痔体大于一期混合痔,具有3个以上的痔核,但痔体间界限清楚,尚未形成环状者。

三期混合痔:肛缘呈环状或接近环状肿物突起,痔体间界限消失或基本消失,腹压增高时,内痔环形脱出,齿状线下移至肛缘或肛缘以下。此种痔又称环形混合痔。

四、临床表现

(一)便血

便血常是内痔患者的主要症状,而身体其他部位疾病亦可发生便血。因此,对便血的原因需要有一个全面的了解。需了解便血的色泽、量及伴随症状等。一般表现为在排便后肛门内出血,血色鲜红,不与粪便相混或便上带血,继而滴血,甚者可见喷射状出血,便后出血即自行停止。刺激性食物及腹压增加,诱发或加重便血。临床可见少数内痔患者长期慢性失血甚至造成重度贫血,但不可仅认为贫血由痔出血造成,必须排除其他原因。

(二)肛内肿物脱出

Ⅱ、Ⅲ、Ⅳ度内痔患者,在腹压增加时,可有肿物脱出,轻者可自行回纳,重者需手法复位。严重时,内痔伴血栓形成,加上肛门括约肌痉挛,肛内肿物脱出不能还纳,常可发生嵌顿、绞窄、糜烂坏死则有剧烈疼痛。

(三)坠胀、疼痛

肿物外脱者可出现肛门坠胀,甚者便意不尽感。肛门括约肌及盆底肌肉松弛者,坠胀痛尤为明显。内痔血栓形成、嵌顿者可出现肛门剧烈锐性疼痛。

(四)肛门分泌物、瘙痒

痔核外脱,直肠黏膜长期受痔核的刺激,产生炎性渗出,使分泌物增多。内痔伴有肛门括约肌功能减退时,腹压增加可泄漏肠分泌物。分泌物污染内裤,刺激肛周皮肤而引起肛门瘙痒。

五、诊断要点

依靠病史、临床表现、直肠指诊、肛门镜检查等容易对本病做出诊断,必要时增加辅助检查以排除伴发疾病。

(一)临床表现

在上节已作介绍,注意分类、分期及分型。

(二)局部检查

下蹲检查:嘱患者下蹲用力增加腹压、Ⅱ、Ⅲ期内痔常脱出肛外,可见黏膜纤维化,表面有黏液性分泌物或见有出血点。

肛门镜检查：肛门镜下可见齿状线上黏膜区有结节突起，呈紫暗色或草莓状肿物。

指诊检查：可触及柔软突起，表面光滑无压痛的黏膜结节，多位于截石位3、7、11点。

局部检查应注意内痔好发部位，截石位3、7、11点为内痔好发区，也称母痔区，其他部位为继发区，也称子痔区。若有喷射状出血时要仔细寻找出血点。较大的内痔，触诊时应注意有无动脉搏动，要分清何种性质及病变程度，以便准确做出诊断。

（三）其他辅助检查

便血鉴别尚需行电子结肠镜检查，排除结直肠良恶性肿瘤及炎症性肠病等。大便隐血试验亦是排除全消化道肿瘤的常用筛查手段。

六、鉴别诊断

（一）直肠脱垂

直肠脱垂多见于老年人及儿童，脱出的直肠黏膜或直肠呈圆柱状，不能分开，有环行沟，表面为正常黏膜，光滑柔软，很少有出血，分泌黏液多。

（二）肛乳头肥大（肛乳头状纤维瘤）

肛内肿物隆起，或脱出，呈三角形或锥形，位于齿状线部，上覆上皮，色灰白，质硬，轻触痛，无出血，可回纳，常与内痔并存。

（三）低位直肠息肉

低位直肠息肉多见于儿童，以便血为主，或脱出肛外，息肉隆起于直肠黏膜面，多有蒂、质坚实，单个为主。多发息肉则呈颗粒状突起，常有家族史。

（四）肛管直肠癌

肛管直肠癌常因误诊为痔而延误治疗。便血多为暗红色或果酱色，有特殊臭味，与大便相夹，早期也可仅便鲜血。伴有大便习惯改变，肛门坠胀或有里急后重感。直肠指检可及直肠肿块，肿块质硬，表面呈菜花状或有溃疡，不活动，质硬，表面脆，触之易出血，高位则需肠镜检查。需行组织学检查以明确诊断。

（五）肛裂

便鲜血，肛门疼痛剧烈，呈周期性、多伴有便秘。局部检查可见6点或12点肛管裂口。

（六）原因不明的下消化道出血

痔出血多为便时手纸带血或滴血或射血，血便不相混；下消化道出血多为暗红色，需行结肠镜或钡灌肠等检查，有时需根据情况做血管造影。

（七）溃疡性直肠炎

溃疡性直肠炎以脓血黏液便为主，便次增多，伴左下腹隐痛或肛门下坠、里急后重。肠镜下见直肠黏膜充血水肿，糜烂溃疡。

（八）肛管部恶性黑色素瘤

肛管部恶性黑色素瘤主要有以下症状：①肿物脱出：肛门部有紫黑色或褐黑色肿物脱出，早期较小，可以自行回纳，似血栓痔或嵌顿痔，以后逐渐增大，约核桃或鸡蛋大，常需用手托回；②便血：因肿瘤位置较低，多为鲜血，或有黑色溢液，味恶臭；③肛管直肠刺激症状：肛门部坠胀不适，大便习惯改变，本病极少见，临床易忽视，凡对可疑病变一般主张切除整个瘤体送检，以免造成医源性扩散。

七、治疗原则

痔的治疗原则:无症状的痔无须治疗,有症状的痔即痔病则需要进行治疗。治疗的目的在于减轻、消除主要症状,而非根治,解除痔的症状较改变痔的大小更有意义,应视作治疗效果的标准。

目前对痔的治疗有下列看法:痔无症状不需治疗,只需注意饮食,保持大便通畅,保持会阴部清洁,预防并发症的发生。只有并发出血、脱垂、血栓形成及嵌顿等才需要治疗。痔很少直接致死亡。但若治疗不当,产生严重的并发症,亦可致命。因此,对痔的治疗要慎重,不能掉以轻心。

内痔的各种非手术疗法的目的都旨在促进痔周围组织纤维化,将脱垂的肛管黏膜固定在直肠壁的肌层,以固定松弛的肛垫,从而达到止血及防止脱垂的目的。当保守疗法失败或Ⅲ、Ⅳ期内痔周围支持的结缔组织被广泛破坏时才考虑手术。根据以上观点,内痔的治疗宜重在减轻消除其主要症状,而非根治术。因此,解除痔的症状较消除痔的大小变化更有意义,并被视作治疗效果的标准。

(一)一般治疗

一般治疗包括改变饮食结构、多饮水、多进膳食纤维、保持大便通畅、养成良好的排便习惯、防治腹泻、温水坐浴、保持会阴清洁等,这对各类痔的治疗都是必要的。

膳食纤维是指不被消化酶所消化的植物细胞,如植物根茎类、麦麸等,可增加粪便容积、刺激结肠集团蠕动、加强结肠黏膜的屏障作用,流行病学调查对预防结肠肿瘤也有一定作用。

改变饮食结构和养成良好的排便习惯仍是痔的各种疗法的基础,不可忽视。同时需避免饮酒和食用辛辣食品,因为酒和辣椒等食物主要以原型排出体外,可产生直肠黏膜刺激症状。

(二)保守治疗

1. 口服药

根据病情的轻重,辨证施治,口服清热解毒、收敛固涩的药物治疗,如槐角丸、黄连解毒汤等。此外,口服迈之灵、消脱止、爱脉朗等也可起到缓解水肿、疼痛、出血和促进创面愈合的作用。

2. 外用药

(1)熏洗法。外用熏洗剂,熏洗肛门,以促进局部消肿止痛、行气活血、止痛止痒目的,如祛毒汤、硝矾洗剂、五倍子汤。

(2)塞药法。直接用药物做成的栓剂,送入肛内,以达到消肿止痛、清热解毒、活血化瘀的作用。如保护黏膜的栓剂角菜酸酯栓等。

(3)敷药法。用各种膏剂,对肛门局部进行外敷,以消肿、止痛、止血的目的,如马应龙痔疮膏,一效膏等。

(三)手术治疗

对于各种痔疮,保守治疗无效时,方可手术治疗。

(1)对于结缔组织外痔,炎性外痔,血栓性外痔,根据痔核的大小,采用局麻或骶麻,对外痔进行切除手术,术后熏洗换药。

(2)对于静脉曲张性外痔,在局麻或骶麻下,对曲张的外痔行菱形切口,剥离切除静脉丛,尽可能保留肛管皮肤、修剪创缘、引流通畅、彻底止血,切口外敷凡士林纱条,外用塔形纱布压迫,丁字带外固定。术中及术后注意事项:①在切除多个外痔时,应尽可能多保留肛管皮肤,防止肛门狭窄;②术后每日便后熏洗,常规换药,并口服抗生素。

(3)内痔手术治疗:内痔注射疗法:主要有硬化萎缩注射法,适用于内痔出血Ⅰ、Ⅱ、Ⅲ期,以及不能耐受手术治疗的痔病。

硬化萎缩注射法手术操作:①局部麻醉后,肛周常规消毒,用喇叭镜窥肛,仔细查清内痔的部位、数量及大小;②将消痔灵注射液配成1:1浓度,按四部注射法依次注射,使痔体及上下充分着药,使内痔硬化萎缩,而达到治疗目的。

内痔套扎术:是通过器械将胶圈套入内痔根部的一种手术方法,现临床较少应用。

内痔结扎术:是将内痔钳夹后,用丝线结扎于痔核基底部,使其坏死脱落的一种手术方法。分为单纯结扎和"8"字结扎两种。

混合痔外剥内扎术:适用于单发或多发性混合痔。需注意外痔部分一定要剥离至齿状线,否则会结扎过多肛管皮肤,引起剧烈疼痛,或结扎残端下移,患者有堵塞感;剪除结扎内痔时不应太靠近结扎线,以免结扎线滑脱或黏膜回缩而出血。

PPH手术:直肠黏膜环切钉合术是在"肛垫学说"的理论基础上设计的一个新手术,认为PPH环形切除直肠下端2~3 cm黏膜和黏膜下组织,恢复直肠下端正常解剖结构,即肛垫回位。同时,黏膜下组织的切除,阻断痔上动脉对痔区的血液供应,术后痔体萎缩。

八、疗效评定标准

治愈:经治疗后症状及体征消失或痔已被切除。

好转:经治疗后症状及体征减轻,痔仍存在。

第十二节 肛 瘘

一、概述

肛管直肠瘘,简称为肛瘘,是肛腺的化脓性感染波及肛周组织或器官,在肛管或直肠周围部位形成相通的病理性通道。为肛管、直肠周围间隙发生急、慢性化脓性感染所形成的脓肿,经自行溃破或切开引流后形成,即在肛周皮肤形成外口,脓肿逐渐缩小成为感染性管道。中医多称痔瘘或肛漏。

一般由内口、管道和外口三部分组成,其内口多在肛门直肠周围脓肿原发感染的肛窦处,外口多在肛门外的肛门直肠周围脓肿破溃处或切开处,内口与外口借瘘道相通,整个瘘管壁由增厚的纤维组织组成,内覆一层肉芽组织,经久不愈。

由于肛瘘的主要症状就是肛门周围皮肤上的外口反复地淋漓不断地向外流脓或脓血,甚至流出粪便,民间把这种从肛门周围皮肤上的外口流出脓血或粪便形象地俗称为"老鼠偷粪"。本病极为常见,发病率仅次于痔,发病高峰年龄在20~40岁,男女老幼均可发生,男性多于女性。

二、病因和病理

1. 病因

肛瘘是肛周脓肿自行破溃或被切开引流后形成的炎性通道,肛周脓肿切开排脓后,脓腔收缩,纤维组织增生形成瘘管,污染物仍可通过内口进入,造成化脓性炎症,部分脓液亦可由外口流出。绝大多数肛瘘都要经过肛门直肠周围脓肿的阶段,因而现代医学认为,肛瘘与肛门直肠周围脓肿分别属于肛门直肠周围间隙化脓性感染的两个病理阶段,急性期为肛门直肠周围脓肿,慢性期为肛瘘,肛瘘是肛周脓肿发展的一种结局。其病因与肛周脓肿一致。

肛周脓肿成脓后,经肛周皮肤或肛管直肠黏膜溃破或切开出脓、脓液充分引流后,脓腔逐渐缩小,脓腔壁结缔组织增生使脓腔缩窄,形成或直或弯的管道,即成肛瘘。那么,为什么肛门直肠周围脓肿不能愈合而形成肛瘘呢?其原因有以下几个方面。

(1)原发内口继续感染。脓肿虽然破溃或切开引流,但原发内口存在,肠内的感染物不断从内口进入继续感染。

(2)长期慢性炎症及反复感染,使管壁形成纤维化,且管道常弯曲狭窄引流不畅,故难以闭合。

(3)局部炎症刺激等因素可造成肛门括约肌痉挛,使管道引流排脓不畅,从而使瘘管难以愈合。

(4)外口狭窄,时闭时溃,脓液引流不畅,可使脓液蓄积导致脓肿再发,并穿破皮肤形成新的支管。

2. 病理

肛瘘一般由内口、瘘管和外口3部分组成。

(1)内口。内口可分为原发性内口和继发性内口两种。原发性内口约95%位于齿状线平面,常在原发感染的肛隐窝内。

继发性内口较少见,绝大部分是由检查或手术不当等医源性原因所造成,也有少数是由于感染扩散,脓肿向直肠肛管内破溃所致。继发性内口可位于齿状线,也可位于齿状线以上的直肠黏膜。内口一般只有1个,少数有2个,多个内口则罕见。

(2)瘘管。瘘管是连接内口和外口之间的管道,有主管与支管之分。主管是指连接原发内口和外口的管道,支管是主管与继发外口相连的管道,多因主管引流不畅或外口闭合,再次形成脓肿,并向周围扩散所致。屡次复发可形成多个支管。若新的脓肿形成后,炎症得到控制,脓液吸收或经原发内口溃出,未在其他部位穿透皮肤或黏膜,则形成盲管。

(3)外口。外口是瘘管通向肛周皮肤的开口,有原发性外口和继发性外口两种,原发性外口系肛周脓肿首次破溃或切开的溃脓口,继发性外口系肛瘘继发新的脓肿后在另外的溃脓口。

三、分类

肛瘘的分类较为复杂,国内外现行的肛瘘分类法多达20余种。现将具有代表性的几种介绍如下。

1. 按内外口分类

(1)单口内瘘。又称内盲瘘,只有内口与瘘管相通,无外口。

(2)内外瘘。瘘管有内外口,外口在体表,内口在肛窦,组织中有瘘管相通。此种肛瘘最为常见。

(3)单口外瘘。又称外盲瘘,只有外口下连瘘管,无内口,此种肛瘘临床上较少见。

(4)全外瘘。瘘管有两个以上的外口,相互有管道通连,而无内口,临床上较少见。

2.按瘘管的形态分布分类

(1)直瘘。管道较直,内外口相对,形成一条直线,临床多见,约占1/3以上。

(2)弯曲瘘。瘘道行径弯曲,内外口不相对。

(3)后位马蹄形肛瘘。瘘道行径弯曲,呈蹄铁状,在肛门后位,内口在后方正中处。

(4)前位马蹄形肛瘘。瘘道行径弯曲,呈蹄铁状,在肛门前方,较为少见。

(5)环形瘘。瘘管环绕肛管或直肠,手术较困难而复杂。

3.按瘘管与括约肌的关系分类

(1)皮下瘘。在肛门皮下,较浅,位置较低。

(2)黏膜下瘘。在直肠黏膜下,不居体表。

(3)外括约肌浅部与皮下部间瘘。

(4)外括约肌深部与浅部间瘘。

(5)肛提肌与外括约肌深部间瘘。

(6)肛提肌上瘘。

4.按内外口,瘘管的数量分类

(1)单纯性肛瘘。只有一个内口,一个外口,两者间有一条瘘管连通。

(2)复杂性肛瘘。有两个或两个以上内口,或外口,两个以上瘘管或支管、盲管。

5.按病理病因分类

(1)非特异性肛瘘(化脓性肛瘘)。一般多为大肠埃希菌、葡萄球菌等混合感染引起的肛门直肠周围脓肿破溃或切开后形成的肛瘘(此类肛瘘临床上最常见)。

(2)特异性肛瘘(结核性肛瘘)。由结核性杆菌感染而引起的肛门直肠周围脓肿破溃或切开后形成的肛瘘(此类肛瘘约占肛瘘患者10%左右)。

6.1975年全国肛肠学术会议制订的肛瘘诊断标准分类法

以外括约肌深部画线为标志,瘘管经过此线以上为高位,在此线以下为低位,只有单一的内口、瘘管、外口称单纯性。有两个或两个以上内口或瘘管或外口称复杂性。此分类法目前已在国内普遍使用。

(1)低位单纯性肛瘘。只有一个瘘管,并通过外括约肌深部以下,内口在肛窦附近。

(2)低位复杂性肛瘘。瘘管在括约肌深部以下,外口和瘘道有两个以上者,内口一个或几个在肛窦部位(包括多发性瘘)。

(3)高位单纯性肛瘘。仅有一条瘘管,管道穿过括约肌深部以上,内口位于肛窦部位。

(4)高位复杂性肛瘘。有两个以上外口,瘘管有分支,其主管通过外括约肌深部以上,有一个或两个以上内口。

四、临床表现

肛瘘绝大多数是由肛门直肠周围脓肿发展而来,脓肿自然破溃或切开引流后,脓液流出,肿块消散,则成为肛瘘,临床表现有以下共同特征。

1.流脓

流脓是肛瘘的主要症状。脓液流出的数量多少、性质与瘘管形成的时间、瘘管的长短、粗细、内口大小等有关。一般来说，新形成的肛瘘流脓较多，脓稠味臭，色黄，以后逐渐减少，时有时无，呈白色，质稀薄。经久不愈的瘘管排脓相对较少，或时有时无，有时瘘管会暂时封闭，不排脓液，使脓液蓄积而出现局部肿痛、发热，再度形成脓肿。以后封闭的瘘口破溃又排出脓液，并可生成新的支管。若忽然脓液增多，表示有新脓腔生成。黏膜下瘘，溃口多在肛缘或肛窦内，脓液常由肛门流出。结核性肛瘘，脓液多而清稀，色淡黄，呈米泔样，可有干酪样坏死物。

2. 疼痛

若瘘管引流通畅，炎症消退一般不感觉疼痛，仅感觉在外口部位发胀不适，行走时加重。若瘘道感染引流不畅或外口封闭、瘘管存积脓液，肿胀发炎时可出现局部胀痛或跳痛。若内口较大，粪便进入瘘管，则有疼痛、排便时疼痛加重。单口内瘘常见直肠下部和肛门部灼热不适，排便时感觉疼痛。黏膜下瘘常引起肛门坠胀疼痛。向腰骶部放射。

3. 瘙痒

瘘管反复发炎，脓液淋漓不尽，往往可刺激肛门周围皮肤，引起肛周潮湿瘙痒，甚至引起肛门湿疹，出现皮肤丘疹，或表皮脱落，长期刺激可致皮肤增厚呈苔藓样变。

4. 排便不畅

一般肛瘘不影响排便。高位复杂性肛瘘或马蹄形肛瘘因慢性炎症刺激，引起肛管直肠环纤维化或瘘管围绕肛管，形成半环状纤维素环。影响肛门括约肌的舒缩，可出现排便不畅。

5. 全身症状

一般肛瘘常无全身症状。但复杂性肛瘘和结核性肛瘘，因病期长，日久不愈则耗伤气血，常出现身体消瘦、贫血、乏力、潮热盗汗以及便秘和排便困难等全身症状。若为急性炎症期再次感染化脓，则出现脓肿的全身症状，如畏寒发热、体倦、全身不适、口干、尿黄等。

肛瘘在不同阶段有着不同的临床表现。肛瘘静止期时内口暂时闭合、管道引流通畅，局部炎症消散，可以无任何症状或只有轻微不适。但原发病灶未消除，在一定条件下可以再次发作。在肛瘘慢性活动期，因有感染物不断从内口进入，或管道引流不畅而呈持续感染状态，有肛瘘典型的流脓、肛门潮湿、瘙痒等症状。肛瘘急性炎症期则是因外口闭合，或引流不畅，而感染物不断从内口进入、脓液积聚所形成，症状体征似脓肿，有发热，局部红、肿、热、痛等症状，重新溃破或切开引流后症状缓解。

五、诊断要点

肛瘘的诊断一般并不困难，临床只要根据患者既往有肛门直肠周围脓肿破溃或切开排脓的病史，并且在肛门周围皮肤检查到瘘道外口，或肛门内有脓液流出以及瘘管时，便可初步诊断。进一步确诊肛瘘的类型、性质以及瘘道的走行与内外括约肌的关系还必须结合各项检查进行综合分析，以便选择正确的治疗方法。

1. 一般检查

肛瘘的诊断概括成"三要素，一关系"。三要素即肛瘘内口，外口，瘘管管道；一关系即瘘管与肛门括约肌的关系。手术前应在检诊中至少确定肛瘘三要素中的两点，并初步确定瘘管与肛门括约肌的关系。

(1) 局部视诊。可见肛瘘外口，肛周皮肤隆起性包块。挤压时有分泌物排出，肛门触诊可触及皮下条索状瘘管。肛门指诊可触及肛管内肛腺部位的瘘管内口，表现为炎性结节样改变。

观察瘘道外口脓液的情况：脓液黏稠、色黄而臭多，为化脓性肛瘘，若脓水质稀呈米泔样分泌物,可能为结核性肛瘘;若脓水黏白如胶冻样可能有恶性改变。观察瘘道外口的情况;瘘道外口凹陷、不规整、有肉芽水肿,多为结核性肛瘘;瘘道外口结缔组织增生、呈暗褐色多为化脓性肛瘘。若仅有一个外口,并距肛缘较近,说明瘘管简单,如外口数目多,且距肛缘较远,表明瘘管复杂。

(2)触诊及肛门指诊。此项检查十分重要。医生用右手示指从瘘道外口触摸瘘管的走行方向和深浅。轻摸可触到明显的索状物,说明瘘道较浅。重压才能摸到索状物,或感觉不明显,表明瘘管位置较深。

再将示指伸入肛管直肠部触摸以了解内口的具体位置,若在齿状线附近有触痛,或摸到凹陷、硬结,多为内口所在,再结合探针检查,即可确定。其中自然溃破的肛瘘外口,根据其距肛缘的距离和位置,结合索罗门定律对判断瘘管走向有一定的临床意义。

2.特殊检查

(1)肛门镜检查。可发现肛瘘内口的位置及脓液自内口排出情况。如瘘管注入染色剂,可见内口着色区,另外,注意肛管下段有无充血、溃疡、新生物。

(2)探针检查。目的在于弄清瘘管的行径、长短、深浅与肛门括约肌的关系及内口的位置等。对于浅表直瘘管有意义,但对弯曲及有支瘘管的复杂瘘管意义不大。此项检查对受检者造成的痛苦较大,患者难以接受。

(3)亚甲蓝注入染色引导。将染色剂从肛瘘外口注入瘘管以使瘘管管壁着色,显示内口位置,确定瘘管范围、走行、形态和数量。对于复杂性肛瘘及管道或内口已闭死的病例无效,常为初学者手术的辅助方法,易造成手术视野模糊而影响准确的手术操作。

(4)X线检查及碘油造影。用40%碘化油或12.5%碘化钠溶液抽入注射器内,从瘘道外口缓慢注入瘘道中,同时用金属探针插入直肠以便定位。然后摄片以观察瘘道走行、深浅、有无分支以及与周围脏器的关系。

(5)直肠腔内B超。能较准确地了解肛周组织与括约肌的状况,检查到瘘管及感染腔隙的位置及大小,分辨出一般肛肠检查容易漏诊的病变。

(6)磁共振检查。对肛瘘的检查较B超更为准确,但由于价格昂贵,难以推广。

(7)病理检查。为了明确肛瘘的病因和性质,对可疑病例或病史在5年以上者,在术前、术中、术后取活检组织进行病理检查,可以确定有无癌变、是否为结核性等。

六、鉴别诊断

在肛门周围和骶尾部也有其他瘘管,常有分泌物从外口排出,容易与肛瘘混淆,有时按肛瘘治疗,手术方式不恰当造成不必要的损伤,故需加以鉴别。

1.骶尾部畸胎瘤瘘

畸胎瘤是胚胎发育异常所致的先天性疾病。畸胎瘤并发感染破溃后可形成尾骨前瘘或直肠内瘘。大型畸胎瘤可突出骶尾部,容易诊断。小型无症状的畸胎瘤可在直肠后方扪及到平滑、有分叶的肿块。X线片可见骶骨和直肠之间有肿块,内有不定型的散在钙化阴影。可见骨质、毛发或牙齿。

2.会阴尿道瘘

这种瘘管是尿道球部与皮肤相通,排尿时尿由瘘口流出,不与直肠相通,肛管和直肠内无内口。常有外伤和尿道狭窄。

3. 晚期肛管直肠癌

肛管直肠癌溃烂后可形成肛瘘,肿块坚硬,分泌物为脓血、恶臭呈菜花样溃疡。病理学检查可见癌细胞,不难与肛瘘相鉴别。

4. 骶尾部骨结核

骶尾部骨结核由皮肤破溃后,可形成久不收口的瘘道,有清稀脓液流出,具有发病缓慢,食欲缺乏,低热、盗汗、咳嗽及结核病的症状,X线片可见骶尾部骨质损害或发现结核病灶。

5. 肛门周围毛囊炎和疖肿

肛门周围的毛囊炎和疖肿最初局部发现红、肿、痛的小结节,以后逐渐肿大,呈隆起状,数日后结节中央组织坏死而变软,发现黄白色的脓栓,脓栓脱落排出脓液后,炎症便逐渐消失而愈,有时感染扩散可发生瘘管,但病变浅表,不与肛门直肠相通。肛门直肠内也无内口。

6. 化脓性汗腺炎

化脓性汗腺炎是一种皮肤及皮下组织的慢性炎性疾病。其病变范围较广泛,呈弥散性或结节状,局部常隆起,皮肤常有许多窦道溃口,且有脓汁。其区别主要是化脓性汗腺炎病变在皮肤和皮下组织,其窦道不与直肠相通。病变区皮肤色素沉着。

七、治疗原则

肛瘘的治疗有非手术疗法和手术疗法两种。非手术疗法主要是控制感染,防止发展,达到暂时相对的治愈,但不能根治。手术疗法为彻底消除病灶,消除瘘道内口达到根治。所以说肛瘘一旦形成,一般均需手术治疗。

1. 非手术疗法

非手术疗法主要用于肛瘘的急性炎症期。

(1)局部熏洗、局部换药,促使肿痛消退,炎症吸收,使症状改善。可选用苦参汤、祛毒汤、五倍子汤等常用方剂加水煎成2 000 mL趁热先熏后洗。也可用1:5 000的高锰酸钾溶液坐浴。局部换药:如局部红肿、疼痛,熏洗后可外敷金黄膏、玉露膏、鱼石脂软膏等。

(2)西药治疗。主要用于治疗肛瘘的急性炎症期,由于致病菌大多为大肠埃希菌、变形杆菌、结核杆菌等,常使用针对革兰阴性杆菌的抗生素或广谱抗生素,如磺胺类、四环素、庆大霉素、卡那霉素、青霉素、链霉素、先锋霉素等。可酌情选用。

2. 手术疗法

目前,手术是根治肛瘘的最有效的方法之一,在有效保护肛门括约肌的前提下,清除瘘道和瘘道内的坏死物,于肛管内行肛瘘内口引流术,使肛瘘得到根治。肛瘘的手术方法多种多样,但不管采用哪种方法都应掌握以下几个关键问题。

(1)找准内口。找准内口并正确处理是手术成功的关键,否则会形成反复发作。

(2)肛管直肠环和括约肌深部切断的处理。当瘘管行经外括约肌深部以上或穿过肛管直肠环时,不能直接将其切断,应采用挂线使其缓慢切开以防止肛门失禁。

(3)肛尾韧带的处理。肛尾韧带可以纵行切开,不能横切断。如果确实需要切断,一定要将切断韧带的断端重新缝合固定以免造成肛门向前移位和塌陷。

(4)手术创面。一定要内小外大以利引流。现将临床上最常用的肛瘘切开法、切开挂线法、切开挂线对口引流法的手术方式叙述如下。

切开法:适用于瘘管通过肛直环下1/3的浅表型、低位单纯性肛瘘。瘘道通过肛直环1/2

或上 1/3 的复杂性肛瘘因慢性病变形成局部广泛纤维化黏连时,也可以直接切开,但临床仍以挂线切开较为稳妥。

切开缝合法:用于低位单纯性肛瘘中管状瘘道成形较好的病例,该手术在理论上有一定吸引力,但在临床手术中易因肛瘘内口缝合处理不得当,引流不彻底致使手术失败,导致复发。

切开挂线法:此方法适用于高位单纯性肛瘘和高位复杂性肛瘘患者。此手术方法是切开疗法与挂线疗法相结合的一种中西医结合治疗方法,也是目前治疗高位单纯性肛瘘与高位复杂性肛瘘较为有效的、国内采用最多的肛瘘手术方法。该疗法是先将瘘管处的肛管皮肤、皮下组织及外括约肌皮下部、浅部切断后,再对外括约肌深部或肛管直肠环进行挂线。

切开挂线对口引流法:此方法适用于低位复杂性肛瘘和高位复杂性肛瘘。主管道的处理:对低位肛瘘者给予一次性彻底切开引流(此切口称为低位复杂性肛瘘的主引流切口)。对高位肛瘘者,则先将高位肛瘘的低位部分(即内括约肌、外括约肌皮下部或浅部)予以切开,对累及外括约肌深层和耻骨直肠肌的管道以橡皮筋挂线。支管道的处理:将支管瘘道与引流切口做对口引流,即将支管的结缔组织外口予以切除,并适量切除支管与主引流切口相接处的管壁组织,以利引流,最后用刮匙反复搔刮支管的管腔,并清除管腔内的坏死组织,用双氧水和生理盐水冲洗后,挂入橡皮筋,不扎紧。并根据病情予以紧缩和拆除对口引流的橡皮筋。

保留括约肌术式:这是人们长期以来追寻的目标,即以各种方法关闭瘘管内口,如内口剜出黏膜瓣前移;肛管内括约肌切开引流;黏膜下瘘管切除术。又如内口缝闭药捻脱管法及机械脱管内口缝闭法。

有医院在临床上首创了高位肛瘘括约肌无损伤根治术,是在肛瘘剔除术的基础上,采用可吸收线点状缝合的方法消除了括约肌上方的创伤腔隙,将高位肛瘘创腔变成低位肛瘘的创腔,开放创面一次愈合。该术式避免了高位肛瘘挂线术的术后病程长、橡皮筋紧缩引起的肛门下坠和疼痛及术后肛门气液失禁的后遗症问题;避免了肛瘘剔除术的创腔引流不畅问题和复发问题。具有操作简单,创伤小,括约肌完全无损伤,术后无痛,肛门无畸形,功能完好,术后病程短的特点;且术后不需要控制排便,可以正常饮食。

八、疗效评定标准

治愈:经治疗后症状与体征消失,肛瘘愈合,复查无肛门狭窄、肛瘘复发、以及括约肌功能无损伤。

好转:经治疗后症状和体征减轻或消失,肛瘘未愈合。

第十三节 肠梗阻

肠梗阻是腹部外科常见的急腹症之一,发病率仅次于急性阑尾炎和胆道疾病。肠道内容物的正常运行受到阻碍,导致一系列的肠壁组织损害和全身性生理功能紊乱,称为肠梗阻。可以因为内在或外在的压迫,或因为胃肠道麻痹导致肠道内容物不能正常顺利通过肠道。一旦发生肠梗阻,可造成患者全身生理上的紊乱和肠管本身解剖和功能上的变化,严重的可能危及生命。因此,普外科医师应该掌握肠梗阻的诊治理论及基本技能,努力提高临床经验水平,尽量避免严重并发症的发生。

一、病因及发病机制

肠道内容物的正常运行需要有足够大小的肠腔、肠襻的分节性收缩和蠕动、肠壁正常的神经支配和血液供应。不管是肠道内还是肠道外,先天性、损伤、炎症、肿瘤或其他如粘连、疝、异物、妊娠等因素引起的肠腔狭窄,导致肠内容物的运行受阻,都可以造成机械性肠梗阻。而肠襻运动障碍(腹膜炎、脊髓损伤、电解质紊乱、药物所致)或肠壁神经节阙如(巨结肠)则引起动力性肠梗阻,其中最常见者为麻痹性肠梗阻,通常发生在手术后,这是对急性腹腔外因素或腹腔内炎症条件的反应。但也有少见的痉挛性肠梗阻如急性结肠假性梗阻、铅中毒等。另外,肠壁血供障碍,如肠系膜动脉栓塞和静脉血栓形成、急性肠缺血等,则引起血供性肠梗阻。

机械性梗阻有几种划分方法:急性还是慢性;不完全还是完全;单纯梗阻还是闭襻;是否坏死?进行划分的目的在于,不同阶段的处理方法是不同的,并发症、病死率有很大的差别。根据肠梗阻发生后所产生的病理和病理生理改变,可归纳为单纯性机械性小肠梗阻、绞窄性肠梗阻和结肠梗阻。食糜或气体能够通过梗阻的部位,则梗阻是不全性的,否则就是完全性的。当肠腔在某一部位梗阻以后,梗阻近端小肠扩张,分泌增加,细菌大量生长,而梗阻远端肠管空瘪,这是单纯肠梗阻;当一段肠道在某两个部位发生梗阻,则形成闭襻式梗阻。当闭襻肠段的血液供应受压,就会出现缺血,并最终导致肠壁坏死和穿孔,这时称为绞窄性梗阻。单纯性梗阻最常见的原因是腹腔内粘连、肿瘤和狭窄,闭襻性梗阻最常见原因是疝、粘连和扭转。

二、临床诊断思路

对于外科医生来说肠梗阻的诊断最重要的目标是判断是否需要手术干预、何时进行手术干预以及如何进行手术干预。下面的目的就是要探讨安全、有效的方法,使患者获得最佳治疗方案。肠梗阻与所有疾病的诊断一样,只有详细地收集病史、认真地体检结合必要的实验室检测和影像学检查,才能得出正确的诊断。当临床怀疑有肠绞窄发生时,应果断地采用腹腔穿刺、腹腔镜甚至剖腹探查等措施。

(一)是否存在肠梗阻

腹痛、腹胀、呕吐、停止肛门排气和排便是肠梗阻的典型症状。当患者诉说出现急性便秘、腹部疼痛、恶心、呕吐时,肠梗阻的可能性非常大。假如影像学检查提示有明显气液平出现,诊断基本就确立了。应该询问患者:既往肠梗阻的发作情况;既往腹部或盆腔手术史;腹部肿瘤病史和腹腔内炎症病史,如炎性肠病、胆囊炎或腹部损伤。以上任何因素都可以增加因为粘连而出现梗阻的危险。

如果患者以往出现过梗阻则应该询问病因和对治疗的反应。如果患者做过手术,则应该尽可能了解手术中的情况,这可能会提供相当有用的信息。肿瘤患者应该询问肿瘤的分期、手术中的情况等,对判断梗阻的性质有非常大的帮助。临床机构可以提供梗阻原因和类型的线索。住院患者可能有相关的内科情况或代谢性疾病。彻底回顾患者的治疗史和住院情况,并且寻找导致梗阻的可能原因。应该询问患者的放射治疗史,并且记录所有的治疗情况,特别是抗凝药和具有抗胆碱不良反应的药物。接受化疗和放疗的患者容易出现肠麻痹。严重感染、水和电解质失衡、镇痛药和抗胆碱治疗,任何来源的腹腔内感染易导致麻痹性肠梗阻。住院患者的急性极度腹胀常见于急性胃扩张、小肠麻痹、急性结肠假性梗阻。过量抗凝治疗可能会导致腹膜后、腹腔内或肠腔内血肿。

(二)是否存在绞窄性梗阻

腹痛以腹中部为主,阵发性腹部绞痛伴肠蠕动增加和肠鸣音亢进,是机械性肠梗阻的特征。当绞痛发作频繁,或者转为持续性疼痛,伴有腹膜炎体征,则提示肠梗阻已出现绞窄性改变。绞窄性肠梗阻有以下特点。

(1)腹痛发作急骤,阵发性绞痛发作频繁,甚至为持续性疼痛。

(2)早期肠鸣音亢进,但到后期肠鸣音可以不亢进甚至完全消失。

(3)出现腹膜炎体征,查体可触及绞窄的肠襻,腹胀常为不对称性存在。

(4)出现全身性中毒症状和血流动力学改变,水、电解质紊乱和酸中毒,甚至休克。

(5)立位腹平片可见孤立扩大的肠襻,不随时间变化。

(6)腹腔穿刺液为血性腹腔积液。

(7)正规非手术治疗难以改善腹痛和血流动力学改变。

(三)是否存在机械性肠梗阻

机械性梗阻与麻痹性或假性梗阻可以从腹痛的部位、特征和疼痛的严重程度来进行划分。

(1)机械性梗阻腹痛的部位常常位于中腹部,而麻痹或假性梗阻的疼痛是弥散性的。

(2)麻痹性梗阻的疼痛常常轻微些,而机械性梗阻的疼痛常常是非常剧烈的。

(3)机械性梗阻的疼痛常常随时间而加重。但是应该记住,患者可能因为疲劳或耐受而使疼痛的感觉减轻。

(4)周期性的疼痛对判断梗阻的部位有帮助,近端小肠梗阻的疼痛的周期短,间隔3~4 min;而远端小肠或结肠梗阻疼痛的周期长,间隔15~20 min。

(四)是否存在完全性肠梗阻

完全性肠梗阻患者的腹痛和呕吐明显,完全停止肛门排气和排便。而不完全性肠梗阻患者往往起病慢,症状轻,可因肛门排气而使腹部胀痛暂时缓解。完全性肠梗阻症状急,体征重,发生肠道绞窄可能性大,非手术治疗有效率低。所以一旦确定为完全性肠梗阻,应尽早积极手术干预。

(1)腹胀出现在数周内提示这是一个慢性过程或不完全性梗阻。

(2)极度腹胀而恶心、呕吐或绞痛轻微提示长期间断发作的机械性梗阻或某些慢性假性肠梗阻。

(3)结合大便习惯的逐渐改变、进行性腹胀、早饱感、餐后轻微腹痛和体重下降也可以提醒慢性不全性机械性肠梗阻。

(4)如果患者在以前经历过类似的症状,则应该回顾以前的腹部X线片或造影片。

(5)询问患者最后的排气时间,患者停止排气是转变为完全性梗阻的信号。

(五)是否可明确肠梗阻部位

梗阻部位不同,梗阻的原因及病变转归也不尽相同,将影响到治疗方案的选择。肠梗阻的部位大致可分为小肠或结肠梗阻,前者又可分为高位和低位小肠梗阻。梗阻部位越高,呕吐出现越早,越频繁,高位小肠梗阻常呕吐频繁而腹胀不明显,而低位小肠梗阻则呕吐次数较少,呕吐物呈粪便性,但腹胀一般比较显著。如果梗阻位于末段回肠或结肠,则呕吐出现更晚,甚至可能没有呕吐症状。

立位腹平片可提供诊断依据,典型小肠梗阻所造成的肠襻阴影呈阶梯式,空肠壁环状皱襞呈羽毛状,低位小肠梗阻膨胀积气的小肠多位于腹部中央。结肠梗阻时腹部两侧可见扩张的结肠影,充气长轴呈垂直状。假如立位腹平片不能明确梗阻部位,推荐尽早行腹部CT检查以提供更多的信息。

(六)可否明确肠梗阻的病因

在病情允许时,可以结合病史、查体及各种辅助检查,尽可能地明确造成肠梗阻的原因,比如CT、造影、肠镜等。因为病因涉及治疗方案的制订和预后判断。但是当患者已经有肠道绞窄、坏死可能时,为了术前明确病因,过多的检查有延误治疗的可能。对此类患者,就没有必要强求手术前明确梗阻的原因。

三、辅助检查的使用

(一)立位腹平片检查

所有怀疑肠梗阻的患者都应行立位腹平片检查,在鉴别有无肠梗阻方面和CT一样敏感。如前所述,立位腹平片可以提供足够的信息,来判断有无肠梗阻,以及梗阻的部位、性质。但在病因诊断方面,提供的信息是不充足的,需要进一步行CT检查。

(二)结肠镜检查

当结肠内存在大量气体时,纤维或硬质结肠镜对于排除直肠或远端乙状结肠梗阻是非常必要的。如果结肠镜检查正常,很可能诊断结肠部分梗阻时,应该立即进行水溶性造影剂的钡灌肠检查。

(三)超声波检查

腹部超声波检查可以诊断85%以上的结肠梗阻,但是超声检查受到很多方面的限制。小肠梗阻的超声波标准如下:观察到孤立扩张的肠段;腹腔内游离气体;逆向蠕动;无蠕动的固定包块;充满液体的扩张肠襻;肠腔内液体高度反流;浆膜和黏膜间肠壁水肿。超声波检查适合于危重患者,可以在床旁进行,没有搬运的危险。可以对梗阻的部位、性质和严重程度提供非常重要的信息,所有的患者都可以在早期使用。

(四)CT扫描

完全、闭襻、绞窄的患者应该彻底检查腹部。因此,如果患者的临床表现和查体结果与小肠梗阻相符合,尽管腹部放射线、超声波检查正常,如果需要进行,则立即进行CT检查,对小肠梗阻是高度敏感和特异的,而且可以明确梗阻的原因以及是否存在闭襻性、绞窄性梗阻。CT的优势在于可以确定梗阻的水平,估计梗阻的严重程度和原因,寻找闭襻性梗阻和早期绞窄。同时可以观察到放射学不能观察腹腔内或外的炎症或肿瘤原因,传统方法无法观察的腹腔内少量气体,以及肠气囊肿症。回顾性研究显示,诊断肠梗阻的准确性和特异性分别可以达到95%和94%。

(五)造影检查

通过胃管向小肠内注入硫酸钡是鉴别肠麻痹或不完全性梗阻的一种方法,对粘连性梗阻的敏感性可以到达80%以上,但是有一个担心是会促使不全梗阻发展成为完全性梗阻,通过使用非离子的泛影葡胺可以有效避免。如果没有机械性梗阻而且超声波检查正常,则应该考虑肠麻痹。

(六)MRI

研究表明在肠梗阻的诊断中 MRI 并没有比 CT 提供更多的信息,而且受到很多限制,一般不建议选用。

四、肠梗阻的治疗

对于外科医生而言,肠梗阻患者必须区分梗阻的类型,并且决定患者是否需要手术治疗。可以划分为:紧急手术、急症手术、延期手术和非手术治疗。为了达到这个目的,区分机械性梗阻或非机械性梗阻是非常重要的,如果是机械性梗阻,应该确定梗阻是否完全。除了少数情况以外,完全性梗阻需要立即手术,相反,不完全性梗阻则通常不需要手术治疗。最后应该尽可能明确梗阻的部位和原因,因为这对指导治疗非常有用。

(一)紧急手术

所有完全性肠梗阻患者,不论是小肠还是结肠,除非有特殊情况,都应该紧急手术。特殊情况包括:腹腔内弥散性肿瘤,终末期疾病或乙状结肠扭转。后者有可能通过低压灌肠缓解。

紧急手术也适用于以下情况:①伴有腹膜炎;②绞窄的嵌顿疝;③怀疑或证实绞窄;④伴有全身中毒症状或腹膜刺激的乙状结肠扭转;⑤乙状结肠以上部位的扭转或粪便阻塞;⑥肠气囊肿症。以上情况非手术解决或治疗延误将明显增加并发症和病死率。唯一需要延迟手术的情况是需要先稳定心肺功能或急救,当怀疑以上任何情况时,应该采用辅助检查来证实或排除。

1.绞窄或闭襻性梗阻

当肠梗阻出现绞窄以后,并发症和病死率明显增加。绞窄性梗阻大约发生于 10% 的小肠梗阻患者中。单纯性梗阻病死率小于 5%,而绞窄性梗阻的病死率达到 10%~37%。早期识别和紧急手术是降低病死率的唯一手段。绞窄性梗阻常常发生于嵌顿疝、闭襻性梗阻、扭转和完全性梗阻。因此,注意识别以上情况,是紧急手术的适应证。肠梗阻患者出现游离气体或肠气囊肿症是出现绞窄、穿孔的指征。静脉造影下的高分辨率 CT 检查可以发现早期可逆的绞窄或进展期绞窄。超声波检查同样可以发现小肠的出血、水肿。因此,对于所有的住院患者和初始不需要手术的患者都应该进行这项检查。

很多外科医生将患者的手术指征定于是否存在典型的绞窄:持续性腹痛、发热、心动过速、腹膜炎的体征和血白细胞增加。但是以上典型的体征,即使结合放射和临床判断,也不能准确地诊断闭襻性和坏死性梗阻。事实上,一个前瞻性的临床试验证实,以上 5 个绞窄性梗阻的体征结合临床经验判断对诊断绞窄并不敏感。以上研究是在没有超声波或 CT 辅助的情况下,绞窄性肠梗阻早期非手术治疗的识别是不全面的。

2.嵌顿或绞窄疝

嵌顿疝出现红、肿、热、痛是紧急手术的指征。

3.有全身中毒或腹膜炎体征的乙状结肠扭转或非乙状结肠扭转

小肠扭转是闭襻性梗阻,容易发展成为绞窄、缺血或穿孔。患者常有急性腹痛、肠管极度扩展、恶心、呕吐。乙状结肠扭转是最常见的结肠扭转,然后是盲肠扭转。腹部放射学对诊断结肠扭转容易,相反,对小肠扭转不易观察,因为闭襻内完全充满液体而没有气体,但是超声波或 CT 检查比较容易。小肠扭转是紧急手术的指征。

乙状结肠扭转患者如果出现全身毒性、血性排便、发热、血白细胞增加、腹膜炎则需要紧急手术。如果没有以上任何体征,可以行乙状结肠镜检查。没有腹膜炎的体征或全身毒性,95%

病例低压灌肠是安全有效的手段。结肠镜检查时如果有黏膜坏死或血性渗出,即使没有绞窄的症状或体征也应该紧急手术。

乙状结肠以上部位的扭转,不论是否存在腹膜刺激均应该紧急手术。这些患者出现绞窄缺血的概率很高,非手术治疗常常是失败的。

4.便秘

便秘可以导致结肠的完全性梗阻,将大便排出就可以完全缓解。但是,对于患者来说可能是非常痛苦的,而在麻醉下进行操作,患者可能痛苦小些。

(二)急症手术

急症手术指在正规非手术治疗24~48 h以后没有明显缓解时进行手术干预。

1.不完全性肠梗阻开始可以通过非手术治疗

胃肠减压、解痉止痛药、奥曲肽对于许多患者是有效的,但是总是存在发展成为完全梗阻或绞窄的可能性,而且也存在误诊的可能性。因此应该非常警惕患者情况的变化。

由同一个医生对患者进行重复查体是观察患者变化的最敏感的手段。至少应该每3个小时检查1次。如果腹痛、压痛或腹胀增加、胃肠减压液由非粪便性转变为粪便性,这些情形应该进行手术。腹部放射学检查应该在胃肠减压后每6~12 h重复,如果近端小肠扩张增加或远端肠道内气体减少,则提示非手术治疗失败,具有手术指征。

相反,如果患者的情况稳定或改善,X线提示梗阻在一定程度上缓解,或至少没有进展,通常可以继续观察12~24 h是安全的;如果观察24 h以后,临床稳定,则必须决定是否进行手术或继续保守治疗。临床医生的判断和经验、对临床状态准确的判断和对患者诊断是做出决定的最可靠的标准。即使是病情稳定的患者,继续观察也承担了一定的风险。

2.早期手术后技术性并发症

腹部手术后早期正常的肠功能开始恢复,然后出现手术后早期机械性肠梗阻的临床征象。这可能归因于手术技术并发症,例如蜂窝织炎、脓肿、套叠、吻合口狭窄、内疝或造口的梗阻。应该尽可能采用各种检查,排除这些情况,而这些情况对胃肠减压和其他形式的保守治疗是没有反应的。

如果患者在手术前有腹膜炎或结肠吻合,则应该进行CT检查观察腹腔内脓肿。吻合口附近的脓肿通常是继发于吻合口漏,是再次手术的指征。CT检查可以发现腹腔内血肿,应该再次进行手术。如果患者进行的是直肠手术,则很可能是穿过盆腔腹膜的小肠梗阻。口服造影剂对诊断内疝、套叠、吻合口梗阻有帮助,应该在CT检查后进行。如果能够排除以上原因,则医生应该考虑继发于手术后粘连的梗阻。

手术后早期肠梗阻患者传统的手术指征是临床状况恶化、梗阻的症状加重、保守治疗2周无效。

(三)择期手术

1.非毒性无压痛的乙状结肠扭转

经过乙状结肠镜减压以后,仍存在复发结肠梗阻的危险。因此,患者应该进行选择性手术,切除过长的乙状结肠。

2.粘连或狭窄相关的小肠不完全梗阻

很多有粘连性梗阻的患者,以后不再复发。如果患者再次出现梗阻,应该用造影剂检查狭窄的部位。对于没有复发高危因素的患者,二次梗阻以后是否进行选择性手术有很大的争论。

同样,任何因为狭窄再次机械性梗阻的患者,如果原因不能解决,则应该进行选择性手术。

3.结肠不完全梗阻

结肠不完全梗阻最常见的原因是结肠癌、狭窄和憩室炎。肿瘤和狭窄必须通过手术治疗来解决。因为缺血或子宫内膜炎导致的狭窄需要进行选择性结肠切除。憩室炎导致的炎性狭窄可能会缓解,但是如果梗阻症状持续存在或存在结肠狭窄的证据,则需要进行选择性手术。

4.无手术史患者的结肠梗阻

没有腹部手术史患者出现小肠梗阻并自行缓解,应该仔细检查寻找原因。可能会存在导致再次梗阻的潜在因素,如内疝、肿瘤、肠旋转不良、肿瘤转移等。应该进行各种包括CT、超声波、钡灌肠等检查。如存在病理性改变,则进行选择性手术。

5.其他

当放射学检查提示远端结肠梗阻,进行指诊和硬质乙状结肠镜检查排除便秘、肿瘤和乙状结肠扭转;如果梗阻在乙状结肠以上,则需要钡灌肠检查。如果钡灌肠检查没有发现机械性梗阻,则应该考虑结肠假性梗阻。

(四)非手术治疗

(1)对于某些选择性病例,不完全性肠梗阻的非手术治疗成功率很高,这些病例包括:腹腔内粘连、出现在手术后短期内或因为炎症过程如炎性肠病、放射性肠炎、憩室炎而导致的不全性梗阻。

(2)粘连性部分小肠梗阻。粘连性部分小肠梗阻采用非手术治疗,缓解率在90%左右。某些情况下,保守治疗效果不佳,很可能需要手术治疗,这些情况包括与主动脉有关的手术、盆腔手术、阑尾手术以及缓解肿瘤梗阻的手术。对于存在以上手术使患者出现的粘连性部分小肠梗阻,保守治疗的缓解率低一些。

(3)对于保守治疗的时间一直存在争议,保守治疗48 h以后,出现并发症的风险明显增加,缓解的可能性减少。

一般说来,如果对保守治疗有效,则在12 h以内有相当迅速的反应,因此,如果患者在观察12 h以后,病情恶化或没有明显改善,则应该进行开腹探查。应用止痛药,反复查体,每3 h 1次。重复放射检查,在胃肠减压后6 h重复,梗阻部位远端气体减少,近端气体增加表示病情恶化;反之,则表示病情缓解。腹胀的情况、排气情况、胃肠减压液的性状应该定期评价,如果腹胀没有减轻、胃肠减压液由胆汁样变为粪便样,则存在手术指征。

(4)早期手术后肠梗阻。早期手术后肠梗阻有时诊断困难,因为在某些症状和体征方面与手术后肠麻痹是相似的:痛吐胀闭。90%的病例原因在于粘连,在没有全身症状和急性腹部体征的情况下,通常可以用胃肠减压来治疗。75%的患者在2周内对胃肠减压有反应,70%的患者在7 d内缓解,25%在以后的时间内缓解。如果保守治疗2周以后不能缓解,则不应该继续保守治疗,可能需要手术。例外情况是反复多次手术,严重腹腔粘连的患者,这些患者出现闭襻、扭转和绞窄的可能很小。试图再次手术松解粘连可能会导致严重并发症,如出现肠外瘘、加重粘连。最好的方法是进行观察,有时可以达数月。

(5)非机械性肠梗阻。肠麻痹,在腹部手术后常见,但是也可以在其他医学条件和代谢性疾病下产生。其病理生理机制并不完全清楚,可能与神经体液反应有关。可以分为两大类:手术后肠麻痹和非手术史患者的肠麻痹。这些情况都需要非手术治疗。

(6)炎症条件。继发于炎性肠病、放射性肠炎或憩室炎导致的不完全梗阻通过保守治疗可以缓解。伴有急性加重期Crohn病的肠梗阻通过胃肠减压、静脉抗生素和其他抗炎药物。但是如果CT检查发现腹腔内脓肿、有慢性狭窄的证据或者患者持续存在梗阻的症状,则手术是有必要的。同样,放射或化疗导致的急性肠炎通常也可以通过保守治疗缓解。慢性放射导致的狭窄处理是困难的,临床医生必须决定何时手术是最合适的。

急性憩室炎患者通常有左下腹的肠运动障碍、发热、血白细胞增加、局限性疼痛、压痛和肌紧张。20%的结肠憩室炎可以表现出不全梗阻的症状和体征。CT检查可以确定憩室炎患者是否有结肠旁脓肿,后者需要经皮穿刺引流。结肠不完全梗阻通过保守治疗多数可以缓解。如果梗阻症状持续存在数天以上或因为有明确的狭窄部位,则具有手术指征。

五、肠梗阻治疗的进展及存在的问题

1. 腹腔镜手术

目前成功的肠梗阻腹腔镜手术报道越来越多。报道称约60%的小肠粘连可经腹腔镜手术治愈。报道的手术中转开腹率为20%~51.9%,并发症(肠管损伤)发生率为6.5%~18.0%。

中转开腹原因主要是致密的粘连造成无法修复结构、肠坏死、肠穿孔。先前手术小于两次、发病症状时间较短的患者腹腔镜手术成功机会大。腹腔镜手术所需时间没有缩短,但手术后腹壁疝的发生率明显较低。

适合腹腔镜手术的患者包括:①腹痛轻微的;②近段梗阻;③不完全性梗阻;④预先判断单处梗阻的患者。目前认为,进展性完全性梗阻、远端小肠梗阻不适合进行腹腔镜手术治疗。但大多数肠梗阻患者在此之内。以理推之,紧密粘连患者以及鼻胃管减压后仍然肠管扩张的患者应行经典的开腹探查手术。

2. 空肠减压管的使用

最近的随机对照研究表明,在减压效果、非手术治疗成功率、手术后的病死率等方面,空肠减压管和鼻胃管没有明显差别。相反,使用空肠减压管的患者手术后住院时间延长、肠麻痹时间长、并发症多。因为空肠减压管未能比鼻胃管带来益处,故不建议使用更长的减压管。

3. 抗生素的使用

目前肠梗阻非手术治疗过程中,为防治肠道细菌移位的发生,一般给予广谱抗生素。但是还没有临床随机对照研究支持或者反驳这种观点,关于抗生素的使用问题,还是经验用药,缺乏循证医学中较高水平的证据。

4. 生长抑素的使用

最近几年经过大宗临床病例研究发现,使用奥曲肽可以减少肠道液体的丢失,对肠梗阻非手术治疗效果的提高起到了一定的推动作用。

5. 透明质酸钠的使用

临床研究表明,手术中是否使用透明质酸钠对手术后肠梗阻的发生率没有明显降低,但是可降低发生肠梗阻时需要手术的概率。

6. 手术治疗

目前认为,腹平片发现肠梗阻的患者,并且出现临床症状时(包括发热、白细胞升高、心跳加快、代谢性酸中毒以及持续疼痛不缓解)需要手术探查。未出现上诉症状的患者,包括不完全性或者完全性肠梗阻可以安全地进行非手术治疗,尽管完全性肠梗阻失败机会较大。而经过3~5 d的非手术治疗不缓解的患者可能需要手术治疗了。但是没有随机对照研究明确手术干预的最佳时机,需要在这方面进一步研究。

第十四节 腹股沟疝

一、概述

腹股沟疝(groin hernia)是腹部和股部移行区域的统称,在此区域内,存在一个肌筋膜缺损区,这个解剖结构上的缺陷被称为耻骨肌孔(myopectineal orifice),解剖标志为腹内斜肌和腹横肌的肌腱弓下缘至耻骨上支上缘之间,它是整个正常腹壁范围内唯一缺乏肌层保护的区域,因此,腹股沟区好发疝的最根本原因就是解剖因素。腹股沟韧带将此区域分成上区和下区,上为腹股沟区(inguinal region),下为股区(femoralregion)。腹股沟疝(inguinal hernia)特指发生于前腹壁下部的一个三角形区域内的腹外疝,下界为腹股沟韧带,内界为腹直肌外侧缘,上界为髂前上棘至腹直肌外侧缘的水平线,腹壁下动脉再将此三角区域分为侧方三角区(lateral triangle)和中间三角区(medial triangle)。目前,国外通行的疝分类法是将这两个三角区和股三角区(femoral triangle)的疝统称为腹股沟区疝,这与传统分类法中将股疝单立是有所区别的,国内仍沿用旧法,多将股疝和腹股沟疝的诊治分开。

将腹股沟疝和股疝统一,一方面两者术前鉴别诊断有时会有难度,而且有两种疝合并存在的现象,有时要等到术中才能确定,而这种"误诊"并不影响治疗;另一方面股疝和腹股沟疝的手术方式很多是一样的,尤其是筋膜后疝修补手术,这三种疝的区别只是疝环位置的不同,而手术修补范围是一致的。腹股沟区疝又被称为耻骨肌孔疝,有学者认为,斜疝、直疝和股疝的实质都是耻骨肌孔区的筋膜出现了病变,手术目的就是全耻骨肌孔区的修复和加强,从治疗角度看,术前鉴别这三种疝没有实际意义。这种变化与腹腔镜疝修补技术及筋膜后疝修补技术的发展是密切相关的。

腹股沟疝又分为斜疝和直疝。斜疝(indirect inguinal hernia)指疝囊经过腹壁下动脉外侧的腹股沟管内环(深环)突出,向内、向下、向前斜行经过腹股沟管,再穿出腹股沟管外环(浅环、皮下环),甚至可以进入阴囊。直疝(direct inguinal hernia,)指疝囊经过腹壁下动脉内侧的直疝三角直接向前突出于腹股沟管,不经过内环,也不进入阴囊。腹股沟区侧方三角区疝几乎全是斜疝,而腹股沟区中间三角区的概念和直疝三角是完全吻合的。

腹股沟疝依据年龄可分为婴幼儿型和成年型,儿童和青年的腹股沟疝几乎全是斜疝,成人疝只有一小部分是直疝。腹股沟斜疝是最多见的腹外疝,发病率占全部腹外疝的75%~90%,占腹股沟疝的85%~95%,欧美国家的流行病学资料显示,腹股沟疝的发病率为1%~5%。成年人腹股沟疝常见于老年人,60岁以上的男性是疝发病的高危人群,腹股沟疝具有明显的性别差异,主要见于男性,男女之比为(10~15):1,右侧较左侧多见,比例为(2~3):1。股疝占腹外疝的3%~5%,多见于40岁以上妇女,这与女性骨盆较宽广、腔隙韧带较薄弱、股管上口宽大松弛有关。

(一)病史要点

1. 现病史

(1)肿块。腹股沟区肿块是腹股沟疝的典型表现,肿块出现与体位或增加腹压动作相关是最具有特征意义的。疝囊较小者,可能仅表现为咳嗽瞬间局部囊性肿块的突起和消失,而且只有持续屏气的状态下,才可能保持肿块的显现。随着病程的延长,肿块逐渐增大,出现频率增多,回纳难度增加;有的斜疝病例病程极短而肿块明显,没有由小变大的过程,这与患者病前存在开放的鞘状突有关。成年男性鞘状突未闭高达20%,年轻患者没有疝病史,腹压骤然增加时突发嵌顿疝的例子就是典型证据。可复性肿块突然回纳困难或突然出现不可消失的疼痛性肿块是嵌顿疝的表现。由于腹股沟管和股管的解剖特点,斜疝和股疝容易嵌顿,直疝很少发生嵌顿,腹外疝中股疝嵌顿者最多,可高达60%。

(2)疼痛不适。除了肿块,腹股沟疝可以没有任何其他症状,局部或下腹部的坠胀、牵拉感因人而异,随着肿块增大这种不适感变得明显、加重,不过有人并不会为此而有强烈的就医要求,可以等至肿块巨大影响下肢行走时。疼痛程度与肿块大小无密切关系,而与疝内容的肿胀、受压、缺血有关,突发性剧痛是嵌顿疝的信号,如果是肠襻嵌顿,可表现为剧烈的腹部绞痛伴恶心、呕吐,年轻者尤为明显,可有强迫性屈蹲体位。疼痛缓解伴肿块消失是嵌顿疝回纳的重要标志,但是,要注意疼痛减轻也可能是闭襻肠管穿孔后减压所致,此时肿块依然存在,疼痛缓解、减轻只是暂时现象。一种特殊的情况是没有肿块的疼痛,特点是间歇性发作,和肿块出现规律相似,与站立体位或腹压增加的时间和动作相关,位于腹股沟或下腹部,可以是剧痛也可以是钝痛,坐卧后或内环处按摩后可以立刻缓解,这通常是疝囊非常小的斜疝。

(3)其他。因不全肠梗阻而出现的营养不良、消化不良、便秘等比较少见,多见于疝块巨大的难复性疝。

2. 既往史

婴幼儿期有无类似病史,有无便秘、前列腺增生症、慢性支气管炎、肝硬化、腹腔积液等与发病有关的疾病,对于诊断是有帮助的。还应了解是否存在高血压、冠心病、糖尿病等增加手术风险的疾病。对于复发疝,既往治疗的术式(包括注射治疗)对本次治疗的术式选择有重要意义。

3. 个人史

有无长期吸烟史。吸烟与腹股沟疝的关系不仅仅是肺损害后腹压增加这个单一的机械性间接因素,有研究表明,吸烟可以直接导致包括腹壁筋膜在内的全身结缔组织病变,是疝发病、复发的诱因之一。

4. 家族史

疝形成具有明显的家族倾向性,先天性腹股沟斜疝是一种父系因子占优势的常染色体控制的不完全性显性遗传。

(二)体格检查

(1)强迫体位如下蹲、屈曲等见于疝嵌顿,青壮年患者表现得尤为明显,这与腹肌发达、疝环强力锁住疝内容致其缺血引发剧痛有关。腹股沟部的可复性肿块是腹股沟疝的典型体征,斜疝可延伸至阴囊或大阴唇而呈梨形外观(腹股沟管为蒂柄);直疝位于耻骨结节外上方的腹股沟管,呈前突的半球状;股疝肿块位于腹股沟韧带以下,通常有纵行向下延伸1~2 cm的条索状蒂,远端增大时可向股前内侧皮下扩展,股管前壁破坏后肿块位置偏高,加上髋关节屈曲大腿的挤压作用，肥胖者有时易于与斜疝混淆，尤其是肿块不能回纳时。疝绞窄引起疝外被盖炎性浸润，局部软组织可有典型的红、肿、痛、热。肿块质地一般柔软，嵌顿时张力可增大变硬，有明显的触痛，疝内容的实质感与交通性鞘膜积液的液体感也是有明显区别的，挤压、回纳时有咕噜噜的感觉(声)是小肠疝特有的表现。回纳肿块后触摸腹股沟嘱咳嗽，疝环处瞬间感到的冲击(膨胀)感，也是疝的关键体征，对于查体时未能触及肿块的病例，这点尤为重要。

(2)回纳肿块后压迫内环体表投影处，观察患者做腹压骤增动作能否使肿块复出是鉴别直疝和斜疝的主要方法，但对于内环过大的斜疝可能无效；也可以用指腹感觉肿块复出的途径进行鉴别，直疝是从直疝三角向前顶出，而斜疝是从腹股沟管滑过。示指经扩大的外环伸入腹股沟管，直接触摸内环和近端精索，可判断内环是否扩大，咳嗽时精索有无膨胀冲击感。

(3)借助光源透照，比较容易鉴别肿块的质地是否为液性。根据腹股沟管内的肿块外延是否向内环处延伸，可以鉴别斜疝或精索肿块，但是，对于紧靠内环的张力性或实质性精索肿块，与嵌顿疝的鉴别往往比较困难。

(4)疝嵌顿除有不可回纳的特征外，疝块常紧张发硬并伴有明显的触痛，嵌顿内容物如为大网膜，局部触痛常较轻微，如为肠襻，则触痛明显，并可出现肠梗阻的体征。疝绞窄可出现腹膜炎体征，严重者还可伴有中毒性休克的体征。

(5)患侧睾丸的检查有助于鉴别诊断，双侧比较还有助于发现是否存在睾丸的发育畸形或病变。

(三)辅助检查

B超、CT等影像学检查有助于鉴别诊断，但是由于疝的诊断不难，需要鉴别的疾病也多需要手术治疗，因此，应用较少。隐匿性腹股沟疝不能确定时，腹腔疝囊造影术有一定的临床意义，但是，这种有创检查临床很少应用。方法是在下腹部穿刺注入造影剂后变换体位，$2\sim4$ min后俯卧位摄片，鞘状突未闭者显示的阳性率为95%。

(四)诊断标准

腹股沟区肿块，站立、行走、屏气等腹压增加的情况下肿块出现或增大；平卧、局部手按压后可缩小或消失；局部有程度不同的坠胀感或疼痛感。大斜疝可坠入阴囊或大阴唇，直疝位于耻骨结节外上方，股疝位于卵圆窝。疝内容回纳后压迫内环，嘱患者咳嗽，再次突出为直疝，被阻止者为斜疝，这是术前鉴别要点中最主要的，但是，受各种因素的影响，术前判断不可能绝对正确，最终诊断依据的是解剖学标准，需要在手术中确定。直疝与斜疝的区别在于疝环和腹壁下动脉的关系，前者在血管的内侧，后者在血管的外侧(也就是内环)；股疝的疝环是股环，肿块位于腹股沟韧带下方，不在腹股沟管内。合并有两个以上的疝称为复合疝(compositehernia)，直疝和斜疝并存又被形象地称为马裤疝(pantaloon hernia)。

根据疝的部位、疝环大小、腹股沟管后壁是否完整等客观指标对腹股沟疝分型，是国际上较为通行的方法，目前比较有影响的有 Cilbert、Rutkow-Robbins、Nyhus 分型和欧洲疝学会分型。2003年8月，中华外科学会疝和腹壁外科学组制订的《成人腹股沟疝、股疝手术治疗方案》(修订稿)将腹股沟疝分为四型，股疝单列于这四型之外。

通常股疝(femoral hernia)是指疝囊通过股环、经股管向卵圆窝突出的疝。事实上，股三角内除股疝外，还可有多种其他疝出现，包括血管前疝、血管后疝、股外侧疝、耻骨下疝及荟隙韧带疝。股三角区内的原发性疝主要是股疝，其他疝多为继发性疝，见于组织缝合疝修补术后。

腹股沟突发的或加剧的疼痛,伴肿块不可回纳、张力增高、有触痛,是嵌顿性疝的表现,严重者可有剧烈腹痛、恶心、呕吐、肛门停止排气等表现,出现腹膜炎体征为绞窄性疝诊断依据之一。

(五)鉴别诊断

1.鞘膜积液

鞘膜积液和腹股沟疝可能合并出现。睾丸鞘膜积液所呈现的肿块完全局限在阴囊内,其上界可以清楚地摸到,肿块透光试验多为阳性,而疝块则不能透光,但婴幼儿的疝块因组织含水成分较高可以透光,容易混淆。腹股沟斜疝时,可在肿块后方扪及睾丸,鞘膜积液时,睾丸在积液中间,不能触及睾丸。精索鞘膜积液肿块较小,在腹股沟管内,牵拉同侧睾丸可见肿块移动。交通性鞘膜积液肿块外形与精索鞘膜积液或睾丸鞘膜积液相似,起床或站立活动时增大,平卧时缩小,挤压肿块也可缩小,透光实验阳性。

2.隐睾

隐睾肿块较小,挤压有特殊胀痛感,患侧阴囊萎陷,囊内睾丸阙如。

3.肿大的淋巴结

嵌顿性疝会误诊为腹股沟区淋巴结炎。

4.脂肪瘤

股疝疝囊外常有一增厚的脂肪组织层,在疝内容物回纳后,局部肿块不一定完全消失。这种脂肪组织有被误诊为脂肪瘤的可能。两者的不同在于脂肪瘤的基底并不固定,活动度较大,股疝基底是固定而不能被推动的。

5.大隐静脉曲张结节样膨大

卵圆窝处结节样膨大的大隐静脉在站立或咳嗽时增大,平卧时消失,可能被误诊为易复性股疝。压迫股静脉近心端可使结节样膨大增大;此外,下肢其他部分同时有静脉曲张对鉴别诊断有重要意义。

6.急性肠梗阻

肠管被嵌顿的疝可伴发急性肠梗阻,故急性肠梗阻患者必须检查腹股沟部,排除疝嵌顿所致,尤其是反应比较迟钝的老年患者。

二、治疗

(一)一般治疗

积极治疗控制基础疾病,避免咳嗽、便秘、排尿困难、剧烈活动、过久站立或行走、跑跳等容易引起腹压增加的动作,维持水、电解质、酸碱平衡。为避免复发,术前应当及时处理各种可以引起腹压增高的疾病,如慢性咳嗽、排尿困难、便秘、腹腔积液等,另外糖尿病也是一个需要积极控制的疾病。

(二)非手术治疗

1.等待观察

腹股沟疝诊断明确而又不愿手术治疗的患者,应嘱其观察肿块大小变化,如突发不能回纳并伴有疼痛,要随时就诊。婴幼儿疝可能会随着机体生长发育健全而自愈,考虑到手术风险,等待或保守治疗曾经被认为是婴幼儿疝的首选。但是,斜疝潜在的嵌顿风险对于婴儿可能是致命的,疝消失并不意味着鞘突关闭,这种"自愈"可能还是成年疝的病理基础。随着麻醉、手术技术的发展,婴幼儿疝手术已经没有年龄限制,新生儿疝囊高位结扎术也有专门的术式。权衡急诊手术风险和疝病潜在的危害,小儿外科专业医生早已摒弃保守治疗的观念,国内专业医院提倡尽早择期手术也已经有多年的历史。单从外科操作技术考虑,对于半岁或一岁以下的婴儿,如果没有疝嵌顿的病史,可以选择观察,但是决不提倡接受任何所谓的保守治疗措施。

2. 疝带治疗

疝带治疗原理是在疝环处施加外力,阻止疝囊突出,已有数百年的历史。佩带疝带不可能直接治愈疝疾病,压迫损伤可以使局部组织瘢痕化,有可能使疝环变小甚至关闭,但可能性很小,因此,这只是一种暂时性的姑息性措施,仅仅推荐于一些确实有绝对手术禁忌而无法接受手术治疗的老年患者。与手术治疗的利弊相比,这只是一种不得已的治疗方法,因为组织粘连、瘢痕增生可以增加手术难度,疝内容受压可能导致坏死,长期佩带疝带还存在会阴部卫生、经济费用、生活质量等问题。婴幼儿疝由于存在自愈可能,采用棉带绑束压迫腹股沟管的治疗效果值得怀疑,而且可能造成疝内容与疝囊粘连(损伤性),形成难复性疝,弊多利少。

3. 注射治疗

注射治疗也有悠久的历史。局部注射硬化剂、生物胶的原理是直接将疝环封闭或产生瘢痕间接关闭疝通道。实际操作中存在着注射部位的准确性、精确性和周围组织损害等问题,对于治疗失败再选择手术者,局部解剖难度大大增加,精索损伤概率极大。操作的盲目性,疗效不可确定性,治疗带来的副损伤等并发症问题,是这种治疗方法不被公认、推荐的关键。婴幼儿疝拒绝注射疗法的最根本原因是不可逆的输精管损伤。

(三)手术治疗

成人腹股沟疝不能自愈。手术修补可以阻止疝嵌顿、防止疝再发,因此,疝修补术是治疗首选。股疝容易嵌顿,一旦嵌顿可迅速发展为绞窄性,因此,股疝更应及时手术治疗。对于嵌顿性疝和绞窄性疝应急诊手术。

1. 围术期观察及处理

(1)术前准备。嵌顿的疝内容为大网膜时,组织坏死不会造成急诊危象,如果肠管坏死,可引起腹膜炎甚至死亡,因此,嵌顿疝是手术绝对适应证。只有估计无绞窄缺血时,才考虑手法复位。手法复位后必须禁食、留待观察 6~12 h,或交代病情后回家观察,有异常情况随时就诊。腹痛不缓解,腹部有压痛、反跳痛伴肌紧张,是剖腹探查的指征。对于腹股沟部短期(数小时至数天)发现的不可消失的肿块,观察和急诊 B 超检查是必要的,在没有排除嵌顿疝之前,需注意有无疼痛、呕吐及异常腹部体征,必要时应立刻手术探查。禁食观察期间应补液,维持水、电解质平衡,创造条件随时准备手术。病情严重尤其是年老、中毒性休克者,术前应快速补充体液,待水、电解质紊乱适当纠正后再实施麻醉手术,并尽可能缩短手术时间。巨大阴囊疝的老年患者,术前要观察呼吸频率、幅度,尤其是回纳疝内容后的情况,回纳后如出现呼吸异常,术前应准备 1~2 周时间,每日予以回纳并托住疝块或压迫疝环,逐渐延长时间;对于难复性疝,可用腹带加纱垫压迫腹部的办法进行准备;还可以做扩展胸廓、深呼吸等运动,进行呼吸功能锻炼。

(2)术后观察。除短时间生命体征的观察外,术后观察的重点内容是排尿、排便情况,伤口有无出血、感染等,术后尽早下床活动是避免尿潴留的有效措施,腹股沟疝手术不需要术前留置尿管。肠切除者,术后重点观察腹部恢复情况,包括胃肠引流、腹腔引流、腹部体征等。嵌顿疝急诊手术后需禁食观察 24~48 h,呕吐、高热伴异常腹胀、腹肌紧张、肠鸣音不恢复,尤其是中毒性休克时,需考虑肠坏死、肠穿孔或吻合口瘘引起腹膜炎的可能,剖腹探查是安全、明智的选择,诊断性腹腔穿刺有一定的风险。腹股沟疝术后腹股沟管、阴囊内出现的肿块,需观察其大小是否随体位有改变、能否回纳来鉴别是遗漏疝(missed hernia)、血肿、血清肿或复发疝,必要时 B 超检查观察肿块性质、延伸范围等有助于判断。术后几小时内出现的急性血肿,视血肿大小、张力,必要时应予以血肿清除、止血和引流;肿块有张力、不随体位变化、不能回纳、均质低回声是血清肿的特点,暂时不必处理,多可自行吸收;肿块随体位腹压而改变或可以回纳者,应考虑疝性肿块,B 超可显示不均质内容或肠管,术后短期内(1 周)出现,可立即手术探查处理,否则可等到术后 3~6 个月再处理,除非肿块较难复位、嵌顿风险较大,无张力疝修补术者应争取尽早再手术。

2.手术适应证

除非是巨大的腹股沟疝,疝手术对机体的创伤和生理的干扰较小,尤其是某些无张力疝修补术,只要没有禁忌手术的疾病(如凝血机制障碍等),疝是绝对的手术适应证。不能耐受全麻是腹腔镜疝手术的禁忌证。慢性咳嗽、便秘、腹腔积液等对于传统的组织缝合疝修补术为相对禁忌证,对于采用补片的无张力疝修补术,尤其是筋膜后疝修补术,无须过多地考虑此类禁忌问题,但有条件者,术前应尽量调整控制。对于无张力疝修补术或疝囊高位结扎术,双侧疝可同时手术,无须分期;对于双侧巨大阴囊疝,考虑到可能会引起呼吸、循环等功能障碍问题,应分期手术。嵌顿疝复位成功后,择期手术应在 3 d 后进行,目的是等待局部组织水肿消除,便于安全解剖。

3.手术方式

手术方式分为疝囊高位结扎术和疝修补术。后者包括传统的组织缝合疝修补术、开放式无张力疝修补术和腹腔镜无张力疝修补术。

传统的组织缝合疝修补术的基本原则是疝囊高位结扎加腹股沟管壁修补。实际上,疝修补术中疝囊是否高位结扎并不重要,关键是疝囊高位游离,疝囊可以回纳,只要后壁修补可靠,就不用担心疝囊的突出问题。这种观点在 Shouldice 手术中就已经表现出来,无张力修补技术中,常常可以看到应用疝囊回纳或疝囊内翻取代疝囊高位结扎。

(1)疝囊高位结扎术。疝囊高位游离,显露疝囊颈,予以高位结扎(或贯穿缝扎),然后切除多余的疝囊,以期堵住疝内容进入疝囊的通道。主要用于婴幼儿疝,因为绝大多数婴幼儿疝的内环不扩大、腹股沟管后壁没有缺损,为 Nyhus Ⅰ 型疝,单纯疝囊高位结扎就能获得满意的效果,不需要做任何修补。其次适用于绞窄性疝,因为伤口污染可能导致术后感染,一旦伤口感染,缝合修补手术就可能失败。

(2)加强腹股沟管前壁的 Ferguson 疝修补术。优点是不游离精索可以减少精索损伤机会,适用于青少年患者。青少年疝多为 Ⅰ 型疝,只需疝囊高位结扎术即可,因此,Ferguson 手术的实际疗效值得商榷。

(3)腹横筋膜理论是腹股沟疝发病的重要基础,治疗腹股沟疝多围绕着修复或加强腹横筋膜进行。组织缝合修补腹股沟管后壁的手术有很多种,依据手术路径有前入路和后入路之分,最有影响的四种术式是 Marcy 手术、Bassini 手术、McVay 手术和 Shouldice 手术,这几种术式都是前入路手术,开始步骤相同,如打开腹股沟管前壁、高位结扎疝囊和游离精索等,区别在于修补后壁的方式,每一种手术的具体步骤有所不同。股疝修补术的入路有三种,常用的是腹股沟入路的 McVay 手术和股部入路的股环缝闭术;后入路的传统腹膜前疝修补术以前较少看到,随着新技术的发展,后入路的无张力疝修补术已成为治疗股疝的主要术式。

(4)开放性无张力疝修补术是传统疝修补术的继续,多年来,疝修补技术在不断创新和发展,开放性技术在腹股沟疝治疗领域始终占据着主导地位。从20世纪50年代开始,美国的Usher、Nyhus和法国的Stoppa就陆续开始分别应用人工合成网片来加强腹壁治疗腹股沟疝。直到1989年,Lichtenstein等发表文章提出无张力疝修补(tension-free hemia repair)概念,常规利用人工合成材料做疝修补术才渐渐被接受和认可。这类手术与传统组织缝合疝修补术的区别就在于使用异质成型材料架构于组织缺损上,不再需要闭合缺损处的肌肉或筋膜,从而彻底解决了缝合修补产生张力所带来的一系列问题。聚丙烯网片用于腹股沟疝修补已成为疝外科的主流方式,目前腹股沟疝手术的复发率仅1%左右。

4. 手术技巧

准备行疝修补术者,打开腹股沟管后可首先游离精索,观察精索是否增粗、精索后上方有无疝囊,这样可以很快鉴别斜疝或直疝;对于大的斜疝,由于精索过粗可能导致游离困难,则改为先分开提睾肌处理完疝囊,然后再游离精索。游离精索后,后壁探查是必不可少的,这样避免疝遗漏,斜疝合并直疝并不罕见。疝囊还可能存在多囊、分隔的情况,尤其是斜疝,因此,术中如果发现探及的疝囊容积与术前检查所见的疝块体积差别较大,一定要完全敞开"疝囊",向疝环水平探查,或在疝环水平再解剖探查,直视其是否为真的疝囊,高达疝环水平处理(结扎)疝囊,才能避免疝囊(尤其是小疝囊)的遗漏。过大的疝囊需要横断,离断前做好一圈标记,避免离断时迷失走向,可以减少损伤、缩短手术时间。术中严密止血、使用电凝器、避免不必要的疝囊剥离和广泛解剖可以避免血肿的产生,术后依靠沙袋压迫的止血效果非常有限。从感染控制的角度看,无张力疝修补术缝合固定网片时,应选择合成的可吸收缝线或单股不可吸收缝线。

(四)嵌顿疝和绞窄疝的处理

嵌顿性疝发展成绞窄性疝后,疝内容坏死可继发感染,对全身功能产生严重干扰。如能及时解除嵌顿,病变可能逆转,危象或许可以终止,但是,疝嵌顿和绞窄是一个病理过程的两个阶段,依靠临床征象很难精确区分这两个时段,原则上需采取积极的处理措施。除了嵌顿时间短(4~12 h内)、手术条件差、没有绞窄征象的可以考虑手法复位外,原则上嵌顿疝应急诊手术。术前如有脱水和电解质紊乱,应迅速补液或输血。松解嵌顿、解除梗阻、清除坏死组织是手术的主要目的。切开疝囊前应避免挤压,检查时将受累肠管间的肠襻全部拖出是避免坏死肠管遗漏腹腔内的重要步骤,如肠管不慎回缩,进一步探查是必要的,可以扩大内环,也可以在下腹部另做一个切口。术中判断疝内容物是否具有活力非常重要,尤其是肠管组织,在扩张或切开疝环、解除疝环压迫的前提下,凡肠管呈紫黑色、失去光泽和弹性、刺激后无蠕动和相应肠系膜内无血管搏动者,即可判定肠坏死;不能判定时,可在其系膜根部注射0.5%普鲁卡因60~80 mL,再用温热的盐水纱布覆盖该段肠管或将肠管放入腹腔,10~20 min后再行观察,如肠壁转为红色,肠蠕动及血管搏动恢复,证明尚具有活力,可回纳腹腔;如果肠管坏死或一时不能判断时,则应在患者身体条件允许的前提下,切除坏死肠管,做一期吻合,如患者身体情况不允许做肠切除时,可将坏死肠管置于腹腔外,并在其近侧端切一小口插入肛管以解除梗阻,观察1周左右,待全身情况好转后再行二期手术。既不要轻易切除肠管,更不能将坏死可疑的肠管留于腹腔内,剖腹手术以清除腹腔内坏死组织、引流为主要目的,病情危重者,切除坏死肠管后,肠吻合术应留待二期进行,甚至直接将可疑肠管外置,留待后期处理,不必消耗宝贵的时间来判断肠管是否坏死,这是降低手术病死率的关键。如果在麻醉消毒过程中嵌顿疝复位,需根据病情和患方对治疗风险的理解态度等具体情况决定是否继续手术,并考虑手术方案的选择。最初的手术目的是松解嵌顿和清除坏死组织,如果此时没有绞窄征象,手术探查只是避免误诊的一种安全选择。通常估计肠管坏死的可能性极小,可终止手术,回病室观察;估计有肠管坏死可能时,应选择经腹切口而不是腹股沟切口,这样便于手术探查,处理完毕后,经腹腔内行疝囊颈缝合关闭术,即可达到急诊手术的基本目的。

绞窄性疝或术后并发腹膜炎者,可能存在严重的水电解质紊乱,及时纠正可降低围术期风险,必要时还应予以营养支持等治疗。

三、预后

总的来说,腹股沟疝的预后良好。自然病程中,痛苦会随着病程表现得越来越明显,总体上约有3%的嵌顿发生率,股疝发生嵌顿和绞窄的情况大大高于斜疝和直疝。多数情况下,疝手术的目的是消除疾病潜在危险、改善生活质量。相对而言,这是一种比较安全的手术,也是唯一有效的治疗措施。手术风险更多的是患者本身因素所决定的,如冠心病等基础疾病,这些对于高龄患者尤其是急诊病例尤为明显,手术创伤已经降到非常轻微的程度;手术并发症绝大多数情况下也是可以治愈的,很少造成致命危险。

第十五节 溃疡性结肠炎

一、手术适应证

(1)非常严重的结肠炎,包括穿孔和中毒性巨结肠症,需要紧急手术。

(2)严重结肠炎,经内科积极治疗4~8 d,体温仍在38 ℃以上,24 h内腹泻超过8次,人血清蛋白低于30 g/L,腹部压痛严重,特别是60岁以上的患者,也应考虑紧急手术。

(3)累及全结肠,病程超过10年以上,黏膜活检有间变或钡剂造影疑有癌变。

(4)肠腔狭窄合并肠梗阻。

(5)大量或反复严重出血。

(6)直肠周围感染或瘘管。

(7)严重结肠炎伴有关节炎、脓皮病及虹膜炎等肠外并发症。

(8)慢性反复发作或病情进入慢性难治阶段,有贫血、营养不良等使患者无法支持长期消耗的负担,这在西方是很多患者采用结肠切除的指征。

(8)儿童患者由于慢性病程影响生长发育。

(10)内科药物治疗引起并发症,如柳氮磺胺吡啶并发腹泻和外周神经病变,长期应用糖皮质激素引起骨质疏松、糖尿病、精神病、肥胖或库欣综合征。药物治疗发生并发症需中止药物治疗而采用手术。

结肠切除是结肠炎有效和满意的治疗方法,但多数病例属轻度远端型和中度型,切除手术并非必要。全结肠和直肠切除可治愈结肠炎,但造成永久性回肠造瘘,且有肠梗阻、性功能紊乱等后遗症。保留直肠手术存在直肠癌变的危险。因此选择哪种手术，应根据患者年龄、病程、直肠病变以及患者的意愿予以综合考虑。

单纯回肠造口术多不再采用，因病变结肠仍在，大出血、癌变、穿孔和内瘘等并发症仍可发生，目前的手术原则是切除病变肠管（全结肠切除），是否保留直肠肛管尚存在分歧意见。

二、可供选择的术式

(1) 全结肠切除后 Brooke 回肠造瘘术：切除病变肠管，远端闭合，取末端回肠于腹壁造瘘，形成人工肛门。

(2) Kock 式内囊袋手术：切除病变结肠，游离出一段带系膜的末端回肠，长约 45 cm，将近侧 30 cm 长肠管折叠，并在系膜对侧行浆肌层侧侧缝合。距缝合线 0.5 cm 纵行切开肠壁，然后行全层缝合，使成一单腔肠袋，将远端 15 cm 长肠管向近端套叠，成一人工活瓣，使长约 5 cm，于其周围缝合固定瓣口，将内囊袋固定于壁腹膜上，其末端行腹壁造瘘。

(3) 直肠黏膜剥脱、回—肛肠吻合术：切除全部病变结肠，保留 5~8 cm 一段直肠，在直肠黏膜与肌层之间，从上向下或自齿状线向上将黏膜剥去，留下肌性管道，将游离的回肠（注意保留良好血运）在没有张力情况下，自扩张的肛门拉出，与直肠肛管交界处的直肠黏膜残缘，进行吻合。吻合旁放置引流管自会阴部戳创引出，然后进行腹壁回肠造瘘。术后 2~4 d 拔去会阴部引流，术后 10 d 行肛门扩张，并开始做肛门括约肌练习，每周 1 次。3~6 个月后，回—肛肠吻合完全愈合，再关闭腹壁回肠造瘘口。

(4) 直肠黏膜剥脱、回—肛肠内囊袋式吻合：全结肠切除、直肠黏膜剥脱后，做回肠袋肛管吻合术（IPAA）。回肠袋肛管吻合术大致可分为 3 类：即双腔回肠袋，包括"J"形、改良"J"形和侧方回肠袋，三腔回肠袋（"S"形回肠袋）和四腔回肠袋（"W"形回肠袋）。每一种回肠袋各有优缺点。

S 形回肠袋肛管吻合术取三段 10~12 cm 回肠组成储存袋，输出管长度为 2~4 cm。J 形储存袋肛管吻合术中的储存袋由两段 12~15 cm 长末端回肠组成，然后将回肠袋的顶端拉下与肛管做端侧吻合。改良 J 形回肠袋肛管吻合术将原 J 形袋的后根处截断，远端段拉下与肛管做一逆蠕动的回肠肛管端端吻合术，输出管长度同样不宜超过 4 cm。这一手术兼具 J 形袋的优点，由端侧吻合变成端端吻合就纠正了 J 形袋的最大缺点。W 形回肠袋肛管吻合术则是将四段 12 cm 长的末端回肠折叠、切开，形成一个大腔，拉下与肛管做端侧吻合。在操作上这一手术较为费时和困难，但由于形成的腔大，储存功能较好。据文献报道，比较 J 形、S 形和 W 形三种术式结果，以 W 形最佳，S 形最差。

直肠黏膜剥脱、回—肛肠吻合对患者更具吸引力，英国 Alyett 曾报道 300 例，仅 15 例患者需要再做腹壁回肠造瘘，10%~15% 患者出现吻合口瘘。

溃疡性结肠炎需做结肠切除者除急诊手术外，多需进行术前准备。当需静脉营养补充，用输血纠正贫血，对应用激素治疗患者，术前加大激素量，静脉注射氢化可的松每 8 h 100 mg，术前 2 d 用泻药和灌肠清洁肠道，采用全胃肠道灌洗法，即术前当晚口服电解质液 4 L。限制饮食仅进流质。对肠道细菌生长可用药抑制，术前 2 d 给新霉素 0.5 g，每 4 h 1 次；四环素、红霉素或甲硝唑 250 mg，每 4 h 1 次。术中静脉滴注头孢唑啉 0.5 g，以后每 8 h 重复给 2 次剂量。

第十六节 腹腔镜右半结肠切除术

一、适应证和禁忌证

1. 适应证

不能通过结肠镜切除的右侧结肠良性肿瘤、息肉以及狭窄性炎性肠病、右侧结肠的肿瘤、侵及盲肠或有淋巴结转移的阑尾腺癌。

2. 禁忌证

肿瘤导致完全性肠梗阻，肿瘤巨大侵及邻近器官，以及超过 10 cm 的肿瘤；合并易引起出血的基础性疾病，重度肥胖；全身情况差，伴发其他严重疾病，无法耐受全身麻醉或长时间气腹者。

二、术前准备

术前检查了解各个器官脏器的功能，重点了解患者的心肺状况，评估患者能否忍受气腹及多个体位转换的长时间手术过程。做造影剂对比灌肠造影检查、CT 扫描或者结肠镜检查，了解患者肿瘤的远处转移情况，以及淋巴结的转移情况，确定患者病患的位置。控制影响手术的有关疾患，如高血压、糖尿病、冠心病、呼吸功能障碍、肝肾疾患等。纠正贫血、低蛋白血症，改善患者的营养状况。术前用甘露醇或聚乙二醇作肠道准备。术前应用广谱抗生素。术前签署进行常规开腹手术或术中结肠镜检查的同意书。

三、腹腔镜手术方法和技巧

（一）患者体位、套管位置及仪器设备的放置

患者取仰卧位，双下肢分开，呈"人"字位，采用 15°～30°头高足低位，建立气腹后手术台向左侧倾斜 30°。用两台监视器，主监视器放在靠近患者右肩的位置，另一监视器放在患者头部左侧的位置。术者站立在患者左侧，助手立于患者右侧，扶镜者站在患者两腿之间，也可以术者站在患者的两腿之间。当右半结肠肿块位置较高，或开始游离右结肠血管时，术者站在患者两腿之间更有利于操作。

套管的位置采用五孔法，脐下缘 5 cm 处戳孔置入腹腔镜作为观察孔，左锁骨中线肋下缘 5 cm 放置直径 10～12 mm 套管作为主操作孔。右侧锁骨中线肋下 5 cm、双侧髂前上棘连线与双侧锁骨中线的交点放置直径 5 mm 套管作为辅助操作孔。

（二）手术步骤

首先探查腹腔。建立气腹后，按如下顺序探查腹腔，腹膜—肝脏—胃、胆囊、胰腺—大网膜—小肠—除肿瘤以外的大肠—盆腔及脏器—血管根部淋巴结—肿瘤原发病灶。将床头低足高后再左倾斜，使小肠移到左上腹，大网膜及横结肠也移向上腹部，显露右结肠系膜的腹侧，预计要切除的血管及切除范围。

提起靠近回盲部的结肠系膜，可以看到十二指肠下缘向结肠方向有一搏动性的隆起，即为回结肠的血管干。

右半结肠的手术入路有三种，从外侧到中间（外侧入路），中间到外侧（内侧入路），以及后腹膜入路。内侧入路对淋巴结清扫、无瘤技术以及顺利地进入后腹膜的解剖平面相当有效。

从内侧回结肠血管干下缘切开右结肠系膜,然后剪开覆盖在肠系膜上血管的腹膜,把结肠系膜向右上腹部方向适当牵开,把回结肠血管从十二指肠连接的筋膜中游离出来。在肠系膜上静脉的左侧将回结肠血管结扎,离断。

由血管结扎处自然进入 Toldt 间隙,沿十二指肠、胰头表面分离,再沿肠系膜上静脉的前方进行分离,显露结肠中动、静脉的起始部。解剖 Henle 干,结扎、切断结肠中静脉的右支和右结肠静脉,再向右达肾脏包膜的表面,然后向阑尾方向分离至末端回肠系膜。

将横结肠向下拉,由胃结肠韧带中部向右,沿胃网膜血管弓的外面分离至十二指肠,离断肝结肠韧带,将结肠肝曲向下游离,沿右侧腹壁黄白交界线,由上至下剪开侧腹膜。与由内侧分离的 Toldt 间隙相贯通。

将小肠移向右上腹,在右骨盆壁确认腹膜下筋膜内的右输尿管和性腺血管后,沿回肠系膜根部剪开腹膜,向上分离,将回盲部区域完全游离。这样末端回肠、回盲部、右侧结肠已完全游离。

将右侧的套管孔扩大成 5~6 cm 的切口,保护切口,将右半结肠取出,在体外切除病变结肠及足够的远端,近端切至末段回肠 10 cm 左右,切除右半结肠。采用吻合器或手缝的方法在体外行横结肠和末端回肠吻合,吻合后把肠管回纳入腹腔,缝合切口,重新建立气腹,用大量的液体冲洗腹腔,置引流管于盆腔,缝合切口结束手术。

(三)术中、术后注意事项

右半结肠切除术对于小的结肠肿瘤术中定位一般比较困难,术前做钡剂灌肠和结肠镜的检查对术中定位很有帮助。如果术中还是难以确定肿瘤的位置,可以术中行结肠镜的检查以帮助定位。还要注意术中出血,尤其解剖 Henle 干的时候。因此,要求熟悉局部血管的解剖,同时还要有娴熟的分离技术,解剖 Henle 干的时候一定要仔细。不要刻意地解剖右侧的输尿管和性腺血管,只要沿正确的平面解剖就不会损伤。

术后要注意保持引流管的通畅,早期下床活动,促进肠功能尽快恢复,保证合理的营养支持治疗,促进患者的尽早康复。

四、术后处理

(1)术后适当监护,对有明显心肺疾患的急危重患者要在 ICU 进行全面监护。

(2)持续胃肠减压,直至胃肠功能恢复,肛门排气。

(3)术后早期进行适当活动,包括深呼吸、床上活动、下床步行等。

(4)继续应用抗生素直至无感染危险时。

(5)术后第 2 d 可以拔出尿管。

(6)引流管引流液若变为浆液性,或每天少于 50 mL 时可以拔出,一般须留置 2~3 d。

五、术后常见并发症及处理

1.出血

出血常为血管结扎不牢固所致。少的出血,对生命体征影响不大,可以行止血、输液、输血等非手术治疗。出血量大的需要立即腹腔镜探查止血。

2.吻合口瘘

吻合口瘘多为吻合口张力过大、肠道准备不好、患者营养不良所致。防治吻合口瘘术前、术后应该做好营养支持治疗,术前做好肠道准备,术中保证吻合肠管无张力。

3.腹腔感染

腹腔感染主要是高龄、长期消耗、营养差的患者。术前、术后应该加强营养支持治疗,加强抗感染治疗,有感染性积液的患者可在B超或CT引导下穿刺引流。

4.输尿管损伤

只要术中沿着正确的解剖平面游离,一般不会损伤右侧的输尿管。若发现损伤,请专科医生会诊处理。

5.小肠梗阻

小肠梗阻少见,常为局部粘连或小肠内疝引起,一般经保守治疗基本可以治愈,严重的需要手术解除梗阻。

第十七节 腹腔镜横结肠切除术

一、适应证和禁忌证

(一)适应证

不能通过结肠镜切除的横结肠良性肿瘤、息肉及狭窄性炎性肠病、横结肠癌等。

(二)禁忌证

(1)心肺功能不佳、出血倾向、有上腹部手术史造成上腹部广泛粘连者、有严重并发症者。
(2)肿瘤过大,可能浸润周围脏器者;晚期结肠癌,估计难以将转移淋巴结清扫干净者。
(3)严重肠梗阻、肠穿孔。

二、术前准备

1.肠道准备

术前3 d开始口服半流食至流食,常规口服肠道不吸收抗生素,如甲硝唑。手术前晚普通灌肠1次,术晨清洁灌肠。若肠镜检查见肿块较小,无明显梗阻症状者也可服用容量性腹泻药进行肠道准备。

2.纠正低蛋白血症和贫血

血红蛋白应在100 g/L以上,必要时给予静脉营养支持。

3.术前留置气囊尿管

三、腹腔镜手术方法和技巧

(一)体位与套管放置

患者仰卧位,两腿分开,呈人字位,或改良截石位。头高足低15°,向左倾斜10°。脐下缘5 cm放置直径10 mm套管作为观察孔,接气腹机维持腹腔压力在12~14 mmHg。左侧腋前线肋下2 cm放置套管作为主操作孔,左腹直肌外缘距主操作孔10 cm向下处放置直径5 mm套管作为辅助孔,在以上套管右侧对称位置也分别放置两个直径5 mm套管。术者立于患者左侧,助手立于右侧,扶镜者站在患者两腿之间。

(二)手术步骤

以横结肠癌根治手术为例,首先探查腹腔,明确术中肿瘤分期。助手提起横结肠,观察肿瘤部位,决定手术方式。若肿瘤近肝曲,行腹腔镜右半结肠癌根治术;肿瘤近脾曲,行腹腔镜左半结肠癌根治术;肿瘤位于横结肠中部,行腹腔镜横结肠癌根治术。以下为腹腔镜横结肠癌根治术步骤。

(1)助手提起横结肠,术者将大网膜推至横结肠上方。将小肠推向左侧腹腔,暴露肠系膜根部。此时多可见横结肠根部至阑尾方向有一搏动性脊状隆起,在体瘦的患者常可见脊状隆起,其右旁有一条浅蓝色带,即肠系膜上静脉。回结肠血管恒定位于十二指肠水平段尾侧附近,腹腔镜下为微隆起的轻微搏动条索状结构。

(2)沿肠系膜上静脉方向在胰腺下缘打开后腹膜,显露该静脉。肠系膜上动脉多于其左侧并行,少部分位于前方或后方。故解剖肠系膜上静脉过程中须避免损伤肠系膜上动脉或其右侧分支。在胰腺下缘、横结肠系膜根部可见有肠系膜上动脉发出的结肠中动脉,在其根部结扎切断。在其右侧结扎切断结肠中静脉。清除系膜根部淋巴结。

(3)由结扎切断血管处自然进入 Toldt 间隙,用超声刀钝性加锐性分离,先沿十二指肠进入胰腺表面,再向左上沿胰腺表面进入小网膜囊和胰尾、脾下极。

(4)由内侧进入右结肠后间隙,即右侧 Toldt 间隙,向侧后方游离升结肠,顺行向肝曲游离。

(5)由胃结肠韧带中部向右,沿胃网膜血管弓外侧分离,注意避免损伤十二指肠。离断肝结肠韧带,将结肠肝曲向下游离,此时已游离结肠肝区,并与横结肠后间隙(Toldt 间隙)贯通。沿升结肠旁沟切开 Toldt 线至升结肠中段。

(6)沿胰头及十二指肠表面进入左结肠后间隙,即左侧 Toldt 间隙,由侧后方向游离降结肠,逆行向脾曲游离。

(7)沿胃网膜血管弓外侧向左分离至脾门。沿降结肠结肠旁沟切开 Toldt 线至降结肠中段,离断脾结肠韧带,将结肠脾曲向下游离,此时已游离结肠脾区,并与横结肠、后间隙(Toldt 间隙)贯通。

(8)做上腹部 5~6 cm 正中切口,按横结肠根治范围完整切除肠管,吻合升结肠、降结肠残端,蒸馏水冲洗创面,右上腹放置引流管,关闭切口及套管孔。

(三)关键步骤

1. 结肠中动脉的分支特点与解剖方式

按照肿瘤根治原则,须完整切除横结肠、横结肠系膜、肝曲、脾曲、大网膜及其血管、淋巴组织。沿肠系膜上血管打开后腹膜,暴露肠系膜上动脉、静脉,在胰腺下缘见到结肠中动脉、静脉。结扎结肠中动脉、静脉,分别以血管夹夹闭后离断,同时清扫血管根部淋巴结。肠系膜上静脉常宽大表浅,易于发现和显露。

肠系膜上动脉位于其左侧,沿动脉向上,至胰腺下缘发出结肠中动脉,此时向上提横结肠系膜,可见此动脉向上方延伸。沿血管进行剥离的技术十分重要,既要剥离干净,又不能损伤血管,须注意把握好超声刀与血管壁的距离,用好刀头的保护面。肠系膜上动脉、静脉担负所有小肠的供血和回流,是必须保留的结构,术中如损伤出血,切不可结扎止血,一旦发生主干损伤,应当机立断中转开腹,修补血管壁。

2. 横结肠区域 Toldt 筋膜的分离入路与方式

正常情况下由结肠中动脉根部结扎切断处,可自然进入 Toldt 间隙。由下向上、向左右钝性分离,沿 Toldt 筋膜扩展,向右经十二指肠胰头表面,向左经胰体尾表面进入小网膜囊内。向右分离过程中须注意避免损伤胃结肠干,其经典构成为胃网膜右静脉和右结肠静脉,根部紧贴胰腺颈部下缘,于胰腺钩突前表面汇入肠系膜上静脉。胃结肠干组成多变,游离过程中须注意避免牵拉过紧导致出血,甚至造成致命的肠系膜下静脉大出血。向左分离过程中,须注意避免损伤肠系膜下静脉。肠系膜下静脉并不与肠系膜下动脉伴行,而是走行于结肠系膜,于十二指肠空肠曲左侧进入胰体胃后面,汇入脾静脉或肠系膜上静脉。在游离左侧 Toldt 间隙过程中,须以十二指肠空肠襞和胰尾为解剖学标志,避免损伤该血管。

3. 游离肝曲、脾曲结肠的方式与技巧

可采用以下方式进入:①先在后腹膜沿 Toldt 筋膜向上游离进入小网膜囊内;②再沿胃大弯下缘切断胃结肠韧带,向左、右分离至肝结肠韧带、脾结肠韧带,沿升降结肠与侧腹壁之间的黄白交界线分离,即可进入 Toldt 间隙,与内侧手术野贯通;③最后牵拉横结肠和升、降结肠,在形成的一定张力下离断肝结肠韧带、脾结肠韧带。

4. Toldt 间隙

腹腔镜横结肠癌根治术中 Toldt 间隙包括右结肠后间隙(右侧 Toldt 间隙)、横结肠后间隙、左结肠后间隙(左侧 Toldt 间隙)。

(1) 右结肠后间隙:该间隙容纳右结肠系膜与右侧肾前筋膜之间疏松结缔组织。该间隙头侧界是十二指肠降段和水平段下缘,经此与横结肠后间隙、胰后间隙交通;尾侧界是小肠系膜末端、回盲部;外侧界是升结肠旁沟腹膜返折线;内侧界为肠系膜上静脉,经此与左结肠后间隙相通。右侧肾前筋膜覆盖右侧输尿管、生殖血管,在右结肠后间隙内走行,可避免损伤右侧输尿管、生殖血管及右结肠血管及其分支。

(2) 左结肠后间隙:该间隙容纳左结肠系膜与左侧肾前筋膜之间疏松结缔组织。该间隙头侧界是胰体尾下缘,经此与横结肠后间隙、胰后间隙交通;尾侧界是骶岬,经此与直肠后间隙交通;外侧界是降结肠旁沟腹膜返折线;内侧界为肠系膜上静脉,经此与右结肠后间隙相通。左侧肾前筋膜覆盖左侧输尿管、生殖血管,在左结肠后间隙内走行,可避免损伤左侧输尿管、生殖血管及肠系膜下静脉、左结肠动脉及其分支。

(3) 横结肠后间隙:位于横结肠系膜与胰十二指肠之间,是左、右结肠后间隙贯通部分。

5. 手术野显露的方法与技巧

将大网膜推向头侧,向上提起横结肠,暴露横结肠系膜根部。此时术者站在患者两腿之间,更有利于根部血管的游离。准备一条小纱布,遇到渗血时压迫术野,及时止血,同时起到反光板作用,增加术野亮度。腹腔镜可使局部视野放大 6 倍,便于微小结构的显露,但横结肠手术范围广,操作跨度大,当镜头随操作部位移动时,要解决好组织游离度与腹腔镜管状视野的矛盾,既要兼顾整体,又要显示好局部。大角度移动镜头时,须将镜头缩回套管口后缓慢转动。

6. 肠管切除及吻合

根据肿瘤部位选择取标本口位置,将肿瘤及相连结构拉出腹腔,在体外进行切除,注意切除足够的肠段、系膜和大网膜。吻合方式可选择手工、吻合环或吻合器吻合。如技术娴熟,可在腹腔镜下缝合远近端结肠系膜。

四、术后处理

1. 镇痛

持续硬膜外置管麻醉泵镇痛,或必要时给予吗啡等镇痛药物。

2. 饮食

术后待肛门排气后,可开始少量饮水,逐步过渡到流质、半流食和软食。

3. 体位

术后待麻醉清醒、血压平稳后改为半卧位,有利于呼吸,减少肺部感染的机会,有利于创面渗液向盆腔引流。

4. 按摩

术中较长时间气腹压力使四肢静脉回流受到一定影响,术后应注意间断按摩四肢,适度抬高双下肢,促进静脉回流,防止深静脉血栓形成。

5. 综合治疗

液体疗法调节水、电解质平衡,肠外营养支持,给予抗生素,对症处理。

五、常见并发症及防治

1. 术中并发症

因视野不清、解剖不熟、操作粗糙损伤十二指肠,或损伤肠系膜上动脉、静脉,引起无法控制的出血。发生以上情况应及时中转开腹,妥善修补。注意肠系膜上血管主干切忌结扎,因其担负着全部小肠的血供。

2. 术后并发症

吻合口瘘是最严重并发症。若发现吻合口瘘应积极手术探查,其征象包括腹腔引流量大且有粪液性质,患者发热并有腹膜炎体征,应拆除吻合口行近端结肠造口,彻底清洗腹腔,放置通畅引流。年老体弱患者易并发尿路感染、肺部感染等,应给予敏感抗生素和相应对症处理。

3. 预防和处理

较长时间气腹使深静脉血栓形成(多见于下肢)和肺栓塞的危险性增大,应注意预防和及时处理。常用预防方法有间断按摩双下肢、适度抬高双下肢和穿弹力袜。若发现下肢疼痛肿胀,B超检查确诊下肢深静脉血栓形成,应抬高下肢,给予物理治疗及抗凝溶栓治疗。

4. 肠漏

气腹针或穿刺套管导致肠管和组织损伤,术中、术后出现肠漏。用开放法放置第一个套管相对安全,术中注意规范操作。

5. 皮下气肿

皮下气肿多因套管放置不当,或由大口径套管更换成小口径套管,或术中套管脱离、拔出后仅缝合皮肤所致。如术中出现大面积皮下气肿,应及时中转开腹。

6. 套管针道肿瘤复发

不仅局限于肿瘤自腹腔移出的部位,也可发生于侧套管针孔,但那里并没有器械进入和与肿瘤直接接触,可能与手术中肿瘤接触多有关,术中应避免直接钳夹肿瘤,避免频繁调整钳夹位置。

腹腔镜横结肠癌根治术在结直肠手术中难度最高,其解剖复杂、手术野广泛、周围组织易损性,横结肠癌发病率较低,在一定程度上限制了该手术的发展和应用。该手术需要依照常规结肠切除所需的原则,包括避免肿瘤的切碎、有足够的切缘、切除足够的淋巴引流区域等,并用腹腔镜和术中超声对肝脏、网膜、腹膜和所保留结肠的同时发生的病变进行术中分级。腹腔镜横结肠手术的定位是关键,由于腹腔镜手术术中触觉的丧失,其他定位技术则更为重要。病变可通过术前钡灌肠和结肠镜来定位。对于肿瘤较小,术前钡灌肠、术中腹腔镜探查难以明确肿瘤位置者,可行术中结肠镜协助定位。右侧横结肠癌用右半结肠根治性切除术处理,左侧横结肠癌用左半结肠根治性切除术处理,而中段横结肠癌则须做横结肠根治性切除术,或扩大的右半、左半结肠根治性切除术。腹腔镜横结肠癌根治术须在根部结扎结肠中动脉,切除范围包括结肠肝曲、结肠脾曲、横结肠、其附着的大网膜、横结肠系膜及其动脉分布区域的淋巴组织。该手术切除病变及周围组织的工作量大,涉及区域较广泛,处理系膜根部血管、清扫第三站淋巴结都需要规范的操作技术。

第十八节　腹腔镜左半结肠切除术

一、适应证与禁忌证

1. 适应证

不能通过结肠镜切除的结肠脾曲、降结肠的良性肿瘤、息肉,狭窄性炎性肠病,结肠脾曲、降结肠的恶性肿瘤。

2. 禁忌证

有多次手术史,疑有腹腔严重粘连,病理性肥胖,伴有梗阻,肿瘤浸润周围脏器,以及肿瘤直径大于 6 cm 者。合并易引起出血的基础性疾病,全身情况差,伴发其他严重疾病,无法耐受全身麻醉或长时间气腹者。

二、术前准备

术前检查了解各个器官脏器的功能,重点了解患者的心肺状况,评估患者能否忍受多个体位转换的长时间手术过程。造影剂对比灌肠造影检查、CT 扫描或者结肠镜检查,了解患者肿瘤的远处转移情况,以及淋巴结的转移情况,确定患者病患的位置。控制影响手术的有关疾病,如高血压、糖尿病、冠心病、呼吸功能障碍、肝肾疾患等。纠正贫血、低蛋白血症,改善患者的营养状况。术前用甘露醇或聚乙二醇做肠道准备。术前应用广谱抗生素。术前签署进行常规开腹手术或术中结肠镜检查的同意书。

三、腹腔镜手术方法和技巧

(一)患者体位、套管位置及仪器设备的放置

体位通常取改良截石位,头低足高 15°~30°,气腹建立后手术台向右倾斜 15°~30°,术中根据手术的需要调整角度。主刀站在患者的右侧,助手站在患者的左侧,扶镜者站在患者两腿之间。右侧主监视器放在手术台的左侧,最好还有一台监视器放在患者头部的上方。观察孔位于脐下方 3~4 cm 的中线上,主操作孔位于右下腹右锁骨中线约平髂前上棘水平处,放置直

径 12 mm 的套管,双侧肋弓下 5 cm 腹直肌外侧缘及主操作孔对侧置直径 5 mm 套管作为辅助操作孔,左侧的 2 个辅助套管孔均可延长作为辅助切口。

(二)手术步骤

建立气腹后,按如下顺序探查腹腔,腹膜—肝脏—胃、胆囊、胰腺—大网膜—小肠—除肿瘤以外的大肠—盆腔及脏器—血管根部淋巴结—肿瘤原发病灶。探查腹腔有无粘连,腹膜、肝脾、盆腔有无转移灶,探查肿瘤的位置、大小、浸润情况、区域淋巴结转移情况以及其他部位的结肠有无多发病灶。预计要切除的血管及切除范围。

选择中间入路,由内向外,由下向上。于骶骨岬水平切开乙状结肠内侧腹膜,沿腹主动脉向上剥离肠系膜,在距离左、右髂总动脉分叉上约 4 cm 找到肠系膜下动脉根部,在此游离时注意将肠系膜下动脉后方束带状神经与其他腹膜后结构一起推向后方,避免造成脏层筋膜的背侧上腹下神经的损伤。

于肠系膜下血管左侧显露并裸化其发出的左结肠血管和乙状结肠血管第 1 支,在根部结扎切断上述血管,在肠系膜下动脉根部水平向左侧分离,显露肠系膜下静脉,于胰腺下缘水平将其结扎切断。

自肠系膜下静脉左侧开始,沿 Toldt 筋膜和左肾前筋膜的血管间隙,在左生殖血管和左输尿管的表面,自下向上,自内向外,剥离左 Toldt 筋膜,使之完整掀起,外至左结肠旁沟的后腹膜,上至十二指肠水平部、胰腺下缘、结肠脾曲,下至直肠乙状结肠交界处。

将乙状结肠和降结肠牵向右侧,由下至上依次切开乙状结肠侧腹膜、左结肠旁沟后腹膜,并与先前剥离的结肠系膜面相贯通。继续向近端游离到脾曲。

将患者体位调至头高足低位,助手向上牵拉胃,术者向下牵拉横结肠,从胃网膜血管弓中点,沿胃网膜血管弓外,分离胃结肠韧带。其间分离出中结肠血管的左支,并结扎切断。

向下牵拉降结肠,离断膈结肠韧带和脾结肠韧带,切断附着于胰体尾的横结肠系膜的根部,将左半结肠完全游离。

左半结肠及其系膜游离后,在左侧腹部做 4 cm 小切口,置入塑料套保护切口,从切口拉出左半结肠及其系膜,在体外直视下切除病变肠管,吻合肠管。系膜裂孔可以缝闭,也可以不缝闭。吻合时注意防止肠管扭曲,肠管无张力。吻合后将肠管放回腹腔,缝合切口,重新气腹,置入腹腔镜,生理盐水冲洗腹腔,检查术野无活动性出血,于左结肠旁沟放置引流管,放出腹腔气体,拔出套管,缝合戳孔,结束手术。

四、术中、术后注意事项

游离左结肠系膜要注意解剖层次,尽量在 Toldt 筋膜和 Gerota 筋膜之间的间隙内操作,过浅不符合整块切除的原则,且容易损伤系膜内血管造成出血等并发症,过深则容易导致左输尿管和左生殖血管的损伤。游离脾曲的时候,应尽量充分暴露,避免过度用力牵拉,一旦出现撕裂伤,可采用局部止血药、原位缝合修补术和脾部分切除术等措施。不到万不得已不做脾切除。

术后注意要保持引流管的通畅,早期下床活动,促进肠功能的尽快恢复,保证合理的营养支持治疗,促进患者尽快康复。

五、术后处理

(1)术后适当监护,对有明显心肺疾患的急危重患者要在 ICU 进行全面监护。

(2)持续胃肠减压,直至胃肠功能恢复、肛门排气。
(3)术后早期进行适当活动,包括深呼吸、床上活动、下床步行等。
(4)继续应用抗生素直至无感染危险时。
(5)术后第 2 d 可以拔出尿管。
(6)引流管引流液若变为浆液性,或每天少于 50 mL 时可以拔出,一般须引流 2～3 d。

六、术后常见并发症及处理

1. 出血

出血常为血管结扎不牢固所致。少量出血,对生命体征影响不大的,可以行止血、输液、输血等非手术治疗。出血量大的需要立即腹腔镜探查止血。

2. 吻合口瘘

吻合口瘘多为吻合口张力过大、肠道准备不好、患者营养不良所致。防治术前、术后吻合口瘘应该做好营养支持治疗,术前做好肠道准备,术中保证吻合肠管无张力。

3. 腹腔感染

腹腔感染主要是高龄、长期消耗、营养差的患者。术前、术后应该加强营养支持治疗,加强抗感染治疗,有感染性积液的患者可在 B 超或 CT 引导下穿刺引流。

4. 输尿管损伤

只要术中沿着正确的解剖平面游离,一般不会损伤左侧的输尿管。若发现损伤,请专科医生会诊处理。

第十九节　腹腔镜直肠脱垂手术

直肠脱垂指的是直肠全层脱垂到肛门括约肌以外,对于直肠脱垂,早在公元前 1500 就已经有了报道,1888 年,Mickulicz 最早提出了经会阴入路治疗直肠脱垂。而经腹入路手术则是 Moschowitz 于 1912 年最早提出的。经过 1 个世纪的发展,经腹手术由于其更低的复发率而被广泛采用,其手术方法也不断完善。尽管 1 个世纪以来,有许多不同的手术方式相继被报道,但目前被广泛采用的为如下几种。

1. Ripstein 手术(直肠前固定术)

由 Ripstein 于 1952 年最先提出,其原理是将人工合成的补片或筋膜固定于直肠游离段的前壁,同时固定在两侧骶骨岬以包绕固定直肠。

2. Wells 手术(直肠后补片固定术)

由 Wells 于 1959 年提出,其原理是在游离直肠后壁之后,将一种聚乙烯醇海绵固定在直肠后壁和直肠两边的骶骨岬上,并保持直肠前壁游离以预防术后直肠狭窄。

3. 直肠缝合固定

该方法于 1959 年由 Cutait 首先进行了描述,其手术包括游离并上提直肠,将直肠后壁用不可吸收丝线缝合固定在骶骨岬。

4.在直肠固定同时切除乙状结肠

在过去的 20 年间,腹腔镜技术迅速发展,经腹腔镜的直肠固定术就是结直肠外科最早开展的腹腔镜手术之一。腹腔镜直肠悬吊固定术于 1992 年被首次提出,对于仅进行直肠固定手术的病例,所有操作均在腹腔镜下完成,不需要辅助切口,充分体现了腹腔镜手术的优势。大量的临床研究已经证实,腹腔镜直肠固定手术明显减轻了术后疼痛,降低了早期复发率,缩短了住院时间,而且创伤更小,术后并发症发生率更低。其术后便秘的发生率也明显低于开腹手术。

一、适应证

(1)完全性直肠脱垂。

(2)明显导致梗阻的显著环状直肠套叠。

(3)孤立性直肠溃疡综合征或对保守治疗无效的难治性结肠炎深部囊肿。

二、禁忌证

既往有腹部直肠固定手术史,特别是伴有大段肠切除或盆腔广泛粘连、病理性肥胖。严重心肺疾患,严重的肝肾功能不全,体积较大的腹腔脓肿形成合并弥散性腹膜炎,各种原因导致休克,出现血流动力学障碍、凝血机制障碍。

三、术前准备

1.各种常规检查

各种常规检查包括血、尿、便常规,肝肾功,生化检查,血糖,凝血五项,乙肝、丙肝标志物,梅毒、艾滋病抗体,心电图,胸部 X 线片,腹部 B 超,心肺功能等,了解患者一般情况。术前结肠镜检查排除伴随其他器质性疾病的可能。

2.钡灌肠大肠造影检查和排粪造影检查

进一步明确诊断及了解结肠(特别是乙状结肠形态),以更有针对性地选择手术方式。

3.肠道准备

术前 3 d 开始进半流食,口服肠道准备药物,术前 24 h 行机械性肠道准备,同时给予清洁灌肠。术晨放置胃管。

4.其他

对可能影响手术及术后恢复的慢性疾病,如高血压、冠心病、糖尿病、呼吸功能障碍、肝肾疾病进行调整;纠正贫血、低清蛋白血症、水和电解质紊乱,改善患者营养状况。

四、患者体位与手术间设置

患者被置于仰卧的改良截石位,头部垫橡胶头圈,肩部用 Trendelenburg 斜坡支撑。双臂沿身体两侧伸直并用毛巾包裹保护。麻醉医师及麻醉机位于患者头侧。术者、扶镜手和器械护士站在患者右侧。扶镜手站在术者左侧,护士站在术者右侧。第一助手站在患者左侧。监视器安置在左右两侧,所有手术人员均可方便地观察到监视器。必要时可由第三助手于双腿间辅助操作。

五、套管选择及位置

通常采用 5 个穿刺切口,首先在脐上放置直径 10 mm 套管作为观察孔,术中通常采用 30°

腹腔镜。在两腹直肌外侧缘约平脐水平分别放置一个直径 5 mm 套管作为辅助操作孔，在右下腹腹直肌外侧约麦氏点位置放置直径 12 mm 套管作为主操作孔，在左下腹腹直肌外侧约左侧麦氏点位置放置直径 5 mm 或 10 mm 套管作为辅助操作孔，术中可将该操作孔扩大以取出标本。

六、保留乙状结肠的直肠固定术手术步骤

（一）直肠缝合固定

1. 腹腔探查

建立气腹，设定气腹压力在 12～14 mmHg。安置套管后，30°腹腔镜经脐部进入腹腔，常规探查腹腔、盆腔、网膜、肝脏、腹膜、胃、小肠、结肠，了解腹内脏器情况，了解有无肠道畸形，明确腹腔粘连情况。

2. 操作平面的显露

取右肩低位，助手通过肠钳夹持乙状结肠，将乙状结肠向左前方提起，拉紧乙状结肠右侧系膜，并使其保持张力。术者通过肠钳将小肠推向右上腹部，确保乙状结肠系膜和盆腔结构都能得到清晰显露。

3. 保持直乙交接处右侧系膜处于紧张状态

寻找骶骨岬和肠系膜下动脉及直肠上动脉的解剖位置，在壁层腹膜与右侧乙状结肠系膜返折处，直肠上动脉的后方剪开腹膜。从内向外沿左生殖器血管、输尿管与结肠系膜之间的 Toldt 间隙分离至乙状结肠外侧腹膜。

4. 分离

在直视下沿直肠后筋膜与 Waldeyer 筋膜之间的无血管区向尾端分离，注意保护两侧输尿管和盆腔神经。尽量保证在无血状态下手术。操作中沿直肠后间隙进入盆腔，可以看到疏松的结缔组织，其前方是完整的直肠固有筋膜，其后方是骶前筋膜，与直肠手术的间隙相同。尽量从正中进入盆腔，并不需要刻意寻找输尿管，但要更加注意对下腹下神经的保护，要沿神经前间隙向下分离。可以在第 3 骶椎的平面看到 Waldeyer 筋膜。剪开 Waldeyer 筋膜，继续向下分离就进入了盆底。

5. 完全游离直肠和乙状结肠

助手向右侧牵拉乙状结肠和直肠，术者将乙状结肠和直肠在左侧腹盆壁的附着处剪开，向后分离与上一步游离的直肠后间隙会合，向前分离并剪开腹膜折返。最后完全游离直肠和乙状结肠。术中注意保留两侧侧韧带。操作过程中可由助手将两指伸入肛门内作为引导，以便术中保证直肠的完整性。

6. 直肠缝合固定

游离完直肠后，从骶骨远端开始将直肠系膜与骶前筋膜缝合固定，需要不可吸收丙烯线缝合 5～6 针，缝线排列成"z"字形，位于骶骨中线两侧。最上面缝线处位于骶骨岬下方几厘米处。缝合的精确位置应该位于两侧下腹下神经外侧和两侧输尿管内侧之间的骶骨岬。

（二）直肠网片固定术

1. Orr Loygue 技术

将 2 片 3 cm×20 cm 的聚丙烯网片经套管放入盆腔，用 2-0 的不可吸收缝线分别缝合固定在直肠的左右外侧面，每一片网片缝合 4～6 针，要求缝到直肠的肌层，并在腹腔内打结。右

侧网片缝合在直肠右侧,放置在右侧的直肠侧韧带后方,穿过直肠系膜下半部,钉合在骶骨岬上。左侧的网片缝合在直肠左侧面后,经直肠和乙状结肠前绕过,钉合在骶骨岬的左侧。固定后直肠通常是呈轻度右旋 20°的状态,而并不限制上段直肠的位置。仅仅需要打开部分腹膜就可以确定椎韧带在骶骨岬上的位置。剪开腹膜后,仔细辨认右侧输尿管的位置和骶骨岬上小血管的位置。将两片网片钉合在骶骨岬上并调整其张力,必须有足够的张力才能起到更好的支持作用。可以多做几个结以确保网片牢固固定在骶骨岬上。最后剪掉多余的网片,关闭腹膜。

2. Wells 技术

直肠的分离与前面介绍的大致相同,仅仅是两侧直肠侧韧带的上部需要被横断。与 Orr Loygue 技术的区别主要在于网片的形状及在直肠、骶骨固定的位置不同。Wells 技术所用的聚丙烯网片由 7 cm×7 cm 大小的主体和两侧各约 4 cm×2 cm 大小的侧翼组成。在游离完直肠之后,将网片固定在骶骨凸和骶骨岬上,可以采用腹腔镜内钉合器,也可以用不可吸收缝线缝合固定。一般需要在骶骨岬缝合 4~6 针以提供良好的固定。两侧翼从两侧包绕直肠,并保证其处于无张力的状态。并将其边缘以 2-0 不可吸收缝线缝合固定在直肠外侧面。最后关闭腹膜。

七、切除乙状结肠的直肠固定术

探查整个腹腔后,使用内镜抓钳将手术区域内的残留小肠轻轻置于右上腹。

1. 肠系膜下动脉的分离

第一助手将两个内镜抓钳置于乙状结肠系膜内侧,乙状结肠系膜由于被牵到腹前壁和左侧而被撑起。确定肠系膜下动脉在乙状结肠系膜上的位置。沿着肠系膜下动脉下方分离乙状结肠系膜的腹膜层。助手显露位于腹膜后结构和乙状结肠肠系膜之间的平面。术者联合使用锐性分离和大范围钝性分离两种方法谨慎地暴露这个平面,以确定左侧输尿管并将其移至后侧方。同样,左侧生殖血管和腹主动脉前的下腹神经丛也要保留在腹膜后。这个平面要一直分离至接近肠系膜下动脉的起端,侧面要达到乙状结肠与侧腹壁附着处。

2. 肠系膜下动脉的结扎

切开接近肠系膜下动脉根部的乙状结肠系膜。分离肠系膜下动脉并结扎、切断。

3. 乙状结肠侧面分离

将乙状结肠牵引至右侧。当输尿管与生殖血管已经被分离到操作层面后方之后,可以安全地剪开乙状结肠与侧腹壁的附着处。

4. 盆腔分离

分离乙状结肠侧面附着处直到腹膜折返。用同样方法切开直肠右侧腹膜至腹膜折返处,向近端牵拉直肠并向前顶起,确认直肠系膜和骶前筋膜(包括下腹神经丛)之间的平面。将这个平面用锐性分离法暴露,同时保留神经丛,向下分离远端,分离至盆壁上的肛门直肠接合处。保留直肠侧韧带。解剖范围的远端通过直肠指诊确认,指诊触及肛门直肠接合处后方的器械尖部为远端边界。

5. 乙状结肠切除术

乙状结肠及其系膜的远侧末端用内镜直线缝合器钉合并横断。然后将乙状结肠通过辅助切口取出腹腔。切断一段适宜长度的乙状结肠,放入吻合器钉座后送回腹腔,关闭切口,重新建立气腹。从肛门放入吻合器完成吻合。

6. 缝合固定直肠

轻轻将直肠牵到左侧,将 2-0 缝合线缝入骶骨岬水平的骶前韧带中。注意要避开输尿管和盆腔神经丛。将直肠从骨盆拉出,将线缝在右侧直肠系膜边缘。缝合线通过体内打结法系紧。在直肠左侧使用同样的缝合法,这样直肠可以在较低的张力下竖直地保持在盆腔外。也可以在前面的单独切除术之外使用聚丙烯网片固定直肠。

7. 切口闭合

检查手术区域的出血情况。移走套管,缝合切口。

八、总结

近年来,新技术不断涌现,其中就包括机器人手术和单孔腹腔镜手术,这些新技术也被用于直肠脱垂的治疗,但是到目前为止仍未发现其较传统的腹腔镜手术有更大的优势。甚至有研究发现机器人手术的复发率更高。但我们仍要对未来充满信心,相信会有更好的方法应用于直肠脱垂的治疗。

第二十节 十二指肠镜逆行性胰胆管造影术

一、概述

在诊断和治疗性 ERCP 操作过程中,最常使用的设备是侧视式十二指肠镜,常配有抬钳器,以方便插管及附件植入等操作的实施。在诊断和一般性治疗中可选用钳道内径为 3.2 mm 的 Olympus JFIT-40 型纤维十二指肠镜或 JF-240 型电子十二指肠镜。

若需要碎石或植入较粗的支架治疗,可选用孔道内径为 4.2 mm 的 Olympus TJF-30 型纤维十二指肠镜或 TJF-240 型电子十二指肠镜。钳道内径为 5.5 mm 的 TJF-M20 型纤维十二指肠镜适合用于母子胆道镜检查,婴幼儿行 ERCP 治疗时可选用钳道内径 2.0 mm 的 Olympus PJF-240 电子十二指肠镜。纤维十二指肠镜是以高纯度的玻璃纤维作为图像信号和光的传导介质,长期使用会出现部分玻璃纤维纤维断裂,导致光传导和影像缺失。电子十二指肠镜是将 CCD 图像传感器采集的图像信号转化为电信号直接传输到机器内,因此图像更清晰,色泽更逼真。

十二指肠镜逆行性胰胆管造影术(endoscopic retrograde cholangiopancreatography,ERCP)是指十二指肠镜进入十二指肠降段,找到十二指肠乳头,经内镜孔道插入造影导管,并进入乳头开口部、胆管或胰管内,注入造影剂,作 X 线胆管、胰管造影。如果胆管、胰管同时显影或先后显影,则称之为 ERCP;如果仅有胰管显影,则称之为 ERP(endoscopic retrograde pancreatography);如果仅有胆管显影,则称之为 ERC(endoscopic retrograde cholangiography,ERC)。

二、适应证与禁忌证

(一)适应证

一般认为怀疑有肝胆胰系统疾病均为其适应证,主要包括以下几个方面:①疑有胆管结石、肿瘤、炎症、寄生虫者;②原因不明的梗阻性黄疸;③胆囊切除后或胆管术后症状复发者;④疑有十二指肠乳头炎、十二指肠乳头旁憩室或肿瘤者;⑤疑有肝内外胆管囊肿等先天畸形者;⑥疑有胆胰合流异常者;⑦疑有胰管结石、胰腺肿瘤、慢性胰腺炎或复发性胰腺炎缓解期;⑧原因不明的胰管扩张者;⑨外伤或上腹部术后疑有胆管或胰管损伤者;⑩需收集胆汁、胰液或行 Oddi 括约肌测压者;⑪需内镜治疗的胆胰疾病;⑫原因不明的上腹部疼痛而怀疑胆胰疾病者;⑬某些肝脏疾病。

(二)禁忌证

①有心肺功能不全等其他内镜检查禁忌者;②有上消化道狭窄或梗阻,内镜不能进入十二指肠降部者。对于急性胆源性胰腺炎、急性非结石性胰腺炎、胰腺囊肿等以往被认为是 ERCP 禁忌证,近年来由于十二指肠镜内外引流技术的开展,广泛用于紧急胆道减压、引流和去除胆石梗阻,从而减少了胆管炎及胰腺坏死的发生,大大降低了并发症的发生率和病死率,尤其适合于合并心肺功能障碍而不适合开腹手术的高龄患者,但是在内镜介入治疗的时机、手术方式选择上仍存在争议。

三、操作方法

(一)体位

通常患者取左侧卧位,双手自然放于身体两侧床面上,内镜进入十二指肠后再取俯卧位,操作熟练者可一开始就让患者取俯卧位。

(二)内镜插入

1. 进入食管

插管时患者颈部微屈,下压大钮使内镜头端上弯,平行于检查床向前轻轻推进,即可越过咽部到达食管上括约肌水平。患者做吞咽动作,轻轻推镜及轻微弯曲内镜头端即可进入食管。

2. 通过贲门

进入食管后,将十二指肠镜头端摆直,轻轻推镜即可通过食管经贲门进入胃内,如果需要,转动镜身及轻微推大钮向下弯曲内镜头端可完成食管检查。

3. 经过胃体

进入贲门后,下压大钮使内镜头端上弯,同时注入气体,确认胃内结构,将左手降低至诊断床的高度,伸左肘部("放低左手"),使内镜顺着胃皱襞,沿胃大弯前行至胃体部,远方为胃角下面像,上方为胃体部,下方为胃窦部,左侧为胃前壁,右侧为胃后壁。

4. 通过幽门

调整内镜头端位置使幽门口位于视野的下 1/3 正中处,呈现典型的"落日征",进镜通过幽门到达十二指肠球部。此时推大钮伸展内镜头端可看到十二指肠球部的全貌及进入十二指肠降部的方向。

5. 进入十二指肠降段

到达十二指肠球部后,少许进镜并将镜身顺时针旋转 60°~90°,下压大钮,上弯内镜头端,可使内镜镜身顶在胃大弯上,以"长镜身"状态沿十二指肠曲进入十二指肠降部。

6.十二指肠镜直线化

向上提拉内镜使内镜直线化,避免内镜在胃与十二指肠内过度弯曲,以便于附件进入。

对于胃扩张患者,清醒状态下很难长时间忍受"长镜身"法中内镜位置的刺激,实际操作中"翘镜、送镜、旋转、提拉"4个动作几乎在同一时间完成。

(三)寻找乳头及辨认乳头开口

内镜到达十二指肠降部,并经过标准的缩短镜身操作后,可在十二指肠降部沿纵行襞走向寻找到乳头,典型乳头结构包括系带、隆起部和缠头皱襞。一些患者乳头解剖位置异常,乳头可移近至十二指肠球部顶端,或者远至十二指肠水平部甚至升部。副乳头通常位于主乳头的右上方,相距约20 mm,多无缠头皱襞。

寻找到乳头后还需辨清其开口类型,包括:①绒毛型,多见,乳头隆起的中心或系带起始部可见稍红润的晕区,中心处绒毛较细,范围2～3 mm,插管易成功;②颗粒型,少见,晕圈小,绒毛少,开口窄,中心有时可见米粒样息肉脱垂;③裂隙型,开口呈纵行线状,常有较粗的系带,无明显晕圈及绒毛;④单孔型,开口呈小孔状,硬而固定。

(四)插管

在插管和注入造影剂之前,常规摄取右上腹平片,观察十二指肠镜与脊柱的位置关系。乳头插管最好位于平面中心位置,借助内镜头端的弯曲功能、旋转镜身、使用抬钳器、推进或回拉镜,调节造影导管接近乳头。

胆管插管多从乳头下方插入或用导管挑起乳头,向11～12点方向插管。胰管插管多垂直十二指肠壁或向1～2点方向插管。

导丝引导插管是目前普遍采用的方法,其优点是避免导管插管的反复注入造影剂引起的胰腺炎;也有选择弓形双腔乳头切开刀,通过调节钢丝的张力改变导管头的方向,并可上抬乳头切开刀,使导管头端顺应胆管轴的方向,有利于插管。操作过程中,注射造影剂要少量来判断是否插管成功。

(五)造影

插管成功后,先回抽胆汁或胰液,降低胆管或胰管内压力,同时排空造影导管内空气,尤其是严重的梗阻性黄疸、急性梗阻性化脓性胆管炎、肝门部胆管肿瘤,首要的是先抽吸梗阻的胆汁10～30 mL,再注入等量的造影剂,避免胆汁逆流入血加重肝脏损伤,这方面往往被操作者忽视。之后再进行造影。胆道造影时,造影剂浓度高,管道显影好,但是易遮盖结石、病灶而成假阴性;浓度过低,透视下管道显示不清。为了减轻造影剂对胰腺及胆管的损伤,可选用非离子型造影剂,如优维显、碘海醇。推注速度以0.2～0.6 mL/s为宜。造影剂注入量视造影目的而定,胰管造影时,1 mL显胰管,2 mL显一级分支,3 mL显2、3级分支,4 mL显胰腺实质,通常情况下2～3 mL即可;胆总管及肝管显影需10～20 mL,根据胆囊大小及肝内外胆管扩张程度可用20～80 mL,个别巨大胆管囊肿可用达120～200 mL,胆管造影的原则是肝内3级胆管显影即可。造影过程中压力不宜过大、量过多,如果胰腺腺泡及毛细胆管显影,术后发生急性胰腺炎及急性胆管炎的概率高,但更重要的是有可能加重病情,甚至危及生命。

疑有胆总管结石,注射造影剂前摄X片,因为一些小结石呈"半月征",注射造影剂后可能会屏蔽这些小结石。术中可以改变体位或旋转X线机器排除一些干扰,如肠气、骨结构、遮盖物。倾斜检查台可利用重力作用,使造影剂充盈肝内胆管或胆总管末端,其中头低脚高位可使肝内胆管显示清楚,仰卧位可充盈右侧肝内胆管,头高脚低位则能更好地显示胆总管下端及胆囊,判断乳头引流和胆管的排空状态。有时为了明确病变部位,可以将插管或切开刀端在病变部位上下移动造影,这样可以避免为了显示不清楚的病灶(如狭窄部位、狭窄长度等)而注入过多造影剂。一般造影原则是插管或切开刀在导丝引导下,先自胆总管下端开始,逐步向上到肝门部。

胰管在无梗阻的情况下,胰管内造影剂通常 1~2 min 排空,因此在胰管尾部充盈后应立即摄片,如果胰管内造影剂持续显影,意味着胰管开口有梗阻,常见的原因有胰管结石、胰管开口炎性狭窄,如果对此不做处理,术后胰腺炎将不可避免。处理的方法是:如果胰管扩张明显,建议胰管开口切开,利用小气囊取石,如果取出胰管结石,建议行鼻胰管引流(ENPD),没有结石可以行胰管内引流(ERPD),反复的插管进入胰管,为避免胰腺炎的发生也建议 ERPD。造影剂在胆管内滞留时间比在胰管内长,如果胆管内造影剂在术后 45 min 仍未排空,此时患者往往有胆管炎表现,这提示引流不畅,应该积极检查,明确 ENBD 或内引流是否通畅,必要时再次进行内镜治疗,通畅胆道引流。

四、术后处理

ERCP 是通过人体自然腔道进镜头下直视观察和造影检查,除了给患者带来咽喉部等局部不适外,也可能因器械造成胃肠穿孔、出血,以及灌注造影剂引起的胆管炎、胰腺炎、胆囊炎,如治疗不及时,可危及患者生命,因此在行 ERCP 术后需注意以下方面。

1. 预防感染

应用革兰阴性杆菌敏感的广谱抗生素,术后第二天晨查血常规,血白细胞检查无升高者,抗生素使用 2 d;血白细胞检查升高者,根据血白细胞检查升高程度及体征,调整抗生素档次、剂量、疗程,检测血细胞常规变化,必要时行血液培养及药敏实验,选择敏感性抗生素,直至恢复正常值。

2. 常规应用

抑酸、解痉药物,术中如胰管显影或有 ERCP 术后胰腺炎高危人群,预防应用抑制胰酶活性及抑制胰液分泌的药物。

3. 严格禁食

术后 3、12 h 查血清淀粉酶,如超过正常值且伴有腹痛、发热、血细胞检查升高者,应以急性胰腺炎处理,严格禁食、补液、解痉、止痛、胃肠减压等,个别发展为重症胰腺炎,应急诊手术或采取 ERCP 行胰管括约肌切开及胰液引流减压治疗。

4. 注意

注意有无寒战发热、腹痛、黄疸等情况。

五、并发症的预防和处理

ERCP 检查是比较安全而具有价值的胆胰疾病的检查方法,但是如有操作不慎也可发生一些并发症,有些并发症甚至能危及生命。

Bilbao 统计 1 万例 ERCP 检查结果,并发症发生率为 4%,病死率为 0.2%。ERCP 术后常见的并发症是注射造影剂后引起的急性胰腺炎、急性胆管炎、胃肠穿孔等,这些并发症轻则延长住院时间,重则导致严重损害甚至危及生命。

(一)急性胰腺炎

多因造影剂注入过快、量过大,引起胰管过度充盈,造影剂或气泡进入胰腺实质,引起胰管或腺泡的急性型损伤,反复插管还能引起乳头括约肌水肿,导致胰液排泄不畅,引起胰管内高压。内镜附件,如导丝、造影导管或扩张器等引起胰管损伤或将肠管内细菌带入胰管内。对于急性胰腺炎的预防和处理措施主要包括以下方面。

(1)选择非离子型造影剂,如优维显、碘海醇。

(2)术中要尽量减少造影剂过度充盈,避免胰管反复插管时将气泡或造影剂注入胰腺,一般 2~3 mL 造影剂以 0.2~0.6 mL/s 速度缓慢推注,全胰管系统即可显影;如果诊断明确,治疗目的明确,仅仅是胆道疾病,如取石、引流减黄等,可以不行胰管造影,减少医源性胰腺炎的发生因素。

(3)胰管造影后 10 min,造影剂排泄不净,可将胰管括约肌切开或植入胰管内外引流管引流。

(4)术后常规应用抑酸、解痉药物及抗生素,如胰管显影或有 ERCP 术后胰腺炎高危人群,预防应用抑制胰酶活性及抑制胰液分泌的药物。

(5)术后 3 h、12 h 查血清淀粉酶,如超过正常值且伴有腹痛、发热、血细胞检查升高者,应以急性胰腺炎处理,严格禁食、补液、解痉、止痛、胃肠减压等,个别发展为重症胰腺炎,应急诊手术或采取 ERCP 行胰管括约肌切开及胰液引流减压治疗,对于血淀粉酶明显升高而无体征者,可不予处理。

(二)急性胆管炎

内镜附件,如导丝、造影导管或扩张器等引起乳头水肿或将肠管内细菌带入胆管内,造影剂注入过快、量过大,引起胆管内高压,导致毛细胆管破裂,胆汁、细菌等可经毛细胆管进入肝窦内。对于急性胆管炎的预防和处理措施主要包括以下方面。

(1)急性胆管炎发作期,应做鼻胆管引流,胆道压力降低后再行胆管造影。

(2)胆道造影推注造影剂时,速度要慢而均匀,3 级胆管显影后即停止造影,胆管直径若细,速度要更慢。

(3)十二指肠乳头狭窄或伴有急慢性乳头炎时,可同时行 EST 治疗。

(4)预防应用革兰氏阴性杆菌敏感的光谱抗生素,术后第二天晨查血常规,血细胞检查无升高者,抗生素使用 2 d;血细胞升高者,根据血细胞升高程度及体征,调整抗生素档次、剂量、疗程,检测血常规变化,必要时行血液培养及药敏实验,选择敏感性抗生素,直至恢复正常值。术后留置鼻胆管者可选择稀释庆大霉素或敏感性抗生素行鼻胆管冲洗,用于控制 ERCP 术后急性胆管炎疗效显著。

(三)胃肠穿孔

多发生在内镜操作不熟练的初学者,诊断性 ERCP 很少发生胃肠穿孔,往往因内镜操作不慎所致,其后果严重,有腹膜刺激征者往往需外科手术处理,仅有后腹膜气体者,可采取内科保守治疗。对于胃肠穿孔的预防和处理措施主要包括以下方面。

(1)操作者应在学习胃镜的基础上进行 ERCP 模拟训练,尤其是注意过幽门及插管方位调整的练习,达到稳、准、轻、柔。

(2)进镜时注意手感无阻力、寻腔进镜、胃腔少进气,避免暴力操作。

还有一种穿孔是导丝穿孔,常发生在乳头插管困难行预切开时,反复插管,助手插入导丝用力,导丝沿着后腹膜间隙顺着胆总管方向,这时助手可以感觉导丝进入不畅,造影呈现模糊状,如果操作时间过长,会逐渐出现后腹膜有气体,肾脏轮廓显现。

处理方法:通过保守治疗都可以得到治愈,密切观察病情变化,禁食水、胃肠减压、抗生素、解痉、抑酸药物应用。如果合并严重的后腹膜间隙感染:急性化脓性蜂窝组织炎,CT 显示后腹膜间隙明显水肿,肾周脂肪水肿明显,或合并有气体,应积极行超声引导穿刺置管引流,必要时多点多处引流,只要达到后腹膜间隙减压引流即可。

EST 取石导致的穿孔,这种穿孔是因为乳头切开过大,或是网篮套取结石大,取石用力导致十二指肠壁的撕裂,这种穿孔如果术中发现,应立即开刀手术修补,也有专家进行内镜下修补,但这只适合较小穿孔和娴熟的内镜技术和经验,因为该类型穿孔病情进展快,病死率高,抱有侥幸心理而贻误最佳治疗时机导致死亡案例值得借鉴和思考。

(四)呼吸抑制及低氧血症

ERCP 术中出现呼吸抑制及低氧血症主要是镇静药物剂量过大或呼吸道不畅,其预防和处理措施主要包括以下几方面。

(1)对于高龄、黄疸及肝功能较差者,术中镇静药物需减量。

(2)通气功能不足者,给予吸氧。

(3)内镜进入胃内后,不要急于进入十二指肠,应立即吸出胃内潴留液,避免因为呕吐而发生误吸。

(五)恶心、呕吐

部分患者咽喉部反应较重,十二指肠镜进入及操作过程中及术后出现难以耐受的恶心及呕吐症状,其预防和处理措施主要包括以下几方面。

(1)延长咽喉部黏膜麻醉药物在咽喉的停留时间。

(2)增加镇静药物剂量。

(3)术后出现恶心及呕吐症状,给予对症处理即可。

(六)其他

可见药物不良反应及造影剂过敏反应;迷走反射诱发心律失常,甚至是心搏骤停;尤其是急性梗阻性化脓性胆管炎(AOSC)者出现感染性休克,除予以补充血容量、抗休克、抗感染治疗外,应简化内镜操作,尽量少造影,达到解除梗阻、通畅引流即可,避免因为结石小、结石好取而延长手术时间。

第二十一节 Oddi 括约肌切开术

一、概述

内镜下乳头括约肌切开术(endoscopic sphincterotomy,EST)是在诊断性 ERCP 基础上发展起来的一种内镜下介入治疗方法,是指十二指肠镜经口插入至十二指肠乳头,用特制的高频电刀将乳头括约肌切开。

自1973年开展EST以来,在此基础上发明了多种附加治疗措施,这些措施技术简单、适应证广、并发症少、病死率低、患者痛苦小及恢复快,甚至优于外科剖腹手术,在世界范围内得到普及,被广泛应用于胆管末端良性狭窄、胆总管结石、急性胆源性胰腺炎等乳头括约肌功能障碍或协助管内胆胰疾病的治疗中。

二、适应证

①胆总管结石;②乳头括约肌良性狭窄;③壶腹周围肿瘤;④胆胰合流异常;⑤急性梗阻性化脓性胆管炎;⑥急性胆源性胰腺炎;⑦胆道蛔虫;⑧胆漏;⑨胆肠吻合术后胆管盲端综合征;⑩Oddi括约肌功能障碍;⑪经内镜切除十二指肠乳头部肿瘤;⑫子母胆道镜检查。

三、禁忌证

①全身状况差,不配合或不稳定者;②有严重凝血功能障碍及出血性疾病者;③近期行胆肠吻合术者;④食管、幽门及十二指肠球部狭窄,十二指肠镜无法通过者;⑤肝内外胆管狭窄未解除者;⑥肝内胆管结石难以取出者。

造影剂过敏不是EST的禁忌证,但是需预防性静脉应用糖皮质激素;肝硬化、使用阿司匹林或其他类固醇抗感染药物也不是重要的出血风险因子,但是抗血小板药物,如氢氯吡格雷、氯吡格雷、噻氯吡啶,应该在选择EST术前根据个体风险大小至少停药7 d以上。

四、麻醉

(一)咽喉部黏膜麻醉

术前15 min肌内注射解痉剂、镇静剂,如丁溴东莨菪碱20 mg,地佐辛5 mg,达克罗宁10 mg口服;咽喉部反应敏感者,使用1%~2%丁卡因10~20 mL喷洒咽喉部黏膜。

(二)静脉复合麻醉

咪唑安定0.03 mg/kg,芬太尼1.0 μg/kg,丙泊酚1.5~2.5 mg/kg,顺序缓慢分次静脉注射至睫毛反射消失即可,检查中以微量泵持续泵入丙泊酚0.1~0.15 mg/(kg·min),检查过程中如有恶心、呛咳、躁动时追加丙泊酚20~30 mg,检查结束前3 min停药。

五、体位

通常患者取左侧卧位,双手自然放于身体两侧床面上,内镜进入十二指肠后再取俯卧位,操作熟练者可一开始就让患者取俯卧位。

六、术者站位

术者最好站在X线检查台的右角旁,左臂弯曲抵胸,左手持镜,避免身体过度移动。

七、手术步骤与操作

(一)十二指肠镜检查

观察乳头形态、开口类型、乳头长度、是否合并乳头旁憩室、有无肿瘤及NBI(窄谱成像)下图像。

(二)ERCP

胆管造影,了解胆管树形态、扩张及狭窄部位,结石的部位、数目及大小,有无胆胰合流异常等,决定是否行 EST 治疗。

(三)胆管括约肌切开

EST 主要应用于用于壶腹部及胆管括约肌的切开,进行胆道疾病的诊断及各种治疗性操作,目前最常用的是拉式切开刀,插入切开刀进入胆总管内,适量退出切开刀,后拉钢丝使切开刀头端呈弓形,刀丝头端 1/2～2/3 位于乳头内,调节切开刀使刀丝位于 11～1 点钟方向,接通电流后即可进行 EST。

(四)胰管括约肌切开

胰管括约肌切开的方法基本与胆管切开相似,但是胰管的壁内段较胆管更短,为了降低穿孔的危险,沿 1～2 点钟方向切开,大乳头切开的长度一般不能超过 1.0 cm,小乳头切开长度一般为 0.2～0.3 cm。

八、手术要点及难点

(一)切开刀的选择

不同的电刀切开方法有一定的差异,拉式切开刀适用于乳头开口较大,切开刀较易插入者;对于乳头开口小、壶腹部结石嵌顿,而导丝无法进入胆总管者,可选用针状切开刀做乳头开窗术或将乳头剖开,可以将针状刀头插入乳头内,通过上抬抬钳器,沿胆管方向向上切开乳头,也可以在距离乳头开口处 5 mm 处,将针状电刀刺入乳头内,下降抬钳器或向下弯曲镜头,使针状电刀切开乳头,显露胆管腔,再插入拉式切开刀切开乳头;对于扁平状乳头及乳头开口较小,导丝无法进入胆总管者,可选用推式切开刀,可边切割边插管,更适用于胰管括约肌切开,待乳头切开后,再使用拉式切开刀切开乳头。

(二)切开电流的选择

切开的电流波形包括单纯切割电流以及切割凝固混合电流,前者容易出血,后者切割速度慢,术后胰腺炎发生率高。长期以来对 EST 电流模式的选择存在争议,最常使用高强度切割、低强度凝固的混合电流。为避免胰腺炎的发生,乳头切开先选择电切 0.5 cm,之后选择边凝边切或混切的方式,避免先电凝导致胰管开口或附近组织水肿而发生胰管开口水肿堵塞发生医源性胰腺炎。

(三)乳头切开的长度

乳头切开的长度取决于乳头形态、结石大小及数目等,通常行小切开即可,但是对于直径超过 1.5 cm 的结石往往需要行大切开。临床上应用的大、中、小切开可根据乳头上的 3 条环形皱襞来确定,切开深度不超过缠头皱襞为小切开,超过缠头皱襞而不超过第 2 条环形皱襞为中切开,超过第 2 条环形皱襞为大切开。

为避免大切口可能造成穿孔的风险,如需一个较大的开口,可先行小切开或中切开,然后使用球囊扩张。这种方法尤其适用于乳头旁憩室,很多医师因为这种情况而放弃进一步治疗,或掌握不好切开的大小而引发穿孔,切开结合胆道柱形球囊扩张会更安全、有效。

单纯球囊扩张容易并发胰腺炎,切开联合球囊扩张避免这一缺陷,先电切开乳头,再行球囊扩张的只是胆管,避开扩张累及胰管开口,从而避免单纯扩张术后引发水肿、血凝块堵塞胰管发生胰腺炎。

(四)切割速度

临床上往往通过控制通电时间与电刀张力来控制切割速度,为了预防 EST 出血、穿孔等并发症,切开速度不宜过快,避免过度拉紧刀丝,防止产生"拉链现象"。切开速度有时候是发生穿孔的重要原因之一。

切开的时候通常有助手拉紧刀弓,切忌通过助手拉刀弓进行切割,这种方式术者难以掌控,安全的方法是助手适当拉紧刀弓,由术者通过调节抬钳器掌控切开速度、深度、长度。

(五)导丝的应用

以导丝做引导,不但可以减少术中造影及插管的次数,而且可以明确切开刀是在胆管内还是胰管内,在导丝的引导下置入切开刀进行 EST,能降低术后胰腺炎的发生概率。

(六)无效切割后切割不全

(1)乳头切开失败可能是刀丝与胆管壁组织接触过多,仅使导丝的前 1/3 留置胆管内。

(2)如导丝与组织接触过少,会导致不全切割,切割前要拉紧导丝,使用抬钳器上举切开刀,使导丝与组织紧密接触。

(3)切割过程中,特别是频发或过高地使用凝固电流,导丝表面会有组织粘连,增加阻力,影响切割。要拉出切开刀,清理导丝;有效的方法是切、凝交替进行,既达到止血目的,又不影响速度。

(4)对于乳头肥厚者,切开的时间稍长,不要误认为无效切割,而过度拉紧导丝,可能产生"拉链现象",增加出血及穿孔等并发症。

(七)切开方向

胆管括约肌切开的方向定在 11～1 点钟方向之间是最安全的区间,如偏离正常方向,将面临出血及穿孔的风险。导丝位置偏离时,可以对切开刀的头端重新定形,术中拉紧刀丝可以使切开刀向右偏,亦可以转动切开刀来调整导丝与纵轴的位置。

但有些特殊情况通过上述调整仍无效,也可试着先进行小切开,通常是这样做了以后,刀的方向在切的过程中逐渐移动到安全区间,或是再重新调整定位方向就容易了。对于小乳头或是乳头陷于肠黏膜中的,这种方法要谨慎,可边切边调整,如仍难以调整方向就要放弃,避免出血、穿孔的发生。

(八)特殊类型 EST

1. 毕罗-Ⅱ式术后 EST

毕罗-Ⅱ式术后者乳头与正常解剖相比,十二指肠镜下乳头旋转 180°,切割点位于 5 点钟方向,常规导管及乳头切开刀难以接近乳头或偏离乳头。以及其解剖结构设计的反式乳头切开刀利于插管、切开等操作,但是要将切割刀丝保持在 5 点钟位置十分困难,通常的办法是先植入胆管内引流管,再以支架为指引应用针状切开刀沿胆管壁轴向切开乳头,尽管如此,国内毕罗-Ⅱ式术后 EST 的成功率与常规 EST 成功率有显著差异。

2. 结石嵌顿于乳头内的 EST

乳头内有结石嵌顿时妨碍插管及乳头括约肌切开,此情况可先用导丝越过嵌顿结石进入胆总管,在导丝的引导下插入双腔乳头切开刀,行乳头括约肌切开。或者采取拉式切开刀或针状切开刀,对于乳头开口隐蔽者,更适合使用针状切开刀。

3. 憩室旁或憩室内乳头的 EST

憩室旁或憩室内乳头因为开口比较隐蔽,乳头位置变异,胆总管壁隆起不明显,缠头皱襞难以辨认等导致乳头切开的难度较大,EST 容易发生穿孔,因此乳头旁憩室被认为是 EST 的危险因素。在找到乳头开口以后,可以使用针状切开刀沿胆管壁逐步切开。如胆总管走向不能确认,可以先植入胆管内引流管,再以支架为指引应用针状切开刀沿胆管壁轴向切开乳头。对于憩室旁或憩室内乳头的处理,我们往往先行乳头括约肌小小切开,随后行内镜下球囊扩张术,以降低穿孔的风险。

九、术后处理

(1)预防应用革兰氏阴性杆菌敏感的广谱抗生素,术后第二天晨查血常规,血白细胞检查无升高者,抗生素使用 3 d;血白细胞检查升高者,根据血白细胞检查升高程度及体征,调整抗生素档次、剂量、疗程,检测血常规变化,必要时行血液培养及药敏实验,选择敏感性抗生素,直至恢复正常位置。

(2)常规应用抑酸、解痉药物,术中如胰管显影或有 ERCP 术后胰腺炎高危人群,可以预防应用抑制胰酶活性及抑制胰液分泌的药物。

(3)严格禁食,术后 3 h、12 h 查血清淀粉酶,如超过正常值且伴有腹痛、发热、血白细胞检查升高者,应以急性胰腺炎处理,严格禁食、补液、解痉、止痛、胃肠减压等,个别发展为重症胰腺炎,应急诊手术或采取 ERCP 行胰管括约肌切开及胰液引流减压治疗。

(4)注意有无寒战发热、腹痛、黄疸等情况。

(5)观察患者有无黑便、呕血、经皮皮下积气。

(6)术后血淀粉酶正常且无明显腹痛者,进 2～3 d 全流食,随后改为半流食,1 周后可恢复正常饮食。

十、并发症的预防与治疗

(一)EST 相关胰腺炎

ERCP 术后胰腺炎诊断标准是术后患者新出现或出现较术前加重的腹痛,术后 24 h 血清淀粉酶或脂肪酶超过正常上限值的 3 倍,对于 EST 相关胰腺炎的预防和治疗主要包括以下几点。

(1)选择非离子型造影剂,如优维显、碘海醇。

(2)如不需胰管显影,应做选择性胆管插管,避免造影剂注入胰管。

(3)如需要胰管显影,术中要尽量减少造影剂过度充盈,一般 2～3 mL 造影剂以 0.2～0.6 mL/s 速度缓慢推注,全胰管系统即可显影。

(4)胰管造影后 10 min,造影剂排泄不净,可将胰管括约肌切开或植入胰管内或外引流管引流。

(5)避免胰管反复插管时将气泡或造影剂注入胰腺,可在导丝引导下插管及完成其他操作。

(6)行 Oddi 括约肌切开时,可先选用切割电流,少用凝固电流,可减少组织水肿及损伤。

(7)术后常规应用抑酸、解痉药物及抗生素,如胰管显影或有 ERCP 术后胰腺炎高危人群,预防应用抑制胰酶活性及抑制胰液分泌的药物。

(8)术后 3 h、12 h 查血清淀粉酶,如超过正常值且伴有腹痛、发热、血白细胞检查升高者,应以急性胰腺炎处理,严格禁食、补液、解痉、止痛、胃肠减压等,个别发展为重症胰腺炎,应急诊手术或采取 ERCP 行胰管括约肌切开及胰液引流减压治疗,如仍无效或病情继续进展,就应积极采取开腹手术,切开胰腺包膜减压,同时置管通常引流胰腺周;对于血淀粉酶明显升高而无体征者的高淀粉酶血症,可不予处理。

(二)EST 相关出血

EST 发生出血的发生率约 2%,对于 EST 相关出血的预防和治疗主要包括以下几点。

(1)术前 1 周停用阿司匹林或其他类固醇抗炎药物。

(2)梗阻性黄疸、急性梗阻性化脓性胆管炎等有出血倾向患者,术前输注新鲜血浆及补充脂溶性维生素 K_1,术中可以向乳头内预先注射 1:1 000 的肾上腺素。

(3)EST 切开点靠近乳头 12 点位置。

(4)切割时使用切、凝交替使用或混合切割电流,尤其是在大切口时候,越近乳头根部发生出血的概率就越高,这时要减慢切开速度,同时凝的时间长一些。

(5)EST 时注意放慢速度,防止产生"拉链现象"。

(6)EST 切开大小要适当,禁忌暴力取石,对于直径 1.5 cm 以上的结石可联合内镜乳头括约肌球囊扩张术及机械碎石。

(7)切开初期的出血多来自毛细血管,这种出血多呈自限性,切开后期的出血或扩大切口引起的出血可能源自十二指肠后动脉的变异支。轻微的渗血可以局部喷洒 1:1 000 的肾上腺素或凝血酶冻干粉。如果出血不止,可以使用拉式切开刀或针状切开刀的电凝或混合电流予以烧灼止血,也可以在胆总管末端充盈气囊压迫出血点 5 min,或者使用内镜注射针向切开的括约肌内注射 1:1 000 的肾上腺素或稀释的白眉蛇毒血凝酶促进血管的收缩和血栓的形成,但是使用注射针时注意避开胰腺开口,防止胰管开口周围组织水肿引起胰腺炎,所以,为了避免盲目反复止血而导致胰管口堵塞发生胰腺炎,需要置胰管内或外引流管,以防术后并发严重的胰腺炎。若为十二指肠后动脉出血,因出血量较大,前几种方法止血效果不佳时,可以使用内镜下金属夹止血,或置入覆膜金属支架,如果仍无效,则应选择介入动脉栓塞止血,但是由于胰头十二指肠动脉丰富的血管网,不能有效止血,此时不能再盲目栓塞,以免带来其他器官的损伤,应立即手术。

(8)EST 术后常规留置鼻胆管,这对迟发性出血尤为重要。对术中发生出血或有发生迟发性出血的高危患者,鼻胆管是术后观察的窗口和治疗通路。术后可常规使用稀释的凝血酶冻干粉或 1:10 000 的肾上腺素冲洗 3 d,能降低术后迟发性出血的概率。

(三)EST 相关穿孔

EST 发生穿孔的概率较低,约 0.3%,其中毕罗-Ⅱ式术后及疑有 SOD 患者发生率高,患者常伴有腹痛和后背部疼痛、发热及血白细胞检查升高、腹部 X 线显示腹膜后存在气体。对于 EST 相关穿孔的预防和治疗主要包括以下几点。

(1)术前使用解痉剂、镇静剂,避免肠管的频繁蠕动。

(2)刀长短的选择,可用较短的乳头括约肌切开刀(20~25 mm),并采用分段切开。

(3)根据乳头大小选择适宜的电流,切开时通电时间不宜超过 3 s。

(4)避免乳头大切开,EST 对于直径 1.5 cm 以上的结石可以在小切开的基础上联合内镜乳头括约肌球囊扩张术及机械碎石。

(5)禁忌暴力取石。

(6)根据不同类型的穿孔采取不同的治疗方案。导丝穿孔者可选择保守治疗;对明确的穿孔可试行内镜下钳夹封闭,同时行充分的胆道引流,并行胃肠减压及非手术治疗,如内镜下钳夹封闭失败者采取外科干预。导丝穿孔引发后腹膜急性化脓性蜂窝组织炎目前常用的治疗方案是后腹膜穿刺引流，而对于术中已经明确的穿孔，大量的临床教训告诉我们，上述方法极其冒险，因为得不到有效控制而贻误手术最佳时机，最后导致死亡，所以积极的开腹手术是第一选择，切忌抱有侥幸心理。开腹漏孔修补，胃肠减压管置入十二指肠降段，后腹膜间隙充分引流。

(四)EST相关胆管炎、胆囊炎

EST术后并发胆道感染的概率较低，对于急性胆管炎EST相关胆管炎的预防和处理措施主要包括以下方面。

1.完全解除胆道梗阻

一方面是肝外胆管梗阻没有解除，如胆总管内结石不能全部取净者，或虽然留有内或外引流管，但是引流管上方仍有梗阻。这可做鼻胆管引流或置入胆道内引流塑料支架。

另一方面见于肝内胆管结石，虽然取净了肝外胆管结石，但是因为反复取石或造影引发肝内胆管结石梗阻并发急性梗阻性化脓性肝内胆管炎，处理的方法是保守治疗无效立即采取经皮经肝胆管穿刺(PTCD)。所以肝内外胆管结石一定要慎重。

对于高龄、心肺功能不全的急性期患者可以采取内外引流(ENBD/ERBD)，只做EST小切或中切，尽可能避免破坏胆道的密闭性，只取出胆总管下端的小结石，治疗和预防胆源性胰腺炎，于肝内胆管结石上方放置内或外引流管。

2.预防应用

怀疑有胆系感染者，预防应用革兰氏阴性杆菌敏感的广谱抗生素，术后第二天晨查血常规，血白细胞检查无升高者，抗生素使用3 d；血白细胞检查升高者，根据血白细胞检查升高程度及体征，调整抗生素档次、剂量、疗程，检测血常规变化，必要时行血液培养及药敏实验，选择敏感性抗生素，直至恢复正常值。

3.治疗EST术后胆道梗阻未解除者

联合PTCD治疗EST术后胆道梗阻未解除者，尤其是肝内胆管梗阻未解除者。

4.并发胆囊炎

其中一部分是EST术前就合并胆囊炎。ERCP胆囊显影，由于长时间的胆总管梗阻导致胆囊胆汁淤积和感染，胆囊的收缩功能有不同程度的损伤，高渗的造影剂进入胆囊又加重胆囊的扩张和收缩功能的进一步损害，发生胆汁淤积型胆囊炎，进而导致化脓性胆囊炎。处理方法是经皮经肝胆囊穿刺置管引流术(PTGBD)，这种微创方法可避免手术的打击。

第二十二节 十二指肠镜鼻胆管引流术

一、概述

内镜下鼻胆管引流术(endoscopic nasobiliary drainage，ENBD)自从1975年开展以来，目前该技术已广泛应用于梗阻性黄疸、急性梗阻性化脓性胆管炎、急性胆源性胰腺炎等疾病的治疗中,该技术操作相对简短,并发症少,深受临床内镜医师的青睐。

二、适应证

①急性梗阻性化脓性胆管炎;②恶性胆管梗阻;③肝内外胆管结石;④急性胆源性胰腺炎;⑤良性胆管狭窄;⑥创伤性或医源性胆漏;⑦硬化性胆管炎,经鼻胆管行药物灌注等;⑧其他用途,如胆管癌的腔内放疗。

三、禁忌证

(1)有心肺功能不全等其他内镜检查禁忌者。
(2)有上消化道狭窄或梗阻,内镜不能进入十二指肠降段者。
(3)有重度食管、胃底静脉曲张并出血倾向者。

四、麻醉

(一)咽喉部黏膜麻醉

术前 15 min 肌内注射解痉剂、镇静剂,如丁溴东莨菪碱 20 mg,地佐辛 5 mg,达克罗宁 10 mg 口服,咽喉部反应敏感者,使用 1%～2%丁卡因 10～20 mL 喷洒咽喉部黏膜。

(二)静脉复合麻醉

咪唑安定 0.03 mg/kg,芬太尼 1.0 μg/kg,丙泊酚 1.5～2.5 mg/kg,顺序缓慢分次静脉注射至睫毛反射消失即可,检查中以微量泵持续泵入丙泊酚 0.1～0.15 mg/(kg·min),检查过程中如有恶心、呛咳、躁动时追加丙泊酚 20～30 mg,检查结束前 3 min 停药。

五、体位

通常患者取左侧卧位,双手自然放于身体两侧床面上,内镜进入十二指肠后再取俯卧位,操作熟练者可一开始就让患者取俯卧位。

六、术者站位

术者最好在 X 线检查台的右角旁,左臂弯曲抵胸,左手持镜,避免身体过度移动。

七、手术步骤与操作

(一)十二指肠镜检查

观察乳头形态、开口类型、乳头长度、是否合并乳头旁憩室、有无肿瘤及窄带成像内镜(NBI)下图像。

(二)ERCP

胆管造影,了解胆管树形态、扩张及狭窄部位,结石的部位、数目及大小,有无胆胰合流异常等,注意先回抽部分胆汁,降低胆管内压力,同时排空造影导管内空气,再注入等量造影剂,防止术后胆管炎的发生或加重。

(三)确定 ENBD 的必要性及引流的位置

若为胆管结石或胆管狭窄,引流管应植入到结石或狭窄上方扩张的胆管内,为了方便胆管的植入及位置的选择,可先植入导丝,在导丝的引导下植入鼻胆管,对于有胆管狭窄,鼻胆管无法通过者,可先使用扩张探条逐级扩张后再植入鼻胆管。

(四)ENBD

斑马导丝送至肝内胆管的指定位置,在导丝的引导下经钳道置入鼻胆管,通过外拉导丝并使用抬钳器将鼻胆管送入胆总管并置入指定位置。

(五)退镜

在 X 线监视下,保持鼻胆管位置不变,逐步退出内镜,同时向钳道内送鼻胆管,直至内镜退出口腔,此时可拔除鼻胆管内的导丝。最后通过插入或外拉动作使鼻胆管在十二指肠及胃内形成理想圈襻。

(六)口鼻交换

将卷曲的导丝从鼻胆管上方经口送至咽喉部,再将鼻咽引导管经鼻孔插入咽部,外拉导丝将鼻咽引流管的头端经咽喉从口中取出,将鼻胆管插入鼻咽引流管头端的侧孔中,随后将鼻胆管从鼻腔中拉出,并在 X 线透视下调整鼻胆管在口咽部及胃内的位置,最后固定接袋引流。

(七)经鼻胆管造影

先从鼻胆管中抽吸出部分胆汁,然后缓慢匀速注入等量造影剂,观察鼻胆管的位置是否理想,造影剂排泄是否通畅,肝内外胆管有无结石残留,梗阻是否解除等情况。造影结束后,注意将肝外胆管中的造影剂抽吸干净。

八、手术要点及难点

(1)为了方便术中造影、EST、取石、置入鼻胆管等步骤,可以在造影前将一根斑马导丝置入肝内胆管,同时能减少对乳头的损伤。

(2)胆道梗阻在未完全解除前,需控制造影的次数,即使鼻胆管置入到梗阻部位以上,造影前也应抽出和造影剂等量的胆汁,以减少胆管炎的发生或加重胆管炎。

(3)鼻胆管位置固定后在退镜之前,最好将斑马导丝送回鼻胆管内,防止导丝头端螺旋卷的折断。

九、术后处理

(1)固定引流管,加强护理,防止引流管脱出。

(2)计 24 h 胆汁引出量,判断引流管有无堵塞,观察胆汁的颜色,有无胆泥、絮状物、血液,并将胆汁送细菌培养及药敏实验。

(3)预防应用革兰阴性杆菌敏感的广谱抗生素,术后第二天晨查血常规,血白细胞检查无升高者,抗生素使用 3 d;血白细胞检查升高者,根据血白细胞检查升高程度及体征,调整抗生素档次、剂量、疗程,检测血常规变化,根据胆汁细菌培养及药敏实验,选择敏感性抗生素,直至恢复正常。

(4)常规应用抑酸、解痉药物,术中如胰管显影或有 ERCP 术后胰腺炎高危人群,预防应用抑制胰酶活性及抑制胰液分泌的药物。

(5)严格禁食,术后 3 h、12 h 查血清淀粉酶,如超过正常值且伴有腹痛、发热、血白细胞检查升高者,应以急性胰腺炎处理,严格禁食、补液、解痉、止痛、胃肠减压等,个别发展为重症胰腺炎,应急诊手术或采取 ERCP 行胰管括约肌切开及胰液引流减压治疗。

(6)注意有无寒战发热、腹痛、黄疸等情况。

(7)术后针对不同的情况,分别使用生理盐水、稀释凝血酶冻干粉、稀释庆大霉素或敏感性抗生素冲洗鼻胆管,促进胆管内絮状物及胆泥的排出,防止鼻胆管堵塞,预防或治疗迟发性出血,促进感染的控制。注意每次冲洗前先抽出等量胆汁,参照术中造影时造影排泄情况,把握冲洗的速度和每次冲洗量。

(8)胆汁引流量较大时,可抬高引流袋位置,增加压力,减少胆汁丢失,防止因为胆汁液体丢失过多引发代谢性酸中毒。

(9)怀疑胆总管下端堵塞,可于 X 线下行经 ENBD 管造影。

(10)引流袋内积气或食糜,考虑引流管脱出,可于 X 线透视下确定。

十、并发症的预防与治疗

(一)恶心、呕吐

部分患者咽喉部反应较重,少数患者不能耐受鼻胆管的刺激,除了术前向患者解释外,可以用硼酸盐溶液漱口,口服蓝芩口服液利咽消肿治疗。

(二)胆管炎

预防应用革兰阴性杆菌敏感的广谱抗生素,术后第二天晨查血常规,血白细胞检查无升高者,抗生素使用 3 d;血白细胞检查升高者,根据血白细胞检查升高程度及体征,调整抗生素档次、剂量、疗程,检测血常规变化,根据胆汁细菌培养及药敏实验,选择敏感性抗生素,同时可使用稀释庆大霉素或敏感抗生素冲洗鼻胆管,复查血常规直至恢复正常。

(三)鼻胆管堵塞

胆汁引流量减少,并可见大量絮状物或胆泥时,应考虑鼻胆管堵塞,可用生理盐水冲洗,促进肝内外胆管絮状物及胆泥的排出,起到预防鼻胆管堵塞的效果,如果冲洗困难,可经鼻胆管插入导丝,将管腔内碎石顶出胆管外。

(四)鼻胆管脱出

胆汁引流量突然减少、引流袋内积气或有食糜引出,应考虑引流管脱出,可于 X 线透视下进行确认,病情需要时可重新置入鼻胆管。

(五)鼻胆管折叠

乳头外十二指肠降段内的鼻胆管最低点容易发生折叠,表现为胆汁引流量减少或无胆汁流出,可经鼻胆管插入导丝,并于 X 线透视下调整鼻胆管位置。

内镜治疗中留置鼻胆管一方面能充分引流胆汁,降低胆道压力,恢复胆汁分泌,减少内毒素及细菌代谢产物入血,从而促进感染的控制、黄疸的消退,为后续治疗提供条件,另一方面能观察胆汁性状及流出情况,发现问题,及早处理,在拔除鼻胆管前可以再次行胆道造影,判断胆道梗阻是否解除、有无结石残留等。

(六)胆汁引流量的观察

成人每日胆汁分泌量约 800~1 200 mL,鼻胆管每日平均引流量约 500 mL,最高达 1 100 mL 以上,以引流量大于 400 mL 为满意,大于 300 mL 为有效引流。对于鼻胆管引流量消失或引流量小于 300 mL,使用少量的生理盐水行鼻胆管冲洗可以作为一种有效的鉴别方法,判断引流管有无结石堵塞、折叠或脱出。

(七)胆汁性状的观察

在内镜治疗过程中,导丝等附件能将肠道内细菌带入胆管内,乳头切开或球囊扩张后亦能诱发乳头括约肌水肿,导致胆系感染,尤其是合并急性胆管炎甚至急性梗阻性化脓性胆管炎,鼻胆管引出的胆汁较黏稠,含大量的絮状物和脱落的黏膜。结石患者在取石术后,引出的胆汁内多含有黄色的胆泥或碎石。乳头括约肌切开或使用胆道探条扩张后可发生出血,鼻胆管内可有血性胆汁引出。

(八)控制胆系感染

鼻胆管引流术成为胆系感染内镜治疗术后一种常规辅助治疗手段,一方面促进感染性胆汁的排出,另一方面术后采取鼻胆管冲洗,不仅能稀释胆汁,促进炎性介质及固体物质成分的排出,保持通畅引流,还可以使用稀释的庆大霉素溶液或根据胆汁细菌培养及药敏试验选择敏感性抗生素配置的冲洗液,进行胆道冲洗,控制胆系感染效果显著。

(九)预防术后胰腺感染

ERCP术后胰腺炎发生的主要原因之一是由于ERCP术过程中的机械损伤和热电效应引发的热损伤,导致十二指肠乳头水肿等,致使胆汁及胰液引流不畅通。生长抑素等药物由于不能满意地减轻胆管及胰管内的压力,预防的意义不是十分明显。而由于鼻胆引流管较之胰液引流管更易于置入,置鼻胆管能在Oddi括约肌处起到支撑作用,减轻各种原因导致的Oddi括约肌水肿和痉挛,通畅胆胰管的引流,解除胆胰管汇合区的暂时性梗阻,并有利于造影剂的排出,减少造影剂、胆汁反流入胰管,从而达到预防ERCP术后胰腺炎的目的,同时能减少不必要的药物应用。

(十)控制出血

胆系感染、创伤、结石、肝胆系统癌肿等是胆道出血的主要原因,而且50%的出血位于肝内,其病死率高达20%。ERCP术后胆道出血主要是EST、EPT、EPBD术后乳头部位的出血,虽然其发生率较低,却是ERCP手术的三大并发症之一。迟发性出血多发生在ERCP术后48~72 h内,患者可合并为血性胆汁、便血、呕血等临床表现,ERCP术后留置鼻胆管引流成为观察和治疗迟发性出血的重要手段。经鼻胆管注入肾上腺素、凝血酶冻干粉溶液,收缩暴露的血管,促进血栓的形成,疗效显著,而且肾上腺素用于胆道冲洗时对血压和心率无明显影响,可安全地用于胆道出血。

(十一)术后胆道造影

拔除鼻胆管前二次行鼻胆管造影,一方面,通过观察造影剂的流出情况,判断胆道梗阻是否解除,另一方面可以判断有无结石残留。

总之,EST术后常规放置鼻胆管,能大大降低术后并发症。

第二十三节 十二指肠胆管支架引流术

一、概述

内镜下胆管塑料支架引流术(endoscopic retrograde biliary drainage, ERBD)由德国Sochendra教授首先报道,目前胆道塑料支架被广泛应用于良恶性胆道梗阻、胆管结石、急性胆管炎等疾病的治疗中,Jain 等认为放置塑料支架对于难取性结石不但能解除梗阻,而具有碎石、消石的功效。ERBD 作为 ERCP 的一项基本技术,胆汁排泄途径更符合正常生理解剖结构和生理过程,在很大程度上替代了 PTCD,避免了胆汁丢失引起的内环境紊乱,进一步提高患者的生活质量。

二、适应证

(1) 恶性肿瘤所致的胆道梗阻的姑息治疗,患者生存时间一般不超过 3 个月。
(2) 胆道金属支架梗阻后,可在金属支架内置入胆道塑料支架。
(3) 胆管结石的姑息治疗:①有 EST 禁忌证或内镜取石可能失败者;②高龄、高风险、不宜手术患者;③胆源性胰腺炎或胆管炎急性发作,为术前做准备。
(4) 黄疸患者术前的减黄治疗。
(5) 良性胆管狭窄:①十二指肠乳头狭窄;②肝移植术后吻合口狭窄;③胆管损伤。
(6) 胆漏。

三、禁忌证

(1) 有心肺功能不全等其他内镜检查禁忌者。
(2) 有上消化道狭窄或梗阻,内镜不能进入十二指肠降段者。
(3) 肝门部胆管癌,肝内多级分支胆管受侵,引流范围有限者。

四、麻醉

(一) 咽喉部黏膜麻醉

术前 15 min 肌内注射解痉剂、镇静剂,如丁溴东莨菪碱 20 mg,地佐辛 5 mg,达克罗宁 10 mg 口服,咽喉部反应敏感者,使用 1%~2% 丁卡因 10~20 mL 喷洒咽喉部黏膜。

(二) 静脉复合麻醉

咪唑安定 0.03 mg/kg,芬太尼 1.0 μg/kg,丙泊酚 1.5~2.5 mg/kg,顺序缓慢分次静脉注射至睫毛反射消失即可,检查中以微量泵持续泵入丙泊酚 0.1~0.15 mg/(kg·min),检查过程中如有恶心、呛咳、躁动时追加丙泊酚 20~30 mg,检查结束前 3 min 停药。

五、体位

通常患者取左侧卧位,双手自然放于身体两侧床面上,内镜进入十二指肠后再取俯卧位,操作熟练者可一开始就让患者取俯卧位。

六、术者站位

术者最好在 X 线检查台的右角旁,左臂弯曲抵胸,左手持镜,避免身体过度移动。

七、手术步骤与操作

(一) 十二指肠镜检查

观察乳头形态、开口类型、乳头长度、是否合并乳头旁憩室、有无肿瘤及 NBI 下图像。

(二) ERCP

胆管造影,了解胆管树形态、扩张及狭窄部位,结石的部位、数目及大小,有无胆胰合流异常等,注意先回抽部分胆汁,降低胆管内压力,同时排空造影导管内空气,再注入等量造影剂,防止术后胆管炎的发生或加重。

(三)确定 ERBD 的必要性、胆道塑料支架的长度及内径、引流的位置

胆道塑料支架末端倒钩以下的支架端位于十二指肠内,头端倒钩以上的支架端必须位于结石或狭窄的上方。

(四)ERBD

斑马导丝越过结石或狭窄部位送至肝内胆管的指定位置,若胆管狭窄明显,必须使用探条逐级扩张,以便支架能顺利通过狭窄,然后固定导丝,再循导丝插入支架及推送管或使用连体支架,通过外拉导丝并使用抬钳器将支架送入胆总管指定位置,用推送器顶住支架,拉出导丝及完成支架置入。

(五)退镜

(六)X 线透视下观察支架位置

八、手术要点及难点

(一)支架选择

1. 支架长度

最常用的支架是线性带侧翼的支架,侧翼距离支架两端各为 1 cm,因此置入支架的长度为狭窄或结石上部和乳头支架的距离再加上 2 cm,将切开刀顺着导丝置入到堵塞部位以上,在拉直乳头外,测量此段距离切开刀的长度再加上 2 cm 即是支架的长度。

2. 直径

根据胆总管的直径及狭窄扩张后的直径,可选择 7.5、8.5 Fr 等多型号的支架。

(二)术中导丝的应用

1. 选择狭窄胆管

导丝有直头导丝和弯头导丝,弯头导丝或超滑导丝能辅助选择有狭窄的胆管。

2. 植入多枚支架

肝门部胆管狭窄伴有多处胆管狭窄时,可分别于每支狭窄的胆管内预留导丝,再在导丝的引导下植入支架。

(三)连体支架的应用

支架分为单体支架和连体支架,连体支架是指支架和推进管相连,支架植入到胆管后,如果发现支架过长或过短,可以将支架取出,因此操作性较单体支架强。

(四)肝门部狭窄的置管

肝门部胆管狭窄时,导丝较难通过严重的狭窄处,强行插入导丝易产生假性通道或穿孔,先行胆管造影,明确狭窄轴向,经导丝置入拉式括约肌切开刀,通过弯曲切开刀头端改变导丝方向。

(五)支架移位

支架向肝外胆管、肝内胆管移位,可使用异物钳将支架向外牵拉;如支架完全进入胆总管,可置入导丝并越过支架,使用取石球囊将支架拖出,也可使用取石网篮套取支架末端后将支架取出。如支架向近侧端移位而嵌入胆管或胰头内,可行乳头切开取出支架。

九、并发症的预防与治疗

(一)早期并发症

1. 支架堵塞

支架堵塞常为血凝块、肿瘤坏死组织、泥沙样结石所致,发生支架堵塞应及时更换支架或行内镜下鼻胆管引流术,术后进行鼻胆管冲洗。

2. 支架穿孔

支架穿孔是因为支架过长顶在十二指肠黏膜处导致的慢性穿孔,这种穿孔概率极低。根据不同类型的穿孔采取不同的治疗方案,对明确的穿孔,无症状者可试行内镜下钳夹封闭,同时行充分的胆道引流,并行胃肠减压。伴有腹膜炎者应立即采取外科手术。

3. 胰腺炎、胆管炎

较常见,治疗措施同 ERCP。

(二)远期并发症

1. 支架堵塞

塑料支架 3 个月的堵塞率为 30%,6 个月的堵塞率为 70%,多为肿瘤压迫、泥沙样结石、反流食物等,为了降低支架堵塞的概率,可放置两枚以上的支架。

2. 支架移位或滑脱

支架移位或滑脱多因十二指肠蠕动过强所致,术后避免暴饮暴食,移位的支架可用圈套器或异物钳取出,根据情况重新放置支架。也有过长的 ERBD 滑脱入肠道排出困难,最常见的滞留部位是回肠末端,即回盲瓣处,有在此处滞留后导致肠梗阻、慢性肠穿孔的病例报道。

3. 胆道或十二指肠黏膜损伤

支架外露部分不要太长。

第二十四节 内镜下胰腺假性囊肿内引流术

一、概述

胰腺假性囊肿(pancreatic pseudocyst,PPC)是急、慢性胰腺炎或胰腺外伤等疾病的常见并发症,多因胰腺坏死组织、胰液、血液等异常液体在胰腺内或者胰腺周围存留而形成的局部包裹性囊腔,囊壁为腹膜、网膜或炎性纤维结缔组织,囊壁内无上皮细胞。胰腺假性囊肿占胰腺囊肿总数的 2/3,急性胰腺炎并发胰腺假性囊肿的发生率为 10%~20%,慢性胰腺炎并发胰腺假性囊肿的发生率为 30%~40%。急性胰腺炎形成的假性囊肿 85% 可自行消散,慢性胰腺炎引起假性囊肿自行消散率不足 10%。直径超过 5 cm 的假性囊肿常常会合并出血、感染、胰漏、黄疸、假性动脉瘤、脾静脉或门静脉血栓等并发症。胰腺假性囊肿的治疗方法有很多,包括内科治疗、外科治疗以及内镜治疗,其中内镜治疗胰腺假性囊肿具有微创、安全、治愈率高、并发症少等优点,可作为胰腺假性囊肿的首选治疗方法之一。近年来,经内镜途径建立胰腺假性囊肿与胃肠道之间的引流已在临床广泛应用,其方法包括内镜下经乳头经胰管囊肿引流术、内镜下胰腺假性囊肿胃肠道置管引流术及超声内镜引导下胰腺假性囊肿胃肠道置管引流术。

二、适应证

内镜治疗胰腺假性囊肿的指征目前并不统一,一般认为对于直径超过 5 cm、持续存在超过 6 周的胰腺假性囊肿适合内镜治疗,此类囊肿一般会引起临床症状、出现并发症或随访观察中迅速增大者。

1. 内镜下经乳头经胰管囊肿引流术

内镜下经乳头经胰管囊肿引流术适合于与主胰管相交通的胰腺假性囊肿。

2. 内镜下胰腺假性囊肿胃肠道置管引流术

内镜下胰腺假性囊肿胃肠道置管引流术适合于与胃或十二指肠壁广泛粘连的囊肿,通常在胃或十二指肠内能看见明显的囊肿压迫膨出表现。

3. 超声内镜引导下胰腺假性囊肿胃肠道置管引流术

囊肿已经成熟(囊肿已形成一定厚度的囊壁),囊肿壁与胃肠道壁之间的最短距离小于 1 cm,无论囊肿是否突入胃腔造成压迫。

三、禁忌证

(1)囊肿在胃肠壁上压迫膨出不明显,B 超、CT 或超声内镜检查发现囊肿壁与胃肠腔距离超过 1 cm 者。

(2)近期囊内活动性出血。

(3)有出血性疾病或严重凝血功能障碍者。

四、麻醉

(一)咽喉部黏膜麻醉

术前 15 min 肌内注射解痉剂、镇静剂,如丁溴东莨菪碱 20 mg,地佐辛 5 mg,达克罗宁 10 mg 口服,咽喉部反应敏感者,使用 1%～2%丁卡因 10～20 mL 喷洒咽喉部黏膜。

(二)静脉复合麻醉

咪唑安定 0.03 mg/kg,芬太尼 1.0 μg/kg,丙泊酚 1.5～2.5 mg/kg,顺序缓慢分次静脉注射至睫毛反射消失即可,检查中以微量泵持续泵入丙泊酚 0.1～0.15 mg/(kg·min),检查过程中如有恶心、呛咳、躁动时追加丙泊酚 20～30 mg,检查结束前 3 min 停药。

五、体位

通常患者取左侧卧位,双手自然放于身体两侧床面上,内镜进入十二指肠后再取俯卧位,操作熟练者可一开始就让患者取俯卧位。

六、术者站位

术者最好在 X 线检查台的右角旁,左臂弯曲抵胸,左手持镜,避免身体过度移动。

七、手术步骤与操作

(一)内镜下经乳头经胰管囊肿引流术

(1)十二指肠镜检查:观察乳头形态、开口类型、乳头长度、是否合并乳头旁憩室、有无肿瘤及 NBI 下图像。

(2)ERCP：胆管造影,了解囊肿是否与主胰管相通,囊肿位置与大小,主胰管是否有狭窄,注意先回抽部分胆汁,降低胆管内压力,同时排空造影导管内空气,再注入等量造影剂,防止术后胆管炎的发生或加重。

(3)置入斑马导丝,如果囊肿与胰管相通,则置入斑马导丝超选至囊肿内。

(4)抽吸囊液,造影导管循导丝进入囊腔,尽可能洗净囊液,并将其送脱落细胞检查、生化、肿瘤免疫学等检查。

(5)胰管狭窄及囊肿交通部扩张,为了保证胰管支架放置的成功率,先循导丝插入气囊或探条经过狭窄部位及囊肿交通部位进行扩张。

6.胰管支架置入

在进行造影时,造影导管或扩张探条测量胰管开口至假性囊肿中央的距离,选择大小合适的胰管支架。用推送器将选择好的胰管支架循导丝推入,抵达预定位置后释放,支架的理想位置是头端位于囊肿内,支架尾端在肠腔内留有 1 cm 左右,倒刺刚好留于乳头外。放置鼻胰管时应循导丝逐步插入,抵达引流部位后,一边插管一边退出内镜,用鼻导管及导丝将鼻胰管从鼻腔内引出,接袋引流。

(二)内镜下胰腺假性囊肿胃肠道置管引流术

1.十二指肠镜检查

根据囊肿与消化道的毗邻关系,镜下选择最近点及突入消化道腔最明显的位置。

2.内镜下穿刺

内镜下选择针状刀及混合电流对选择的穿刺点进行局部烧灼,穿透囊腔后有明显的突破感,并可见大量囊液流出。

3.经穿刺点置入

斑马导丝进入囊肿内。

4.经导丝插入弓形切开刀

直视下扩张穿刺孔至 1～1.5 cm,或者使用柱形气囊或扩张探条扩张,同时收集囊液行各项检查。

5.经导丝置入双猪尾塑料支架

一端位于囊腔内,一端位于胃或十二指肠内。

(三)超声内镜引导下胰腺假性囊肿胃肠道置管引流术

手术步骤同内镜下胰腺假性囊肿胃肠道置管引流术。

八、手术要点及难点

(一)内镜下经乳头经胰管囊肿引流术

(1)一般先行胰管造影,凡是与主胰管交通的囊肿均采用经乳头途径引流,只有当确定囊肿与主胰管无交通时方采取胃肠壁造口术。

(2)对于较大的囊肿,引流管一定要置入囊腔内,对于小囊肿,往往导丝及插管比较困难,可将胰管支架或鼻胰管放置在主胰管内,术后给予负压引流,也可起到减压治疗的作用。

(3)如果斑马导丝进入囊肿困难,可尝试弯头斑马导丝或超选导丝,可以使用球囊导管或弓形切开刀控制导丝方向。

(4)单体胰管支架置入困难时,可选择连体支架,方便支架的进出。

(5)囊腔较大或囊液黏稠混浊者宜采用外引流,这可以避免引流管的堵塞,引流一个月左右,囊液明显减少变清后,可更换为支架内引流。

(6)内引流支架一般放置6~12个月,因为容易发生堵塞,所以宜每3个月左右需更换支架。在3个月以后换管时,可以利用球囊试取胰管内的结石。

(7)因为胰管的解剖不同于胆道,主胰管有不同的小胰管的分支,在置管(无论是内引流还是外引流管)时,切记不要选择与胰管直径相同或稍粗的,这极易堵塞主胰管的分支而发生或加重胰腺炎,尤其是第一次或急性期,胰管会有不同程度的充血水肿,胰管管腔即分支口极易堵塞。

(二)内镜下胰腺假性囊肿胃肠道置管引流术

(1)更多学者选择十二指肠穿刺置管引流,因为十二指肠穿刺具有较高的安全性,而且在引流过程中容易保持持续垂直引流。

(2)对于囊腔较大或囊液混浊黏稠者,从支架旁插入新导丝,循导丝置入多枚支架或鼻胰管。

九、并发症的预防与治疗

内镜下治疗胰腺假性囊肿的并发症为0~25%,病死率为0~8%,常见的并发症为出血、穿孔、感染及胰腺炎。为了控制术后并发症的发生,需严格把握手术适应证及禁忌证,实施内镜下胰腺假性囊肿胃肠道置管引流术最好于超声内镜下进行,其优点在于:①准确确定与胃、十二指肠壁的距离及其间是否存在较大的血管,以选择最佳穿刺点;②可清楚显示穿刺及置管的全过程,避免穿刺针刺透囊壁;③能观察到囊肿缩小及消失的过程,由此判定治疗效果。

第二十五节 超声胃镜检查

一、超声内镜概述

1980年Dunagnoey及Strohm首先将超声内镜(endoscopic ultrasonography,EUS)用于诊断消化道疾病。经过近三十年的发展,EUS在消化系统疾病的诊断和治疗中发挥着越来越重要的作用。超声内镜的探头的频率范围为5~30 MHz,其分辨率较体表超声高,但穿透距离小。

目前常用的超声内镜有超声胃镜、超声十二指肠镜、超声结肠镜,还有可从一般内镜活检孔道插入的超声小探头,可用于消化道壁微小病变或黏膜下病变的诊断,也可通过十二指肠乳头进行胰胆管内超声检查,还有专用于在内镜超声引导下穿刺,进行细胞学及组织学检查的超声内镜。

近年来,彩色多普勒技术也应用于超声内镜,成像更为清晰,并且可以扫描动脉、静脉的血流情况。随着电子技术的进步,超声扫描后实时的三维重建技术也逐渐应用于临床。

超声内镜与 ESD 密切相关。ESD 的手术适应证是局限于黏膜层或黏膜下层的平坦病变和早期癌，无区域淋巴结转移。超声内镜是判断病灶浸润深度和有无区域淋巴结转移的主要诊断方法。

二、超声内镜分类

(一)专用超声内镜

专用超声内镜是指内镜先端部安装有微型超声探头的特殊内镜，它既能清楚观察消化道黏膜，又能显示毗邻消化管的结构。此类内镜的超声探头固定于内镜先端部，不可拆卸。

(二)经内镜微超声探头

经内镜微超声探头直径仅为 2 mm 左右，可以将超声探头通过活检孔送入胃镜前端或更远处。细小探头还可插入狭窄的胃肠道，甚至可经十二指肠乳头部到达胰管、胆管内(IDUS)，或经 PTCD 扫描，其频率可为 12~20 MHz，甚至 30 MHz。

(三)彩色多普勒超声内镜

彩色多普勒超声内镜(endoscopic color doppler ultrasonography, ECDUS)可以较好地显示消化道血管，尤其是静脉曲张的血管，还可评价病灶中的血流信号及血流参数，对于病灶的定性能提供一定的依据，并对溃疡出血做出预测。

新型的彩色多普勒超声内镜已与穿刺超声内镜融为一体，以线阵扫描型为主，部分探头采取中央穿刺槽式，其优点是显示穿刺针道清楚，同时能显示扫描区血管和脏器的血流情况。其主要用于胆管和胆囊占位性病变的诊断、鉴别诊断、穿刺活检和治疗。

(四)穿刺超声内镜

穿刺超声内镜主要对消化道、肝脏和胰腺病灶行超声内镜引导下细针穿刺活检术(EUS guided fine needle aspiration, EUS guided FNA)以及穿刺抽液、注药、置管引流术等。机型有扇型扫描和线阵型扫描，前者显示胆管和胆囊清楚，但针道和针尖显示较困难；后者穿刺容易，但难以显示胰腺和病灶全貌。

(五)三维超声内镜和三维腔内超声

三维超声内镜和三维腔内超声(three dimentional IDUS,3D-IDUS)已较多用于临床，可在胃肠道及胰胆管内进行三维成像，将其分辨率及诊断准确率进一步提高。主要适用于胆管的形态显示及毗邻微小肿瘤的诊断，3D-IDUS 的最小切面间隔为 0.25 mm，最大取样长度为 40 mm。

胃镜检查为我们提供了更为清晰的图像。例如食管、贲门、胃或十二指肠球部和十二指肠降部的病变，包括炎症、溃疡、肿瘤、静脉曲张等均可以通过胃镜检查确定。胃镜结合病理组织学检查可以确定炎症的程度，包括是否存在萎缩、异形增生以及癌变；是否是恶性肿瘤，肿瘤的病理类型、分化程度。然而，对表面黏膜光整的胃内隆起性病变，常规胃镜检查很难确定其性质，对糜烂、溃疡病灶是否是早期肿瘤以及恶性肿瘤的浸润深度与肿瘤 TNM 分期同样也无法确定。超声胃镜检查技术弥补了常规胃镜检查对上述问题的不足，同时，超声胃镜检查在胰腺胆管疾病的诊断中同样发挥了重要的作用，内镜超声引导下穿刺及各种治疗也已广泛应用于临床。

三、仪器与选择

目前临床上应用于上消化道检查的超声胃镜包括环形超声内镜(环扫 360°)和线阵 150°

扫描两类,从机械扫描逐步过渡到电子扫描,图像的清晰度和扫描速度也提高了不少。借助普通胃镜检查的小探头超声内镜检查也是临床上常用的一种检查方法。扫描探头频率可以从 5～20 MHz 不等,最新的超声胃镜探头频率可以在这一范围内根据需要自行调节。小探头虽然频率固定,但更换容易。

超声胃镜的附属设备如下。

(1)自动注水装置:通常为外接设备,通过三通阀与活检孔道相连,以保证在短时间往消化道内注入足量脱气水。

(2)超声内镜专用水囊:在超声内镜使用前,临时固定在探头外侧,在超声内镜插入到检查部位时,通过内部注水装置充盈水囊,增加超声探头与检查部位的接触范围,减少腔内气体对超声波的干扰。还有一种带水囊的小探头,其装置为一管道和末端可以注水膨胀的水囊,常用于食管等难以潴留水分的位置的检查。

(3)超声内镜专用活检钳:较一般活检钳细,能通过活检孔道进入活检腔内并取到相应的组织。

(4)超声内镜专用穿刺针或者活检针。

三维超声内镜在环扫 360°的同时,探头可以前后移动,实时记录不同截面的图像,并通过内部计算机合成,得到三维实时超声图像。

四、适应证与禁忌证

(一)适应证

超声胃镜检查术的主要适应证包括隆起性病灶的诊断与鉴别诊断,食管癌、胃癌的 TNM 分期,胰腺胆管疾病的诊断与鉴别诊断,具体如下。

(1)食管、胃、十二指肠腔内隆起性病灶的诊断与鉴别诊断。通过超声胃镜检查判定隆起性病灶是腔外压迫还是来源于胃壁以及确定胃壁来源的病灶所在的层次与病灶性质。

(2)良、恶性胃溃疡的鉴别诊断。

(3)诊断明确的食管癌、胃癌,进行肿瘤浸润深度的评价,周围淋巴结转移情况的判断,术前食管癌、胃癌 TNM 分期的确定或可切除的评估。正常的食管或胃壁在超声胃镜下可显示清晰的五层结构,而食管癌、胃癌的声像图表现为低回声病灶取代了食管或胃壁多层甚至全层,形成缺损、不规则、中断等现象。

(4)胃淋巴瘤的诊断与化疗疗效的观察。

(5)对胃其他疾病(如胃壁僵硬、胃黏膜皱襞增厚、粗大改变等)的病因诊断、鉴别诊断。

(6)胰腺胆管疾病的诊断与鉴别诊断。

(二)禁忌证

对疑有胃肠道穿孔者应避免进行超声胃镜检查,以下情况为相对禁忌证,在情况改善后或采取适当的措施后可以进行超声胃镜检查。

(1)严重的心肺功能不全或者脏器功能损害,在没有得到完全控制时。

(2)食管狭窄内镜无法通过,在没有进行内镜下扩张治疗或者其他解除狭窄的治疗前。

(3)胃内大量食物残留影响检查,在完全清除胃内残留食物前。

(4)精神障碍或者其他原因不能配合检查,同时又不具备开展无痛内镜检查条件时。

五、术前准备

超声胃镜检查与常规胃镜检查有很多相似之处,如需要患者空腹,需要术前了解检查目的,需要采用局部麻醉或者全身麻醉,需要操作者、助手、患者的相互配合等。但超声胃镜检查更有一些特殊的需要,操作者更需要接受胃镜检查与超声检查的培训,同时掌握胃镜与超声检查和读图技术。

(一)患者准备

(1)超声胃镜检查前,需要详细了解进行本次检查的目的,如隆起性病灶的鉴别诊断、胃癌的浸润深度与 TNM 分期诊断,或者其他检查目的。除了解病史资料外,一般在超声胃镜检查前最好先进行常规胃镜检查,或者有常规胃镜检查结果报告与图像作为参考。

(2)术前需像常规胃镜检查一样禁食 6 h,对老年患者或怀疑有胃排空障碍或幽门不全梗阻的患者禁食时间需延长。

(3)无论采用咽部局部麻醉或全身麻醉,术前均需要口服去泡剂。

(4)检查前需要对患者进行解释,检查时间通常较常规胃镜稍长,但大多数患者均能耐受。采用局部麻醉者术前也可肌内注射安定等药物。为减少检查中的胃蠕动,术前也可根据临床需要适量注射 654-2、阿托品等药物。

(二)器械准备

(1)检查床最好能使用手术床,即能通过检查床改变患者体位,如头低位或者脚低位等。

(2)超声胃镜检查可根据病灶情况选择小探头超声内镜或环形标准超声内镜,一般大病灶或需要观察胃壁外脏器、病灶周围淋巴结等通常选择标准超声胃镜探头;小病灶,尤其 1 cm 以下的病灶选择小探头超声内镜容易查找病灶。根据治疗患者需要选择扇形超声内镜。

(3)超声胃镜检查探头频率可从 5~20 MHz 不等,对大病灶、胃壁外脏器探查,病灶周围淋巴结扫查最好选择低频率超声探头,而要看清胃壁黏膜层小病灶,高频率超声探头则更清晰。

目前很多超声胃镜检查装置都可通过改变探头频率的方法来获得需要的图像,并得出准确的检查结果。

(4)术前需要检查脱气水是否准备充分,并能随时通过内镜孔道灌入患者胃腔,内镜注气、注水、吸引是否处于工作状态,内镜与超声图像切换是否正常,探头前端水囊是否完好,保证灌水顺利且不留气泡。

六、检查方法与技巧

(一)检查方法

1. 食管、胃内病灶的检查

(1)插镜:患者取左侧卧位,直视下插镜。小探头超声胃镜检查插入的胃镜,即常规胃镜检查使用的内镜,因此与常规胃镜检查相同,但更需要注意吸尽患者口腔、食管、胃腔内残留液体。标准环形超声胃镜探头为斜视,进入食管后若不能完全看清食管壁情况,可适当旋转内镜,同时根据阻力感情况逐渐推镜进入胃腔。

(2)发现病灶:内镜进入胃腔后,首先需要如常规胃镜检查一样尽量扫查全胃,同时观察需要进行超声胃镜检查的病灶,如隆起性病灶或者胃癌,注意病灶的位置、大小、表面情况等,以便选择合适的探头频率与放置位置、患者的体位等。

(3)清洁胃腔：内镜观察的同时，尽量吸尽胃腔内全部残留液体，注入50～150 mL脱气水充分冲洗胃壁，尤其是病灶表面和周围，必要时反复1～2次。

(4)超声胃镜扫查：主要应用水囊法、浸泡法或者将两方法结合起来。水囊法直接将水囊贴近待检查的病灶，观察超声图像；浸泡法通常在胃腔内注入足量水，使病灶完全浸入水中，继而将探头置于病灶表面进行扫查。对进展期胃癌的扫查同时需要扫查病灶周围组织、引流淋巴区域以及腹膜后淋巴结等部位。

(5)超声胃镜的定位：通常在内镜下可以判断探头所在的位置，借此判断病灶在胃内的位置。但超声胃镜更强调通过超声显示的特殊结构来判断病灶的位置，以及与周围脏器的关系。如内镜头端置于胃窦并接近幽门处，超声能显示完整胃窦图像，胃窦壁五层结构清晰可见，在这一位置通常能观察到胆囊。内镜退到胃体中部，在显示胃壁五层结构、胃大弯皱襞的同时，能观察到后方的胰腺体尾部，动态观察可以清晰显示胰腺内部结构、胰管和脾静脉。脾静脉也是判定胰腺的标志。

内镜退到胃体上部贲门口，腹主动脉清晰显示，有助于我们判定位置。在进行肿瘤淋巴结转移评价、胰腺检查以及相关的治疗操作时需要熟悉周围的解剖结构。

2.胰腺胆道系统疾病的检查

观察消化道邻近脏器时可将探头置于下述部位进行显示。

(1)胰腺：胰头部(十二指肠降部)、胰体和尾部(胃窦、胃体后壁)。

(2)胆道：下段(十二指肠降部)和中段(胃窦部)。

(3)胆囊：十二指肠球部或胃窦近幽门区。

(4)肝脏：肝右叶(十二指肠、胃窦部)、肝左叶(贲门部、胃体上部)。

(5)脾脏：胃体上部。

不断改变探头的位置与方向可以获得不同切面的超声图像。常用方法：①通过调节内镜角度旋钮改变探头的方向；②通过插镜或拔镜调节探头的位置；③通过旋转镜身寻找病灶进行超声扫描；④改变患者体位。胃底和胃体部还可用内镜镜头倒转手法。

(二)操作技巧

食管、胃内病灶的检查具体如下。

(1)超声胃镜检查与常规胃镜检查不同，尽管都需要发现病灶、看清病灶，但常规胃镜检查需要注入气体充分展开胃腔，而超声胃镜则需要尽量避免气体，通常采用脱气水作为介质，探头表面水囊也是为清晰显示病灶而采取的措施。

(2)尽管超声胃镜需要水作为介质，但唾液或者胆汁、胃液等并不适合超声胃镜检查，通常在超声胃镜检查开始时，注入少量气体，吸去食管、胃腔内全部残留物，然后注入少量脱气水，充分清洗胃腔，可反复1～2次，然后再根据检查需要和病灶情况注入适量水并吸尽胃腔内残余气体。

(3)由于应用超声胃镜时需要注入适量的水，在开展无痛内镜检查中需要注意注水太多或头低脚高位时会出现水误吸入肺内的情况。

(4)根据病灶所在的位置选择患者的体位：如病灶位于胃体上部或者胃底时，可采用头低脚高位；如病灶位于胃体下部、胃窦时，采用头高脚低位更容易显示病灶。左侧卧位对大弯侧储水和显示病灶非常有利，但对小弯侧病灶显示常有一定困难，有时需要注入较多水或者通过其他途径达到目的。

(5)检查结束后吸出胃腔内的水也是超声胃镜操作者需要注意的。

七、正常超声胃镜检查声像图

(一)食管壁

由于 EUS 检查时,探头常不能准确垂直聚焦于食管壁,同时因探头周围水囊压迫黏膜,达到 10 kPa(75 mmHg)时,通常食管壁的 EUS 显像上前三层合并为第 1 层,这个高回声像相当于黏膜和黏膜下层与固有平滑肌的界面。第 2 层低回声相当于平滑肌层,第 3 层是平滑肌与浆膜之间的界面波。食管下端距贲门 5~10 cm 处的食管平滑肌增厚约 1 倍,为食管下括约肌(LES),而贲门失弛缓症患者的 LES 可增厚达 0.5 cm。

(二)胃壁

正常胃壁层次在组织学上可分为四层:黏膜层(m)、黏膜下层(sm)、固有肌层(pm)和浆膜层(s)。在腔内超声下,当超声频率为 5~20 MHz 时,胃壁从内到外可显示出高回声-低回声-高回声-低回声-高回声共五个胃壁层次,分别与组织学的对应关系如下。

第 1 层:高回声,代表黏膜界面回声以及浅表的黏膜层。

第 2 层:低回声,代表黏膜肌层。

第 3 层:高回声,代表黏膜下层,其内含有疏松的结缔组织、血管、淋巴管和神经。

第 4 层:低回声,代表固有肌层,由内斜、中环、外纵 3 层平滑肌组成。

第 5 层:高回声,代表浆膜层,由疏松结缔组织和表面被覆的脏层腹膜组成。

尽管随着器械的不断更新,腔内超声的频率提高以及分辨率提高,胃壁的超声下层次不断增加,最多可达到 9~11 层,但临床上按五层分仍最为适用。

(三)胰腺胆道系统

十二指肠壶腹部是指胰管和胆总管汇合的共同管道。EUS 经十二指肠壁可观察胆总管大部分、胰头部和胰管,能看到一些经腹部超声和 CT 难以看清的病变,如壶腹部肿瘤、十二指肠乳头癌、胆总管下端结石、胆总管癌等。据报道,EUS 能诊断 97% 的壶腹部病变,而经腹部超声、CT 只能分别诊断 24%、39% 的壶腹部病变。但 EUS 观察的范围有限,只能看清 5~6 cm 的深度,不能看到肝内胆管结石。

EUS 最早是在 20 世纪 70 年代为改进胰腺显像而研制的。通过胃壁和十二指肠壁,EUS 能清楚显示胰腺图像。正常的胰腺回声均匀,比肝实质回声稍强。在 90% 情况下可看到主胰管。但胰管不是直的,需一段一段观察。

八、疾病声像图

(一)超声内镜检查对隆起性病灶的诊断与鉴别诊断

1. 食管黏膜下肿瘤声像图特征

超声可区分黏膜下肿瘤和管壁外压迫征象,并对黏膜下病变部位的确定及良、恶性病变的鉴别有价值。如食管黏膜下肿瘤位于第 3 层强回声带中,根据回声是否均匀判断良、恶性病变。良性病变一般回声均匀,恶性病变一般回声不均匀。

2. 胃黏膜下肿瘤声像图特征

胃内隆起性病变既可以是良性的黏膜下肿瘤或恶性的黏膜下肿瘤,也可能是腔外压迫。

胃黏膜下肿瘤包括了间质瘤、平滑肌瘤、平滑肌肉瘤、脂肪瘤、神经纤维瘤等。另一些病变本身并不是肿瘤，如异位胰腺、静脉瘤、囊肿、肉芽肿等。这些都可以通过超声胃镜检查所显示的位置、回声强度和来源进行判断。例如：囊肿边界清晰，多来源于第3层，无回声；间质瘤或者平滑肌瘤来源于第4层固有肌层，或第2层黏膜肌层，边界清晰，为均匀低回声；恶性淋巴瘤边界不清，可来源于全层，回声较高；异位胰腺多来源于第3层，边界不清，为高回声；腔外脏器或良性肿瘤压迫胃壁时，胃壁各层次完整，无破坏和变化。

胃间质瘤或胃平滑肌瘤：两者具有相同的内镜特征和超声内镜声像图特征。内镜下，胃平滑肌瘤常为圆形、半球形或哑铃形隆起，突入腔内，伴宽基底，常有桥形皱襞形成，边界清晰，隆起处表面黏膜光整，色泽与周围黏膜没有差别，少数表面可见充血、出血、糜烂或者溃疡。超声内镜声像图特征：可见黏膜下占位性病灶，起源于第4层，与固有肌层低回声带延续，或者起源于黏膜肌层，与第2层低回声带延续。内部低回声均匀，包膜光整，不向周围浸润生长。病灶较大时可出现部分不均匀或者偏心的液性暗区。通常胃内间质瘤较平滑肌瘤更多见，胃平滑肌瘤内部回声更低、更均一。

胃恶性间质瘤或者胃平滑肌肉瘤：体积较大，包膜完整性较差，内部呈不均匀低回声，病灶周围可以出现肿大的淋巴结。

胃脂肪瘤：内镜下为黏膜下占位。超声内镜的图像特征表现：黏膜下层占位，内部均匀高回声，后方有时可见回声衰减，边缘清晰，周围胃壁结构层次清晰完整。

胃淋巴血管瘤：内镜下为黏膜下占位，但表面可见黏膜局部呈红紫色或者部分微紫色，质地中软。超声内镜下病灶界限清晰，内部表现为轻度不均一的中等或者偏高回声，部分胃淋巴血管瘤也可表现为无回声改变（通常为胃静脉瘤，见于胃底静脉曲张）。

胃底静脉曲张：内镜下可伴有或不伴有食管静脉曲张，胃底静脉曲张表现为各种形态，对隆起性病灶、表面静脉表现不明显的患者需要进行超声胃镜检查，尤其是单个静脉球时普通胃镜诊断常有一定困难。超声胃镜的声像特征表现：可见黏膜下无回声改变，同时可见无回声区如房室样改变，动态观察可见各房室相通，并与周围血管相连。

胃异位胰腺：通常在胃窦多见，内镜下可见广基隆起性病灶，表面黏膜完整，中央脐凹样开口状。超声内镜下，病灶界限清晰，多数位于黏膜下层，呈中等或高回声，内部回声不均匀，可见高回声斑点样改变，周围可见黏膜层的环堤样隆起。

胃外压迫：胃与多个腹腔脏器相邻，当脏器位置移动、由于某种原因出现肿大，甚至在正常状态下，在胃腔充盈时可能对胃壁形成压迫。最常见的有：胆囊肿大压迫胃窦前壁小弯，胰腺癌或者胰腺假性囊肿压迫胃体后壁，脾脏、肝左叶或肿大的肝脏压迫胃底等。当食管切除手术后胃拉入胸腔还可能出现胃内主动脉压迹。胃外压迫的共同声像特点：胃壁的五层结构完整，在不同的位置可探及胃外脏器以及其中的占位病灶。要显示胃外肿大的脏器是否异常通常需要选择低频率探头。

（二）超声内镜检查对胃、食管溃疡良、恶性的鉴别诊断

1. 食管溃疡

食管溃疡是由于不同病因所引起的，发生于食管各段的坏死性病变，也就是发生在咽以下、齿状线以上的溃疡。胃镜和病理诊断一般可以确诊。而超声内镜检查可以清楚显示食管各层结构及病变累及的深度和范围，并对良性疾病及恶性疾病有一定的鉴别意义，还可以探查食管外病变与食管壁及其周围结构的关系，必要时可以进行超声引导下细针穿刺淋巴结活检，

取得标本以帮助明确诊断。

2. 胃溃疡

胃溃疡最常发生在胃窦、胃角等部位，与胃酸分泌增多以及幽门螺杆菌感染有关。可单发，也可多发。普通胃镜下，表现为溃疡病灶，表面白苔，周围充血水肿；病理上，溃疡穿破黏膜肌层，黏膜下层通常存在水肿表现。溃疡在愈合过程中经历活动期到愈合期、瘢痕1期、瘢痕2期。

(1)超声胃镜声像图特征：溃疡表面的白苔在超声胃镜上表现为一层较厚的高回声区，称为白苔回声；白苔下的炎性组织、肉芽组织及瘢痕组织均为低回声区，称为溃疡回声。

在活动期和愈合期均可见白苔的高回声和溃疡的低回声，根据低回声到达的层次来确定溃疡的深度；瘢痕期的白苔高回声消失，但黏膜层的修复处仍可显示为一凹陷，有时溃疡的低回声也不能显示。

(2)良、恶性溃疡的鉴别诊断：鉴别良、恶性溃疡的要点是低回声病灶有无浸润性生长及周围有无淋巴结肿大。一般来说，良性溃疡病变局限，低回声与正常组织分界清晰，局部增厚程度较轻，周围很少有淋巴结肿大。但对于恶性溃疡病变，特别是早期癌变，EUS并不比内镜优越，常难以准确判断，因此对有疑问的溃疡，仍应多点、多块活检，以防漏诊。

(三)超声内镜检查在上消化道肿瘤TNM分期中的作用

胃镜结合黏膜活检对食管癌和胃癌的诊断以及肿瘤的部位、范围的判定意义较大，但无法判定肿瘤的浸润深度，更无法估计是否存在淋巴结转移。在早期食管癌和胃癌中，超声内镜检查对病灶浸润深度的诊断比较准确，尤其对需要进行内镜下黏膜切除的患者，超声内镜检查尤其必要。对于进展期食管癌和胃癌，超声内镜能客观评价病灶是否浸润浆膜层以及与周围脏器的关系，可发现周围淋巴结转移情况，对确立食管癌和胃癌的术前TNM分期、病灶的可切除性以及预后判定均具有极大的价值。

1. 食管癌

EUS对食管癌的术前局部分期具有很高的准确性（>80%），对于原发肿瘤浸润深度的判断优于CT、MRI等其他检查。EUS对判断肿瘤的分期和纵隔淋巴结转移较好。EUS在确定肿瘤浸润深度方面是目前最准确的非手术技术。对食管癌，EUS能准确预测能否完全切除，也可进行肿瘤分期的指导治疗。

对于早期食管癌，EUS可分辨病灶是否局限于黏膜层或已浸润至黏膜下或肌层，为后续治疗方案的选择提供依据。Muruta等报道，EUS对于区分黏膜内癌和浸润到黏膜下层的食管癌准确率为87%，可为内镜下黏膜切除治疗提供依据，特别是对早期微小病变更为合适。若病灶仅局限于黏膜层，无区域淋巴结转移者，可选择内镜下治疗，包括内镜下黏膜切除术(EMR)或内镜下黏膜剥离术(ESD)术。

2. 胃癌浸润深度判断

正常胃壁在超声胃镜下可清晰显示5层结构。胃癌的声像图特征表现：低回声占位性病灶，病灶取代几层或者全部5层结构，形态不规则、有中断现象，病灶内部低回声不均匀，与周围分界不清晰等。根据超声胃镜显示的病灶浸润深度不同，可将胃癌分为以下几种，其中黏膜层癌(m癌)和黏膜下层浸润癌(sm癌)为早期胃癌，而固有肌层浸润癌(mp癌)和浆膜层浸润癌(s癌)为进展期胃癌。

(1)黏膜层癌(m癌)：第1、2层累及，低回声病灶增厚、不规则，第3层(黏膜下层)结构和连续性完好。

(2)黏膜下层浸润癌(sm癌):第1～3层累及,第3层局部变狭窄或者不规则,但没有低回声病灶突破黏膜下层。

(3)固有肌层浸润癌(mp癌):第3层中断,低回声病灶累及第4层,但浆膜层光滑未被累及。

(4)浆膜层浸润癌(s癌):病灶累及全层,第5层不规则、断裂,或者与周围组织分界不清。

3.胃癌周围淋巴结转移声像图特征

正常淋巴结在超声胃镜声像图上表现为椭圆形或者圆形的低回声结节,边界清晰,回声均匀,偶可成群出现。一般与病灶紧密相连的淋巴结常为肿瘤转移性。而且淋巴结越大,转移的可能性越大。如果直径大于10 mm,则恶性的可能性大于80%。转移的淋巴结不一定紧靠病灶,其与淋巴引流方向及区域有关。

4.远处转移病灶声像图特征

由于超声胃镜的探头频率较高,因此观察的范围较小,对远处转移的淋巴结或者病灶的观察都有一定的困难。目前超声胃镜的探头频率可以在5～20 MHz之间自由转换,为观察远处病灶带来一定的方便。通常在进行胃癌远处转移病灶或者淋巴结检查时,应注意病灶相关淋巴引流区域的扫查,如胃小弯癌,可在贲门部发现肿大的淋巴结。对肝内转移病灶,尤其是肝左叶转移病灶常容易发现。胃癌合并腹腔积液时,可以探查到腹膜转移病灶。

5.诊断与鉴别诊断

(1)胃癌的分期诊断:超声扫描时,癌肿组织表现为胃不均质的中、低回声图像,伴局部或全部正常管壁结构层次的破坏,其中肿瘤的浸润深度以破坏的最深一层为判断标准。进展期胃癌是指浸润深度达到或超过第4层,T分期为T_2期以上者。T分期诊断标准如下:T_2期,表现为第1～4层胃壁结构的病变,从第4层起的不规则突向腔内的低回声肿块,或呈大面积局限性管壁增厚伴中央凹陷,第1～3层结构回声消失;T_3期,表现为5层胃壁结构的破坏,回声带分层不清;T_4期,表现为低回声肿块突破第5层高回声带侵入外周组织等明显地向相邻脏器浸润的征象。淋巴结转移的标准为直径大于1 cm、边界清楚的回声结节影。腹腔转移时形成腹腔积液,在胃壁周围形成液性暗区。

(2)皮革胃(Borrmann Ⅳ型胃癌)的超声胃镜诊断:其具有独特的超声胃镜影像特征,表现为大部分或全胃壁第5层结构弥散性破坏、增厚,多在1 cm以上,以黏膜下层为主,回声减弱。表层回声增强,可见自表层向深层延伸的强回声带将低回声区分成团块状,第4层回声带中混有散在的强回声斑点,增厚的胃壁层次尚可辨认。部分病例黏膜肌层已破坏,扫描仅见4层次,超声胃镜对其具有很高的诊断价值,确诊率高达99.2%。

(3)胃息肉诊断:可以是炎性息肉或者腺瘤样增殖,可单个也可多个,起源于黏膜层,表面充血、水肿、颗粒样改变,常有蒂或亚蒂,息肉与正常组织之间有明确的分界。内镜加活检检查通常能明确诊断。在内镜下鉴别扁平的息肉与早期胃癌有时有一定困难。除活检病理组织学检查外,超声内镜则为安全实施治疗提供了又一项依据。胃息肉超声胃镜的图像特征:腔内占位性病灶,起源于黏膜层,均匀高回声,有时内部也表现为中等回声。同样是黏膜来源的占位性病灶,超声图像上,胃息肉表现为高回声病灶,界限清晰;而胃癌表现为低回声,界限通常不完全清晰。超声内镜用于评价息肉根部是否恶变,能否内镜下切除,较大息肉内部是否有大血管。

6.胃淋巴瘤声像图特征

典型的胃淋巴瘤声像图特征表现为局限性或者广泛性胃壁第 2、3 层被低回声病灶所取代,且明显增厚,早期第 2、3 层结构增厚而原有结构层次仍存在,在进展期,层次不清。有时病灶局部可形成肿块,突向腔内并在表面形成溃疡。胃恶性淋巴瘤表现为胃弥散性浸润,与胃癌 Borrmann Ⅳ 型区别困难。部分病灶表现为溃疡型或者肿块型,与 Borrmann Ⅱ、Ⅲ 型胃癌相似。

超声胃镜对淋巴癌、皮革胃以及 Menetrier 病的鉴别是很困难的,主要是由于这三种疾病具有较相同的表现。但是皮革胃在横轴浸润更广泛甚至是全周性的,而 Menetrier 病增厚范围更局限,且常常有胃高回声。

(四)超声内镜在胰腺胆管疾病诊断中的价值

EUS 诊断胆总管下端结石有其优点。Palazzol 等报告的 168 例胆总管结石症中,用 EUS 检查失败的占 2.5%,而用 ERCP 检查失败的占 9.3%。Napolean 等前瞻性地随访了 238 例可疑胆总管结石患者,在 EUS 检查未见结石的患者中,一年随访期内,仅有一例发现胆总管结石。EUS 结果阴性的患者,一年内需做 ERCP 的可能性很小。根据这些结果,建议对可疑胆道梗阻的患者在做腹部超声后先做 EUS,留 ERCP 用于治疗。

诊断性 ERCP 减少,ERCP 的并发症也减少。

1.操作要点

胰腺呈长条形,其体表投影位于胃和十二指肠,因此,超声内镜显示胰腺需分别在胃和十二指肠显示。首先,将超声内镜插入十二指肠乳头部稍下方,然后边往外退镜边扫查,直至清楚显示全部胰腺。

十二指肠内扫查:①超声内镜插至十二指肠乳头部平面后,调节弯曲钮,使探头伸直;②吸尽十二指肠内空气及黏液,然后将水囊注水 5~15 mL,使水囊壁与十二指肠紧密接触;③显示超声图像后,如有肠腔气体干扰可经活检钳通道注入脱气水适量,并调节探头位置,使气体干扰现象消失;④通过调节内镜操纵部左右调节钮和上下调节钮,以及外拉和内插超声内镜,使图像保持最佳状态,并清楚显示胰腺及其毗邻结构。

胃内扫查:①在十二指肠内扫查结束后吸尽水囊内脱气水,将内镜退至胃窦部;②向水囊内注入脱气水,显示超声图像后退超声内镜,至胃体及胃底区域后显示胰腺体部和尾部,然后向胃内注入脱气水 200~300 mL,使胰腺体尾部显示清楚为止,如胃底黏液湖中的黏液影响声像图显示,则应将其吸引干净后再注水;③术毕将胃内液体吸引干净,并吸尽水囊内水后拔镜。

2.正常胰腺 EUS 声像图

多平面、间断性显示的主胰管呈管状结构,最大内径不大于 3 mm,通常主胰管的内径为 2 mm,在胰头部平均为 3 mm,体部平均为 2.1 mm,体部与尾部连接处为 1.6 mm。若主胰管大于 3 mm 提示扩张。分支胰管显示困难,仅在当其扩张时才能显示。胰腺边缘被覆薄层脂肪,较光滑,无异常隆起灶。正常胰腺实质呈均匀的点状回声,较肝脏回声略为粗大。但是,随着年龄的增大,回声强度增加,非均匀化明显,尤其是围绕全胰管周围的点状高回声密集,称为"胰腺的增龄性改变"。

3.胰腺癌

胰腺癌超声内镜下表现为胰实质内异常回声,大部分为均匀性的低回声肿块,但也可为不均匀的高回声。EUS 是在经腹部超声和 CT 检查后诊断胰腺癌更为敏感的方法,可检出直径小于 1 cm 的胰腺癌。其敏感度为 86.5%，准确性为 65.9%，结合超声内镜引导下穿刺，诊断胰腺肿瘤效果更好，有时 EUS 检查结果会改变治疗策略。EUS 判断肿块大小不如 CT 准确。

胰腺的囊性病变主要是假性囊肿。EUS 和经腹部超声都可以看清。EUS 还可经胃壁穿刺引流。胰导管内乳头状黏液瘤（intra-ductal papillary mucinous tumor，IPMT）是近来提出的新病种。IPMT 可有良性或恶性，需要与胰腺的其他囊性病变相鉴别。

4.胰腺炎

急性胰腺炎时十二指肠和胃幽门部水肿，可妨碍 EUS 检查胰腺，因此不是 EUS 检查的指征。

慢性胰腺炎的临床诊断不易确定，加查 EUS 能帮助诊断。EUS 表现有 4 个方面：第一，胰腺实质回声不均匀，因为慢性胰腺炎时胰腺实质中有小的纤维间隔呈高回声，将低回声的炎性实质组织分隔；第二，重症慢性胰腺炎患者可有主胰管不规则或呈局部扩张；第三，20%～40% 慢性胰腺炎患者有假性囊肿，EUS 可查出直径为 1 cm 的小囊肿；第四，慢性胰腺炎的实质中可有微小钙化灶。EUS 加上细针穿刺是诊断慢性胰腺炎的敏感、安全的方法，但对轻症患者加上细胞学检查的结果，诊断特异性较差，而且平均要穿刺两次以上，才能得到足够的标本。

长期酗酒者中，即使无临床症状，EUS 也可检出慢性胰腺炎改变。出现慢性胰腺炎的超声表现后，不易诊断为早期胰腺癌。

5.胰腺的内分泌肿瘤

临床诊断胰腺的内分泌肿瘤应根据症状、体征和实验室检查结果确定。位于胰腺的神经内分泌肿瘤以胰岛素瘤和胃泌素瘤较为常见，其他有生长抑素瘤、血管活性肽瘤、胰高血糖素瘤等。其中胰岛素瘤有 99% 位于胰腺，而胃泌素瘤有 30%～40% 位于胰腺外或胰腺附近。

EUS 能检出小的胰腺肿瘤，通过十二指肠壁或胃壁能看清直径为 0.5 cm 的胰内肿瘤。Rosch 等报告一组多中心研究结果，在 37 例患者中检出 39 个肿瘤，都是经腹部超声和 CT 检查结果阴性的病例。经手术和病理免疫化学证实诊断，其中 31 个是胰岛素瘤，7 个是胃泌素瘤，1 个是胰高血糖素瘤。肿瘤的平均直径为 1.4 cm（范围为 0.5～2.5 cm）。一组术前曾做过动脉造影的病例中检出 27%，而 EUS 检出 80%。19 名无肿瘤患者中，EUS 阴性 18 例，特异性 95%。1 例假阳性的病例是一个淋巴结，像胰腺表面的肿瘤。

内分泌肿瘤的 EUS 表现为均匀低回声肿块，边缘光滑，但也有个别肿瘤回声稍强，与周围胰腺组织相似。Palazzo 报告一组 23 例手术诊断患者中，术前 EUS 定位正确率为 85%，经腹部超声诊断率为 8.5%，CT 诊断率为 17%。EUS 对胰岛素瘤的定位诊断效果比胃泌素瘤更好，因胃泌素瘤较多位于胰腺外。

九、在临床诊断中的应用与循证评价

超声胃镜技术是在胃镜检查的基础上增加了超声检查的功能，也是腔内超声的一种特殊形式。第一，超声胃镜能清楚地显示胃壁各层次，对隆起性病灶的诊断具有重要的价值。静脉瘤或者静脉曲张、黏膜下平滑肌瘤或者间质瘤、黏膜下肉瘤、血管瘤、囊肿、脂肪瘤、异位胰腺、腔外压迫等在超声胃镜的图像上均有不同的特征可以鉴别，同时可以通过选择不同类型的探头使病灶的诊断更加准确，如小隆起选择微型探头定位更准确，巨大隆起选择环形探头，低频率使病灶周围更清晰等。第二，超声胃镜能清晰显示黏膜层病变，可判断早期癌的发展阶段以及恶性肿瘤浸润深度。对病灶周围淋巴结的转移也有很好的判定作用。目前超声胃镜已常规应用于早期胃癌的诊断,并为早期胃癌进行内镜下黏膜切除术提供依据。对进展期胃癌进行术前浸润深度与TNM分期评估以指导手术与评价预后。第三,超声胃镜引导下穿刺治疗技术得到了进一步发展。

据文献报道,超声胃镜检查对胃癌T分期的准确率为80.3%,其中T_1期为81.8%、T_2期为70.4%、T_3期为88.9%、T_4期为71.4%。超声胃镜检查鉴别早期和进展期胃癌的准确率达95.1%,鉴别黏膜癌和黏膜下癌的准确率、高估率和低估率分别为63.6%、33.3%和3.0%。超声胃镜对隆起型和平坦型早期胃癌浸润深度的判断准确率几乎为100%,而对凹陷型的判断准确率仅为58.6%。超声胃镜对分化型和未分化型早期胃癌浸润深度的判断准确率分别为71.4%和57.9%,并且,对早期胃癌浸润的判断准确率随着肿瘤直径的增大而降低,其中直径小于10 mm为100%,直径10~20 mm为80%,直径大于20 mm为41.2%。超声胃镜对早期胃癌淋巴结状况的判断准确率为90.9%,对淋巴结转移的敏感性和特异性分别为66.7%和90.3%,其阳性预测值和阴性预测值分别为80.0%和92.9%。

超声胃镜鉴别黏膜和黏膜下癌存在明显过度分期的趋势,并且对隆起型和平坦型早期胃癌的判断准确率高于凹陷型。究其原因,是由于凹陷型胃癌常伴有壁内溃疡和溃疡瘢痕,而EUS对鉴别肿瘤浸润和溃疡改变较为困难。虽然有学者依据溃疡纤维化常呈扇形扩展,而胃癌常呈弓形浸润提出了鉴别方法,但其价值有待进一步验证。EUS对早期胃癌浸润深度的判断准确率随着肿瘤直径的增大而降低,主要是因为7.5 MHz探头的判断准确率相对较低。

当前,超声胃镜已成为胃癌术前分期的重要诊断手段。胃癌的浸润深度可由胃壁正常层次结构破坏程度来判定,在判断肿瘤浸润深度方面,平均准确率在80%以上,明显优于CT或者MRI等方法,并在各期都保持了较高的敏感度和特异性。对周围淋巴结转移的判断率也很高,但对远处转移的评价较差,因此对于M分期需结合CT、腹部B超及其他检查。三期动态增强螺旋CT薄层扫描也能较准确地显示正常胃壁结构及胃癌浸润的深度,T_1、T_2分期不如超声胃镜准确,T_3、T_4分期准确率与超声胃镜相近,但同时可准确地反映淋巴结转移情况及远处脏器的转移和播散情况,做出更准确的TNM分期。因此,将螺旋CT和超声胃镜检查两者相结合可更有效地为临床手术方案的选择提供指导。

在瘢痕期的溃疡中,若能显示溃疡处低回声者,则该溃疡易于复发,反之则不易复发。有人发现超声胃镜判断愈合良好的溃疡,复发率为4.5%,而被认为愈合不好的溃疡,复发率高达75%。

超声胃镜检查对胃淋巴瘤范围的判定明显优于常规胃镜检查。有人对24例原发性胃淋巴癌进行内镜及超声胃镜检查,并与术后病理结果相比较,结果发现,超声胃镜对浸润深度的判断准确率为91.5%,对累及淋巴结的判断准确率为83%;在58%的病例中,超声胃镜显示浸润范围明显大于胃镜检查,但与切除标本比较,超声胃镜仍低估了37.5%的病例。同时,超声胃镜可用于观察淋巴癌对化疗患者的反应,化疗有效患者的胃壁结构可以完全恢复正常。

超声胃镜诊断黏膜下占位性病灶的同时,对黏膜下占位的确切性质,还可以通过超声胃镜引导下细针穿刺活检组织学检查。

超声胃镜不仅用于胃癌的分期诊断,对晚期肿瘤引起的疼痛可以通过超声胃镜引导下穿刺进行腹腔神经节阻滞术治疗。尤其用于晚期胰腺癌和慢性胰腺炎患者的顽固性腹痛,也可用于腹部其他器官引起的内脏原发性腹痛,从而提高患者的生活质量。

超声胃镜在开展胰胆疾病诊断的同时，更开展了多样的治疗。如胰腺假性囊肿胃内置管引流术，可通过超声内镜引导下进行穿刺后置管，将囊液引流到胃腔。

超声胃镜不仅可以显示胃底静脉曲张的病变程度和范围，并对寻找孤立性胃底静脉曲张的病因有一定帮助，特别是胰腺尾部癌或者胰腺尾部的假性囊肿压迫脾静脉引起的胃底静脉曲张。超声胃镜同时可以用来评估胃底静脉曲张硬化治疗或者注射组织胶治疗的疗效。

对胆管扩张、胆道下段梗阻的患者，内镜下逆行胰胆管插管失败时，通过超声胃镜经胃穿肝胆管引流术也是近年来开展的超声内镜技术之一。

第二十六节 超声肠镜检查

近年来，应用硬性超声探头对直肠腔内行超声探查的技术已得到广泛推广，其主要临床适应证为手术前直肠癌的分期。超声肠镜的应用，使得针对全结肠的内镜及同步的腔内超声探查成为现实，目前该技术已日趋成熟。

一、超声肠镜及基本操作方法

(一)超声肠镜

超声内镜有两种，一种是将超声探头直接固定于内镜前端，组成超声内镜；另一种是超声探头经内镜活检口导入。

目前，临床常用的超声肠镜为一可曲的前视大肠镜，其插入先端部安装有硬性的超声转换器，能做扇形或旋转型扫描，探头频率为 7.5 MHz、12 MHz。随着计算机技术的发展，通过三维重建影像的三维立体超声肠镜也已在临床上开始应用。内镜用微探头同时完成的线性和旋转性运动分别得到的二维图像经过计算机重组可以得到三维立体的超声影像，其优点除了能了解病变的深度，更能了解病变的广度，同时可以清楚地呈现病灶与周围器官的相互关系，从而为诊断和治疗提供可靠根据。

(二)基本操作方法

超声肠镜操作方法基本同上消化道的超声内镜检查，扫描方式分为直接接触扫描法、水囊法和肠腔内无气水(即新配置蒸馏水)充盈法，具体检查方法与普通纤维肠镜或电子肠镜相似。需要注意的是当到达靶部位后，首先应观察该部位肠段是否清洁，如有较多粪水或者分泌物时则应进行冲洗、抽吸，以保证探查时良好的视野和清晰的超声影像。随后，抽吸探查部位远端肠腔内空气，注入无气水或充盈水囊，边退镜边实施超声扫描，尽可能将探头保持于肠腔中心，使结肠壁各层得到良好的聚焦以取得满意的影像；对较小病灶探查时应尽量使探头长轴与病灶表面保持平行以取得准确的影像，而对较大病灶的探查则通常使探头位于病灶与周边正常肠壁的交界处以准确判断病灶的来源。检查完毕退镜前应抽吸注入较多水液或者充分抽瘪水囊后再退出。对正常肠壁周围结构的认识有助于方位的确定，男性的前列腺及精囊和女性的子宫及膀胱为较易辨认的盆腔结构和界线。通常将前列腺与子宫定位于影像的 6 点钟位置，并以此判断病变的方位。

操作时为获取不同切面的超声影像,可采取以下4种方式控制探头方向进行扫描:①调节内镜的大小角度旋钮;②直接旋转内镜镜身长轴;③通过进、退镜或勾拉改变探头位置;④改变患者体位。

超声图像的调节方法:①检查任何部位均先用低倍圆图,呈现病灶后再逐级放大;②显示局部病灶可取放大的半圆图;③频率切换,观察消化道或其毗邻器官时均先用7.5 MHz,待初步显示病灶后再切换成12 MHz以反复比较显示。7.5 MHz显示病灶实质回声较好,而12 MHz则显示消化道壁或病灶的边界较好。

二、超声肠镜检查术前准备

1. 患者术前准备

(1)进行检查的前一日晚餐不宜过饱,忌食产气食品,后禁食、禁水,可服用缓泻剂。当日排便后常规清洁灌肠。

(2)用药:精神紧张者可肌内注射或缓慢静推地西泮(安定)5~10 mg。

(3)体位:患者通常采取仰卧位,也可采取左侧卧位。根据检查需要选择合适体位。

2. 技术准备

通常需2~3人,术者操作EUS,助手操作超声仪。术者必须具有熟练操作一般消化道内镜的操作技术,且具有一定的体表超声经验和超声解剖知识。

3. 器械准备

(1)电子超声内镜及纤维超声内镜预检、调试和连接同类肠镜。

(2)超声内镜常用附件主要为活检钳、细胞刷,使用前检查活检钳是否张开顺利,若发现打不开或者打开费力,可用95%乙醇擦拭钳瓣关节,清除血锈,再用防锈油滴注钳瓣,用前确认活检钳及细胞刷能顺利通过活检通道,因超声内镜活检管道内径仅为2.2 mm,必须专用。

(3)使用注水器前先接通电源,储水瓶中装入无气水约800 mL,水温保持在37 ℃左右,以免水温过低而使患者感到不适。拧紧储水瓶,以防注水时漏气,在体外试验性注水,使水能顺利从注水器中流出。

(4)安装水囊之前检查水囊有无破损、畸形、膨胀及变色等橡胶老化现象。将水囊置入专用推送器中,使其大孔径一端橡皮圈翻折覆盖于推送器边缘,卡入凹槽内。再将水囊推送器套在超声内镜前端,使翻折橡皮圈套圈卡在超声内镜前端的大凹槽内。拔出推送器,将水囊小孔径一端橡皮圈卡到超声内镜前端的小凹槽内。

安装完毕,按压注水阀门,向囊内注入无气水,水囊直径以3 cm为限度,如发现水囊边缘渗水可调整水囊位置,如发现漏水则应重新更换水囊。水囊注水后若发现明显偏心状态,可用手指轻轻按压校正,注意水囊内有无气泡存在,如有气泡存在,可反复吸引注水将囊内气泡吸尽。

(5)开启超声发生器及超声监视器电源,确认超声画面清晰。

(6)输入患者一般资料,如姓名、年龄及检查号待用。准备好图像记录仪、光盘,开启打印机,如有电脑图像采集,先开启电脑进入图像采集系统。

(7)使用超声微探头必须用活检管道内径2.8 mm以上的内镜。在活检口安装微探头专用注水接口及阀门,再连接超声发生器,将微探头插入超声发生器中。

(8)将微探头置入无气水中,启动超声装置,观察所发出的超声波形是否正常。

三、适应证和禁忌证

(一)适应证
(1)结、直肠癌术前分期。
(2)结、直肠黏膜下肿瘤性质的判别。
(3)淋巴结活检。
(4)盆腔和直肠周围疾病的判断。

(二)禁忌证
1.绝对禁忌证
(1)患者不合作。
(2)一直或者怀疑内脏穿孔者。
(3)急性憩室炎者。
(4)重度结肠炎急性期者。
2.相对禁忌证
(1)缺乏经验的超声内镜实施者。
(2)高度肠腔狭窄者。
(3)心肺状况不稳定者。
(4)妊娠及月经期者。
(5)高血压病未获控制者。

四、正常大肠及大肠疾病超声图像

(一)正常大肠超声图像
正常大肠的 EUS 图像分为 5 层。由腔内至腔外依次呈现为高、低、高、低、高 5 层回声带。由内向外第 1 层和第 2 层代表界面层或黏膜上皮层和黏膜固有层,第 3、4、5 层分别代表黏膜下层、固有肌层及浆膜层。

随着超声频率及设备性能的提高,有些机型可能显示更多的层次,结肠全壁可呈现为 7 层结构,直肠肛门括约肌部位则可见环状增厚的肌层结构。

(二)大肠疾病超声图像
1.炎症性肠病

溃疡性结肠炎和克罗恩病在活动期均表现为肠壁增厚,但肠壁增厚与病变严重程度的相关性仍有争议。研究人员通过前瞻性研究比较了溃疡性结肠炎、感染性肠炎和正常肠道的超声内镜图像,结果提示超声肠镜检查可能有助于鉴别溃疡性结肠炎和感染性肠炎,从而提高溃疡性结肠炎的早期检出率。

(1)溃疡性结肠炎:溃疡性结肠炎的 EUS 图像表现为不同程度的肠壁活动受限及第 1~4 层结构改变。第 1 层:增厚,回声增强;第 2 层:厚度由腺体数量、黏膜水肿和炎性细胞的浸润程度决定;第 3 层:对应于黏膜下层;第 4 层:固有肌层的增厚可能是由于固有肌层本身的增生所致,也可能是其上部结构变化造成超声伪影所致。临床上部分病例全部层次融合为一层强回声带,提示严重的全肠壁炎症。病变严重者也可探测到肠道周围肿大的淋巴结,但探测到淋巴结肿大不是疾病严重程度的标志。

EUS诊断溃疡性结肠炎需观察以下指标:①肠壁总厚度;②黏膜层变化;③黏膜下层厚度;④黏膜下层中直径大于2 mm的血管数;⑤淋巴结数目,并且无论大小。

(2)克罗恩病:克罗恩病患者可以观察到全肠壁和黏膜下层增厚、深溃疡和浆膜层纤维化。临床上克罗恩病病灶多首先出现在直肠,经超声肠镜检查简便易行且耐受性较好,可提供肠壁和肠周围组织清晰的超声影像。直肠克罗恩病如肠壁厚度超过4 mm、固有肌层超过2 mm,多提示有慢性炎症和纤维化。此增厚现象甚至先于黏膜溃疡等病灶而出现,提示存在全层的炎症。炎症消退后,增厚可持续存在,因此应用超声肠镜检查随访肠壁的厚度可作为估计病程的指标。

正常结肠黏膜下层中可见较多的小血管(直径多小于2 mm),如探及直径大于2 mm的血管,则可判断为病理性扩张。应用超声肠镜探出扩张的血管,有助于区别克罗恩病和处于静止期的溃疡性结肠炎。克罗恩病的假性息肉表现为第1、2层增厚形成向腔内隆起的低回声区域,第3层结构消失,第4层结构不规则增厚,提示炎性浸润已达固有肌层,其与结直肠息肉的区别在于无息肉蒂。

溃疡性结肠炎急性发作时很难与结、直肠克罗恩病相鉴别,超声内镜下的肠壁结构表现非常相似,均有黏膜层消失或与黏膜下层融合、黏膜下层和肌层增厚。两者之间的主要区别在于溃疡性结肠炎有较多淋巴结,而克罗恩病则以黏膜下血管扩张为主要病变。

2. 肠结核

临床上肠结核的确切诊断需依靠组织学检查。结肠镜或者钡剂灌肠检查可在升结肠及回盲部见到不规则形状的多发性溃疡,而超声肠镜诊断肠结核的影像表现为第2层结构缺失,第3层结构增厚、回声减弱,第4层增厚并有中断,提示炎性细胞浸润固有肌层。

3. 结、直肠恶性肿瘤

结、直肠癌是常见的恶性肿瘤。目前,结、直肠癌术前评估常用直肠指检、肠镜、CT、MRI等,但这些方法对直肠局部情况的评估有一定的局限性,EUS的应用能够对局部情况做出准确的评估,有利于制订合理的治疗方案和判断预后,实现患者的个体化治疗。结、直肠癌治疗后的EUS随访,则有利于早期发现局部复发病灶,提高补救性手术切除率,进而改善预后。

EUS可根据结、直肠壁各层的完整性来判断肿瘤生长的浸润深度。EUS下结、直肠癌通常表现为低回声不规则肿块,其回声强度介于第3层高回声和第4层低回声之间。低回声肿块突入肠腔内或位于肠壁内,形成半环形、环形肿块,肠壁一层或多层层次不清、消失、扭曲、中断或者增厚部分伴低回声晕环。EUS用于T分期的准确率较高,有研究报道,其准确率可高达80%~95%,而CT(65%~75%)和MRI(75%~85%)准确率较低。大多数学者的研究显示:EUS判断结、直肠癌T_1~T_4期的诊断准确率分别为80%、68%、94%、89%,N分期的准确率为72%~83%。但超声肠镜不能探测到远处淋巴结和远处脏器的转移,因此结合CT对结、直肠癌进行TNM分期,准确率将进一步提高。

EUS在诊断结、直肠癌浸润深度时会有过高分期和过低分期发生,有资料显示分别为2%~24%和3%~17%。当病变位于肠道的折叠或者弯曲处时,超声通过隆起性病变、肠壁皱褶和肿瘤周围炎症坏死组织时易衰减,误差较大,易造成过高分期。在鉴别肿瘤周围炎性反应、纤维化、淋巴滤泡和肿瘤浸润方面EUS存在缺陷,使得一些T_2期和T_3期肿瘤分期偏高。

对于结、直肠癌转移性淋巴结的检出和分期,目前仍缺乏准确性和敏感性较高的影像学检查方法。大多数学者将淋巴结回声类型、边界及大小作为EUS判断良、恶性淋巴结的主要标准。转移性恶性淋巴结多为圆形、类圆形低回声结节,回声值与肿瘤组织相似或者更低,声衰减系数减低,边界清晰,内部回声均质或不均质,短径大于 5 mm。而非特异性炎性肿大的淋巴结常呈高回声改变,边界模糊,内部回声均匀。但是,EUS 不能发现尚未引起淋巴结结构改变的微小转移,炎性淋巴结与癌转移有时很难区别。应用淋巴造影剂有助于反应性增殖病变和转移性病变的鉴别。

此外,超声肠镜诊断结、直肠癌是否有腹膜转移也可根据以下两点诊断:①临近结肠壁第 5 层结构中有直径不小于 1 cm 的低回声结节;②小肠周围有腹腔积液或网膜腔内有回声均匀的肿块。由于探头频率和探测深度的限制,EUS 对转移性淋巴结的诊断尚不尽如人意。

4. 结、直肠腺瘤和黏膜下肿瘤

超声肠镜对结、直肠腺瘤的诊断准确率可达 96%,但 EUS 仅根据影像的改变很难区分腺瘤和早期肠癌(T_1 期)。绒毛状腺瘤和早期结肠癌都分布在黏膜层至黏膜下层,两者具有以下影像学特征:结肠腺瘤多表现为均匀高回声病灶,且有时可在其内部呈现腺管样结构;而癌灶主要表现为不均匀的低回声区域。结肠平滑肌瘤表现为起源于肌层的均匀低回声区域,而脂肪瘤则为分布于第 2 层至第 3 层的均匀高回声区域。

近年来,研究报道了 EUS 引导下切除结、直肠黏膜下肿瘤的可行性和临床意义。首先 EUS 可判断肿瘤生长深度,指导内镜下切除;其次 EUS 还可判断肿瘤切除是否彻底,并可避免穿孔等并发症。

5. 大肠类癌

类癌是神经外胚层来源的生长缓慢的肿瘤,它属于胺前体摄取与脱羧(amine precursor uptake and decarboxylation,APUD)系统。它们是胃肠道最常见的神经内分泌肿瘤。1888 年 Lubarsch 首次描述了类癌,命名为"Karzinoid"。由于肿瘤可以发生转移,故认为它与癌相似,但临床表现相对良性。虽然类癌通常为胃肠道的原发肿瘤,但也可发生在其他部位,例如支气管、卵巢和肾脏。

类癌原发于肠黏膜腺体基底部的嗜银细胞(Kulchitsky 细胞),又称嗜银细胞癌,向黏膜下层生长,表现为黏膜下肿瘤,是一种低度恶性肿瘤,多呈局限性浸润生长,转移较少。类癌较少见,在大肠恶性肿瘤中约占 1.0%。

胃肠道类癌的发病率从十二指肠到回肠逐渐增加,80% 以上位于小肠远端。最常见于阑尾,可在 0.26% 的阑尾切除标本中发现。其次常见的部位是小肠,然后是直肠和胃。结肠受累并不常见,占胃肠道类癌的 2.5%。根据 Modlin 等人的研究结果表明,类癌在胃肠道内的分布情况:小肠占 41.8%、胃占 20.5%、结肠占 20.0%、阑尾占 18.2%。内镜下主要表现为黏膜下肿块,深取活检,取得病理诊断十分重要。

阑尾类癌占阑尾肿瘤的 80% 左右,是消化道类癌最好发的部位。多数类癌位于阑尾头部,体积小,无症状,不易被诊断。阑尾类癌通常在阑尾炎手术时被偶然发现。少数类癌在阑尾根部累及盲肠时,结肠镜可以看到阑尾开口处有单个黏膜下小隆起,表面光滑。瘤体较大发生机械阻塞时,可呈急性阑尾炎的临床表现。深部活检可取得病理诊断。

直肠类癌可发生于直肠任何部位,前壁较后壁多,表现为广基隆起型类圆形肿块,数毫米至数厘米大小不等,质硬,表面光滑,边界清楚,直肠指检常可扪及为黏膜下肿块。类癌小于 1 cm 者,分化好,一般无转移;而大于 2 cm 者,常伴有转移,转移部位多为区域淋巴结和肝脏。因类癌常向黏膜下层生长,其表面黏膜可不溃破。电切肿块做全瘤活检或深部活检,可取得病理诊断。

结肠类癌多发生于盲升结肠,瘤体较其他部位大,发生转移也较多。可能与结肠腔大、早期常无症状、早期不易发现有关。内镜下表现为半球形隆起,无蒂息肉状,表面光滑,呈微黄色或灰白色,中央部常见脐形凹陷,肿块较大时表面可有溃疡,此时与结肠癌不易鉴别。病理诊断仍需深部活检。

类癌的确诊有赖于瘤体的正确取材及病理活检,肠镜及活检是确诊的主要方法。但普通肠镜很难正确判断类癌的真正大小、肠壁起源和组织学特征,确定肿块浸润深度最有效的方法是超声肠镜。使用高频探头,在肠镜的指导下准确定位,置探头于肠壁隆起处进行超声检查,显示病灶与肠壁各层次的关系,判断类癌的起源、大小、内部回声性质、边界、有无肌层和周围组织浸润等。组织学上有特征性的形态变化:瘤细胞较小,形态一致,圆形,核小而规则。瘤细胞形成巢状或假菊形团结构。值得注意的是,类癌常同时或相继伴有其他肿瘤,故内镜检查时不应满足于发现一种或一处肿瘤,而应在术前、术中仔细检查,术后定期复查随访,以便及时诊治。

目前关于类癌的研究表明,肿瘤直径小于 1 cm 的很少会发生转移,采用局部切除的方法就可以治愈;而肿瘤直径如果大于 2 cm,转移发生的概率就会非常高,通常一些学者主张对这部分患者按照肠癌的治疗原则来进行手术和化疗等。但也有部分研究者认为即使行根治性手术,也不会改变此疾病的自然进程。临床应根据肿块的大小,结合浸润深度及组织学类型选择最佳治疗方式。若肿瘤小于或等于 1.5 cm、浸润深度未超出黏膜下层,可行肠镜下局部切除。类癌肠镜下完全切除标准为基底无类癌组织,各边缘 0.2 cm 以上为非类癌组织。肠镜下切除必须保证基底无类癌组织残留,方法有标准的息肉切除术和 EMR 治疗。对于直径 0.5 cm 左右的直肠类癌,采用息肉切除术,黏膜下注射生理盐水后直接用圈套器圈套肿瘤进行电切。由于直肠类癌位于黏膜下,对于超过 0.5 cm 的类癌,以往多采用 EMR 方法切除。目前国内、外已逐步开展 ESD 治疗直肠类癌。

第二十七节 超声内镜介导下的内镜治疗

一、超声内镜引导下细针穿刺术

超声内镜引导下细针穿刺术(endoscopic ultrasonography guided fine-needle aspiration, EUS-FNA)是发展最早的 EUS 介入技术,即在超声内镜实时观察和追踪下,用专用的穿刺细针对消化道壁内外可疑病灶进行穿刺抽吸活检,以进行细胞学检查。EUS-FNA 不同于体表超声等引导下的穿刺,因其从腔内进行穿刺,穿刺距离较短,同时避免皮下脂肪、肠腔气体和腹腔积液等因素的影响,能准确定位穿刺点,并能避开重要血管,所以成功率较高。此外,由于 EUS 具有较高的超声频率,其分辨率明显优于体表超声,可以显示更小的病灶,技术熟练的超声内镜医师可以对直径小于 5 mm 的病变进行 EUS-FNA,这是目前其他任何影像技术指导下穿刺难以实现的。

1.适应证和禁忌证

(1)适应证:目前应用 EUS-FNA 的靶器官主要包括如下几种:①食管旁淋巴结针吸活检;②胰腺、肾上腺占位病灶针吸穿刺;③纵隔肿瘤针吸穿刺;④结肠癌根治术后吻合口周围淋巴结穿刺活检;⑤上消化道周围性质不明的肿块(如腹腔内不明原因的肿瘤、淋巴结、肝左叶病变和左肾上腺肿瘤、胆管癌、壶腹癌等)穿刺活检;⑥消化道黏膜下肿瘤,尤其是胃肠间质瘤穿刺活检。

(2)禁忌证:EUS-FNA 的禁忌证如下几项:①患者缺少配合;②已知或怀疑内脏器官穿孔;③术者缺乏经验;④食管重度狭窄;⑤心、肺功能不全。

2.术前准备

(1)患者准备:术前准备与常规超声内镜相同。检查前,需详细了解病史资料,了解患者的凝血功能和心肺功能等,最好先行常规胃、肠镜检查以作为参考。胃镜超声需常规禁食 6 h,对怀疑有胃排空障碍或者幽门不全梗阻的患者禁食时间需延长;无论是采用咽部局部麻醉还是采用全身麻醉,术前均需口服去泡剂;肠镜超声则常规需进行肠道准备。为避免胃肠蠕动造成的干扰,术前可注射安定及 654-2 等药物。

(2)器械方面:常用于穿刺的超声内镜探头有两种类型,即线阵扫描型和旋转扇扫描型。最常用的探头为线阵扫描型,其扫描方向与穿刺针道平行,可以清楚显示针道,临床应用中根据不同的治疗目的选用不同类型的超声内镜。目前常用的穿刺针有 Wilson-Cook 针、GIP 穿刺针等。

3.操作方法

按 EUS-FNA 常规操作方法将探头插至病灶附近,显示病灶及其周边血流分布情况,避开血管及重要结构,选择合适的穿刺路径以及穿刺深度。在超声引导下将穿刺针经管壁刺入病灶,在 10 mmHg 负压下反复插抽 3~5 次,拔出穿刺针,将所抽吸出的组织液及组织碎片进行涂片,如果抽吸出组织条,则放入甲醛溶液中固定,并及时送病理科检查。

如果抽吸物量和(或)形状不理想,则重复上述步骤穿刺 2~3 次。穿刺结束后观察穿刺点,如无明显出血,即可退镜,完成操作。

4.术后处理

一般无特殊处理,术后可给予止血、抗感染等治疗。

5.并发症

EUS-FNA 的并发症发生率较低,主要包括出血、穿孔、感染、吸入性肺炎等。

由于 EUS-FNA 取材仅能做细胞学检查,有时对病变性质难以做出正确的判断。近年来有人采用内镜超声下的切割针,可以在内镜超声引导下对病变进行切割活检,大大提高了取材质量,可以取得完整的组织条,进行组织学诊断。

6.临床应用价值

EUS 具有超声探头频率高和对病灶分辨率高的优点,且探头能紧贴十二指肠壁和胃壁对胰腺各部分进行近距离的扫描,还可在水囊联合脱气水浸没的方法下能在探头与消化管壁之间形成良好的声场,因此,EUS 是目前临床上使用的各种影像技术中对胰腺显示最好的方法之一。

二、超声内镜介导下细针注射术

EUS 介导下细针注射技术(EUS-guided fine-needle injection,EUS-FNI)是在 EUS 引导

下将药物通过穿刺针注射到病灶局部,以达到预期的治疗目的。目前使用较成熟技术的有EUS介导下的腹腔神经丛阻滞(EUS-guided celiac plexus neurolysis,EUS CPN)和EUS介导下注射肉毒杆菌毒素治疗贲门失弛缓症等。

(一)EUS介导下的腹腔神经丛阻滞(EUS-CPN)

慢性胰腺炎及晚期腹腔肿瘤(如胰腺癌等)所致的剧烈腹痛治疗比较困难,疗效差,临床上多使用中枢性镇痛药物,不良反应大,易成瘾。应用超声内镜介导将神经破坏剂注射于腹腔神经丛,可治疗此类疾病所引起的剧烈腹痛。腹腔神经节位于腹主动脉的前侧方,腹腔神经节与腹腔干根部的相对关系比较固定,在EUS下可以清晰显示,所以EUS可以较为准确地对腹腔神经节进行定位。在EUS介导下对腹腔神经节区域注射局部麻醉药、神经破坏剂或糖皮质激素,通过阻滞、毁损相关神经丛从而中断痛觉通路或消除局部炎症,达到止痛目的。

1. 适应证

一般来说,适合做EUS-CPN的患者为无法通过切除肿瘤来缓解疼痛的晚期肿瘤患者,并且给予非侵入性治疗方法(药物镇痛等)疗效不佳者,慢性胰腺炎顽固性疼痛的患者等。

2. 术前准备

同一般胃镜超声检查,常用阻滞剂为无水乙醇、布比卡因等,有时可加入少量糖皮质激素等。

3. 操作方法

用超声探头在胃内显示腹主动脉后,沿腹主动脉追踪至腹腔干,以彩色多普勒加以证实。显示肝总动脉和脾动脉位置后即可确定腹腔神经丛,用穿刺针经胃后壁穿刺至此区域后,回抽确认为穿刺没有进入血管后即可在腹腔干两侧注入阻滞剂。注射后超声影像显示云雾状高回声区即成功。

4. 术后处理

一般术后禁食6 h,常规应用抗生素,若无不适则无需特殊处理。术前及术后48 h、1周、4周、12周填写视觉疼痛类比量表(VAS)进行评分,评估疗效。

5. 并发症

(1)腹泻:由于CPN阻断了交感神经,使小肠运动加强,导致患者产生严重的腹泻。

(2)低血压:CPN阻断交感干可使血压下降,引起体位性低血压,多为短暂性,可通过补液及血管加压药物加以改善。

(3)酒精中毒症状:表现为脉搏增快、面红、出冷汗等,少数患者可引起神经损伤,严重者可引起半身不遂、脊髓缺血等。

(二)EUS介导下注射肉毒杆菌毒素治疗贲门失弛缓症

应用线阵扫描型超声内镜引导可准确地对食管括约肌注射肉毒杆菌毒素,最大限度地阻断神经-肌肉接头,以达到治疗贲门失弛缓症的目的。与一般内镜下注射相比,EUS引导可以准确将肉毒杆菌毒素注射入增厚的肌层内,疗效更可靠,是治疗贲门失弛缓症安全、微创的方法之一,可作为贲门失弛缓症扩张治疗的补充。

(三)内镜超声介导下肿瘤局部注射治疗

利用其准确定位的特点,近年来有学者提出将其应用于肿瘤的局部注射,这无疑为肿瘤的治疗又提供了一种崭新的手段。EUS引导下肿瘤的局部注射主要针对于失去根治手术机会或术后复发的上消化道及其周围的恶性肿瘤,如某些纵隔肿瘤和胰腺肿瘤等。化疗药物或其他抗肿瘤药物采用局部注射的方式可以提高局部治疗的效果，减少用药剂量，减少药物的毒性反应。EUS引导下不仅定位准确，而且穿刺路径短，大大减少损伤和药物外漏造成的并发症，尤其是采用有多普勒功能的EUS，可以应用彩色血流图或彩色多普勒能量图了解病变周围的血管和肿瘤的血运情况，以减少血管损伤。局部注射的药物一般分为两种：①免疫治疗药物：免疫治疗是新兴的抗肿瘤疗法，通过生物学效应调节剂（biological response modifier，BRM）直接或间接修饰宿主－肿瘤的相互关系，从而改变宿主对肿瘤细胞的生物学应答，抑制肿瘤生长。通过超声内镜将BRM直接注入肿瘤内为消化系统肿瘤治疗提供了新的疗法。Chang等报道8例不能手术切除的胰腺癌患者，在超声内镜介导下用22 G、10 cm穿刺针将同种淋巴细胞培养液准确注入胰腺癌内，结果3例患者肿瘤缩小，生存期中位数为13.2个月（4.2～36个月），未见剂量相关的毒性反应。②基因治疗药物：可以将携带抑癌基因的腺病毒载体注入瘤体内进行基因治疗。Bedford等将携带野生型p53基因的腺病毒载体Onyx-015通过超声内镜介导注入胰腺癌内获得成功，结果21例患者中4例肿瘤缩小，67%的患者生存期超过6个月，无胰腺炎、出血等并发症。超声内镜引导下胰腺癌免疫及基因治疗是近两年来胰腺肿瘤治疗的新进展，为中晚期胰腺癌的治疗提供了新思路，具有广阔的临床应用前景。

三、EUS介导下射频切除技术

经皮射频消融术适用于局灶性肿瘤组织的摧毁，特别是肝实质性肿瘤和肝血管瘤等。其他的治疗方法还包括冷凝、微波、光动力、激光和无水乙醇注射等。在EUS介导下，将带有射频发生器的穿刺针刺入深部肿瘤组织内，然后以射频高温使肿瘤组织发生坏死从而达到治疗目的。EUS介导消融治疗有望被用于治疗小的胰腺内分泌肿瘤、不可切除的晚期胰腺癌及肝左叶肿瘤。

四、EUS介导放射性粒子植入技术

放射性粒子组织间照射是一种治疗恶性肿瘤的新兴治疗手段。对于无法行切除术的晚期胰腺癌患者，术中在胰腺植入放射性粒子^{125}I可以有效缓解癌性疼痛，延长患者生存时间。EUS因其创伤小、相对安全等方面的优势为粒子植入技术的开展创造了良好的条件。

1. 操作方法

常见的放射性^{125}I密封粒源直径为0.5～0.8 mm，可选用19 G以上穿刺针。操作时对病变处进行多切面扫查，全面了解肿瘤的位置形态、大小及肿瘤与周围血管、组织的关系，选择最佳穿刺点及穿刺途径。用彩色多普勒了解肿瘤血供情况，避开胰腺内血管、胰管及周围重要组织，通过穿刺针穿刺植入。

针尖达瘤体远端0.5 cm处植入第一枚粒子，每退1～1.5 cm植入一枚粒子直至近段瘤体边缘。更换针道后按上述方法继续植入，平均每个针道植入3～4枚粒子。放置完毕后超声多切面扫查粒子在瘤体内的分布情况，稀疏处可补充种植。

2. 并发症

（1）胰瘘：可伴发腹腔感染，严重者并发脓毒血症。

（2）胃肠道反应：因植入粒子离胃、十二指肠较近，可引起放射性炎症，出现不同程度的胃肠道症状，如恶心、呕吐等，并可能形成胃、十二指肠溃疡。

五、EUS 介导下的胆胰疾病引流技术

(一)胰腺假性囊肿胃内置管引流术

胰腺假性囊肿多发生于急、慢性胰腺炎和胰腺创伤以后,若不治疗可引起破裂、出血、感染、压迫周围器官造成梗阻等并发症。外科手术引流是最常见的治疗方法,疗效确切,但并发症较多。超声内镜介导下胰腺囊肿内引流术是近10年来胰腺假性囊肿治疗的最新技术,1992年 Grimm 等首先在线阵扫描型超声内镜介导下,成功进行了胰腺假性囊肿胃内置管引流术。1998年 Vilmann 等应用大孔道治疗性超声内镜行胰腺假性囊肿胃内置管引流术,并成功放置 8.5 Fr 内支架。近年来在有条件的大型医疗中心,超声内镜引导下胰腺假性囊肿内引流术已逐渐取代单纯内镜下引流术。

1. 适应证

超声内镜介导下胰腺假性囊肿胃内置管引流术的主要优点如下:①准确确定囊肿壁与胃、十二指肠壁的距离及其间是否存在较大的血管,以选择最佳穿刺点;②可清楚显示穿刺及置管的全过程,避免穿刺针刺透囊壁;③能观察到囊肿缩小及消失的过程,由此判定治疗效果。

目前适应证较为广泛。只要囊肿已经成熟,囊肿壁与胃肠道壁之间的最短距离小于 1 cm,即使囊肿未突入胃腔造成压迫,也可在 EUS 介导下行穿刺引流术。感染性囊肿也可通过超声内镜介导下胰腺囊肿置管引流术进行治疗。此外,还可放置鼻囊肿引流管(nasocystic drainage),通过引流管注入抗生素冲洗囊腔,作为一种临时性引流措施,鼻囊肿引流疗效确切,操作相对简便,感染控制后还可再更换内支架,进一步引流囊肿,促进囊肿消失。

2. 操作方法

术前可行体表超声、CT 等检查了解胰腺囊肿与周围脏器、血管的毗邻关系。超声内镜显示病灶并找出胃壁与囊肿的最佳穿刺点及穿刺途径。以穿刺针穿过胃壁及囊肿壁,若穿刺困难者可应用针形切开刀穿刺。将导丝沿穿刺针道在 X 线引导下送入囊肿内,沿导丝置入支架后可见棕色囊液经支架胃内端流出。术后按常规予以禁食、抗感染、补液处理。

3. 并发症

其主要并发症包括出血、穿孔等。

(二)超声引导下胆管引流

经十二指肠逆行胰胆管造影(ERCP)以及相应的支架治疗在解除胆、胰管梗阻方面作用显著,但有 10%~15% 的患者因为十二指肠乳头的通路被阻断(如肿瘤浸润、压迫等),ERCP 较难开展,而经皮肝胆管穿刺造影及引流(PTCD)并发症较多且外引流十分不便,此时 EUS 可发挥其不可替代的作用。在 EUS 介导下选择合适的位置,避开血管,将穿刺针刺入胆管,并置入导丝,再通过导丝将支架置入,从而使胆道狭窄得到解除。

在胰胆疾病引流中,EUS 的作用主要是介导穿刺,由于 EUS 可以清楚显示穿刺路径,减少血管损伤;同时,胃肠道内引流也可以减少感染的发生。因此,EUS 介导下的引流技术在将来的应用会越来越广泛。

第二十八节 小肠镜检查

小肠位于消化道中段,长 5~7 m,由于小肠远离口腔和肛门,肠段较长,在腹腔内位置游离,常形成多个复杂的环状结构。幽门至 Treitz 韧带为十二指肠,Treitz 韧带与空肠相邻,上 2/5 为空肠,位于左上腹,下 3/5 为回肠,位于右下腹。空肠和回肠之间没有明显分界,依靠小肠 Kerckring 皱襞的形态及数量可粗略估计。因而小肠镜检查远较胃镜及肠镜困难。随着内镜技术的不断改进和发展,小肠镜已越来越多地运用于临床。

一、适应证和禁忌证

(一)适应证

(1)原因不明的腹痛、腹泻、呕吐,经 X 线钡餐、胃镜及肠镜检查未能确诊,或可疑为小肠疾病者。

(2)原因不明的消化道出血,经胃镜、肠镜检查尚未发现病灶,临床上怀疑有小肠疾病者。

(3)不明原因贫血、消瘦和发热等,疑有小肠良性或恶性肿瘤者。

(4)有吸收不良综合征者。

(5)肠结核或克隆恩病患者。

(6)手术时协助外科医生进行小肠检查并定位者。

(7)镜下进行小肠息肉摘除术、电凝止血和活组织检查者。

(8)小肠 X 线钡餐、CT 检查病变和部位不能确定,或症状与以上检查、诊断不符者。

(二)禁忌证

(1)不配合或精神病患者。

(2)消化道急性穿孔者。

(3)严重心肺功能不全者。

(4)急性胰腺炎、胆管炎,伴全身情况较差者。

(5)急性完全肠梗阻者。

(6)腹腔广泛粘连者。

(7)高热、感染、出血倾向和肝肾功能不全未控制者。

(8)脑出血、昏迷和严重高血压、心脏病未改善者。

(9)存在其他疾病可能影响检查完成或者风险较大危及生命安全者。

二、检查方法

(一)术前准备

(1)在小肠镜检查前,向患者说明检查的目的和过程,消除患者心理的恐惧,争取患者在检查中做好配合工作。检查医生必须详细了解病史及其他有关资料。

(2)经口进镜的术前准备同胃镜检查,但最好适当应用导泻药物;经肛进镜的术前准备同肠镜检查。但由于小肠镜检查的时间较长且对患者产生一定痛苦,建议进行静脉麻醉。

(3)做碘过敏试验,以便需要时做造影检查。

(4)所有患者进行全程心电监护及氧饱和度监测。

(5)根据患者症状及其他检查结果,决定经口或经肛进镜方式,采用双人操作法。

(二)操作步骤

小肠镜分为推进式小肠镜、探条式小肠镜和导丝式小肠镜。目前常用的为双气囊推进式小肠镜和单气囊推进式小肠镜。以下介绍以上两种气囊推进式小肠镜的操作方法。

气囊推进式小肠镜的内镜操作系统由主机部分、内镜、外套管和气泵4部分组成,它开创性地利用气囊固定肠壁的作用,并与外套管的取直作用相结合,来克服机械推进显像方法在小肠所遇到的结襻和成角等困难。双气囊推进式小肠镜的内镜和外套管前端各安装有一个可充气、放气的气囊,而单气囊推进式小肠镜仅外套管前端有一个气囊,气囊连接于根据气囊壁压力不同而自动调整充气量的专用气泵。

1.双气囊推进式小肠镜

操作前先将外套管套在镜身上,当内镜前端部至十二指肠后,将镜前端气囊充气至(5.6 ± 2.0) kPa后气泵自动停止充气,使内镜头部固定且不易滑动,然后将未充气的外套管沿镜身滑至内镜155 cm处,随后将外套管气囊充气至(5.6 ± 2.0) kPa后自动停止充气;此时,两个气囊均已充气,内镜、外套管与肠襻已相对固定,缓慢拉直内镜和外套管;将内镜头端气囊放气至(-6.7 ± 2.0) kPa,将镜身缓慢向深部插入,再依次将镜前端部气囊充气,使其与肠壁间相对固定,并同时释放外套管气囊并沿镜身前滑。重复上述充气、放气、滑行外套管和钩拉等动作,即可使镜身缓慢、匀速地推进到小肠深部,完成整个操作过程。

双气囊推进式小肠镜通常需由2名医师(1名负责插镜、控制旋钮,另1名负责托镜和插送外套管)和1名护士(负责给药、观察患者和进行气泵操作)协同操作。在操作过程中可根据需要从活检孔道内注入30%泛影葡胺,以了解内镜位置、肠腔狭窄扩张情况和内镜距末端回肠的距离等。操作时如遇内镜盘曲、进镜困难时,除采用拉直内镜和套管的方法外,还可使用变换患者体位、手掌按压腹壁等辅助手段。仅在少部分患者中需完成全小肠检查;不强调1次小肠镜检查完成全小肠观察。必须行全小肠检查的患者可分别通过经口、经肛联合方式,并在第1次检查的最远端小肠黏膜下注射标记物,第2次检查时发现此标志即可确认完成全小肠检查;经口进镜的深度以回肠中下段为宜,经肛进镜的深度以空肠和回肠交界区为宜。即使应用联合方式,全小肠检查的完成率也只有40%~86%。两次检查可间隔数天至数月不等。

2.单气囊推进式小肠镜

单气囊推进式小肠镜是在双气囊推进式小肠镜的基础上加以改进,去掉镜端的气囊,仅保留外套管气囊,镜端的可曲度及视角范围明显增加。通过安装在外套管端气囊充气和镜端的钩拉交替固定肠腔,再反复推拉外套管和镜身,使其不断向前推进,完成对整个小肠的检查。单气囊推进式小肠镜与双气囊推进式小肠镜相比,其优势在于操作更加简便,仅一个气囊交替充放气,镜端灵活、视角大;操作人员可减少为2名,即1名医师控制旋钮和气泵遥控器,另1名医师插镜,明显提高了小肠镜的检查效率。

通过操作外套管前端的气囊以及控制内镜的前端角度,单气囊推进式小肠镜可顺利插入小肠深部。首先,将内镜插入管腔深部;外套管推进并向气囊充气;当气囊内部压力超过规定上限(8.2 kPa)时会发出警告音,5 s内强行放气。将内镜与外套管缓慢回拉,可将小肠缩短并将内镜插入至深部小肠。

结合X光透视判断检查进程,插入以同心圆方式进行,不同个体所形成的内镜行程是不同的。

三、临床应用

正常小肠黏膜在小肠镜下所见如天鹅绒的绒面,粉红色,有时可见数量不等的粟粒状淋巴滤泡。十二指肠、空肠黏膜表面突出大量密集绒毛,管径较大,环状皱襞粗而密集,局部血供丰富;回肠管径较小,黏膜环状皱襞细而稀疏,局部血供也相对较少。在病理情况下,绒毛出现异常是主要特征,绒毛不同程度的改变,对正常黏膜与异常黏膜、良性病变与恶性病变之间的鉴别诊断起到重要作用。

(一)小肠炎症性病变

小肠炎症性病变可分为感染性病变和非感染性病变,如某些细菌、病毒或真菌、寄生虫的感染,感染后吸收不良,或可见于克隆恩病、成人乳糜泻、嗜酸性胃肠炎、Whipple病等。

(1)非特异性小肠炎:凡不能用小肠先天性发育不良、特异性病原体感染、血管异常和良、恶性肿瘤等疾病解释的小肠炎症均称为非特异性小肠炎。内镜下表现:黏膜水肿,表面形成各种形态的糜烂灶,浅凹陷表面覆浅黄白苔;环形皱襞变粗;血管纹理模糊,黏液分泌亢进,光泽存在,绒毛变粗、变模糊。常见的原因包括服用非甾体消炎药物、病毒感染、不当饮食与应激等。也可形成非特异性溃疡,多发或单纯性,临床表现为小肠慢性出血、腹痛、腹泻等。回肠与空肠的比例为2:1。

(2)克隆恩病:一种原因不明的慢性炎症性疾病,可发生于口腔至肛门的任何部位,病变常呈节段性分布在消化道内,以回肠和右半结肠多见。主要表现为纵行溃疡、裂隙样溃疡、隆起性改变(铺路石样)、炎性息肉、肠腔变形、假憩室、狭窄和瘘道形成等,表现多样,在病灶处活检,若病理提示为肉芽肿性炎性改变则为主要诊断依据。

(3)肠结核:小肠结核中,末端回肠发病较空肠和十二指肠多见,分为溃疡型、增生型和混合型。内镜下表现多样,如散在的、大小不一的多发溃疡,多发炎性息肉,多发炎性憩室,溃疡瘢痕以及肠管偏侧或对称性狭窄,最终可导致肠梗阻。

(4)小肠吸收不良综合征:包括乳糜泻、热带口炎性腹泻和Whipple病等,多为小肠炎症引起,故以小肠炎性表现多见;少数黏膜充血不明显,黏膜苍白、皱襞低平;结合病理组织学检查是确诊本病的主要手段,小肠绒毛有不同程度的萎缩、变短,甚至消失。

(二)小肠血管源性病变

不明原因的消化道出血往往是小肠出血造成的,国外报道小肠出血以血管病变多见(70%~80%),如小肠血管海绵样病变、血管瘤、毛细血管扩张症等,病灶小且平时多无症状,更无法被X线钡餐及血管造影等发现。

小肠镜下小肠血管病变的表现与胃镜、肠镜下的表现基本一致,多见单发或多发的蓝紫色小隆起,或者黏膜毛细血管扩张伴血管畸形;偶尔发现病灶表面的新鲜渗血可确诊,检查同时可在内镜下予以金属夹夹闭以止血。

(三)小肠肿瘤

小肠肿瘤虽然仅占整个消化道肿瘤的一小部分,占胃肠道肿瘤的1%~3%,其中60%~70%是良性肿瘤,但其临床诊断难度最大。这与小肠结构特殊、肿瘤临床表现特征性不强、临床医师对本病的认知度不高,以及各种针对小肠疾病检查的手段存在缺陷等诸多因素有关。带气囊小肠镜是近年开展的小肠诊治新技术,通过经口或与经肛方式相结合可完成全小肠无盲区的检查,由于小肠镜对小肠黏膜的观察更直观、清晰,对可疑部位能反复观察,对可疑病变通过活检可获得病理组织学诊断,从而使小肠镜成为小肠肿瘤定位、定性诊断的最佳方法。

1. 良性肿瘤

小肠良性肿瘤常见的有小肠息肉和黏膜下肿瘤,与胃、结肠肿瘤相似:增生性息肉较小而无蒂;管状腺瘤常有蒂,色红呈桑葚状;绒毛状腺瘤体积大,呈分叶状。小肠腺瘤以单发隆起为主,好发部位依次为空肠、回肠和十二指肠。如发现多发性隆起伴口唇黏膜黑色素沉积者,应警惕 P-J(Peutz-Jeghers)综合征。回肠腺瘤与息肉样淋巴滤泡性增生在鉴别上有困难时,可通过染色观察表面腺管开口状态或活检后确定息肉性质,有条件的可以行内镜下治疗。

小肠黏膜下肿瘤包括平滑肌瘤、脂肪瘤、神经纤维瘤、淋巴管瘤等,黏膜表面完整,色泽与黏膜一致,病变表浅或者表面有溃疡者可通过活检确定,一般超声小肠镜检查可确定病灶大小、来源及性质。

2. 恶性肿瘤

小肠恶性肿瘤发病率低的主要原因与小肠蠕动、肠道内容物吸收、黏膜与致癌物质接触时间、肠内细菌数量和肠内 IgA 免疫系统的免疫防御功能有直接关系。小肠恶性肿瘤中以小肠癌最多见,其次是恶性淋巴瘤和平滑肌肉瘤。

小肠癌的形态诊断参照大肠癌的分类法,可分为隆起型、非狭窄型、管外发育型和轮状狭窄型。病变好发于空肠,空肠与回肠的比例为 2:1。以分化型腺癌为主,肠壁可见菜花样隆起,表面溃疡以出血居多,有时可见非溃疡性肠腔环形狭窄;腺瘤癌变呈环堤状增生,中央溃疡,表面不规则隆起。十二指肠乳头癌较为多见,占小肠癌的 45%~50%,常与腺瘤并存。表现为乳头部明显肿大,开口处糜烂、溃疡和肿瘤形成。

平滑肌肉瘤是肠道最常见的恶性软组织肿瘤,好发于回肠和空肠,十二指肠少见。内镜下表现为较大的黏膜下肿块,常大于 2 cm,并有增大倾向,表面常有溃疡形成,与非肿瘤性炎症有时难以鉴别,确诊需靠病理检查。

恶性淋巴管瘤多发生于回肠末端,其中发生于十二指肠的占 6.9%,以球部最多。内镜下分为隆起型、溃疡型和狭窄型。可表现为多发性溃疡及结节状隆起,狭窄呈偏侧性。

消化道类癌以直肠、回肠多见,依次为空肠和十二指肠。十二指肠类癌多发于十二指肠球部,降部少见。小肠类癌主要位于黏膜下层,病灶较小时不易发现,大的病变与黏膜下肿瘤难以鉴别,其生长缓慢,质硬。

四、并发症及其处理

小肠镜检查的并发症有以下几种。

(1) 大量注气造成术后腹胀、腹痛。

(2) 急性胰腺炎。

(3) 继发于麻醉操作及其他药物的并发症,如呼吸窘迫、支气管痉挛、吸入性肺炎,其总体发生率较低。

小肠镜检查过程中时间较长,易成襻;进镜时必须在明视野状态下进行,遵循"循腔而入"的操作原则,尽量使内镜在保持拉直状态下进行操作。外套管的推进或外拉应注意掌握好力度,推进时注意保持内镜相对固定状态。插镜阻力过大,易造成黏膜撕裂而出现并发症,所以在检查过程中,插镜要轻柔,尽量少充气,避免肠腔过度伸展;通过变换体位、手掌压腹等方法拉直镜身;当管腔过度弯曲且无法辨别位置时,在内镜打角度前给气囊充气并轻轻回拉外套管,减少在肠管内的弯曲而使内镜容易插入;插入外套管时感觉阻力较大,可能是由于黏膜嵌入外套管与内镜之间所致,应避免强行推进;避免在乳头附近给气囊充气,防止损伤乏特壶腹而引起术后胰腺炎。退镜时采用放松外套管气囊而在内镜气囊充气状态下缓慢退镜,吸尽小肠内的气体,减少检查后患者腹胀情况。需要活检时,因小肠壁较薄,不可太深,以免发生穿孔;疑为血管性病变,禁做活检。

第二十九节 慢性胰腺炎的内镜治疗

一、疾病概述

慢性胰腺炎(chronic pancreatitis,CP)是指由于各种不同原因所致的胰腺局部、节段性或弥散性的慢性进展性炎症,导致胰腺组织和(或)胰腺功能不可逆的损害。随着生活水平提高,我国慢性胰腺炎的发病率呈上升趋势。慢性胰腺炎的病理改变为胰腺实质的钙化、纤维化、胰管结石、狭窄和梗阻,也可并发胰腺假性囊肿。CP治疗有内科治疗、外科治疗。20世纪内镜技术的快速发展,内镜逆行胰胆管造影(ERCP)及内镜下括约肌切开术的广泛开展,为CP的诊治提供了新的技术和方法。内镜治疗具有微创性、恢复时间短、疗效确切、可根据病情反复操作,且患者痛苦少等优点,因此内镜治疗逐渐成为治疗CP的有效手段。慢性胰腺炎内镜治疗主要针对于胰管狭窄、胰管结石、胰腺假性囊肿和顽固性的腹痛进行治疗,内镜下治疗目的在于引流胰液、降低胰管内压、清除结石和缓解严重腹痛。目前慢性胰腺炎的内镜治疗主要方法有十二指肠乳头括约肌切开术(EST)、胰管括约肌切开术(EPS)、胰管探条或气囊扩张、鼻胰管引流(ENPD)、胰管支架置入、假性囊肿引流术和腹腔神经丛阻滞术。本章重点讲述慢性胰腺炎合并胰管梗阻和(或)结石的内镜治疗。胰管梗阻的内镜治疗方法有胰管括约肌切开术(EPS)、胰管扩张术、胰管支架置入术,目前EPS和胰管扩张术很少单独使用。胰管结石的内镜治疗方法有内镜下碎石、网篮取石、碎石后气囊取石等。

二、手术指征

1. 适应证

慢性胰腺炎合并胰管狭窄、慢性胰腺炎合并胰管结石者。

2. 禁忌证

有上消化道狭窄、梗阻,估计内镜不可能抵达十二指肠降段者,凝血机制明显障碍有出血倾向者,全身器官衰竭或心、肺功能不全等其他内镜禁忌证。

三、术前准备

1. 患者准备

(1)检查出血时间、凝血时间、凝血酶原时间、血小板计数、心电图、胸片等,老年患者需行肺功能或血气分析检查。

(2)阻塞性黄疸患者须常规用维生素 K_1 3~5 d。
(3)术前禁食 6 h 以上。
(4)术前用药,宜用安定、哌替啶、解痉灵肌内注射或静脉注射。

2.器械准备

(1)内镜:常采用侧视式十二指肠镜,如 Olympus 的 JF 及 TJF 系列产品,前视式胃镜适用于 Billroth Ⅱ式术后患者。
(2)切口刀:备用根据不同用途设计的有不同长度导丝和前端不同长度导管的切开刀。
(3)各类导丝及造影导管。
(4)造影剂:常用的有 60% 泛影葡胺、三代显等。
(5)取石器。
(6)胰管扩张探条及胰管扩张气囊。
(7)胰管支架及推送导管。

四、手术技巧

(1)插入十二指肠镜,寻找乳头及开口,胰管插管多选择垂直于十二指肠壁,或于 1~2 点钟位置进行。避免过度挤压乳头,以免乳头水肿影响插管。胰管插管困难多见于切开刀或导管未能顺应胰管轴向,此时可多次轻微改变方向和位置有利于插管。有时可回拉镜头,松弛向下或向两侧弯曲或降低器械抬举器,以顺应胰管轴的方向。

(2)插入胰管后常规行 ERCP 造影,以了解胰管狭窄情况(狭窄部位、长度)及胰管结石情况(结石大小、数目及是否合并胰管狭窄等)。

(3)选择性胰管括约肌切开术:胰管结石取出者必须行选择性胰管括约肌切开术,胰管显影后明确主胰管开口位置及主胰管的走行,切开刀插入十二指肠乳头开口,调整切开刀的方向,沿主胰管走行进一步插入 5~8 mm,到位后按常规内镜下十二指肠乳头括约肌切开术方法,行胰管括约肌切开术,切至帽状皱襞。

(4)为保证胰管结石取出或胰管支架置入的成功率。对胰管狭窄明显者,可先行气囊或探头扩张,然后再行取石或置入胰管支架。

(5)单纯性主胰管狭窄支架置入:①经主乳头插管造影后确定狭窄部位及长度;②置入导丝,越过狭窄段,顺导丝行狭窄处扩张,确定置入支架长度及外径大小;③胰管支架的选择,取决于狭窄严重程度、部位及近端胰管扩张情况,对胰头部狭窄伴胰管扩张者,宜先行乳头括约肌切开术再置入支架。狭窄近端扩张明显者,可置入较粗的支架(8.5 Fr、10.0 Fr);若近端胰管扩张不明显者,可选择外径为 5.0 Fr、7.0 Fr 支架。支架长度一般以支架远端超过狭窄部位 10 mm,近端暴露于十二指肠乳头少许为宜。在 X 线下及内镜直视下将胰管支架置入。确认支架在胰管及十二指肠乳头部位合适后,退出导丝及支架推送器,退出内镜,摄腹部平片以进一步确定支架部位。

(6)胰管结石取出术:采用取石网篮或气囊导管取出结石,如结石无法取出可考虑体外震波碎石或置入胰管支架。

五、术后处理

(1)卧床休息 1~2 d。
(2)术后禁食,术后 3 h、24 h 血淀粉酶正常后恢复饮食。

(3)术后 3 h、24 h 抽血查血淀粉酶及血常规,有升高者继续复查,直至恢复正常,并按急性胰腺炎处理。

(4)抑酸、补液治疗。

(5)预防性使用抗生素。

(6)注意观察有无发热、黄疸、腹痛等。

(7)胰管支架置入者 2~3 个月取出支架或更换支架。

六、并发症及处理

(1)急性胰腺炎:术后禁食,术后 3 h、24 h 抽血查血淀粉酶及血常规,有升高者继续复查,直至恢复正常,并按急性胰腺炎处理。

(2)出血:阻塞性黄疸患者须常规用维生素 K_1 3~5 d,术后禁食,予以抑酸、补液治疗。

(3)感染:术后预防性使用抗生素。

(4)支架移位:支架移位后患者常有腹痛,如有移位须经内镜方法取出,失败者则须手术治疗。

(5)支架阻塞:如支架出现阻塞,患者可有反复腹痛、胰腺炎等症状和体征。支架放置后应密切随访,若患者腹痛发作或 MRCP 显示支架上方主胰管扩张则提示支架阻塞,须取出或更换支架。

(6)胰管形态学变化:支架取出后大部分恢复正常。

第三十节 胰腺肿瘤的内镜治疗

一、概述

胰腺肿瘤主要包括胰腺癌、胰腺内分泌肿瘤、胰腺囊腺瘤及胰管内乳头状黏液瘤。胰腺癌已成为我国人口死亡的十大恶性肿瘤之一,它是消化系统常见的恶性肿瘤,五年生存率不到 4%,平均生存期为 4~6 个月,早期多无特征性表现,一旦确诊,多为晚期或已发生转移。

近 10 年来,胰腺癌尤其是青年胰腺癌患者有明显增加的趋势,而且恶性度更高,预后更差。就胰腺癌的发生部位而言,仍以胰头部位最多见,约占 70%,胰体次之,胰尾部更次之,有的头体尾部均有,属于弥散性病变或多中心性病变。

胰腺内分泌肿瘤(IPMT)是一类在临床、生化及病理等方面具有相对特异表现的肿瘤。因为不同肿瘤分泌的激素不同,会造成复杂多变的征象。根据是否分泌激素而将其分为功能性和无功能性两大类,国外报道 64%~85% 为功能性肿瘤。这些肿瘤有一定的共性,体现在以下几个方面:①起源于胰小管的多能干细胞;②均产生铬粒素、突触素、神经元特异性烯醇化酶等;③一般肿瘤小,与周围组织分界清楚;④恶性程度较低,生长缓慢;⑤可以是多发性内分泌腺瘤病 I 型的组成部分。

胰腺囊腺瘤主要起源于胰腺腺管腺泡上皮,是一种相对少见的胰腺肿瘤,主要见于 50~60 岁的女性患者,发展相对缓慢。根据病理可以分为浆液性囊腺瘤和黏液性囊腺瘤。后者预后更差,可以继发癌变。

胰管内乳头状黏液瘤是指胰管内分泌黏蛋白的上皮细胞乳头状增生而形成的一类胰腺肿瘤,伴或不伴有过度黏蛋白的产生,这种胰管上皮细胞具有向胃肠和神经内分泌细胞分化的潜能,它们也有一些特点:①肿瘤产生大量黏液,滞留于胰管内;②十二指肠乳头开口扩大,见黏液流出;③转移浸润少;④肿瘤主要位于主胰管内;⑤肿瘤切除率高,预后好。

胰腺肿瘤临床表现主要如下:①上腹部胀痛是胰腺癌最常见的首发症状。肿瘤常致胰管或胆管梗阻,尽管尚未引起黄疸,但胆汁排泄不畅,胆道内压力升高,胆管及胆囊均有不同程度的扩张,患者可觉腹部不适及隐痛或胀痛。以往强调胰头癌的典型症状是无痛性黄疸,实际上无痛性黄疸作为首发症状仅出现在10%~30%的胰腺癌患者中。腹痛在胰头癌患者中是很常见的症状,很多胰体尾部癌,腹痛发生率更高,且可由于累及腹腔神经丛而呈现显著的上腹痛和腰背痛,这种症状的出现,常提示病变已进入晚期;②食欲减退和消瘦也是胰腺肿瘤的常见表现。肿瘤常使胰液及胆汁排泄受阻,因而影响患者的食欲,且有消化吸收不良,致体重明显减轻。③梗阻性黄疸是胰头肿瘤的突出表现。肿瘤部位若靠近壶腹周围,黄疸可较早出现。黄疸常呈持续且进行性加深,大便色泽变淡,甚至呈陶土色。皮肤黄染呈棕色或古铜色,伴有皮肤瘙痒,此时可有无痛性胆囊肿大。④晚期胰腺癌者可出现上腹固定的肿块,腹腔积液征阳性。进一步可有恶病质及肝、肺或骨骼转移等表现。⑤胰腺内分泌肿瘤可以表现相应激素相关的症状。

胰腺肿瘤的诊断:除注意上述临床表现外,可选用下列辅助诊断措施:癌胚抗原(CEA)测定,约70%胰腺癌患者可升高,但也无特异性;CA19-9被认为是诊断胰腺癌的指标;B超可见到胰腺低回声的肿瘤,间接的所见如扩张的胰管、胆管等;超声内镜因超声探头仅隔胃、十二指肠壁对胰腺体尾和头部扫描,不受胃肠道气体干扰,所以可清晰地描出胰内结构,发现早期病变;胰管内超声对胰管内乳头状瘤有更好的诊断价值;胰腺CT可以了解占位病变部位、大小、周边情况及与血管的关系等;MRI可显示胰腺轮廓异常,根据T_1加权像的信号高低,可以判断早期局部侵犯和转移,对判断胰腺癌是否存在局限在胰腺内的小胰癌以及有无胰周扩散和血管侵犯方面优于CT扫描;内镜逆行胰胆管造影(ERCP)能同时显示胰管、胆管和壶腹部,对不明原因的阻塞性黄疸很有价值,此外还能直接观察十二指肠乳头,并收集胰液做细胞学检查。胰腺癌的ERCP影像所见为:主胰管不规则性狭窄、梗阻,其末端呈鼠尾状截断影;主胰管侧支破坏、断裂、稀疏和移位;造影剂外溢入肿瘤区;胆总管可有包绕狭窄和梗阻表现,如同时有胰管的狭窄和梗阻,则呈"双管征"。胃肠钡餐检查可以发现在胰头癌晚期可有十二指肠圈扩大或十二指肠呈反"3"形改变。细胞学检查是确诊的方法之一,目前多主张术前在B超、CT或超声内镜引导下细针穿刺抽吸胰腺肿块做细胞学检查,对胰腺癌有很高的诊断价值,是一种简单、安全而有效的方法。

胰腺肿瘤的治疗包括外科手术治疗、放疗、化疗和中医等治疗,因为胰腺肿瘤最常见为胰腺癌。而胰腺癌发现时多数已是晚期,根治性手术切除率不到30%,因此外科治疗受到很大局限。而中晚期胰腺癌患者的逐渐加重的黄疸、顽固性的疼痛成为影响患者生命和生存质量的重要原因。随着治疗技术上的进步,内镜是解除黄疸、治疗患者顽固性疼痛,甚至消除胰腺局部病灶的有效方法,因此内镜治疗成为中晚期胰腺癌患者治疗的重要方法。胰腺肿瘤的内镜治疗包括胆管支架置放、胰管支架置放、十二指肠支架置放、超声内镜引导下注射治疗、超声内镜引导下放射粒子置放、超声内镜引导下腹腔神经节阻滞术(endoscopic ultrasonography guided celiac plexus neurolysis,EUS CPN)、超声内镜引导下光动力学治疗、超声内镜引导下射频消融术等。

二、术前准备

（1）患者准备：术前常规检查胸片、心电图、血压、血糖、凝血功能和肝肾功能，对上述异常者尽可能给予纠正。向患者及其家属交代治疗方法、预期效果和可能的并发症等问题。并签署知情同意书。术前患者需禁食 12 h 以上。

（2）器械准备：内镜下胆胰管支架置放需准备十二指肠镜、支架和 ERCP 相关附件。超声内镜下治疗者需准备带多普勒功能的超声穿刺内镜、相关治疗所需附件、治疗性药物等。

（3）术前用药：术前患者需服用去泡剂。最好在静脉麻醉状态下进行操作，麻醉前交代麻醉可能出现的并发症和风险，须签署麻醉同意书。建议行气管插管，使用 M 受体阻滞剂以减少呼吸道的分泌物。同时抑制胃肠蠕动，便于内镜操作。

三、手术技巧

（1）胆道（胰管）支架置放术：经十二指肠镜找到十二指肠乳头后，拉直镜身，从活检孔插入切开刀或造影导管至胆管（或胰管），置入导丝至胆管（或胰管），造影确定病变部位，以便确定置放支架长度和大小。将合适大小长度的支架在支架推送管的帮助下，循导丝置入胆管（或胰管），观察支架引流效果。

（2）超声内镜引导下腹腔神经节阻滞术：超声内镜进入胃底区域后，大致观察胃壁情况，了解有无局部静脉曲张后，开启超声系统，水囊注水，对准胃后壁探查，发现腹主动脉后，找到腹主动脉第一分支，用多普勒显示血流，确定为血管声像图后，经内镜活检孔插入注射针，将注射针连同针芯准确刺入定位处（腹腔动脉与腹主动脉交界处），回抽无血，生理盐水 2 mL，冲洗针道，先在确定为腹腔动脉腹主动脉根部注射 0.25% 布比卡因 4 mL，轻微转动镜身，再于腹主动脉腹腔动脉交叉处右侧和左侧注射无水乙醇各 8～10 mL，注射过程中注射针始终处于超声内镜的监控下。注射完毕，见到注射处回声增强，检查局部有无出血。

（3）超声内镜引导放射粒子置放：采用穿刺超声内镜，先用实时扇形超声测量瘤体最大直径，对病灶进行多切面扫查，全面了解肿瘤的位置、形态、大小及肿瘤与周围血管、组织的关系。选择最佳穿刺点和穿刺途径，同时采用彩色多普勒技术使针道避开胰腺内血管、胰管和周围重要器官。采用 19 G 超声穿刺针完成穿刺。针尖先到达瘤体远端距边缘 0.5 cm 处置入第 1 颗粒子，然后针尖每退 1.0 cm 置入 1 颗粒子，直至瘤体近端边缘 0.5 cm 处。更换针道后依前法继续置入，平均每个针道置入 3～4 颗粒子。

（4）超声内镜引导注射治疗：用超声内镜在胃或十二指肠内找到病变部位，确定穿刺点，经内镜活检孔插入注射针，将注射针连同针芯准确刺入病变处。拔出针芯，注射无水乙醇、抗癌基因或免疫性药物等液体。

（5）超声内镜引导射频治疗：用超声内镜找到病变部位，确定穿刺点，经内镜活检孔插入射频用注射针（19 G 改良的 GIP 穿刺针，除远端部分外，都是绝缘的）。用 500 kHz 射频电极、RF 发生器进行射频治疗。

（6）超声内镜引导下光动力疗法：首先在体内注射光敏剂，全身避光。超声内镜引导下将 19 G 超声穿刺针插至病灶，拔出针芯，将小号石英导光纤维经针芯插入，接激光发生器，将激光导入组织内激发光敏剂。

四、术后处理

(1)观察生命体征:检测血压、脉搏、呼吸、神志及腹部体征等。
(2)禁食 24 h,检查血常规和术后 3 h,24 h 血淀粉酶。
(3)内镜治疗后需要常规应用抗生素及抑酸剂。进行胰管操作者可以使用生长抑素类药物以防止或减轻术后胰腺炎的发作。
(4)术后腹胀明显者,多为肠积气所致,可用大黄通便。
(5)出现并发症时对症处理。

五、并发症预防及处理

(1)感染:十二指肠镜下和超声内镜引导的治疗,均可能发生感染,多为肠源性细菌的感染,因此可在术后立即使用针对革兰氏阴性菌为主的抗生素预防感染,感染一旦发生,应积极加强抗感染治疗。

(2)穿孔:内镜操作可以出现上消化道的穿孔,发生率多在 1‰ 以下。如腹腔穿孔,可出现腹膜炎体征及膈下游离气体;如腹膜后穿孔,可出现皮下积气,X 线检查可以出现肾影等。因此操作应轻柔,乳头切开时避免切口过大,射频治疗不应过度等。小的腹腔穿孔可以使用金属夹夹闭创面,置放胃管持续负压引流 3~7 d,创面愈合。大的腹腔穿孔需要手术治疗。腹膜后穿孔发生,应积极抗感染,乳头部小穿孔可以放置胆管、胰管和胃肠引流管,加强肠外营养,1 周多可闭合,否则行手术治疗。

(3)胰腺炎:在胰腺内穿刺和在胰管内置放支架等均可导致术后胰腺炎,故应在术后检查血淀粉酶,观察腹部体征。对可能发生胰腺炎的患者,术后可以立即给予生长抑素类药物、胰酶抑制剂等预防。发生胰腺炎后按胰腺炎进行处理。

(4)出血:损伤基部小血管可能继发出血,超声穿刺内镜多有多普勒功能,因此需分辨血管所在部位,避免在血管上进行穿刺。通常出血量少,多能自行止血。如内科保守治疗无效者,发生在消化道管壁的出血可在内镜下止血;发生在管壁外的出血需考虑外科或血管介入止血治疗。

(5)其他:内镜操作后,常出现肠内气体集聚,诱发腹胀、腹痛,因此内镜操作时尽量少注气,退镜时尽量吸引胃肠内气体,术后腹胀明显者可以使用大黄通便。胰腺癌的超声内镜引导下的治疗特别是放射性粒子置放可能诱发胰瘘、乳糜瘘、消化道应急性溃疡出血;腹腔神经节阻滞术 20%~40% 的患者可能出现腹泻、低血压,主要是腹腔神经节毁损造成的结果。需给予对症处理。胰管及胆管支架移位或脱出者需要更换支架。

第四章 乳腺外科疾病

第一节 乳腺增生性疾病

乳腺增生症是女性最常见乳房疾病,在专科门诊就诊的乳腺疾病患者中,乳腺增生症占80%以上,是明显影响女性健康的疾病。但是,目前关于乳腺增生症的诊断、治疗和监测还存在很多未解决的问题,相关研究滞后的矛盾突出。诸如,①在我国该病的发病率如此之高,而病因尚不十分明确。与节育、生育、哺乳等的关系不清楚,相关女性激素变化情况缺乏大规模流行病学调查。②临床诊断标准不明确。临床表现为一组以乳房疼痛、乳腺张力增高、乳腺局限性增厚、结节等改变为主的综合征,但发病年龄跨度很大,不同年龄组的发病原因和发病特点有无区别不清楚。③相应的临床病理过程研究较少。在病理学上该病有多种相关的组织形态学改变,临床症状、体征与这些组织形态学改变的相对应关系不清楚。④缺少辅助检查的诊断标准。如 X 线、超声等常规检查的特征性表现及其临床意义尚未达到共识。⑤已有明确的资料表明乳腺增生症,上皮不典型增生属癌前病变,与部分乳腺癌发生相关,对其发生癌变的特点和规律认识不清,缺少大规模的研究。目前临床上缺乏监测疾病进展的有效方法,可能造成患者的心理恐慌。⑥针对该病的治疗方法很多,没有明确的治疗指导方案和治愈标准,治疗方法及疗效判断缺乏共识。临床上同时存在重视不够和治疗过度情况。⑦2003 年 WHO 关于乳腺肿瘤组织学分类中对乳腺增生症的分类有明显的变化,如何用以指导临床诊断、治疗和监测尚无完善的方法。在我国综合医院中,乳腺疾病属于外科诊疗范围,但乳腺增生症绝大多数患者不需要外科手术治疗,面对如此大量的患者,哪些患者需要临床干预,哪些患者可能存在癌变风险需要密切随访等尚不明确,是造成该病诊疗无序的原因。有鉴于此,本病应该引起临床医生的高度重视,开展相应基础和临床研究,并适时制定出适合我国患者情况的相关标准和规范。

一、病因和病理生理

正常妇女乳腺的发育及变化受性激素调节,其腺体和间质随女性周期(月经周期)的性激素变化而重复增生和复旧过程。在卵泡期,雌激素作用使乳腺腺体的末端导管和腺泡上皮细胞增生,DNA 合成及有丝分裂增加,间质细胞增生、水分潴留;在黄体期,雌激素和孕激素共同作用,促进正常腺小叶中导管、腺泡结构生成,同时孕激素调节和拮抗部分雌激素的作用,抑制细胞的有丝分裂、减轻间质反应,通过抵消醛固酮在远端肾单位的作用,促进肾脏的水、盐排出;黄体期末,腺泡上皮细胞高度分化,在基础水平催乳素的作用下,腺小叶可生成和分泌小量液体;在月经期,由于下丘脑—垂体卵巢轴的反馈抑制作用,性激素分泌降低,伴随着月经期开始,乳腺导管—腺泡结构由于失去激素支持而复旧。如此循环往复,维持着乳腺的正常结构和功能。

国外已有临床研究显示,在育龄妇女各种原因引起的卵巢分泌功能失调,导致在月经周期中雌激素占优势,孕激素绝对或相对不足,或黄体期缩短,乳腺组织长期处于雌激素优势的作用,使之过度增生和复旧过程不完全,造成乳腺正常结构紊乱即导致本病发生。患者可在卵泡期血浆雌二醇含量明显高于正常,在黄体期血浆孕酮浓度降低,雌激素正常或增高而黄体期孕酮浓度低于正常,可减低至正常的 1/3 或出现黄体期缩短。部分患者可伴有月经紊乱或既往曾患有卵巢、子宫疾病。有临床研究亦证实本病症状明显时确有女性内分泌激素不平衡,雌激素优势明显、孕激素相对不足或黄体期缩短等,临床常见表现为月经紊乱、不规则或月经期缩短等。但尚缺乏大样本或随机对照研究证实。在绝经期后,卵巢分泌激素锐减,乳腺小叶腺泡结构萎缩,代之以脂肪和结缔组织,仅较大的导管保留。此时患者的雌激素可来源于脂肪组织、肝脏、肌肉和大量再生器官的组织,将卵巢和肾上腺上皮细胞生成的雄烯二醇转化为雌醇。另外,绝经后应用雌激素替代治疗亦是导致本病的原因之一,而因缺乏孕激素的协调作用,易导致乳腺导管上皮细胞增生。

二、临床表现

患者多为育龄女性,以 30~40 岁发病率较高。初期病变可表现在一个乳房,仅乳房外上象限受累,但常发展成多灶性,半数以上为双侧同时发病。其自然病史较长,一般为数月至数年以上。主要表现为乳房疼痛、压痛,腺体局限性增厚或形成包块。40%~60%伴有月经不规则、经期提前、痛经、月经过多或有卵巢囊肿。

(一)乳房疼痛

乳房疼痛多为胀痛或针刺样痛,重者可向腋下及患侧上肢放射,影响工作和生活。早期乳房疼痛是由于结缔组织水肿和分泌物潴留,增加了末端导管和腺泡的压力,刺激神经所致。在进展期,因乳腺小叶增生、囊肿形成及纤维化和硬化性病变挤压神经,在纤维囊性变周围炎性细胞反应刺激神经可产生针刺样疼痛,或因肥大细胞释放组胺等引起疼痛。同时乳房的敏感性增强,触摸、压迫等均可加重疼痛。病变后期疼痛的规律性消失。有 10%~15% 的患者,尽管临床和乳腺 X 线片、B 超检查等证实有乳腺囊性增生病,但很少或无乳房疼痛,仅以乳房包块就诊,其原因尚不清楚。

(二)乳房包块

乳房包块可限于一侧或为双侧,常呈多发性。早期外上象限最常受累,主要表现为乳腺组织增厚,触诊乳腺腺体可呈条索状、斑片状、结节状或团块状等不同改变。部分患者乳房张力增加,整个或部分腺体呈大盘片状,腺体边缘清楚、表面呈细颗粒状或触之厚韧,压痛明显。在月经期后可伴随乳房疼痛的缓解而乳房包块缩小或消失。在进展期乳房可扪及边界不清的条索状或斑片状增厚腺体,部分呈弥散性结节状,大小不一,质韧可推动,与深部和皮肤无粘连。部分出现斑块状或囊性肿块,与乳腺组织无明显界线,而不易与乳腺癌或其他病理性肿块鉴别。

(三)乳头溢液

部分乳腺囊性增生者有乳头溢液,多为双侧多个乳腺导管溢液,溢液可为水样、黄色浆液样、乳样或呈混浊状,需与乳腺癌或乳腺导管内乳头状瘤所致的乳头溢液鉴别。后两者多表现为一侧乳腺单个乳管溢液,可伴有乳房包块。乳管镜检查、选择性乳腺导管造影和溢液脱落细胞学检查有助于鉴别诊断。

绝经期后乳腺腺体萎缩,逐渐被脂肪组织所代替,多数患者的症状、体征缓解。但部分患者原有的乳腺导管扩张、囊肿和上皮增生等变化未能消失。临床上,40%~80%的绝经期后患者因乳腺导管扩张、囊肿、包块或疼痛就诊,此时乳腺导管内,上皮细胞增生和不典型增生的比例增加。

三、诊断

乳腺增生症的临床诊断尚不统一,虽然国内不同的学术组织曾制定过各种诊断标准,但缺乏广泛认同性和可操作性。目前,临床上一般将女性有明显乳房疼痛、乳房团块样增厚或伴有多导管乳头溢液者诊断为乳腺增生症。

辅助检查是进一步明确诊断的手段,乳腺影像学诊断方法均可用于乳腺增生病的诊断,常用的乳腺影像检查方法包括彩色超声检查、乳腺X线钼靶摄片和选择性乳腺导管造影X线检查,对有乳头溢液者还可进行纤维乳管镜检查。乳腺增生病影像学等辅助诊断的目的包括:①明确病灶部位、性质和数量,为进一步检查和治疗做指示或参照;②评价治疗效果;③排除乳腺癌。

乳腺超声检查通过显示增生病变区和其他部分的声像差异了解乳房内部变化,尤其对囊性病灶可清楚显示是其独特的优点。为了能够较好显示乳腺不同层次尤其是乳腺腺体内的细微变化,应使用超高频超声仪检查乳腺疾病。乳腺X线钼靶摄片通过对比乳腺组织局部密度和形态改变进行诊断,尤其便于显示乳腺内的微小钙化,但对致密型乳腺X线钼靶摄片的对比性较差。对有乳头溢液者,选择性乳腺导管造影X线检查和乳管镜检查常可做出病因诊断。选择性乳腺导管造影X线检查可显示单个乳腺导管树状结构改变以及导管周围情况,而乳管镜检查可直观检测乳腺导管内的真实情况。既往多用于单个导管的乳头溢液者的检查,但对乳腺增生症有多个导管溢液者乳管造影和乳管镜检查亦有一定诊断价值。其他乳腺辅助检查方法用于乳腺增生症的诊断意义尚不明确。因此,可以根据不同目的选择不同的辅助检查方法。通过不同诊断方法的联合检查综合分析,有利于明确病变的性质及程度,选择治疗和确定需要活检的患者。对乳腺增生症病理形态学诊断仍然是临床诊断的金标准。鉴于目前对乳腺增生症临床表现、影像改变与病理形态学的联系缺乏足够的认识,推荐扩大活检范围,开展相关临床研究,进一步提高对本病的认识和诊断水平。

四、治疗

(一)药物治疗

基于前述认识,临床上应针对不同情况对乳腺增生病患者给予有针对性的积极治疗,并密切监测随访,以预防和早期发现乳腺癌。常用药物包括以下几类。

1.激素类药物

(1)他莫昔芬:具有雌激素样活性,作为雌二醇的竞争剂竞争靶细胞的雌激素受体,从而使雌激素对靶细胞失去作用,而不影响血浆雌激素水平。实验观察发现对乳腺不典型增生细胞生长有抑制作用。临床上应用他莫昔芬对缓解乳腺增生病的症状较其他药物更显著。但因其对子宫等有雌激素受体的器官、组织均有影响,可引起月经紊乱和阴道分泌物增多,应在医生的指导和观察下使用。常用剂量为10 mg,每日2次。

(2)溴隐亭:是半合成的麦角生物碱衍生物,有多巴胺活性。作用于下丘脑,增加催乳素抑制激素的分泌,抑制催乳素的合成和释放,并可直接作用于垂体前叶,解除催乳素对促性腺激素的作用而促使黄体生成激素的周期性释放等,故有人将其用于治疗乳腺增生病。但本药不良反应较大,常引起恶心、呕吐等胃肠道症状,严重者可发生体位性低血压。需用时应在专科医生指导下用药。不推荐作为一线治疗药物。

(3)雄性激素:既往有利用其对抗雌激素、抑制卵巢功能的作用治疗本病。口服有甲基睾酮,肌内注射有丙酸睾酮。但长期使用可引起女性内分泌紊乱、女性男性化和肝功能损害。因此不推荐该类药物用于治疗乳腺增生病。

2. 中药类

用于治疗本病的中药成药包括功效为调节冲任、舒肝解郁、活血化瘀、软坚散结、疏经通络、散结止痛等作用的药物。根据患者具体情况选择使用可有一定疗效。

3. 维生素类

维生素 A、维生素 B、维生素 C、维生素 E 能保护肝脏及改善肝功能,从而改善雌激素的代谢。另外,维 A 酸是上皮细胞的生长和分化的诱导剂,试验研究证实对预防乳腺癌发生有一定作用。维生素 E 可防止重要细胞成分过氧化,防止毒性氧化产物生成,对维持上皮细胞的正常功能起重要作用。目前维生素类常用作乳腺增生病治疗的辅助药物。

4. 其他药物

(1)天冬素片:原由鲜天冬中分析提取,后经人工合成,有效成分为天冬酰胺,临床验证对部分乳腺增生病有治疗作用。常用剂量:0.25 g,每日 2 次。

(2)碘制剂类:其作用是刺激垂体前叶,产生黄体生成激素以促进卵巢滤泡囊黄体素化,调节和降低雌激素水平。常用药物为 10% 碘化钾 10 mL,每日 3 次,对乳房疼痛有较好疗效,但对口腔有刺激作用。

(二)手术治疗

目前根据治疗目的的不同,有三种手术。

1. 空芯针活检术

如前所述,乳腺增生病导管上皮经一般性增生、不典型增生癌变是乳腺癌发生的原因之一。虽然本病实际癌变率不高,但因临床上不能根据症状和体征确定不典型增生和早期癌变,为了进一步提高对本病的认识,提高乳腺不典型增生和早期癌变的诊断,应注重空芯针活检诊断。已有研究证实,乳腺增生病局限性增厚不随月经周期改变,同时经系统药物治疗不能改善者,40 岁以上出现乳腺增生病症状者,有乳腺癌家族史等易感因素者,辅助检查发现可疑病灶者等情况均是乳腺不典型增生和癌变的高危因素。对这些患者应行影像检查引导下的空芯针活检。空芯针活检方便、快捷,在超声或 X 线引导下空芯针活检对微小病灶诊断的准确性可明显提高。

2. 包块切除术

对乳腺增生病有一般药物治疗无效或经治疗其他增生性病变已改善而有孤立的乳腺肿块不消失者,合并有单个乳腺导管的乳头溢液不能除外其他疾病者,更年期以后又出现症状和体征的单个病灶,超声或 X 线检查有瘤样病灶或不能除外癌变者应予病变区手术切除。对孤立性病灶的手术切除和病理检查有助于简化治疗程序,减少对早期乳腺癌的漏诊和误诊。

3. 乳房切除术

对活检证实有多灶性Ⅱ级以上不典型增生者,伴有乳腺导管内乳头状瘤病者和发病早、症状明显、药物治疗效果欠佳,同时证实有乳腺癌易感基因(BRCA1/2)突变者应行乳房切除术。

目前,乳房切除术是预防此类高危癌前病变的有效方法。经腋窝入路行腔镜皮下乳腺切除加一期假体植入术可在切除病灶的同时,恢复女性乳房完美形态,且胸部无切口。对于治疗乳腺癌前病变是一种较好选择。

(三)随访观察

对乳腺增生患者,尤其是有高危因素的患者,在积极治疗的同时应注重长期随访、定期复查。观察研究疾病复发和病情进展的原因。制定实用有效的方法监测病情变化,警惕乳腺癌发生。

第二节 哺乳期乳腺炎

乳腺炎症性疾病可是一种局部病变,也可是全身疾病的一种局部表现,常见的急性炎症较易诊断,某些少见炎症与炎性乳腺癌表现相似,表现为一种无痛的硬性肿块,有时容易造成误诊。哺乳期乳腺炎较为常见,本节做重点介绍。

一、流行病学

哺乳期乳腺炎是由细菌感染所致的急性乳房炎症,常在短期内形成脓肿,多由金葡球菌或链球菌从乳头破口或皲裂处侵入,也可直接侵入引起感染。多见于产后2~6周及6个月后的婴儿萌牙期,尤其是初产妇更为多见,故又称产褥期乳腺炎。75%产后开始哺乳,大约50%及25%哺乳时间达6个月和12个月,哺乳时间达6个月的哺乳期乳腺炎的发生概率为15%~20%,其中53%发生在产后4周。国内报告发现初产妇的乳腺炎发生概率比经产妇高1倍,哺乳期1个月内多见(32%),2.9%~15%哺乳期乳腺炎患者进展为乳腺脓肿。乳腺炎可能与乳头损伤、乳汁淤积、患者身体虚弱等有关。

二、病因

1.致病菌

GoodmanMA等人报道哺乳期乳腺炎的致病菌主要是金黄色葡萄球菌,其中仅有50%对青霉素敏感,而耐青霉素类金黄色葡萄球菌与乳腺脓肿有关。致病菌侵入主要有以下两种途径。

(1)通过乳头破损或皲裂处侵入。婴儿吮吸乳头可能会导致乳头的皲裂、糜烂或细小溃疡,致病菌可经此侵入乳腺实质,形成感染病灶。

(2)通过乳腺导管开口,上行到该导管附属的乳腺小叶区段,感染早期可能局限在该乳腺小叶区段,随着疾病进展扩散到邻近的乳腺小叶区段。

2.乳汁淤积

乳头的内陷、皲裂,导管的先天性不通畅,产妇授乳经验不足等,使乳汁未能充分排空。乳汁是细菌理想的培养基,乳汁淤积为细菌的繁殖创造条件;哺乳期乳房实质较疏松,乳汁淤积致使管腔扩张,管内压力过大,细菌容易扩散至乳腺实质内形成乳腺炎。

3. 患者机体免疫力下降

产后机体免疫力下降为感染创造了条件，免疫力良好者，病变可以停留在轻度炎症或蜂窝织炎期，可以自行吸收；免疫力差者，易致感染扩散，形成脓肿，甚至脓毒血症。

三、临床表现

大部分患者有乳头损伤、皲裂或积乳等病史。早期表现为患侧乳房胀满、疼痛，哺乳时更甚，乳汁分泌不畅，局部可出现红、肿、热、痛，或伴有痛性乳房肿块，可伴有发热、寒战、全身无力等不适，血白细胞增高等。感染严重者，炎性肿块继续增大，可有波动感，并可出现腋下淋巴结肿大、疼痛和压痛。不同部位的脓肿表现也不尽相同。浅表的脓肿常可穿破皮肤，形成溃烂或乳汁自创口处溢出而形成乳漏。深部的脓肿常无波动感，脓肿可深入到乳房后疏松结缔组织中，可穿向乳房和胸大肌间的脂肪，形成乳房后位脓肿，严重者可发生脓毒败血症。未给予引流的脓肿可以进入不同的腺叶间，穿破叶间结缔组织间隙，形成哑铃状脓肿或多发性脓肿。乳腺大导管受累者，可出现脓性乳汁或乳瘘。超声检查有液平段，穿刺抽出脓液。

经过抗生素治疗的患者，局部症状可被掩盖，或仅有乳房肿块而无典型的炎症表现。而乳腺脓肿好发于以下两个阶段：产后哺乳的第一个月，原因是哺乳经验不足，乳头经常被婴儿吮伤或乳头未能充分保持清洁，85%的哺乳期乳腺脓肿发生在这一时期；断奶期，这个时期乳房大部分胀满乳汁，而哺乳6个月后婴儿长出牙齿增加乳头损伤的概率。

四、诊断

哺乳期乳腺炎的诊断主要靠临床表现，产后哺乳的女性如出现患侧乳房胀痛、压痛，局部红、肿、热、痛，或伴有可扪及痛性肿块，伴有不同程度的发热、乏力、头痛等全身性炎症反应表现，不难做出诊断。有波动的炎性肿块，用针刺获得脓性液体，即可明确诊断。超声检查对乳房炎性肿块及脓肿形成的诊断很有价值，且具有定位作用。

哺乳期乳腺炎的病理改变为软组织急性化脓性炎症。化脓性乳腺炎早期切面界限不清楚，暗红、灰白相间，质地软，有炎性渗出物或脓性液体流出，晚期可形成界限相对清楚的脓肿。

病变早期乳腺小叶结构存在，乳腺及导管内有乳汁淤积，大量中性粒细胞浸润，此时病变范围一般较局限，及时治疗后炎症消退，一般不留痕迹。病变发展，局部组织坏死，形成大小不一的化脓灶，并液化，乳腺小叶结构破坏，如果病变继续发展，小脓肿互相融合，形成乳腺脓肿。随着炎症的局限，组织细胞聚集，成纤维细胞及新生血管增生，最后形成纤维瘢痕。

五、鉴别诊断

1. 乳房内积乳性脓肿

乳房内积乳性脓肿也多发生在哺乳期的妇女，表现为局部疼痛与肿块，但无局部红、肿、搏动性疼痛，也无发热、血白细胞增高等全身表现，镜下乳腺导管扩张、积乳，伴有炎性细胞浸润，而乳腺结构破坏不明显或比较局限。

2. 乳房皮肤丹毒

乳房皮肤丹毒比较少见，有局部皮肤的红、肿、热、痛，但病变沿浅表淋巴管分布，界限较清楚，疼痛较轻，而全身毒血症表现较为明显，乳房内一般无疼痛性肿块。

3. 炎性乳癌

炎性乳癌也好发于妊娠或哺乳期女性，而且两者有相似的临床表现，如两者均有乳房的红、肿、热、痛等炎症表现,但急性化脓性乳腺炎的乳腺实质内肿块明显,皮肤红肿相对较局限,皮肤颜色为鲜红。而炎性乳癌时皮肤改变广泛,往往累及整个乳房,其颜色为暗红或紫红色。显微镜下,炎症处乳腺导管上皮细胞增生、变性,会出现一定程度的不规则性,但与乳腺癌的肿瘤性导管还是容易鉴别。

4.浆细胞性乳腺炎

急性期病变乳房局部也出现红、肿、热、痛,全身体温升高,腋窝淋巴结肿大、疼痛等症状。显微镜下,浆细胞性乳腺炎以淋巴细胞、浆细胞的浸润为主,一般不形成化脓性病灶。但有一部分浆细胞性乳腺炎患者可同时合并细菌性感染,造成乳房的蜂窝组织炎及脓毒血症,全身症状较明显。

六、治疗

治疗原则为控制感染和排空乳汁。但早期蜂窝织炎和脓肿形成的治疗是不同的,早期蜂窝织炎不宜手术治疗,脓肿形成后如果仅行抗菌治疗可导致更多的乳腺组织破坏。

1.早期蜂窝织炎阶段的治疗

呈蜂窝织炎表现而未形成乳腺脓肿之前,用抗菌药可获得良好的效果。主要致病菌为金黄色葡萄球菌,可尽早用合理的抗菌药而不必等细菌培养结果。

如果青霉素或红霉素治疗无效时,可能要用耐青霉素酶的氟氯西林(500 mg,口服,每日4次)或头孢类抗生素治疗。如果病情不能改善,应行乳腺超声检查证明有无乳腺脓肿形成。如果经抗菌治疗后乳腺肿块无改善和反复穿刺证明无脓肿形成,根据24 h后细菌培养结果选择合理的抗菌药继续治疗。经抗菌药治疗后可控制感染的不需要进一步治疗。

部分抗菌药可分泌至乳汁,四环素类、氨基糖苷类、磺胺类抗生素、甲硝唑等对婴儿有不良影响,尽量避免使用这些抗菌药;而青霉素、红霉素、头孢类抗生素对婴儿不良反应较小,故认为是相对安全的。大部分早期蜂窝织炎经抗菌治疗后疾病可得到控制,但仍有少部分可发展为乳腺脓肿。

2.脓肿形成阶段治疗

患者一般在发病48 h后脓肿形成,如此时用抗菌药治疗,可能暂时控制症状,但并不能消除脓肿,可导致更多的乳腺组织破坏。使用抗菌药可延迟脓肿的治愈,经常反对使用抗菌药,可导致形成慢性、厚壁脓肿,这种类型脓肿很难治愈。乳晕下的脓肿、其他部位经抗菌治疗无效、厌氧菌感染的脓肿可增加这种慢性顽固性脓肿的发生概率。

(1)细针穿刺抽脓:一旦有脓肿形成,目前细针穿刺抽脓(经常是在超声引导下)已取代切开排脓成为一线治疗方案。继续使用抗生素预防全身感染和控制局部蜂窝织炎。用细针穿刺抽脓方法治疗可使约80%患者治愈而不需要手术切开排脓。如细针穿刺抽脓无效时,可进一步在超声引导下穿刺所有的脓腔。反复细针穿刺抽脓不愈者也可采用经皮留置导管引流。70%患者对切开排脓后乳房的美观不满意。对于直径大于5 cm的脓肿及形成时间较长的脓肿,细针穿刺抽脓治疗效果不佳。

(2)切开排脓:对于那些经反复细针穿刺抽脓治疗失败、脓肿形成时间较长且表皮有坏死的需要切开排脓。在脓肿中央、波动最明显处做切口,但乳房深部或乳房后脓肿可能无明显波动感。进入脓腔后,用手指探查,打通所有脓肿内的间隔,以保证引流通畅。如属乳房后脓肿,应将手指深入乳腺后间隙,轻轻推开,使脓液通畅引流必要时可做对口引流。所有脓肿切开后应放置引流物,每日换药。脓液应常规做培养与药物敏感试验。抗生素的选用原则同早期蜂窝织炎阶段的治疗。

3. 排空乳汁

对于治疗哺乳期乳腺炎,排空乳汁很重要。可用吸乳器吸尽乳汁。虽然细菌会随乳汁分泌出来,但基本对婴儿无害,可继续哺乳。回乳药物,溴隐亭每日5 mg,服用5~7 d;如己烯雌酚5 mg,口服,每日3次,共3~5 d;或苯甲酸雌二醇2 mg,肌内注射,每日1次,直到泌乳停止。回乳后不能再吸乳,否则回乳不全。

七、预防

哺乳期乳腺炎预防的主要措施是正确的哺乳方法,不能只吸乳头,避免乳汁淤积、保持乳头清洁、防止乳头损伤及细菌感染。在妊娠期及哺乳期要保持两侧乳头的清洁,如果有乳头内缩者,应将乳头轻轻挤出后清洗干净。养成定时哺乳的习惯,每次哺乳时应将乳汁吸净,不能吸净时可以用按摩挤出或用吸乳器吸出。如果乳头已有破损或皲裂时,应暂停哺乳,用吸乳器吸出乳汁,待伤口愈合后再行哺乳。

第三节 导管周围乳腺炎

导管周围乳腺炎(periductal mastitis,PDM)是乳头下输乳管窦变形和扩张引起的一种非哺乳期非特异性炎症,临床上常表现为急性、亚急性和慢性炎症过程,并常复发和治疗困难。过去也称乳腺导管扩张症和浆细胞性乳腺炎。

一、流行病学特点

导管周围乳腺炎并不多见,但也不罕见,占乳腺疾病的比例在国外为0.3%~2.0%,国内为1.9%~5.0%,占乳腺良性疾病的比例为3.2%。导管周围乳腺炎的发病年龄见于性成熟后各个年龄段,国外报道发病高峰年龄为40~49岁,国内报道平均年龄为34~46岁,40岁以下患者占64%,国外报告40岁以上患者占2/3,男性也有发病。

二、病因和发病机制

导管周围乳腺炎的始动原因尚不十分清楚,引起乳腺导管堵塞和扩张的主要原因包括:①先天性乳头内陷畸形或发育不良;②哺乳障碍、乳汁潴留或哺乳困难、哺乳卫生条件不良及乳管损伤等;③细菌感染,尤其是厌氧菌、外伤及乳晕区手术等累及乳管;④导管退行性病变致肌上皮细胞退化而收缩无力、腺体萎缩退化导致分泌物滞留等;⑤自身免疫性疾病;⑥吸烟、束乳损伤乳腺导管等;⑦维生素A缺乏以及相关的激素平衡失调。

国外报道导管周围乳腺炎发病与吸烟有关,认为乳房内积聚的类脂过氧化物、可铁宁、烟酸等代谢物激起局限组织损伤。导管周围乳腺炎的发病机制尚不十分明确,主要与导管扩张和间质炎症相关,通常认为导管周围乳腺炎是输乳管窦扩张伴分泌物积聚,扩张向下一级乳管推进(导管扩张期),这一病理过程临床表现为非周期性乳腺疼痛、乳头回缩以及乳晕下硬结;

积聚分泌物导致导管内膜溃疡,引起乳头溢血,导管内分泌物通过溃疡渗漏,引起化学性炎症反应(非细菌感染期),这一病理过程临床表现为乳晕下肿块,这一环境为细菌的生长繁殖提供了条件,厌氧细菌或需氧细菌侵袭造成继发细菌感染形成乳晕下脓肿,并向下一级导管扩散至末梢导管,可发展为慢性易复发的瘘管或窦道。后期病变导管壁增厚,纤维化透明变性,导管周围出现脂肪坏死及大量浆细胞浸润,故也称浆细胞性乳腺炎;也可有泡沫状组织细胞、多核巨细胞和上皮细胞浸润形成肉芽肿;最后炎症可导致管壁纤维化,纤维组织收缩,引起乳头内陷。

三、临床症状

导管周围乳腺炎自发病到就诊时间 3 d 至 24 年,中位数 4 个月,73% 在一年内就诊。

导管周围乳腺炎的首发症状为乳房肿块/脓肿(67%~82%),乳头溢液(33%~57%),乳腺疼痛(13%),乳腺瘘或窦道(8%~9%);乳腺肿块伴乳痛占 24%~45%,伴乳头溢液占 15%~21%,伴乳头内陷占 6%~25%,伴急性炎症占 4%。

乳房肿块病变多位于乳晕 2 cm 环以内,常合并乳头内陷。在某些病例中乳头溢液常为首发早期症状,且为唯一体征,乳头溢液为淡黄色浆液性和乳汁样,血性者较少。后期可出现肿块软化而成脓肿,可为"冷脓肿",久治不愈或反复发作形成通向乳管开口的瘘管,脓肿破溃或切开引流后形成窦道。

按临床过程导管周围乳腺炎分为以下 3 期:①急性期约 2 周,类似急性乳腺炎的表现,但一般无畏寒、发热及血常规的升高,一般抗生素治疗有效;②亚急性期,约 3 周,主要表现为局部肿块或硬结,红肿消退,一般抗生素治疗无效;③慢性期,肿块缩小,但仍持续存在,与皮肤粘连,呈橘皮样改变,或形成瘘管、窦道,经久不愈,可出现乳头回缩、内陷,一般抗生素治疗无效。

为便于分类治疗,可将导管周围乳腺炎分为四型:①隐匿型:约占 9.4%,以乳头溢液、乳房胀痛或轻微触痛为主要表现;②肿块型:约占 74.0%,此型最常见,肿块多位于乳晕;③脓肿型:约占 8.3%,慢性病变基础上继发急性感染形成脓肿;④瘘管或窦道型:约占 6.3%,脓肿自行破溃或切开引流后形成瘘管或窦道经久不愈。

四、辅助检查

1. 血常规

血常规显示多数白细胞计数正常,伴急性炎症时白细胞计数可升高。

2. 超声检查

导管周围乳腺炎的超声图像易与乳腺癌混淆。超声图像根据临床病理不同而表现得错综复杂,但仍与病理发展有密切关系。根据病变发展程度,PDM 超声图像分为四型:①低回声实质型:肿块表现为低回声,内部回声不均匀,边缘多毛糙不规则,可呈树枝状、哑铃状、梭形等,无明显包膜,但与周围正常腺体组织之间有一定的分界,彩色多普勒血流(CDFI)于包块内检出血流信号;②单纯导管扩张型:局部腺体层结构略显紊乱,但无明显团块回声,导管不同程度扩张,管腔内呈极低回声至无回声,CDFI 病灶内及周边无明显血流信号改变;③囊实混合型:肿块以低回声为主,可于实质性包块内或其旁出现液性小暗区,并可伴有强回声斑点,肿块后方可部分增强,部分衰减,CDFI 于实质部分内检出血流信号;④囊性型:表现为单个或多个大小不一的液性暗区,类似于蜂窝状,无规则聚集,后方回声增强,肿块无明显境界。

3. 乳腺 X 线检查(mammography,MG)

导管周围乳腺炎的 MG 表现不尽一致,直接征象包括:①乳晕后区腺体密度不均匀增高,边界不清,其中夹杂有条状或蜂窝状、囊状透亮影,此征象具有特异性;②中央区腺体密度不均匀增高,其中夹杂有条索状致密影,病变边界模糊;③假毛刺状肿块,病变均为乳晕后区。间接征象包括:乳晕周围皮肤增厚,乳头回缩内陷,相应部位血管增粗,同侧腋下淋巴结增大,伴小圆形中空钙化。以上伴随X线征象,可交替或同时出现。

4. 乳管镜检查

乳管镜检查主要用于伴有乳头溢液的导管周围乳腺炎患者,排除导管内乳头状瘤和导管原位癌。导管周围乳腺炎的镜下表现为导管呈炎症改变伴絮状物或纤维架桥网状结构。

5. 细菌学培养

对溢液或脓液可进行细菌学培养。应提取两份细菌学化验标本,一份是厌氧培养,而另一份是需氧培养;一般培养结果常出现无细菌生长情况,但急性炎症期可培养出金葡菌、链球菌和厌氧菌等。

6. 细针抽吸细胞学检查

细针抽吸细胞学检查涂片中见到成熟的浆细胞增多,占各类细胞的50%以上,其次可见到淋巴细胞、中性粒细胞、嗜酸性粒细胞等。

目前尚无一种辅助检查有确诊价值,但有排除诊断的价值,最后确诊仍需病理检查确诊。

五、诊断与鉴别诊断

导管周围乳腺炎的临床表现及辅助检查无特异性,故极易误诊误治,术前误诊率可高达89%,术前误诊为乳腺癌者为16%～33%,术前诊断的准确性(包括导管周围乳腺炎、浆细胞性乳腺炎和非哺乳期乳腺炎诊断名称)仅为33%。

所以,导管周围乳腺炎常需与肉芽肿性乳腺炎、乳腺癌、导管内乳头状瘤和乳腺结核等疾病鉴别,属一种排除性诊断。所幸的是,由于对本病的认识逐渐提高,其临床诊断率也不断提高。

1. 导管周围乳腺炎的临床特点

导管周围乳腺炎的临床特点为:①多发于34～46岁非哺乳期妇女,部分伴乳头内陷;②最多以乳晕下肿块/脓肿为首诊表现,急性期肿块较大,亚急性期及慢性期持续缩小形成硬结,为本病的特点;③乳头溢液可为首发早期症状,或唯一体征;④乳腺肿块可与皮肤粘连,但不与胸壁固定,可伴乳头回缩和局部皮肤橘皮样改变;⑤导管周围乳腺炎后期肿块软化形成脓肿,破溃或引流后排出脓液,常伴有奶酪样物排出,久治不愈或反复发作可形成通向乳头导管的瘘管或皮肤形成窦道;⑥同侧腋淋巴结可肿大,在早期可出现,其特点是质地较软,压痛明显,随病程进展可渐消退。

病理学检查是导管周围乳腺炎诊断的金标准,导管周围乳腺炎的早期病理表现为导管有不同程度的扩张,管腔内有大量含脂质的分泌物聚集,并有淋巴细胞浸润,脓肿时大量淋巴细胞、中性粒细胞浸润。后期病变可见导管壁增厚、纤维化,导管周围出现小灶性脂肪坏死,周围可见大量组织细胞、淋巴细胞和浆细胞浸润,尤以浆细胞显著。若泡沫状组织细胞、多核巨细胞和上皮细胞浸润可形成非干酪样坏死性肉芽肿(结核样肉芽肿),需与乳腺结核和肉芽肿性乳腺炎鉴别。

诊断流程:乳腺肿块、脓肿窦道,先行超声检查和(或)MG,选择血常规检查、细菌培养、风湿因子检查等,确诊需行手术活检(空芯针穿刺活检、窦道钳取活检和手术切除活检等)。

2.导管周围乳腺炎的鉴别诊断

(1)肉芽肿性乳腺炎:肉芽肿性乳腺炎的临床表现与导管周围乳腺炎相似,需组织活检鉴别。

(2)乳腺癌:导管周围乳腺炎以肿块为表现时需与乳腺癌鉴别,临床表现和辅助检查均无特异性,需组织活检鉴别。导管周围乳腺炎呈非脓肿性炎症改变时与炎性乳腺癌表现相似,需组织活检鉴别。

(3)导管内乳头状瘤:以黄色浆液性或浆液血性溢液为主要表现,乳管镜检查可见导管内隆起性病变。

(4)乳腺结核:临床表现与导管周围乳腺炎相似,但部分患者伴有潮热、盗汗、颧红、消瘦等全身表现,主要靠组织活检鉴别,病灶中见典型结核结节、干酪样坏死,结节不以小叶为中心。

(5)其他少见疾病如肉芽肿性血管脂膜炎、乳腺脂肪坏死、结节病、Avenger 肉芽肿和巨细胞动脉炎等,均需组织活检鉴别。

六、治疗

根据导管周围乳腺炎的临床分期和类型不同,各阶段的治疗方法亦不同。导管周围乳腺炎的治疗通常按分型进行处理,以外科手术治疗为主,是本病有效的治疗方法,但窦道型和脓肿型反复发作时治疗困难。

1.隐匿型

乳头溢液表现者首选 FDS 检查,排除其他病变后进行乳管冲洗治疗,经冲洗后非乳管内肿瘤引起的溢液 73.7% 停止,多数情况下不用特别治疗。

2.肿块型

手术是有效的治疗方法。5.5%~8.2% 的患者常因误诊为乳腺癌而行乳腺癌根治性手术或全乳切除术,或 FNA 查到癌细胞而行乳腺癌根治术。所以,本病一定要在术前有病理诊断情况下或术中冰冷切片检查监测下行手术治疗,以避免不必要的扩大手术。手术方法有:①乳管切除术:主要适用于乳晕下肿块及伴乳头溢液者,采用乳晕旁切口切除大导管及周围病变组织,有乳头溢液者需经溢液乳管开口注入亚甲蓝,以引导手术切除范围,还常要切除乳头内乳管以免复发;②乳腺区段切除术:主要适用于周围型肿块,自乳头根部开始行大导管和病变区段切除。

3.脓肿型

急性炎症常有细菌感染,特别是厌氧菌感染,应用抗生素和其他抗炎治疗,甲硝唑类抗厌氧菌药物的效果较好。急性期(脓肿)采用穿刺抽脓,不宜切开引流,并用广谱抗生素+甲硝唑 1~2 周。有条件时可在脓肿基底行空芯穿刺活检确诊是导管周围乳腺炎还是肉芽肿性乳腺炎,并做细菌培养。炎症消退后有基础病变者需行手术治疗,否则容易复发。脓肿破溃或切开引流后可导致瘘管或窦道形成。

4.瘘管或窦道型

乳腺瘘管或窦道形成者,常用瘘管切除术。经久不愈的慢性瘘管或窦道,瘢痕组织多、影响愈合者,行瘘管及周围瘢痕组织彻底切除,一期缝合。多个严重乳腺瘘或窦道,并与乳房皮肤严重粘连,形成较大肿块者,可做单纯乳房切除,但要慎重选择。

导管周围乳腺炎的治疗最近有重要进展,陆续有学者从导管周围乳腺炎的脓肿和窦道中培养出非结核分枝杆菌,如海分枝杆菌、偶然分枝杆菌、脓肿分枝杆菌等,揭示反复脓肿、窦道形成或切口长期不愈的导管周围乳腺炎患者存在非结核分支杆菌感染可能。中华医学会关于非结核分支杆菌感染临床诊断指南中,肺外软组织感染窦道形成或切口长期不愈者,可临床诊断非结核分支杆菌感染,确诊非结核分支杆菌需行分支杆菌培养,基于这类病变有非结核分支杆菌感染可能,一般细菌培养阴性,对有病理检查确诊的导管周围乳腺炎脓肿型和窦道型患者,采用抗分支杆菌药物如利福平、异烟肼和乙胺丁醇或吡嗪酰胺三联药物治疗9～12个月常有显著效果,无基础病变者通常无须手术,而广泛病变者可避免全乳切除。

第四节 青春期乳房肥大

青春期乳房肥大是青年女性青春期发育后比较常见的表现。这种临床表现是由于这种女性乳房在青春期发育后,仍继续生长。多数为双侧,也有单侧报道。

一、病因

多数观点认为青春期乳房肥大是由于血浆雌酮或雌二醇水平增高所致,但是,通过各种催乳激素的检测,并没发现其与乳房肥大有关。有推论认为由于靶器官组织如导管上皮,胶原和基质有雌激素受体存在,对催乳激素如雌激素、孕激素高度敏感,继而促进乳房的发育。

二、治疗

由于乳腺肥大与激素的高敏感性有关。有学者推荐使用抗雌激素药物去氢孕酮和甲羟孕酮治疗青春期乳房肥大,但效果不佳。亦有报道认为使用雌激素受体拮抗剂他莫昔芬可能更有效,但 Bromocriptine 用于治疗青春期乳房肥大,亦未成功。

目前的观点认为乳房缩小整形术是青春期乳房肥大治疗的主要手段。乳房缩小整形术的适应证主要依据体格检查乳房肥大者,患者对肥大的乳房感觉不适,下垂感明显,慢性背部疼痛,颈部僵硬,乳房下皱襞反复糜烂,同时结合患者个体对美学的要求决定是否有手术指征。

1. 手术前准备

(1) 术前常规乳房 X 线检查,超声检查,排除乳房肿瘤性病变。

(2) 整形外科医生与患者充分沟通,了解患者通过乳房缩小整形手术后,期望达到的效果,同时也要向患者介绍手术的目的,手术方式选择,手术后切口瘢痕的位置,需要多长时间恢复,手术中和手术后可能出现的风险和并发症,手术可能达到的预期效果等,使患者对本次乳房缩小整形手术有充分的理解。

(3) 对于正在服用抗凝剂的患者,要求至少停止服用 1 周以上。

2. 乳房缩小整形手术的方式

一个成功的乳房缩小整形手术应该包括以下几方面:①重新定位乳头乳晕复合体;②乳房皮肤、脂肪、腺体组织体积减小;③缩乳术后的乳房切口瘢痕应尽量小,隐蔽,形状稳定、持久。

乳房缩小整形术有多种方式,目前应用最多的是"T"切口的乳房缩小整形术和短垂直切口乳房缩小整形术。采用何种方式与乳房体积和乳房下垂的程度,以及整形外科医生对该项技术掌握的熟练程度密切相关。一般而言,乳房肥大中度以下,切除乳房组织体积不多,乳房下垂不严重者,可以选择短垂直切口乳房缩小整形术;如果乳房肥大中度以上,乳房下垂明显者,皮肤松弛者,或需切除组织者,建议选用"T"切口的乳房缩小整形术。

(1)短垂直切口乳房缩小整形术(Lejour 技术)手术步骤:外科标记—皮下注射浸润—去表皮化—吸脂—切除部分腺体,形成新的乳房。①外科标记:a.要求患者站立位,标记胸骨中线和乳房下皱襞。b.确定术后乳头的位置,一般据胸骨上凹 21~23 cm。注意:一定避免术后新乳头位置过高,因此在设计新乳头位置时要相对保守。c.在乳房中份从乳房下皱襞垂直向下标记乳房中线。d.根据缩乳的大小,标记乳晕两侧垂直线,并在乳房下皱襞上 2 cm 汇合。e.计算新的乳晕周径,并利用 Lejour 技术在新的乳晕周围标记一个像清真寺顶的半弧形并于两侧垂直线交叉。f.标记包括乳头、乳晕的上蒂。②皮下乳房注射浸润:全身麻醉后,取半卧位,消毒铺巾,除带蒂乳头瓣外,注射含肾上腺素的生理盐水,以利于手术剥离和减少术中出血。③去表皮化:去表皮化包括乳头晕上方和下方 5~6 cm 范围。④吸脂术:主要针对那些脂肪多的病例,通过吸脂术,可以减少乳房体积,改善乳房外形,同时有利于蒂的包裹。⑤切除部分腺体,形成新的乳房:外科手术切除腺体包括乳房下分和乳房后分的组织,以达到双乳对称。

(2)"T"切口的乳房缩小整形术:该手术有各种技术的带蒂保证乳头、乳晕复合体的血供,包括垂直双蒂、垂直单蒂、侧方单蒂等。垂直双蒂对乳房下垂,胸骨上凹与乳头距离大于 30 cm 以上患者更适用。多数情况下,采用上方单蒂就可达到较好的美容效果。

3. 并发症

(1)近期并发症:①血肿或血清肿:血肿形成的原因包括:术前使用抗凝剂,如阿司匹林(建议术前 1 周要停药),手术剥离范围宽,切除组织量大,手术止血不彻底,引流安置不当致引流不畅等。血肿的表现:主要症状是疼痛,体征为双乳房不对称,肿胀,触痛,乳房淤斑。时间超过 1 周者,多形成血清肿。血肿的处理:小血肿,在局部麻醉下,注射器抽吸。大的血肿,必须在手术室拆除缝线,清除血肿,止血,重新安置引流管引流。②切口裂开:发生率为10%~15%,切口裂开的原因包括缺血、感染、皮肤张力过高、脂肪液化等。切口裂开的处理:创面换药,引流,如果是感染引起,全身和局部使用抗生素。创面小、浅,会在短期内愈合;如果创面大、深,可能换药时间长达数月。二期愈合后,瘢痕较大。③皮瓣缺血和坏死:主要与皮瓣的设计有关,手术时避免切口张力过大。如果关闭切口时,张力高,建议切除蒂部部分乳腺组织。通常外侧皮瓣由于供血距离远,更容易发生缺血。如果只是轻微的缺血,一般不需要特殊处理。皮肤的坏死多见于 T 型切口的三角部位和切口的边缘,因其张力大,距离供血最远。小的坏死,通过换药二期愈合,大的坏死则需要植皮处理。④急性蜂窝组织炎:感染致病菌多为肺炎链球菌和金黄色葡萄球菌,但也有院内感染所致的革兰阴性球菌或厌氧菌的感染。表现为红、肿、痛,发热、寒战等。如果有分泌物,应首先进行细菌培养,明确感染类型。在不能明确感染源时,使用一代或二代头孢菌素抗感染治疗。对于反复发生蜂窝组织炎患者,应注意是否有异物存在,不能通过临床体检发现者,建议做磁共振(MRI)检查,明确异物的部位,通过手术取出异物。⑤乳头乳晕复合体缺血,坏死:多数乳头乳晕复合体的缺血坏死是由于静脉回流障碍,静脉淤血造成,只有少数是由于动脉血供障碍所致。多数情况在术中就发现有静脉充血,这时应迅速松解,检查是否带蒂瓣扭转,是否蒂太厚,或是否有足够的空间容纳带蒂的瓣。通常静脉回流障碍表现为乳头乳晕复合体充血,暗红色的静脉血自切口边缘溢出,而动脉血供障碍,则表现为乳头乳晕复合体苍白,切口无出血,但这种在术中很难发现。如果发生手术后乳头乳晕复合体的坏死,就要仔细与患者沟通,告诉其可能需要的时间较长,需要多次换药,最后二期再次行乳头乳晕重建或采用文身的方式进行乳晕修复。

(2)远期并发症:①脂肪坏死:脂肪坏死常由于某一区域缺血或手术所致。表现为乳房局部硬结或块状,可于手术后数周、数月后出现。范围小的可变软,不需特殊处理。对于质地硬或范围广者,建议做超声、乳腺 X 线检查或 MRI 检查,必要时做细针穿刺活检,以排除恶性病变,消除患者疑虑心理。如果患者焦虑严重要求切除者,应尽量选用原切口手术切除,范围大可能影响乳房外观,应在手术前告诉患者,以避免医疗纠纷的发生。②双侧乳房大小、形态不对称:事实上,对所有行乳房缩小整形手术患者术后都有不同程度的大小和形态不对称。如果是轻微的,绝大多数患者都能接受,因为多数乳房肥大患者,手术前就存在不同程度的双乳不对称,相比手术前肥大乳房带来的不便,手术后的一对大小适中的乳房,以及带来的愉快心理,即使有轻度大小、形态不对称,患者还是满意的。如果双侧乳房差异较大,会给患者带来烦恼,如果是大小不对称,多数可以通过吸脂或切除组织的方式解决。如果是形态不对称,需要用手术方式校正。③乳头乳晕不对称:乳头乳晕的不对称包括大小、形态、位置和凸度,以及颜色的不对称。常见的有乳头乳晕复合体被拉长或像水滴样,这在乳房缩小手术中并不少见,还可见乳晕变大,瘢痕呈星状增大。这主要与手术切口的选择、缝合的方式以及上移乳头距离的多少等有关,一般这种情况必须等待水肿消退,术后 6 个月后再行处理。④乳头内陷:乳头内陷往往是由于乳头后方的组织太薄,不足以支撑乳头。处理的方法就是尽量保证乳头后方有足够的组织支撑。

第五节 男性乳房发育症

一、流行病学

人类乳腺发生是从胚胎第 6 周或体长达 11.5 mm 时开始,先在躯干腹面两侧由外胚叶细胞增厚形成乳腺始基,然后转向腹侧,除在胸部继续发育外,他处萎缩消失。出生后 2~10 d 内,受母体与胎盘激素的影响,乳腺可以出现增大,甚至有类似母亲的初乳样乳汁泌出,但 2~3 周内消失,乳腺转入静止状态,在性成熟以前,男女乳腺均保持此种静止状态。在性成熟开始时期,女性乳腺开始继续发育,男子乳腺终生保持婴儿时期的状态,如果男子乳房持续发育不退,体积较正常增大,甚至达到成年妇女的乳房体积,被称为男性乳房发育症(gynecomastia,GYN),又称男性乳腺增生症或男子女性型乳房。GYN 是男性乳房常见的病变之一,可发生于任何年龄组。

二、病因

GYN 可以分为生理性乳房肥大和病理性乳房肥大,其中,生理性乳房肥大可以细分为新生儿乳房肥大、青春期乳房肥大和老年乳房发育症,它的病因不明,多数人认为与内分泌的不平衡、雌/雄激素比例失调,以及乳腺组织对雌激素的高度敏感有关。病理性乳房肥大多是因为睾丸、肾上腺皮质、脑垂体、肝脏、肾脏等部位的病变引起内分泌激素的失调或与激素有关的改变有关。但是,临床上大多数患者并无明确病因,被认为是特发性疾病。

三、临床表现及分级标准

乳房增大为其特点。根据不同的病因,发育的乳房可以呈单侧增大、双侧对称性或不对称性增大。GYN 的分级标准最常用的为 Simon's 分级标准,Ⅰ级,轻度乳房增大,没有多余皮肤;ⅡA 级,中等程度的乳房增大,没有多余皮肤;ⅡB 级,中等程度的乳房增大,伴有多余皮肤;Ⅲ级,显著的乳房增大伴明显的多余皮肤,类似成年女性乳房。根据此分类法,外科医生可以在术前决定手术应采取何种切口,以及术中切除乳腺后是否切除多余皮肤。对Ⅰ级和ⅡA级患者去除乳腺组织后,无须切除皮肤。对ⅡB类患者,如果患者年轻且皮肤回缩性较好,在去除乳腺组织和脂肪组织后无须切除多余的皮肤;反之,如果患者龄较大且皮肤回缩性较差,在去除乳腺组织和脂肪组织后就需要切除一定量的皮肤。对Ⅲ类患者在去除乳腺组织和脂肪组织后,需切除一定量的皮肤以保证患者术后胸部外形恢复良好。

此外,按乳腺组织中乳腺实质与脂肪组织的比例分类,GYN 可分为以下三种:①增大的乳房以乳腺实质的增生为主;②增大的乳房以脂肪组织的增生为主,多见于肥胖的男性减肥后出现的乳房增大;③增大的乳房中乳腺实质和脂肪组织均有增生。根据此分类法,外科医生可以在术前决定患者需要采取何种手术方式。以乳腺实质增生为主的 GYN 需要采用锐性切除的方法去除乳腺实质,再辅以吸脂术改善胸部外形;增大的乳房以脂肪组织增生为主的,可采用吸脂加锐性切除的方法治疗,也可以单纯用吸脂的方法治疗。乳腺实质和脂肪组织均有增生的 GYN 需要同时采用吸脂法和锐性切除的方法。因为单纯靠术前查体,难以准确区分乳腺实质和脂肪组织的确切比例,所以必须结合病史综合考虑,方可决定采取何种手术方式。

四、治疗

对男性乳房发育症的治疗,首先要查明原因,对症治疗。部分患者不经治疗,增大的乳房可以自行消退,如特发性男性乳房发育、青春期男性乳房肥大,无须特殊处理。由药物引起者,只要停药也可以随之消退。

(一)病因治疗

如已明确诊断,可去掉病因。营养缺乏引起者,可行补充营养的治疗。肝病引起的或各种内分泌紊乱所致者,可针对各种病因进行治疗。对肿瘤性男性乳房发育者,有效的肿瘤治疗才是关键。

(二)激素治疗

对于睾丸功能低下者可试用睾酮治疗,肌内注射丙酸睾酮,每周 2~3 次,每次 25~50 mg,或甲睾酮舌下含用,每次 10~15 mg,每天 2~3 次。但是,激素治疗对于乳房明显增大者不易使其乳房恢复原状。多数学者认为此疗法效果不肯定,而且易引起不良反应,主要是因为雄性激素在体内能够转化为雌激素,导致治疗失败,故不主张长期以此药为主的治疗。雌激素拮抗剂,如他莫昔芬对多数男性乳房肥大者有明显疗效,可以应用 10 mg,每日 1~2 次。

(三)男性乳房发育症的手术治疗

1.手术指征

多数患者通过性激素相关的药物治疗可以得到一定程度缓解,部分病例由于乳房较大、病期较长、药物治疗疗效不明显,以及肿大的乳房对患者造成了严重的心理负担,此类患者需要手术治疗。对于男性乳房发育症的手术指征,蔡景龙等总结为:①乳腺直径>4 cm,持续24个月不消退者;②有症状者;③可疑恶性变者;④药物治疗无效者;⑤影响美观或患者恐惧癌症要求手术者。在我们的临床工作中发现,虽然多数青春期生理性男性乳房发育可自行消退,但部分患者随着病程的延长,增生腺体可被纤维组织和玻璃样变所替代,即使病因去除或予以性激素相关药物治疗后发育乳房也不能完全消退,此类患者需要手术治疗。

2. 传统手术方法

锐性切除法的切口多选择在乳晕内、乳晕周围、腋窝等瘢痕小而隐蔽的部位。但该法在手术后易出现皮下血肿、积液、乳头坏死及乳头感觉障碍等并发症。手术切口的部位或方式包括:①放射状切口:在乳晕上以乳头为中心做放射状切口。②经腋窝切口:在腋顶做一长约2 cm的横行切口。此两种切口仅适合于乳房较小且无皮肤松弛的患者。③乳晕内半环形切口:在乳晕内设计乳头上方或乳头下方的半环形切口,具有暴露好、瘢痕小、可以去除多余皮肤等优点。④晕周(晕内)环形切口:在乳晕内或其周围做环形切口,用"剥苹果核"技术(applecoring technique)切除乳腺组织,仅在乳晕下保留一圆形乳腺组织,使乳头与胸壁相连,用剪刀同心圆修整多余的皮肤,重建乳房和胸壁外形。这种切口显露较好,去除乳腺组织彻底,较少发生乳头坏死等并发症,手术后瘢痕较小。⑤乳房双环形切口:乳房双环形切口线内环位于乳晕内,以乳头为中心做直径2.0~3.0 cm的环形切口;外环在乳晕外乳房皮肤上,与内环平行,内环和外环之间的距离根据乳房的大小而定,一般1~5 cm。乳头乳晕真皮乳腺蒂位于乳头外上部,宽度为乳晕周径的1/3~1/2,呈扇形,双环之间的部分应去表皮。术中除保留内环内的乳头、乳晕皮肤和0.8~1.0 cm厚的乳头乳晕外上真皮乳腺蒂外,彻底切除乳腺组织,止血后在外环切口上对称性做多个小"V"形切口,对边缝合,或荷包缝合外环,缩小外环,并与内环缝合,重建新乳晕的边缘。该方法手术切除乳腺组织彻底,术后瘢痕小,乳头乳晕的血运和感觉保存好,胸部外形恢复好,适合于中重度的GYN患者。Coskun等报告,Simon Ⅰ级患者采用较低的半环形晕周切口,Simon Ⅱ级患者部分采用上述切口,部分采用改良扩大的晕周切口,有较少的并发症和较好的美容效果。Persichetti等采用晕周环形切口,乳头乳晕上方真皮乳腺蒂,去除过多的乳腺组织后,用3-0的尼龙线环形荷包缝合拉紧外环使之与内环等大,内外环之间用5-0的尼龙线间断缝合,对中重度GYN恢复了良好的胸部外形。Peters等报告应用双蒂技术治疗青春期GYN,无乳头乳晕坏死,效果较好。姚建民等采用乳晕下缘小切口分叶切除术治疗GYN,外观美学效果好,但不适合乳房巨大的患者。

除了传统的手术切除方法以外,目前,有部分学者采用内镜辅助治疗GYN,Ohyama等报告内镜辅助经腋窝切口移除腺体组织治疗GYN,适合于大多数需外科治疗的患者。此外,超声辅助吸脂技术也被用于治疗大多数的GYN。Rosenberg提出,单纯使用两种不同管径的吸管抽吸治疗GYN,具体操作为:在乳晕边缘做0.5 cm的小切口,先用一内径为7 mm的吸管吸除乳腺周围的脂肪组织,然后从原切口伸入内径约2.4 mm的吸管吸除乳腺组织。但抽吸法能否去除乳腺实质尚存有争议。Reed等认为抽吸法对于以脂肪组织增生为主的患者可达到治疗目的,主张单独使用抽吸法治疗此类GYN。Walgenbach等报道了乳腺组织的超声波辅助吸脂术治疗GYN,对腺体无破坏性作用。抽吸加锐性切除法是近年来国外比较流行的治疗方法。具体的方法有吸脂加偏心圆切口和吸脂加乳晕半环形切口乳腺组织切除法。但事实上,单纯吸脂术去除腺体不充分,术后复发率为35%,同时合用腺体锐性切除后,复发率明显降至10%以下。Bauer等提出对巨大的GYN(Simon Ⅲ级)采用吸脂和简单切除聚焦整形的方法，获得较好效果。Colonna等比较了腺体切除、吸脂术和吸脂术联合腺体切除三种方法，认为联合方法最有效，美容效果最好。有作者认为采用先吸脂后小切口切除乳腺实质的方法，与肿胀局麻下锐性切除法相比，并不减少手术损伤。

3.腔镜手术治疗

男性乳腺发育的标准手术为乳腺单纯切除术，该术式通常会在乳房表面遗留较为明显的瘢痕，严重影响美观；另外，如果考虑美观因素行乳晕切口，该切口势必破坏部分乳头乳晕周围血管网，影响乳头乳晕血供，增加乳头乳晕坏死概率。由于以上缺陷，使得部分患者担心手术效果甚至拒绝手术，这种矛盾的心理状况，对患者的身心势必造成严重的伤害。因此，设计一种微创且美容效果满意的手术方式对于男性乳腺发育症具有重要意义。腔镜下的乳房皮下腺体切除在溶脂吸脂的基础上建立操作空间，可应用于各种程度的男性乳房，切除腺体的同时可避免乳房表面的切口瘢痕，有良好的美容效果。

(1)手术指征：对男性乳房发育症病例行腔镜下乳房皮下腺体切除手术选择标准是：①术前彩超检查发现乳房内有明确的腺体成分；②乳房最大直径>5 cm，Simon's分级ⅡB级以上，持续1年以上者；③术前检查未发现引起乳房发育的腺体切除术后，仅在胸侧壁和腋窝留下较小的瘢痕原因，或行抗雌激素药物及其他药物治疗3个月以上无明显疗效；④乳房表面无手术或外伤引起的较大瘢痕。

(2)腔镜乳房皮下腺体切除术的麻醉及术前准备：术前准备无特殊要求，由于全腔镜下的乳房皮下切除需要用充气法建立操作空间，充气压力需要在8 mmHg以上才能形成足够的气压以维持空间需要，局麻下多数患者不能耐受。在进行良性肿瘤的切除过程中对切除腔隙的充气观察表明，多数患者在局麻下不能耐受7 mmHg以上的气压。因此全麻是腔镜下乳房皮下腺体切除最合适的麻醉方式。患者取仰卧位，患侧上肢外展，肩关节及肘关节各分别屈曲约90°，并固定在头架上，调整手术台使手术侧抬高15°～20°，可根据术中情况适当调整手术台倾斜度以利操作。

溶脂吸脂是乳房腔镜手术最重要的环节，充分的溶脂吸脂是建立足够的操作空间，完成手术的根本条件。手术开始前先用记号笔标记乳房的边界以及手术入路，标出Trocar进入的位置。在腋窝、平乳头水平的外侧边缘及乳房外下分别取0.5 cm的切口3个，切口距乳房边缘约2 cm，经此切口采用粗长穿刺针在乳房皮下及乳房后间隙均匀注入溶脂液500～800 mL，良性疾病可适当按摩乳房，使溶脂液充分扩散，均匀分布。10～20 min后用带侧孔的金属吸引管(也可直接用刮宫用吸头)经乳房边缘外侧切口插入，接中心负压，在乳房皮下和乳房后间隙充分吸脂，皮下吸脂时要注意在乳房皮下和乳房后间隙吸脂时吸引头侧孔尽量朝向侧面或腺体方向，避免朝向皮肤和胸大肌表面，避免猛力或暴力吸刮，溶脂时间不足或过长均不利于充分抽吸脂肪。吸脂完成后可于腔镜下检查空间建立情况，如发现吸脂不够充分特别是在Trocar进入径路上空间建立不充分，可重复吸脂操作，直至达到形成满意的操作空间。充分的溶脂、吸脂可简化手术操作。溶脂不充分时会增加手术难度，延长手术时间。但是，过分的吸脂会导致术后胸壁塌陷，不利于美观，所以，在有利于操作的前提下，尽量保留脂肪也是必须的，手术医生要在两者之间寻求平衡。

溶脂液配制：灭菌蒸馏水250 mL＋注射用生理盐水250 mL＋2%利多卡因20 mL＋0.1%肾上腺素1 mL，按以上比例配成溶脂液。

(3)腔镜乳房皮下腺体切除术的手术步骤:经前述切口分别置入 3 个直径 5 mm Trocar,充入 CO_2,建立操作空间,维持充气压力在 8~10 mmHg。腋窝 Trocar 为腔镜观察孔,其他两个为操作孔;切除外下部分腺体时为方便操作,可换乳房外下 Trocar 作为腔镜观察孔。经充分吸脂后腺体表面只有 Cooper 韧带和乳头后方的大乳管及腺体与皮肤和乳头相连,而乳腺后间隙只有 Cooper 韧带与胸大肌筋膜相连,另腺体边缘尚与周围筋膜有部分连接。

手术时先将腔镜置入皮下间隙,进行腺体前方的操作,在腔镜监视下用电凝钩切断腺体与皮肤相连的 Cooper 韧带;为避免破坏乳晕皮下的血管网,保护乳头乳晕血供,游离皮瓣到乳头乳晕后方时对于初学者可改用超声刀操作,并于乳晕处以粗线缝合一针,以该缝线垂直向上牵引乳头乳晕,以超声刀分次切断乳头后方与腺体连接的乳管及腺体,全部完成腺体与皮肤及乳头乳晕的游离;对于能熟练应用微创电钩操作技术的术者可采用电钩完成全部操作。完成皮下间隙的分离切割后,继续进行乳腺后间隙的解离,将腔镜置于乳房外下缘皮下间隙,找到吸脂时建立的后间隙入口,采用电凝钩先切断部分乳房外下缘腺体与边缘组织附着处的筋膜,扩大后间隙入口,于腔镜监视下充分游离乳房后间隙,用电凝钩切断连接腺体后方与胸大肌筋膜的 Cooper 韧带及连接腺体边缘与周围筋膜的组织,直至完成全部腺体与周围组织之间的游离。术中如遇有较大血管时用电凝或超声刀止血。容易出血的部位主要是乳房内侧腺体边缘,尤其是第二肋间常有较大的肋间血管穿支,此处采用电凝操作时需小心止血。

切除腺体后延长腋窝切口取出腺体,在乳房残腔内皮下放置引流管一根自乳房外下切口引出并固定。对于原乳房体积较大者,因腺体切除后乳房皮肤较松弛易导致乳头偏移,术后应适当调整位置,适度包扎固定乳头以避免其偏离正常位置,并使两侧对称。敷料包扎应暴露乳头、乳晕,以利于术后观察乳头乳晕血供情况。

总结腔镜乳房皮下腺体切除技术要点为:①在腋窝和腋中线后方较隐蔽处做切口为 Trocar 入口,且要离开腺体边缘 1 cm 以上,以方便进行外侧腺体边缘的游离;②3 个切口之间的距离应尽量取大一些,以避免腔镜手术器械术中的相互干扰;③建立良好操作空间是顺利完成手术的前提,因此必须通过充分的溶脂和吸脂以去除腺体表面和乳房后间隙的脂肪,且维持 CO_2 充气压力在 8~10 mmHg,以获得良好的操作空间;④切断乳头乳晕下方的腺体及大导管时应谨慎处理,必要时采用超声刀分次操作以避免破坏乳晕皮下的血管网,保护乳头乳晕血供。

4. 术后观察和处理

术后 24 h 内密切观察患者生命体征;引流管持续负压吸引,保持引流管通畅,定期观察并记录引流物的性质和引流量,引流量每日<10 mL 后拔除引流管。术后适当补液并维持水、电解质和酸碱代谢平衡,根据病情需要围术期适当给予抗生素及止血药。同时注意术后不同时期双侧乳房正侧位照相并作为资料留存。

五、预后

本病虽可以由多种病因引起,但预后都较好,恶变较少。青春期男性乳房肥大随着青春期的进展会自行消退。老年性乳腺肥大在药物治疗后,一般在 1 年内消退,少数患者乳内留有小的硬结,有疑癌变者可行切除。继发性乳房肥大者,多在病因去除后消退。

第六节　乳腺导管内乳头状瘤

乳腺导管内乳头状瘤(breast intraductal papilloma)是发生于乳腺导管上皮的良性肿瘤，大多发生在乳晕下方的输乳管内，肉眼可见导管内壁有米粒大小的乳头状结节突入管腔。其瘤体较小，直径仅数毫米，带蒂及绒毛，瘤体血管丰富，易出血。根据其病灶的多少及发生部位可将其分为单发性大导管内乳头状瘤和多发性中小导管内乳头状瘤两种类型。前者源于输乳管的壶腹部内，多为单发，位于乳晕下区，恶变者较少见；后者源于乳腺的末梢导管，常为多发，位于乳腺的周边区，此类较易发生恶变。此病发生于青春期后任何年龄的女性，以经产妇多见，尤其多发于 40～50 岁妇女。本病有一定的恶变率。一般认为本病与雌激素的过度刺激有关。

一、病理改变

1.大体形态

大导管内乳头状瘤类型的瘤体位于乳头或乳晕下的大导管内，肿瘤直径为 0.5～1.0 cm，边界清楚，无纤维性包膜，多数为单发，少数可同时在几个大乳腺导管内发生，瘤体自导管腔内突出，由许多细小的树枝状或乳头状突起粘连在一起而形成"杨梅样"结节。结节常有粗细、长短不同的蒂，亦可无蒂。一般粗短的乳头状瘤纤维成分较多，切面呈灰白色，质韧。细长且顶端呈颗粒状鲜红的乳头状瘤，质脆，容易出血，易恶变。瘤体所在的部位导管扩张，内有浅黄色或咖啡色的液体残留，有时可伴有黏液或血性液体。中小导管内乳头状瘤类型位于中小乳腺导管内，瘤体呈白色半透明小颗粒状，无蒂，附着于管壁上，质韧，上皮生长旺盛，属癌前病变，癌变率达 5%～10%。

2.组织形态

由导管上皮细胞及间质增生形成的乳头状肿物突入由扩张导管围成的腔内，在以纤维组织和血管构成乳头的轴心外覆盖 1～2 层柱状上皮细胞。根据乳头状瘤细胞分化的程度及间质细胞的多少，可将其分为以下 3 种类型。①纤维型管内乳头状瘤：其特点为乳头粗短，间质内纤维组织层丰富，乳头的表面被覆的多为立方上皮或柱状上皮，也可为上皮与肌上皮双层细胞。细胞排列整齐，分化良好，无异形性。由于瘤体内纤维组织成分较多，故称纤维型管内乳头状瘤，是临床上较为常见的一种。②腺型管内乳头状瘤：导管增生的上皮细胞构成细小的乳头，反复分支，相互吻合形成不规则的腺样结构，间质内纤维组织较少，常呈细条索状夹杂在上皮细胞之间。③移行型管内乳头状瘤：其特点为导管上皮高度增生，形成乳头，突入管腔。增生的上皮为立方或低柱状上皮细胞，细胞排列均匀一致，无异形性，排列类似移行上皮。

二、临床表现

乳腺导管内乳头状瘤以间歇性、自主性乳头溢液为主要临床表现，溢液可为黄色、暗棕色或血性液体。也可在挤压乳晕区或乳头时，从乳头溢出液体。部分患者在乳晕下方可触及小结节，质地较软，可推动。绝大多数为单侧乳房发病。

1.单发性大导管内乳头状瘤

该类型肿瘤组织比较脆弱，血管丰富，导管内积血积液，轻微的挤压即可引起出血或分泌铁锈色液体，这是本病呈血性溢液的最常见的原因。在乳晕下或乳晕边缘部位能触及长约1 cm的索状肿块,或扪及枣核大小结节,本病常为间歇性自发溢液,或挤压、碰撞后溢液。多数患者以发现内衣上留下棕黄色的污迹而就诊。当肿瘤阻塞大导管时,可有乳头、乳晕区胀痛,并发现乳晕下或乳晕附近小肿块,一旦积血、积液排出后,肿块即变小或消失,疼痛缓解,该症状可反复出现,此类型恶变较少见。

2.多发性中小导管内乳头状瘤

此类型源于末梢乳腺导管,是由于中小导管内的腺上皮增生而形成。乳头溢液较少见。此时患者多无特殊不适感。体检时,约2/3患者不能触及肿块,仅在压迫乳晕区附近某处时,可见血液或浆液血性液从乳头相应乳管溢出。

1/3患者可扪及乳晕区小肿块,1~2 cm大小,圆形、质韧、光滑,活动度好,压迫该肿块时上述液体可溢出,随即肿块变小或消失。腋窝淋巴结通常不肿大。部分有溢液症状,溢液呈血样、黄色水样、咖啡样。本病恶变率可达5%~10%,为癌前病变,诊断时应予以高度重视。

三、诊断

在乳晕下方或周边扪及一小肿块或结节,轻压时有血性或浆液性液体溢出,即可做出诊断。如未能扪及肿块,以示指尖围绕乳头按压乳晕区,如见到乳头乳腺导管口有溢液,也可做出诊断。部分病例虽可触及结节,但按压时乳头无溢液。乳腺X线钼靶摄影检查、乳腺导管造影可显示肿瘤所在部位及大小。乳腺导管内镜检查可以对乳管内乳头状病变做出明确诊断和定位,是乳头溢液病因诊断的有效方法。乳头溢液细胞学检查亦可明确诊断。

凡发现乳头有血性溢液者,应先明确出血导管的部位和性质,再根据具体情况确定手术方案。术前准确定位是手术成功的关键。

四、鉴别诊断

1.乳腺导管内乳头状癌

乳腺导管内乳头状癌与乳腺导管内乳头状瘤均可见到自发的、无痛性乳头血性溢液,均可扪及乳晕部肿块,且按压该肿块时可自乳管开口处溢出血性液体。由于两者的临床表现及形态学特征都非常相似,故两者的鉴别诊断十分困难。

一般认为,乳腺导管内乳头状瘤的溢液可为血性,亦可为浆液血性或浆液性。而乳头状癌的溢液则以血性者为多见,且多为单侧单孔。乳头状瘤的肿块多位于乳晕区,质地较软,肿块一般不大于1 cm,同侧腋窝淋巴结无肿大。而乳头状癌的肿块多位于乳晕区以外,质地硬,表面不光滑,活动度差,易与皮肤粘连,肿块一般大于1 cm,同侧腋窝可见肿大的淋巴结。乳腺导管造影显示导管突然中断,断端呈光滑杯口状,近侧导管显示明显扩张,有时为圆形或卵圆形充盈缺损,导管柔软、光整者,多为导管内乳头状瘤;若发现断端不整齐,近侧导管轻度扩张扭曲、排列紊乱、充盈缺损或完全性阻塞、导管失去自然柔软度而变得僵硬等情况时,则多为导管内癌。溢液涂片细胞学检查乳头状癌可找到癌细胞。最终确立诊断则以病理诊断为准,而且应做石蜡切片,避免因冰冻切片的局限性造成假阴性或假阳性结果。

2.乳腺导管扩张综合征

两者在溢液期均可以乳头溢液为主要症状,但导管扩张综合征常伴有先天性乳头凹陷,溢液多为双侧多孔,性状可呈水样、乳汁样、浆液样、脓血性或血性。

乳头状瘤与导管扩张综合征在肿块期均可见到乳晕下肿块,但后者的肿块常较前者为大,且肿块形状不规则,质地硬韧,可与皮肤粘连,常发生红肿疼痛,后期可发生溃破和流脓。导管扩张综合征还可见患侧腋窝淋巴结肿大、压痛。乳腺导管造影显示导管突然中断,有规则的充盈缺损者,多为乳头状瘤。若较大导管呈明显扩张,导管粗细不均匀,失去正常规则的树枝状外形者,则多为导管扩张综合征。必要时可行肿块针吸细胞学检查或活组织病理检查。

五、治疗

1. 手术治疗

手术治疗是本病的首选治疗方法。通常认为乳管内乳头状瘤属良性,但6%～8%的病例可发生恶变,尤其对起源于小乳管的乳头状瘤应警惕其恶变的可能。故应在早期手术治疗。对单发的乳管内乳头状瘤应切除病变的乳管系统。

术前需正确定位,可先循乳头溢血口插入细探针,尔后沿探针切开乳管,寻找肿瘤,予以切除;或可经探针注入少许亚甲蓝注射液,然后依染色所示的乳管分布范围和方向做腺体的楔形切除,切除部位包括病变乳管及其周围组织。年龄较大的患者,可考虑行患乳单纯切除。切除标本应送常规病理检查,如有恶变应施行乳腺癌根治术。对年龄较大、乳管上皮增生活跃或渐变者,可行单纯乳房切除术。

2. 中医中药治疗

因本病多以乳头溢血、溢液为主要症状,故中医称之为"乳衄"。中医认为患者因脾虚失摄,肝气郁结,瘀血阻络则引致乳头局部肿硬,郁热日久,热伤血络则乳头溢血。故治疗多采用疏肝解郁、清泄肝火及益气健脾、养血摄血等法。

六、预后

虽然导管内乳头状瘤是一种良性疾病,是否会发生恶变尚有争议,但临床确有发现,管内乳头状瘤无论发生于大、中、小导管内,都有一定的恶变概率。一般认为多发性导管乳头状瘤病理生物学特性倾向恶变,故称癌前病变,乳头状瘤癌变一般恶性度较低,生长缓慢,但因处理不当而致复发或转移,造成不良后果并不少见。因此,及早就诊、慎重采取治疗措施甚为重要。

有少数患者,由于致病内环境存在,手术后仍可在其他导管内新生导管内乳头状瘤,应视为多发性而非原肿瘤复发。

第七节　乳腺脂肪瘤

乳腺脂肪瘤同身体其他部位脂肪瘤一样,其肿块较软,边界清楚,生长缓慢,无特殊不适,极少恶变。

一、临床表现

本病可发生于任何年龄,见于40～60岁妇女,好发于脂肪丰富的肥大乳房内。本病发病率低,多为圆形、椭圆形,质地柔软,有分叶,直径多在5 cm以下,也有达10 cm者。根据肿瘤在乳房内位置不同分为:①乳房皮下脂肪瘤;②乳房内脂肪瘤;③乳腺外脂肪瘤。

二、病理改变

1. 大体所见

肿物质地软,有完整包膜,呈结节状或分叶状,形态不规则,多为圆形或椭圆形,瘤组织与正常乳腺内脂肪极为相似。其颜色较正常脂肪黄。脂肪瘤组织有包膜与乳房皮下脂肪组织及乳房脂肪小叶不同。

2. 镜下

瘤体由分化良好的成熟脂肪组织所构成。有时混有少许幼稚的脂肪细胞,细胞核小且位于细胞中央,细胞质内充有丰富的脂滴,瘤细胞间有少许纤维组织及小血管。根据肿瘤组织的所含成分,乳房脂肪瘤可分为乳腺单纯性脂肪瘤、乳腺内血管型脂肪瘤、乳腺纤维型脂肪瘤、乳腺腺脂肪瘤。

三、X 线表现

可行 X 线片鉴别肿瘤的性质。恶性者,在肿块周围有毛刷状阴影出现,良性则无此现象。脂肪瘤的 X 线表现为边界清楚、密度较低的肿块阴影,呈圆形或卵圆形,也有呈分叶状的。有时病变位居皮下,其密度与脂肪组织相似,因此往往不能在 X 线片上显示。位居乳房内的脂肪瘤,可显示乳腺内占位性病变。边缘呈现薄层纤维脂肪包膜的透亮带,将邻近的乳腺条索状结缔组织推开,以此作为诊断参考。

四、治疗

乳腺脂肪瘤与其他部位的脂肪瘤一样,为良性肿瘤,很少发生恶变,且生长缓慢,对机体的危害不大。若瘤体不大,无须处理。对于乳腺间脂肪瘤,因手术探查遇到本病可随即摘除。位于乳房后的脂肪瘤,如诊断清楚,瘤体又不大,不影响其乳房功能者,不必手术。而对瘤体较大,明显压迫周围组织,甚至影响乳腺功能者,或继发癌变者,以手术切除为原则。

第八节 乳腺癌

乳腺癌是女性最常见的恶性肿瘤之一。全世界每年死于乳腺癌的病例为 41.1 万人,占女性全部癌症死亡病例的 14%,居女性癌症死因的第 1 位,男女合计居全部癌症死亡的第 5 位。

一、病因

乳腺癌的病因尚不清楚。乳腺是多种内分泌激素的靶器官,如雌激素、孕激素及泌乳素等。20 岁前本病很少见,20 岁以后发病率迅速上升,45~50 岁较高,绝经后发病率迅速上升,可能与雌酮含量升高有关。良性乳腺疾病史、生活精神刺激、不哺乳、肿瘤家族史、月经周期长、初潮年龄早、初胎活产年龄大、足月产次少、未生育、营养过剩、肥胖、脂肪饮食与乳腺癌发病均有关。北美、北欧地区乳腺癌发病率为亚、非、拉美地区的 4 倍,低发地区居民移居至高发地区后,第二、三代移民的乳腺癌发病率逐渐升高,提示环境因素及生活方式与乳腺癌的发病有一定关系。

二、病理类型

乳腺癌有多种分型方法,目前国内多采用以下病理分型。

1. 非浸润性乳腺癌

非浸润性乳腺癌包括小叶原位癌、导管原位癌。

2. 浸润性乳腺癌

浸润性乳腺癌包括浸润性导管癌、乳头状癌、髓样癌、小管癌、腺样囊性癌、黏液腺癌、大汗腺样癌和鳞状细胞癌等。

3. 特殊类型癌

特殊类型癌包括分叶状肿瘤、Paget 病、炎性乳腺癌。

三、转移途径

1. 局部扩散

癌细胞沿导管或筋膜间隙蔓延,继而侵及 Cooper 韧带和皮肤。

2. 淋巴转移

乳腺淋巴回流第一站为腋窝和胸骨旁淋巴结,第二站为锁骨上和纵隔淋巴结,乳腺癌细胞常可随淋巴回流转移到该淋巴结。临床上腋窝淋巴结转移率为 50%~60%,胸骨旁淋巴结转移率为 20%~30%,后者原发灶多在乳房内侧和中央区。癌细胞也可通过逆行途径转移到对侧腋窝或腹股沟淋巴结。

3. 血运转移

癌细胞可经淋巴途径进入静脉,也可直接侵入血液循环而致远处转移。最常见的远处转移依次为肺、骨和肝。

四、临床表现

1. 乳房肿块

患乳出现无痛性并呈进行性生长的肿块是最常见首发症状。多数患者以乳房无痛性肿块就诊。一般单侧乳房的单发肿块较常见,肿块绝大多数位于乳房外上象限。肿块大小形态不一,一般为不规则形,亦可见圆形、卵圆形等。肿块质地大多为实性,较硬,甚至为石样硬。但富含细胞的髓样癌及小叶癌常较软,黏液癌质地韧,囊性乳头状癌则呈囊状有波动感。肿块可活动,较晚期时活动度较差。

2. 乳头改变

(1)乳头溢液:乳头溢液可为乳汁样、水样、血性,50 岁以上患者的乳头血性溢液,乳腺癌可达 64%。但乳腺癌以乳头溢液为唯一症状者少见,多数伴有乳腺肿块。

(2)乳头和乳晕改变:正常乳头双侧对称。癌灶侵及乳头或乳晕时,牵拉乳头,使乳头偏向肿瘤一侧,病变进一步发展可使乳头扁平、回缩、凹陷,直至完全回缩到乳晕下。Paget 病的典型症状是乳头糜烂、结痂等湿疹样改变。

3. 乳房皮肤改变

根据乳腺癌病期的早晚可出现不同的皮肤改变。肿瘤侵犯乳房悬韧带,或与皮肤粘连使皮肤外观凹陷,出现"酒窝征",癌细胞堵塞皮下淋巴管,出现皮肤水肿,呈"橘皮样变"。肿瘤侵入皮内淋巴管,可在肿瘤周围形成卫星结节,如多数小结节成片分布,则出现"铠甲样变"。晚期癌患者皮肤与肿瘤粘连可出现完全固定甚至破溃,呈"菜花样"改变。局部皮肤颜色由淡红到深红,同时伴有皮肤水肿,触之感皮肤增厚、粗糙、皮温增高,则是炎性乳腺癌特征表现。

4.乳房轮廓改变

由于肿瘤浸润,可使乳房弧度发生变化,出现轻微外凸或凹陷。亦可见乳房抬高,令两侧乳头不在同一水平面上。

5.乳房疼痛

当乳腺癌发展到一定阶段时,可有不同程度的疼痛,表现为持续性或阵发性乳房刺痛、钝痛或隐痛不适。

6.区域淋巴结肿大

乳腺癌细胞常可随淋巴回流转移到该引流区域淋巴结。临床上腋窝淋巴结转移最常见,肿大淋巴结质硬、无痛、可被推动,随着病情进展数目增多,并融合成团,甚至与皮肤或深部组织粘着,值得注意的是,隐匿性乳腺癌往往以腋下或锁骨上淋巴结肿大为首发症状,而乳房内原发病灶很小,临床难以扪及。

五、诊断与鉴别诊断

1.诊断

详细询问病史及临床检查后,大多数可以得出正确诊断。但乳腺组织在不同年龄及月经周期中可出现多种变化,因而应注意体检方法及时机。另外,不能忽视一些早期乳腺癌的体征,如局部乳腺腺体增厚、乳头溢液、乳头糜烂和局部皮肤内陷等。乳腺 X 线检查、超声显像检查、磁共振检查和 CT 检查均有助于乳腺癌的诊断,ECT 有助于骨转移的诊断,正电子发射计算机体层成像(PET)检查是全身扫描能早期发现淋巴结、骨和肺转移的重要方法,有助于乳腺癌的术前分期,制订治疗计划。对隐匿性乳腺癌病灶定位和良恶性鉴别有重要价值。细胞病理学诊断是乳腺癌的最终确诊手段。

2.鉴别诊断

(1)乳腺腺病:也就是乳腺增生从肿块的特点来看,乳腺腺病常同时或相继在两侧乳腺发现多个大小不等,界限不清的结节,可被推动。

(2)乳腺纤维腺瘤:多为单发,摸起来境界清楚,边缘整齐,表面光滑,且可活动。

(3)乳腺囊肿:是乳腺组织老化时形成的肿大的小叶,肿块是光滑的且可移动。

(4)导管内乳头状瘤:常在乳晕下或乳晕边缘摸到一圆形质地较软的肿物,直径在 0.3～1 cm,多数伴有乳头溢液。

(5)乳腺导管扩张症:又名浆细胞性乳腺炎,常以肿块为首发症状,边缘不整,表面欠光滑,多位于乳晕深处,大小常在 3 cm 以内。

(6)乳腺结核:初起时多为孤立结节,逐渐形成一个至数个肿块,边界不甚清楚,易与皮肤粘连。乳腺肿块中仅少数为癌,乳腺癌的肿块多为单发结节,边缘不规则,多数质地较硬,常与皮肤粘连。

(7)乳房恶性淋巴瘤:较少见,分为原发性和继发性。原发性指结外型,即仅仅来源于乳腺肿块,并经穿刺活检确诊的恶性淋巴瘤。继发性为全身疾病的一部分。乳腺淋巴瘤好发在年轻女性,25%病变表现为双侧乳房弥散性肿大。年老者,以单侧乳房受累多见,表现为边界清楚、质软的多个或单个肿块。X线不能确定性质,最终确诊以病理为准。

3.分期

完善的诊断除确定乳腺癌的病理类型外,还需记录疾病发展程度及范围,以便制定术后辅助治疗方案,比较治疗效果以及判断预后,因此需有统一的分期方法。分期方法很多,现多采用美国癌症联合委员会(AJCC)建议的乳腺癌 TNM 分期。

六、治疗

手术治疗是乳腺癌的主要治疗方法之一,放疗、化疗、内分泌治疗及生物治疗等在乳腺癌治疗中也占有相当的地位。经典的乳腺癌 Halsted 根治术为癌瘤根治术概念的产生与发展奠定了基础;乳腺癌改良根治术的产生为癌瘤治疗的功能保存提供了新的研究思路;保留乳房的乳腺癌治疗使癌瘤治疗发生了划时代的革命,使癌瘤治疗从单一的解剖生物学模式向社会心理—生物学模式转化,充分体现了医疗实践的人性化。乳腺癌外科治疗历经了根治术、扩大根治术、改良根治术、保留乳房手术四大历程,形成了当今扩大与缩小手术并存、治愈与生活质量兼顾的个体化规范。但合理的乳腺癌综合治疗策略并不是所有治疗方法简单的叠加。乳腺癌治疗策略的合理选择,除患者因素外,必须避免医者"各自为政"的陈旧观念。即外科、放疗科或内科医生各自仅注意自己治疗手段的适应证,而忽略治疗总体计划的合理设计及各疗法间的有机结合。

作为一名乳腺肿瘤的临床工作者,无论身为肿瘤外科、放疗科或内科医生,在对每一例初治乳腺癌患者的治疗时,不仅能够完美地实施自己所掌握的治疗手段,更重要的是能对其制订出合理的总体治疗策略。

(一)乳腺癌术前准备

术前准备是手术治疗的重要环节和成功保证,尤其是对病情较重、年老体弱或者有其他合并疾病的患者要更加重视。乳腺癌的术前准备包括术前诊断评估与术式选择、一般术前准备和特殊术前准备等。

1.术前诊断评估与手术方式选择

术前诊断评估包括定性、定量、定位和分期,不仅要初步查明乳腺病变的性质和类型,还要确定乳腺病灶的数目和位置,是单侧还是双侧,是单个还是多灶性,病变范围多大,位于乳房的哪个象限,距离乳头乳晕有多远。除此之外,还要了解腋窝、锁骨上下和内乳等区域淋巴结转移状态、远处有无转移以及转移状况如何等,据此进行临床分期评估。

临床上一般可根据病史、临床表现和体检对乳腺癌做出初步诊断。辅助检查对乳腺癌的诊断有重要作用,尤其是乳腺彩超检查,简便无害,普及率高,经济高效,可重复进行。结合血流分析,对判断乳腺癌的定性、定量和定位诊断有很高的价值,灵敏性和特异性均较高,是目前乳腺检查中最常用的检查。

乳腺钼靶 X 线检查是乳腺的常用检查,对乳腺癌的诊断有较高的价值,尤其是对钙化性病变灵敏性和特异性高,但对非钙化病变阳性率和特异性不高。CT 对乳腺癌的诊断价值有限,主要用于了解乳腺癌有无胸部肌肉和胸壁的浸润及远处转移,一般较少用于乳房本身的检查。MRI 对乳腺癌的诊断、分期和疗效评估有较大的价值,发现病变的阳性率较高,但特异性不足。PET/CT 灵敏性和特异性均高,但对病变大小的评估不够精确,费用昂贵,主要用于检查区域淋巴结和远处有无转移。其他检查如乳管镜对乳头溢液的定性定位有一定的帮助,核素检查在乳腺癌主要用于骨转移的检测,化验检查目前尚缺乏特异性和灵敏性高的定性指标。

病理检查是乳腺癌的最终确诊方法,包括细胞学和组织学检查,细胞学检查假阳性和假阴性率稍高,最后诊断应以病理切片组织学检查为准,并结合免疫组化等特殊检查做出判断。所有乳腺癌患者术前应常规行双乳钼靶、双乳和区域淋巴结(包括双侧腋窝、锁骨上下和内乳区)的彩超检查,以便准确评估病灶大小、部位和区域淋巴结转移状态,避免遗漏同侧和对侧病变,尤其是拟行保乳手术的乳腺癌患者,有条件或必要时行乳腺 MRI 检查。乳腺 MRI 检查可以减少隐匿性病灶的漏诊,但因有一定的假阳性,可能降低保乳概率,因此对 MRI 发现的乳腺阳性病变应综合判断,避免不必要的乳房切除。

乳腺癌的手术方式应以术前检查为依据,根据病变的大小、数目、位置、类型、距乳头乳晕的距离、浸润情况、乳房的大小、淋巴结转移和分期等因素进行综合考量,并结合患者的全身情况和意愿以及医疗条件进行选择。

2.一般术前准备

乳腺癌的一般术前准备与普通手术相同,包括了解和改善患者全身情况、治疗和控制合并疾病、病情和围术期相关情况的告知和心理指导、手术区域皮肤的准备、饮食和术前用药等。

特别要注意的是乳腺癌患者手术前的心理准备。乳房是女性形体美的重要组成部分,爱美之心人皆有之。乳腺癌患者不仅要承担患癌的沉重打击,还要承受乳房丧失美观甚至失去乳房的巨大痛苦,手术可能给患者的工作、社会和家庭生活带来巨大的影响,因此患者往往有很重的心理负担,尤其是年轻、未婚女性和特别爱美者,并可能因此出现过激行为。医护人员应高度重视患者的心理变化,术前应与患者和家属进行深入的沟通和交流,针对性地进行心理疏导和解释,解除患者和家人的后顾之忧,使患者和家属愉快地接受和配合手术,以便患者顺利康复。

3.特殊术前准备

乳腺癌手术相比其他手术也有其特殊性。乳腺癌患者如在哺乳期,应立即断奶并回奶,并禁用雌激素。乳腺癌如属局部晚期,应先行术前化疗等新辅助治疗,待适当时机再行手术。化疗后如有白细胞减少等化疗并发症,应治疗好转后再手术。有局部糜烂、破溃、出血、感染等情况时术前应予适当治疗和处理。拟在根治手术同时行一期乳房整形、重建或再造的患者应同时做好假体和供区的准备。

(二)乳腺癌根治手术方式、适应证和方法

自 1894 年 Halsted 报道乳腺癌根治术以来,该术式一直作为乳腺癌外科治疗的标准术式,沿用半个多世纪。20 世纪 50 年代,有学者考虑到乳房内侧或中央部的肿瘤向内乳淋巴结转移,因而提出"扩大根治术"的必要性,后来随着对乳腺癌本身生物特性及转移规律的认识,自 20 世纪 70 年代又开展了保留胸肌的"乳腺癌改良根治术"。随着 Fisher 等提出保留乳房手术可以达到与根治术相似的效果以来,保留乳房手术在乳腺癌外科治疗中已占据重要地位,在欧美国家成为手术治疗的主流,但这并不意味传统切除乳房的乳腺癌根治手术失去意义。

乳房切除术仍是乳腺癌患者的选择之一。再后来,Toth 和 Lappert 发展了一种保留皮肤的皮下乳房切除术,保留皮肤方便了乳房重建,在肿瘤安全性方面没有不利的影响。此外尚有保留乳头乳晕复合体的乳房切除术,后者美容效果更好。

随着腔镜技术的成熟,国内外均已开展了腔镜辅助或全腔镜乳腺切除手术,微创优势更为突出,美容效果更佳。

1. 保留乳房和腋窝手术——局部扩大切除和前哨淋巴结活检(sentinel lymphnode biopsy,SLNB)

近年来,保留乳房手术适应证及禁忌证已逐步成为乳腺癌外科治疗的重点。保留乳房手术应严格掌握手术适应证,病例的选择是否合适将直接影响疗效和保留乳房形体美容效果。选择保留乳房手术首先应考虑肿瘤大小与乳房大小的比例关系。国内多家医院共同参与的"十五"国家攻关课题"早期乳腺癌规范化保留乳房综合治疗的临床研究"规定保留乳房手术适合原发肿瘤大小≤3 cm,腋窝淋巴结未触及、无远处转移并具有强烈保留乳房意愿的乳腺癌患者。对于肿瘤大小与乳房大小比例不合适的浸润性乳腺癌患者,可通过术前化疗使肿瘤缩小,从而使患者适合保乳手术。选择保留乳房手术也应考虑肿瘤距离乳头的距离,肿瘤距离乳头2 cm以上患者适合选择保乳手术。选择腋窝淋巴结阴性的患者可以降低术后腋窝局部复发的概率。此外,美国国立综合癌症协作网(National Compre-hensive Cancer Network)在乳腺癌综合治疗指南中指出了保乳手术治疗的禁忌证。

手术要点:选择行保留乳房手术的乳腺癌患者在术前需全面检查,仔细诊断,行乳腺钼靶或乳腺磁共振检查以排除多中心病灶或微小钙化灶。切口的设计原则以尽量保持乳房外形同时兼顾手术操作方便为准。若肿块位于内上象限者,可顺皮纹即郎格氏线取弧形切口,腋窝则另做切口,位于外上象限者可取弧形切口也可做放射状切口并向腋窝延伸,这样可以使乳房上端在术后保持美容效果。若肿块位于外下或内下象限者取放射状切口,腋窝另做切口。此时沿郎格氏线所做的切口具有明显的美容缺陷,会导致乳头乳晕复合体向乳房下皱襞偏斜。至于肿块表面皮肤是否切除根据肿块距皮肤距离及局部皮肤是否有轻度改变。

目前对保留乳房手术肿瘤扩大切除范围尚无统一标准,术式主要包括肿瘤局部扩大切除术(Lumpectomy)、乳房部分切除术(segmental mastectomy 或 partial mastectomy)以及乳房象限切除术(quadrantectomy)等,肿瘤扩大切除术在美容效果上更具优势,临床应用较多,但术后局部复发率相对较高,象限切除术根治性较好,但美容效果一般,目前已较少应用。切开皮肤后,锐性分离皮肤与皮下组织,在距离肿块边缘约2~3 cm(少数病例为1 cm)处切除皮下组织、腺体及乳房后间隙筋膜脂肪组织,完整切除肿瘤,切除标本后应对切缘进行标记,在手术标本上标记上、下、内、外侧切缘及基底部切缘,以便明确阳性切缘的部位,标记好各切缘后送病理检查。如切缘阴性则逐层缝合腺体、皮下组织及皮肤,如切缘阳性则需再次扩大切缘切除或改为乳房全切术,腋窝则根据情况选择行前哨淋巴结活检或淋巴结清扫术。

前哨淋巴结探测活检术是通过在瘤周腺体组织或术腔瘤周局部、乳头乳晕复合体周围的淋巴丛内(乳晕下注射)或肿瘤表面皮肤注射示踪剂以探测前哨淋巴结的一种手术技术。常用的示踪剂包括蓝色染料、活性炭和纳米碳、放射性锝^{99m}(^{99m}Tc)-硫胶体(过滤或非过滤)或^{99m}Tc-白蛋白、荧光染料示踪剂(如吲哚菁绿,又名靛氰绿),这些材料可以单独或联合使用。

前哨淋巴结活检从腋窝淋巴引流区域切除1个或多个淋巴结进行腋窝淋巴结分期。83%的前哨淋巴结位于Ⅰ水平淋巴结,15.6%位于Ⅱ水平淋巴结,0.5%位于Ⅲ水平淋巴结,0.5%的前哨淋巴结位于内乳区域,0.1%的前哨淋巴结位于锁骨下,其他位置占0.3%。

SLNB的适应证包括:①SLNB用于肿瘤小于T_2,临床淋巴结检查阴性,无转移的患者;②肿瘤为T_3,局部晚期肿瘤或多中心肿瘤谨慎考虑使用SLNB;③既往进行过腋窝手术,术前放疗或化疗,外上象限行大范围手术切除(这些因素可能会阻断引流腋窝的主要淋巴途径)者谨慎选择行SLNB;④对恶性肿瘤(导管原位)或巨大占位病变(>2.5 cm)考虑仅行SLNB而非腋窝 I 站淋巴结清扫。

术前准备：注射示踪剂：①注射放射性胶体：外科医生或放射科医生可在核医学科或其他放射安全有保证的地点于术前 24 h 内或术中注射 ^{99m}Tc 示踪剂。对外科医生而言，辐射暴露剂量很低，对其他人员则更低。②蓝色染料的注射方法和注射放射性胶体相似。对外象限的病灶，于术前约 5 min 在乳晕下、瘤周及瘤内注射染色剂，对乳房外上部有瘢痕者，采用真皮注射。对乳房内象限的肿瘤，于术前 10~15 min 在腺体实质内注射染色剂。

手术要点：对于注射放射性胶体探测前哨淋巴结的患者，在切开前使用手持型 γ 探测器扫描并标记所有"热点"，手持型 γ 探测器对术中 SLN 的定位非常敏感。定位一个疑似的前哨淋巴结后，离开热点位置 1~2 cm，算作一个本底计数。热点与本底计数比为 10:1，则可以确定 SLN 的位置。在定位的热点处做一个 2~3 cm 切口，如果没有使用放射性示踪剂或 SLN 定位失败，就在腋前线和腋后线间垂直于胸大肌做一皮肤切口。用电切或钝性分离皮下组织至腋筋膜，与切口面平行切开腋窝的两层筋膜。不用考虑筋膜上的蓝色染料，因为所有的腋窝淋巴结都在筋膜下。随着蓝色染料和放射性示踪剂的注入，SLN 会变"热"（放射活性），变蓝，或既变热又变蓝，或只是变得容易触及。这些迹象均表明淋巴结是"前哨淋巴结"，即我们所寻找的 SLN。把 γ 探测器插入切口并慢慢在各个方向前后摇动寻找"最热"（计数增加）的方向。切开腋窝的脂肪层，使用探针不断探查切口，以确定方位（"路径"）。如果顺行切至 SLN，计数应逐渐增加。如果自 SLN 逆行切开，计数会逐渐减小。明确是否跨过 SLN 而切开或重置器械后 SLN 移位。若仍不能找到 SLN，移开所有牵引器，自皮肤往下重新操作。一旦切开腋窝筋膜，操作应注意避开那些蓝染的淋巴管。如果注射了放射性示踪剂，应该用 γ 探测器顺着蓝染的淋巴管去寻找它们的汇合点。向下分离但不要提拉 SLN，避免错误识别 SLN。避免缩小 SLN 的范围。在 SLN 周围脂肪组织的血管中较少发现转移。平行于淋巴管轻轻分离蓝染的 SLN，用无损伤 Allis 钳钳夹 SLN。一旦找到变热和（或）蓝染的淋巴结，可用术者习惯的方式切除，对主要淋巴管进行结扎、钳夹和电凝止血时应小心。如果不结扎淋巴管，可能在分离淋巴结床后导致淋巴性积液（淋巴液积聚）。

计算清扫的淋巴结数目，把 γ 探测器从患者体内取出并将 SLN 置于 γ 探测器尖端。触诊手术分离区并定位可触及到的可疑淋巴结。理论上，如遇上被肿瘤阻断的淋巴结，示踪剂会引流至邻近淋巴结。在清扫全部 SLN 后，记录最终的床旁计数。如果床旁计数高于本底计数的 10%，全面探查术野，寻找遗漏的 SLN。如果扩散区充分重叠，床旁计数应该不低于本底计数的 10%。术中评估 SLN 的方法包括触诊、印片细胞学和冰冻切片检查。彻底止血并逐层缝合切口。

注意事项：对浸润性癌患者若不能找到变热或蓝染的 SLN 的话，需做腋窝淋巴结清扫并行腋窝分期。如果是导管原位癌未浸润，则不需做进一步处理。如果导管原位癌恶性程度高，则需考虑行 1 站腋窝淋巴结清扫术。当不能在腋窝定位 SLN 的时候，即使在腋窝外能定位，也需行腋窝淋巴结清除。

前哨淋巴结的病理学检查：SLN 的病理学检查有组织学检查、细胞学检查和分子生物学检查三种。病理学检查是前哨淋巴结活检的重要环节，但有一定的假阴性率。准确的前哨淋巴结病理学检查是手术成功的重要保障。

2. 单纯乳房切除术

单纯乳房切除术（simpletotal mastectomy）的适应证是：已确诊并行乳腺癌保留乳房手

术,但最终病理显示切缘阳性的患者,保乳术后局部复发的患者,乳腺原位癌、乳腺癌早期浸润等早期乳腺癌且前哨淋巴结无转移者,乳腺叶状囊肉瘤,乳腺结核病已形成多处窦道且抗结核治疗无效者,乳腺囊性增生病变广泛,有较多沙砾样钙化、活检证实有Ⅱ级不典型增生者。也适用于有乳腺癌根治术指证但因其他原因不能耐受较大手术者和晚期乳腺癌的姑息性切除。预防性对侧乳房单纯切除的适应证如下:有双侧发病的高风险患者(小叶癌,局部晚期,炎性乳腺浸润性癌,多中心病灶且有家族史)或不能进行可靠筛查的患者(行乳房X线片或检查有困难者)。

手术要点:对于大多数患者,全身麻醉更为安全。也可单独或联合使用腰麻或硬膜外麻醉或局部阻滞麻醉。单纯乳房切除术的标准切口是一个包括肿瘤和乳头乳晕复合体的梭形切口,适用于任何方位的肿瘤。理论上,如果肿瘤位于3点钟方向,可做水平切口(Stewart切口);如果在12点钟,做纵向切口(Hamington切口)。实际情况下,大多数为水平切口或对角线切口。内侧缘离胸骨边缘2 cm或3 cm,外侧缘应到胸大肌外侧缘或背阔肌边缘。如果考虑即刻重建乳房,则应采用"保留皮肤"的切口。如果要植入假体,可在乳头—乳晕复合体开个小的梭形切口,如果要用组织和皮肤进行组织重建,可在乳头乳晕复合体周围或乳晕上做环状切开。切除乳房需在上至锁骨,下至腹直肌前鞘,内至胸骨旁,外至背阔肌解剖边界内,沿着胸大肌筋膜完整切除乳腺组织及乳头乳晕复合体。皮瓣厚度应为切除所有乳腺实质组织后所留下的薄层皮下脂肪和表面血管,以减少皮瓣坏死风险。皮瓣厚度主要取决于外科医生喜好和技术以及患者体型等因素。然而,如果皮瓣厚度超过5 mm,就可能明显残留乳腺组织,目前尚无能够可靠评估皮瓣厚度的技术。外科医生通常依据个人喜好选择使用手术刀、剪刀或电刀分离皮瓣。当不需行乳房重建时,手术的目的仅为切除乳房,同时保留足够而不多余的皮肤覆盖胸壁,且利于后期放置假体。在切除乳房时,对于所有的浸润性乳腺癌患者均应切除胸大肌筋膜,而仅在较大肿瘤侵犯肌肉时才需切除部分肌肉组织。

切除乳房时,遇有自胸壁穿出的血管应切断结扎,避免血管断端回缩。彻底止血后,于皮瓣下放置引流管,经腋中线最低位另行戳孔引出并固定,缝合皮下组织和皮肤。对恶性肿瘤皮肤切除范围较大致缝合张力过大者,可行游离皮移植并加压包扎。若需要术中行即刻乳房重建时,则需选择保留皮肤的手术切口。若选择行保留乳头乳晕或保留全部皮肤的乳房切除术,选择的切口包括环乳晕并横向延伸的切口,越过乳晕的内侧或横向延伸切口及乳房下皱襞切口。

对于距离乳头乳晕复合体1 cm以内的乳晕后病变、由乳头乳晕复合体延伸出的钙化灶、肿瘤超过3 cm或术中乳头乳晕复合体活检阳性的患者不宜选择保留乳头乳晕复合体的乳房切除术。对适合保留乳头乳晕复合体的患者手术时既要保证切缘足够薄又要避免乳头乳晕复合体坏死等问题。

3.改良根治术

乳腺癌改良根治术(modifiedradical mastectomy)的适应证是:改良根治术的手术范围包括全部乳腺组织,胸大、小肌间的淋巴脂肪组织,腋窝及锁骨下区的淋巴脂肪组织。保留胸大、小肌。适用于临床Ⅰ~Ⅲ期乳腺癌。该手术即可达到根治术的治疗效果,又可以保持患侧上肢良好的功能,减轻术后胸部毁坏程度,得到外科医生的广泛认可和推广,并且存在不同种类的进一步改良。目前主要应用于临床的乳腺癌改良根治术主要包括:乳腺癌改良根治术Ⅰ式(Auchincloss-Madden法),即手术切除全部乳腺组织,胸大、小肌间的淋巴脂肪组织,腋窝及锁骨下区的淋巴脂肪组织,保留胸大、小肌,主要用于非浸润性癌和Ⅰ期浸润性癌。Ⅱ期临床无明显腋窝肿大淋巴结者也可选用。乳腺癌改良根治术Ⅱ式(Patey法),即切除胸小肌,而保留胸大肌,淋巴结清扫范围与根治术相当,多应用于腋窝淋巴结转移较多的患者,需进行包括胸肌间Rotter淋巴结在内的腋窝淋巴结彻底清扫的进展期乳腺癌患者。

手术要点:按照根治术要点设计切口和分离皮瓣。自内、上方沿胸大肌筋膜深面向外、下方向游离乳房,连同胸大肌筋膜一并分离,切除乳房至胸大肌边缘。解剖胸大肌外侧缘,分离胸大肌边缘并向内侧翻起,分离胸大、小肌,清除胸肌间淋巴结(Rotter淋巴结)及脂肪组织,注意保护胸肩峰动脉胸肌支和胸前神经外侧支及内侧支。对于腋窝淋巴结转移较广泛的患者可采用Patey法切断胸小肌的起止点进行更为彻底的淋巴结清扫。于胸小肌外缘切开喙突筋膜,显露腋静脉及锁骨下静脉,逐一结扎分支,清扫level Ⅱ区域淋巴结。于胸小肌下方胸壁处向内上方清扫,直至与腋静脉交叉的胸小肌内缘。必要时,将胸小肌向外下牵拉,以清扫level Ⅲ区域淋巴结。改良根治术Ⅰ式也可清扫胸小肌内侧的Level Ⅲ区域淋巴结,但因该术式适应证为早期乳腺癌病例,转移至Level Ⅲ区域的概率很小,此外行Level Ⅲ区域淋巴结清扫后常导致上肢水肿,故不常规清扫Level Ⅲ区域淋巴结。

继续清扫Level Ⅰ区域淋巴结,注意保护胸长神经、胸背神经及胸背动静脉,选择性保留肋间臂神经。向下分离前锯肌筋膜和腋窝后壁的肩胛下肌、背阔肌表面筋膜,最后将乳房、胸肌间淋巴结、腋窝及锁骨下区域淋巴结整块切除。彻底止血并冲洗伤口,于胸壁及腋窝放置引流管后缝合皮下组织、皮肤并加压包扎。

4. 经典根治术

经典的乳腺癌根治术(radical mastectomy)又称Halsted根治术,是标准的乳腺癌手术方式,该术式是切除全部乳房及其周围脂肪组织,切除胸大、小肌,清扫腋窝及锁骨下淋巴结和脂肪组织。切除的所有组织均应做到整块切除,以防止术中癌组织播散。作为乳腺癌的基本术式,在任何需要行腋窝淋巴结清扫术的术式中,若想确定进行淋巴结清扫,都需要掌握乳腺癌适应证;目前,乳腺癌根治术主要适用于临床ⅡB~Ⅲ期乳腺癌伴有胸大肌侵犯、胸大、小肌之间有淋巴结转移且与肌肉粘连者,或腋窝和锁骨下转移淋巴结融合并与静脉粘连或包裹静脉,或淋巴结转移癌侵犯出淋巴结与周围肌肉粘连者。

手术要点:患者取仰卧位,患侧上肢外展90°,肩胛部垫高,向外侧牵引患肢。根据肿瘤部位及大小选择不同的梭形切口(同单纯乳房切除术),切口边缘需距离肿瘤3 cm以上。分离皮瓣时勿过深,以刚露出真皮下脂肪组织为宜。切开皮肤后,可以组织钳提起外侧皮缘,使其成一平面,切开皮肤后距离皮肤约5 mm在皮肤与浅筋膜间锐性分离或使用电刀分离皮瓣。

远离切缘5 cm以上时皮瓣可逐渐增厚,以保证皮瓣血供。接近终点时保留全层脂肪。注意腋窝处皮瓣不保留脂肪,因腋窝皮肤松弛且与皮下组织连接紧密,可将皮肤绷紧后进行分离,避免剥破皮肤。皮瓣分离的范围为上至锁骨,下至肋弓、腹直肌前鞘,内至胸骨中线,外达背阔肌前缘。分离皮瓣顺序:①横切口:上→下→内侧→外侧、腋窝;②纵切口:外侧、腋窝→内侧。分离完皮瓣后,在腋窝前方分离胸大肌外缘,于锁骨下方、胸大肌和三角肌间沟分开胸大肌至肱骨大结节。在近肱骨胸大肌肌腱处切断胸大肌并向内侧翻起,肱骨处胸大肌断端应妥善结扎。在锁骨下保留1~2 cm的胸大肌以保护行走于其中的头静脉和后方的锁骨下静脉。切断结扎胸小肌前方的胸肩峰血管,分离胸小肌,于喙突处切断胸小肌肌腱。

将胸小肌翻向内下方,沿血管走行切离胸锁筋膜,显露腋静脉和锁骨下静脉。注意切断结扎腋静脉、锁骨下静脉的分支,清扫锁骨下区和腋窝的全部淋巴脂肪组织,直至显露腋窝后壁的肩胛下肌和背阔肌,期间注意分离保护胸长神经和胸背神经。将胸大、小肌在肋骨和胸骨附着处一一钳夹、切断。同时结扎肋间和内乳血管的穿支血管。将乳房、胸大、小肌、锁骨下及腋窝淋巴脂肪组织整块切除。

术毕以灭菌蒸馏水冲洗术腔,于胸骨旁及腋中线皮瓣底部背阔肌前缘处放置引流管并另行戳孔穿出、固定。缝合皮下组织及皮肤并加压包扎。

5. 扩大根治术

乳腺癌扩大根治术(extensiveradical mastectomy)的适应证:从整块切除乳腺及局部转移淋巴结的意义上考虑,Halsted 的经典乳腺癌根治术遗漏了同样可以作为乳腺淋巴引流第一站的内乳淋巴结的切除。由此探索开展的乳腺癌扩大根治术正是在根治术的基础上加行胸骨旁(内乳区)淋巴链清扫术。该术式适用于肿瘤位于乳房内侧和中央区的乳腺癌患者,也适合行乳腺癌根治术但可疑有临床或影像学胸骨旁淋巴结转移者。近年来随着放疗技术的进步,可用术后放疗替代内乳淋巴链清扫术。因此,目前已较少应用乳腺癌扩大根治术。但在医疗条件较差,不具备内乳区放疗条件而患者具有乳腺癌扩大根治术指证者仍可考虑采用该术式。

常用的内乳淋巴结清扫术方法有两种。即 1949 年由 Margottini 和 Auchincloss 首先提出的胸膜外清除内乳淋巴结的手术方法(简称为"胸膜外法")和 1952 年由 Urban 等提出的胸膜内清除内乳淋巴结的手术方法(简称为"胸膜内法")。

手术要点:"胸膜外法"扩大根治术的手术要点是在完成乳腺癌根治术后,于胸骨旁横行切开同侧第 1 肋间肌肉组织,显露胸廓内动静脉,胸廓内淋巴链则围绕在该血管周围。分离、结扎、切断胸廓内动静脉;在第 4 肋间切开肋间肌,经第 4 肋间向上分离推开胸横肌及胸膜;在第 4 肋上缘处结扎切断胸廓内动静脉下端;切除第 2 至第 4 肋软骨,在胸膜外将第 1~4 肋间的胸廓内动静脉连同其周围的淋巴及脂肪组织一并切除。"胸膜内法"扩大根治术的手术要点是完成乳腺癌根治术后,同胸膜外法,于胸骨旁分别切断第 1、4 肋间肌,分离、结扎、切断胸廓内动静脉;横向切开第 1 肋间胸膜和第 4 肋间胸横肌及胸膜;先于肋骨和肋软骨交界处切断肋软骨、肋间组织,纵向切开胸膜,再经胸骨旁逐一切断上述组织,使之连同胸廓内淋巴链整块切除;用阔筋膜修补胸膜缺损,根据情况行胸腔引流。

6. 乳腺癌腔镜手术

乳腺腔镜手术的发展相对较晚,是在腹腔镜外科发展成熟的基础上探索发展而来。乳腺腔镜手术最早报告应用于乳房整形美容。1992 年 Kompatscher 首先报道用腔镜技术将隆乳术后乳房内挛缩假体取出,成为乳腺腔镜手术的开端。此后腔镜辅助下的义乳植入式隆乳术发展迅速,并发展成为整形美容外科的一个常规手术。此后,腔镜手术广泛应用于乳房整形外科的各个方面,如乳房巨乳缩小术、乳房固定术和乳房重建、男性乳房发育症腺体切除术等。国内医院至今已经开展一系列乳腺腔镜手术,包括乳腺癌腔镜皮下乳腺切除、腔镜腋窝前哨淋巴结活检和淋巴结清扫、腔镜内乳淋巴结活检和清扫、腔镜乳腺癌局部扩大切除、腔镜辅助乳房假体植入、背阔肌瓣和大网膜分离乳房填充成形等。目前,国内多家医院开展各类乳腺腔镜手术。

7. 乳腺癌复发、转移的手术治疗

原则上,仅有乳房、胸壁、腋窝或锁骨上等局部或区域复发转移而无远处转移的乳腺癌,如果在术前辅助治疗后能达到局部病变的全部或相对彻底的切除,应争取行局部根治性手术,同时进行综合治疗。对某些有同侧锁骨上转移或内乳区转移的局部晚期的乳腺癌,也适用上述原则,力争完全切除锁骨上和内乳区转移病灶。这样不仅可以改善患者的无病生存期和生存质量,减少其他治疗的费用和副反应,也可能延长患者总的生存时间。对远处转移病灶的外科处理则存在较多的争议。有人主张,对乳腺癌术后发生的单一的远处转移灶,如果病灶可完全切除,患者全身情况和条件允许,也可以积极进行手术以改善患者的生存。

乳腺癌的手术治疗还包括乳房整形、重建或再造等手术。

(三)乳腺癌术后并发症和处理

1. 皮肤坏死

皮肤坏死主要因手术技术操作不熟练,分离皮下时保留皮瓣太薄,或因切口张力过大影响皮肤血液循环所致,切口皮缘的坏死也可因术中皮肤牵拉过度损伤切缘皮肤引起。处理上主要在于预防。一旦发生皮肤全层坏死,范围较小可待其自行愈合或切除后直接缝合,范围较大时可早期或后期切痂植皮或行皮瓣转移。

2. 手术区出血

出血可发生在乳房内或皮下、胸壁、腋窝等部位,主要因血管未结扎或结扎线脱落、血管凝固不牢或凝痂脱落导致出血。较小的出血可通过引流和加压包扎止血,大量的出血则需再次手术止血。

3. 手术区积液

积液是乳腺癌术后最常见的并发症,可发生在乳房切口内、皮下或腋窝等处。可因创面渗液渗血较多、电刀热损伤等原因致皮下脂肪液化坏死、皮下积气和过早过度活动等致皮肤与深部贴合不严实等原因引起。近期的积液可通过穿刺抽吸、引流、负压吸引和加压包扎等处理治愈,较长时间的积液处理起来比较棘手,往往因创面浆膜化难以愈合,需要长时间吸引、引流和加压包扎等才能治愈,难治性积液可采取积液抽吸后注射曲安西龙、成纤维生长因子、促粘连剂等方法,促进创面炎症消退、粘连和愈合。保守治疗无效者可行手术清创缝合,促进愈合。对小范围、无影响的积液也可不予处理,有些可自行吸收痊愈,即使终身不愈也无大碍。

4. 手术区感染

近期感染多因积液、皮肤和深部组织坏死、引流管逆行感染等原因引起,远期感染多系上肢淋巴水肿继发丹毒或蜂窝织炎。处理上主要是去除病因,如引流积液和脓液,去除坏死组织等,选用敏感抗生素抗感染治疗。

5. 上肢淋巴水肿

淋巴水肿是患者最为关注的并发症,也是临床医生关注的热点。腋窝淋巴结清扫术后,上肢淋巴水肿的发生率明显高于前哨淋巴结活检的患者。对乳腺癌术后出现上肢水肿患者首先应排除静脉回流障碍以及上肢恶性水肿等情况。借助彩色超声、淋巴造影等检查进行鉴别。

淋巴水肿的临床表现包括:皮肤逐渐增厚,表面角化过度,坚硬如大象皮肤,甚至出现疣状增生、淋巴瘘或溃疡,肢体极度增粗,形成典型的象皮肿。预防淋巴水肿出现及加重的诱因包括:避免损伤、感染、上肢受压、提重物或上肢活动过度。目前淋巴水肿这一术后并发症尚不能被治愈。虽有报道采用弹力服、压力泵、绷带、锻炼及康复理疗等方式减轻水肿,但疗效甚微。对行腋窝淋巴结清扫术或已出现轻度淋巴水肿的患者可采用保守治疗,包括卧床休息、肢体按摩、患肢抬高和压迫疗法、利尿药物以及微波治疗等。对已形成的严重淋巴水肿则需手术治疗。通过手术促进淋巴回流重建淋巴回流通道或切除病变组织,最终加速或回复淋巴回流。

淋巴水肿治疗评价标准包括症状变化、丹毒发作改善、肢体周径改变等三个方面。肢体周径的测量方法中,6点测量法较为实用,即经虎口的掌径、腕部、前臂中点、肘部、上臂中点和上肢根部,每次测量应同时测量双侧上肢。

6. 上肢活动受限

肩关节活动受限也属于腋窝淋巴结清扫术的并发症,有研究比较了前哨淋巴结组与腋窝淋巴结清扫组肩关节活动受限的发生率,在短期内前哨淋巴结活检组肩关节活动受限发生率低于清扫组,但是在更长的随访时间内,两组的肩关节活动受限均迅速恢复,差别不再明显。

7. 腋窝脉络综合征

腋窝脉络综合征(axillaryweb syndrome,AWS)由Moskovitz等描述并命名。腋窝脉络综合征一般出现在腋窝淋巴结清扫术(或前哨淋巴结活检)术后1~8周,表现为起始于腋窝外侧沿上肢内侧向下走行的皮下质韧条索,与患者上肢疼痛及活动受限相关,发生原因是手术破坏了近端的腋窝静脉或淋巴管。腋窝脉络综合征为良性、自限性疾病,不同于淋巴水肿,无须接受特殊治疗。

8. 腋窝神经和腋血管损伤

腋窝神经和腋血管损伤主要因手术操作不熟、肿瘤侵犯和二次手术瘢痕粘连致解剖结构辨别不清导致手术误伤所致。小的神经损伤可不处理,臂丛神经损伤应及时手术吻合。腋血管损伤一般可修补缝合或吻合。

第五章 创伤骨科疾病

第一节 枕颈关节损伤

枕颈关节损伤在临床上十分罕见,1981 年以前全世界的文献报道仅有 8 例。枕颈(寰)关节损伤后几乎没有存活者。因为,其中大多数患者在现场立即死亡,少数患者于数天内死亡,存活者多属幸运者骨折(损伤)类型。治疗主要是轻重量(1~1.5 kg)骨牵引,目的是维持其位置,并警示大家小心:这是重型颈椎损伤。常伴随的神经损伤包括脑损伤、脑干损伤或高位颈髓损伤。上述神经损伤时常伴有意识丧失和自主呼吸消失,需要永久的人工呼吸。常与颅底骨折或上颈椎骨折伴发。常规 X 线片难以做出诊断,当发现硬膜外与枕下有血肿出现时,应考虑这种损伤的存在。MRI 可以证实诊断。

一、病因与发病机制

(一)病因

引起上颈椎损伤最为多见的直接原因是交通事故,其次是高处坠落及运动伤,包括潜泳或高台跳水。

(二)发病机制

从解剖上看,枕颈关节呈水平状,易引起脱位,但其周围不仅有多条坚强的韧带组织,且周围肌群也很发达,因此在一般情况下,造成此处骨折脱位的机会并不多见。相反,下一椎节的寰枢关节却极易引起损伤。但如果作用于头颅部的横向暴力来得突然而迅猛,以致这股剪应力集中至枕颈关节处时,则也可引起这一对椭圆形关节的位移。

枕颈关节脱位的致伤原因以交通事故为多见,好发于步行者与汽车相撞的交通意外中,尤其是小儿在马路上奔跑时与对面驶来的汽车撞击时,因儿童身高较低,头部易最先受到暴力撞击而引起枕寰关节急性脱位,且大多死于事故发生地。这主要是由于,这种位移超过了寰椎椎管内缓冲间隙的最大限度,并对延髓形成压迫所致。如仅仅引起半脱位,而尚未对延髓造成致命性压迫时,患者则有可能存活下来,但这种侥幸者毕竟十分少见。此外,院前的救治水平对这种损伤存活率具有关键影响作用。另一方面,应注意这种损伤易伴有颅底与寰椎骨折以及脑外伤等,在检查时应注意。

此外,轴向压缩力所引起的枕寰连接部骨折,也可引起枕骨髁骨折与颈$_1$前后弓分离骨折。这一水平的损伤病死率很高。对此种损伤,不宜选择手术固定,以防加重伤情。

二、临床表现

枕颈(寰)关节损伤的临床分型主要分以下两型。

1. 完全脱位型

完全脱位型主要引起四肢瘫及生命中枢危象,多伴有脑干损伤,并在受伤当时或短期内死亡。入院后的死亡原因主要是由于自主呼吸消失，以致引起呼吸及循环系统功能衰竭。而伤后立即死亡者则系伤及脑干或延髓，生命中枢受累之故。这种病例也可合并枕骨髁骨折。

2. 枕颈（寰）失稳型

枕颈（寰）失稳型即外伤仅仅引起部分韧带及肌群受损。此型主要表现为：颈痛、活动受限、被迫体位及枕颈交界处压痛等，严重者可能有四肢电击感（多在体位不正时出现）或突发性四肢瘫。这种类型亦可见于先天性颈椎融合病（如 Klippel-Feil 综合征）等因代偿作用致应力增加所出现的枕颈不稳。

三、检查

1. X 线片

X 线片可显示椎前阴影增宽。拍摄 X 线片主要是用于除外其他类型的上颈段损伤以及用于对枕齿间距的测量。在正常情况下，成年人的枕齿间距为 4～5 mm，超过 6 mm 则表明枕寰关节半脱位或脱位。

2. CT 或 MRI

CT 或 MRI 对诊断具有决定作用，并可显示枕骨髁骨折征。

四、诊断与鉴别诊断

1. 病史

患者均有较明确的外伤史。

2. 临床症状

临床表现主要为枕颈段局部的损伤症状，并伴有颈髓以上的神经功能障碍，轻重不一。轻型表现脊髓刺激症状与体征；重型出现意识丧失和自主呼吸消失，并有永久性人工呼吸机依赖现象。

五、治疗

（一）头颅固定

一旦怀疑为枕颈（寰）关节损伤，应立即采用最稳妥的办法将头颈部确实固定，其中以 Halo 颅骨牵引最为常用。

（二）呼吸机的应用

伴脊髓损伤者，多需立即用呼吸机控制呼吸，并需对其心脏、血压及全身状态进行监护。

（三）脱水剂

脱水剂用量稍大于一般颈髓损伤，持续时间不应少于 5 d，并应注意胃肠道应激性溃疡等并发症。

（四）其他

其他治疗包括气管切开，预防压疮、尿路感染及坠积性肺炎等并发症。

（五）后期病例

伤后 3 个月以上者，如有枕寰不稳，可行后路植骨融合术。常用的术式有两种：枕骨骨瓣翻转枕颈融合术及枕颈钢板或鲁氏棒内固定术。对伴有神经压迫症状者，尚应切除寰椎后弓。枕颈（寰）关节损伤治疗中的常用手术，用于枕颈融合的手术种类较多，且大多需借助复杂的技术与设备,因此在选择时应注意。

1.枕骨骨瓣翻转枕颈融合术

(1)手术适应证:主要用于各种原因所引起的、一般不伴有神经受压症状的枕颈不稳者,对同时有颈髓神经受压迫的病例,则应同时行寰椎后弓切除术。由于本术式明显影响颈椎的旋转功能,因此一般情况下不宜用于寰枢椎不稳者。

(2)特种器械:除一般颈后路器械外,应准备数把凿刃锋利的骨凿(凿刃宽度0.8~1.5 cm),每次使用后将凿刃磨锐。

(3)手术步骤:现将临床上常用的术式操作程序介绍如下:

A.体位及麻醉:一般取俯卧位,头部固定于特定的制式或自制式头颈固定架上。多选用局部浸润麻醉(分层注射)、气管插管麻醉或清醒插管加局部麻醉。

B.切取髂骨条:先切取髂骨块备用,一般以长条状为宜,其大小(宽×长)为$(1～1.5)$ cm×$(7～12)$ cm,并将其自中央部劈开分成两片,或选用人造骨取代。

C.切口:按一般颈后路术式切口,但应偏上方。此处出血甚多,可采用皮肤夹止血,或使用梳式拉钩快速将其牵开止血。

D.锐性剥离两侧椎旁肌:首先暴露颈$_{2~3}$棘突,并用纱布条充填止血。之后,向上分离,显露枕骨粗隆部,达枕骨大孔后缘 1 cm 处。在此过程中应保留粗隆外层骨膜和部分肌纤维及其血供,尤其是在中部。

E.凿取带骨膜瓣的枕骨骨片:先用尖刀片于枕骨粗隆部呈条状切开骨膜,其宽度为2~2.5 cm,长4~5 cm,而后按此大小用锋利的骨凿由上而下将枕骨粗隆部外板呈片状凿下。操作时应边凿边将骨片向下翻转,并务必保持骨片的完整性与连续性。骨片止于枕骨大孔后缘1~1.5 cm处,并与局部骨膜和肌瓣相连。翻下的骨片其粗糙面向外,顶端达颈$_2$棘突处。

F.在第2颈椎棘突剪一缺口:用骨剪将第2颈椎棘突上方自基底部呈"V"形剪除,但保留其下方完整,并使其与下一椎节的棘间韧带相连。

G.翻转骨片:将枕骨骨片向下翻转,并嵌于第2颈椎棘突上方的缺口处。之后,再将髂骨片置于枕骨骨片外方,其顶端与枕骨缺损处相抵住,下方嵌在第2颈椎棘突上方。植骨片左、右各一,也可用长骨条取代。

H.固定植骨片:用钛丝线或一般的10号尼龙线将植骨片及翻转的枕骨粗隆骨片一并结扎,该线应穿过植骨片上方的圆孔以防滑脱。此后检查植骨块是否稳定,对不稳定者,可用同一材料线将骨块与第2颈椎棘突下方的棘间韧带缝合。

(4)手术注意要点:除一般问题外,主要是在对寰椎或枕寰关节显露或操作时,一定要避免伤及椎动脉(Ⅴ-Ⅲ段),该动脉距寰椎后弓中线16~20 mm。

(5)术后处理:除按一般颈后路手术要求外,对这类患者翻身时必须十分小心,以防骨块滑动而通过第1颈椎上方或下方刺伤或压迫脊髓,或影响骨性融合。一般在术后3~6周内采用上、下石膏床翻身。3~6周后可上头-颈-胸石膏起床活动。

2.枕颈鲁氏棒内固定

将预制成与枕颈部曲度相似的鲁氏棒固定至枕骨粗隆、第1颈椎及第2颈椎椎板处。在操作时应细心,尤其是贯穿钢丝时应特别小心,切勿伤及前方的神经及血管等组织。

3.寰椎后弓切除加枕颈融合术

(1)手术适应证:寰椎后弓切除加枕颈融合术主要用于枕颈(寰)或寰枢关节脱位病例,尤其是对寰椎后弓直接压迫脊髓引起症状,甚至瘫痪,并经保守疗法无效者,均可考虑选用此术式。

(2)特殊手术器械:除前者所需器械外,尚应包括分离、显露及切除寰椎后弓的各种器械(用于寰椎后弓前缘的松解及分离等)及四关节尖头咬骨钳(又名第1颈椎咬骨钳)等。

(3)手术步骤:①显露局部:按前法依次切开、分离诸层组织,充分暴露枕骨粗隆至第3颈椎解剖段。②游离后弓:先用尖刀在寰椎后弓中部横向切开骨膜,再用特种剥离子将其向上下两侧剥离,直达后弓前方,其宽度一般为1.8~2.0 cm。操作时切勿过深过宽,以防误伤深部生命中枢所在的延髓及第3段椎动脉。③切除后弓后部骨质:先用四关节尖头咬骨钳将后弓背侧骨质切除(后断面的1/3~1/2),宽度在1.5 cm左右。操作不便时可用手巾钳将后弓轻轻提起(切勿突然松手,更不可向前方加压),然后再切除后弓外层骨质。④切除后弓前部骨质:先用薄型寰椎后弓剥离器再次对后弓前方进行分离,确认与硬膜囊壁无粘连后用特种薄型椎板咬骨钳逐小块逐小块地将其切除;每次咬骨之前仍需先行分离,总宽度达1.5~2.0 cm即可,不宜超过2.2 cm,以防误伤椎动脉。之后将残端修平,切勿留有骨刺。⑤切取枕骨骨瓣及植骨:按前法进行。切取前应将第1颈椎后弓缺损处加以保护,一般多采用吸收性明胶海绵及带线脑棉覆盖其表面。操作时务必小心,防止各种器械突然坠落该处而发生意外。

(4)术后处理:与前者基本相同。此外,尚需注意以下3点:①术后使用脱水剂,一般持续3~5 d。②翻动身体时应小心:翻身时需用前后两片石膏床固定或在颅骨牵引下(Halo装置亦可)进行。③特别注意防止对手术处的震动:切忌对上颈部引起震动的动作,亦应避免对头颈部的扭曲及侧向暴力(或较一般为重的外力),稍有不慎易引起死亡。

第二节　肩关节运动损伤

肩关节由肩胛骨、锁骨、肱骨组成,由韧带、关节囊和肌肉连接形成的五个关节的总称,即盂肱关节、胸锁关节、肩锁关节、肩胛胸壁间关节及肩峰肱骨间关节。肩袖是肩关节重要的稳定结构,是由4块内层肌腱拥抱着肩关节而形成的半环形腱膜结构(又称腱袖),其腱纤维与关节囊纤维层交织附着,并共同止于肱骨解剖颈上半的沟内,四肌强厚有力,如同有收缩力的韧带,使肱骨头紧贴关节盂,是稳定肩关节的主要结构。只有各个关节及韧带结构的共同协调运动,才能使肩关节正常活动。人类的肩关节运动灵活,是人体活动范围最大的关节,但稳定性差,受外伤易发生脱位或肌腱韧带的损伤。

常见的肩关节损伤:肩关节脱位、肩锁关节脱位、肩袖损伤及断裂、锁骨骨折等。主要出现疼痛、肿胀、肩关节功能障碍等症状。

一、肩关节脱位

肩关节是全身关节脱位中最常见的,约占全身关节脱位总数的50%,且95%的肩关节脱位为前脱位,后脱位少见。肩关节脱位多发生于青壮年,男性多于女性。在运动的过程中,人体摔倒时,如肩关节处于上臂外展、手或肘着地,即可出现肩关节的前脱位。

(一)诊断

(1)有明显的外伤史,出现肩肿胀、疼痛、功能障碍等。

(2)因肱骨头向前脱位,肩峰特别突出,形成典型的方肩畸形。同时可触及肩峰下有空虚感,从腋窝可摸到前脱位的肱骨头。上臂有明显的外展内旋畸形,并弹性固定于这一位置。

(3)伤侧肘关节的内侧贴着前胸壁时,伤肢手掌不能触摸到健侧肩部,即 Dugas 征阳性。

(4)X 线片检查可以确诊是否有肩关节脱位,是否合并有骨折等。

(二)治疗

新鲜单纯肩关节脱位,应尽早进行手法复位外固定治疗,手法整复应在麻醉(臂丛麻醉或静脉麻醉)下进行。用绷带或上肢固定托带固定将伤肢固定于胸壁,并保持固定位置。一般固定 3 周。如有合并损伤或年长者,固定时间相对延长。

(三)康复技巧

(1)复位固定后的前 3 周应注意保持固定位置,麻醉消失后即可进行康复训练。早期康复的目的是减轻疼痛、肿胀,早期肌力练习防止肌肉萎缩,保持邻近关节的活动度。

A. 手术当天:麻醉消失即开始手指及腕关节等康复训练,并指导患者进行肩周肌肉的等长收缩练习。

B. 术后第 1~3 天:进行"张手握拳"主动运动,即用力将手指伸开,保持 2~3 s,再用力握拳,保持 2~3 s,反复多次,以促进血液循环。由于肿胀,有的患者在进行这一训练时,可能手指不能完全伸直或弯曲,但要尽力,以不增加疼痛为原则。

卧位时,将肘部抬高,以保持复位后的固定位置防止肩后伸,也有利于静脉回流,防止肿胀。

适当的镇痛治疗,以消除患者的紧张情绪,也有利于患者康复训练。

C. 术后第 4 天至 3 周:这时疼痛已明显减轻,肿胀也开始消退。除继续以上康复训练外,可以用健肢推动患肢轻度外展与内收活动,以不引起疼痛为好。同时可辅以传统康复治疗,如针灸、理疗等。

D. 3 周后:去除固定,开始肩关节活动度的训练。开始进行患肩垂摆训练以及平行于肩胛骨平面的肩关节活动。即弯腰使上身与地面平行,左右、前后摆动手臂,还可以进行划圈摆动,以不增加疼痛为活动范围。刚开始时,进行摆动训练患者会感觉疼痛,进行次数依据本人耐受情况而定,摆动次数逐渐增加,至每次可摆动 20~30 次,每天进行 3~4 组。运动的强度以第 2 天起床无疼痛不适为度,但要求第 2 天的活动范围要大于前一天,循序渐进。活动后局部冰敷 20 min,晚上睡觉前可以进行热敷。

E. 4 周后:可进行手指爬墙等训练,8 周后逐渐恢复肩关节活动度。在进行以上训练时应同时继续各肌力的训练,以防肌肉萎缩。

(2)合并有大结节骨折、肩袖损伤或关节囊损伤的患者,固定的时间要延长到 4 周,康复训练相对保守些。

二、复发性肩关节前脱位

复发性肩关节前脱位多见于青壮年和排球、体操及摔跤运动员。一般认为,系首次肩关节脱位整复后未能得到有效固定,撕裂的关节囊或盂唇未能得到良好修复,肩胛盂前下缘(Bankart 损伤)或肱骨头后外侧(Hill-Sachs)有缺失性病理改变,以后轻微的暴力或日常生活中某些动作,即可发生肩关节的前脱位。

(一)诊断
(1)一般有两次或两次以上的脱位病史,本次也是轻微外伤导致。
(2)肩关节脱位恐惧试验阳性。
(3)肩关节 X 线片显示肩关节脱位。

(二)治疗
复发性肩关节脱位行再次手法复位和外固定者,在临床上偶有不再复发的,但一般都需要手术治疗,可行切开手术或肩关节镜手术。目前,肩关节镜技术发展迅速,镜下行盂唇修复效果较好。

(三)康复技巧
康复方法同肩关节脱位。

三、肩锁关节脱位

肩锁关节由肩峰内端和锁骨外端构成,借助关节囊、肩锁韧带、喙锁韧带连接,外有三角肌、斜方肌加强。肩锁关节脱位多为直接暴力引起,如肩关节处于外展内旋位时,暴力冲击肩的顶部或跌倒时肩部着地,均可引起肩锁关节脱位。喙锁韧带部分断裂,锁骨外端向上移位轻,引起半脱位;喙锁韧带完全断裂者,锁骨外端与肩峰完全分离,则引起完全脱位。

(一)临床表现与诊断
(1)均有外伤史。
(2)局部有疼痛、肿胀及压痛,双侧对比可以看出伤侧局部隆起。
(3)伤肢外展或上举均较困难,且局部疼痛加剧。
(4)X 线片检查显示锁骨外端向上移位。
(5)肩锁关节半脱位,其向上移位程度较轻及肿胀不明显,诊断较困难,有时需要同时向下牵引两上肢拍摄两侧肩锁关节 X 线片,或使患者站立两手提重物拍摄肩锁关节正位 X 线片,对比检查,方可明确诊断。

(二)治疗
对于肩锁关节半脱位者,一般用手法复位,以弹性绷带与同侧的肘部相固定,并在肩锁关节及肘部加以软垫,以免发生软组织压伤。固定 4~6 周后除去固定,开始功能锻炼。

肩锁关节全脱位者,由于喙锁韧带断裂使肩锁关节完全失去稳定性,一般手法复位及外固定难于获得满意效果,多采用手术治疗,修补韧带。可行切开复位张力带内固定;喙锁韧带重建术;锁骨—喙突固定,韧带修补术;锁骨远端切除术等。

(三)康复技巧
第 1 周:患肩固定,进行患侧肘关节伸屈及内、外旋活动,腕关节的各方向活动,并尽力进行张手、握拳练习。每日尽可能多做,以促进血液循环,防止肌肉萎缩。还应注意健侧肢体的锻炼。

第 2 周:加强以上练习,可给予一定的抗阻练习。

第 3 周:增加肘关节的抗阻屈伸练习及前臂的抗阻旋前、旋后练习。

第 4 周:可去除外固定,练习恢复肩关节活动度。进行肩关节"摆动练习":在三角巾保护下,以健侧手协助摆动上臂,分别进行前后、左右方向摆动,摆动的范围以能够耐受疼痛为原则,最后进行划圈运动,各方向活动应逐渐增大活动范围,并应尽力增加肩外展与后伸的运动幅度。做肩关节各方向和轴位的主动运动、助力运动和肩胛带肌的抗阻练习。

第5周:增加肩关节外展和后伸的主动练习。

第6周:增加肩关节前屈主动牵伸和肩外旋牵伸活动。

第三节 肘关节运动损伤

肘关节是连接前臂和上臂的复合关节,对完成腕部和手部功能,调整肢体位置有着重要的作用。肘关节由肱骨下端、桡骨小头和尺骨近端所组成,包括肱尺关节、肱桡关节和近端尺桡关节。三个关节在一个关节囊内。关节的活动有伸屈和旋转。肘关节伸直位0°,屈曲140°～150°。关节的前后韧带组成关节囊部分,上起鹰嘴窝上缘及冠状窝上缘,下止尺骨及桡骨的关节软骨缘。肘关节的两侧分别有尺侧副韧带和桡侧副韧带加强,有防止肘关节过度内收及外展的功能。

常见的肘关节运动疾病包括:肱骨髁上骨折、肱骨外髁骨骺分离、肱三头肌断裂、肘关节脱位、肘内侧肌肉韧带断裂、肱骨外上髁炎、肘关节骨关节病、肘关节纤维性强直等。

一、肱骨外上髁炎

肱骨外上髁炎主要是由于前臂伸肌群的反复、长期、强烈的收缩、牵拉,使其附着处肱骨外上髁部发生不同程度的慢性累积性损伤,肌纤维产生断裂、出血、肌化、粘连,形成无菌性炎症反应,从而引起一系列症状。多见于网球、乒乓球等项目的运动员,俗称网球肘。

(一)诊断

(1)肘关节外侧局限性疼痛,疼痛可向上下放射。

(2)局限性压痛,其压痛点位于肱骨外上髁、环状韧带或肱桡关节间隙。

(3)伸腕、伸指乏力,手不能提重物。

(4)查体:伸腕抗阻痛,Mill试验阳性。

(5)肘关节无肿胀,活动正常。

(6)好发于中年人,男性多于女性(约3∶1),右侧多见。

(7)多见于长期从事手和腕劳动工作的职业,如网球、乒乓球、羽毛球运动员,木工、钳工、油漆工、砖瓦工和家庭妇女。

(二)治疗

(1)肱骨外上髁炎为一种自限性疾病,非手术治疗常能奏效。疾病的早期,在治疗上应以制动和减少活动为主,同时尽可能避免引起损伤的动作如拧毛巾及提拿重物等。必要时可行石膏固定2～3周,或于前臂近端弹性绷带缠绕固定以减少肌肉牵拉刺激等。同时也可配合手法推拿按摩,理疗如局部激光照射等,或局部肌腱止点药物封闭治疗。

(2)极少数患者症状严重,非手术治疗无效者可考虑手术治疗。手术方法为肌腱止点松解、退行性变组织及炎性组织切除及环状韧带部分切除,效果良好。

(三)康复技巧

1.术后 0～3 d

三角巾悬吊患肢保护。麻醉消除后可进行张手握拳练习、肩关节活动练习和周围肌肉练习。3 d 后可去除三角巾保护。

2.术后 4 d 至 4 周

开始肘关节活动度练习。

(1)伸展练习：患者坐位，伸肘，拳心向上，将肘部支撑固定于桌面上，前臂及手悬于桌外。肌肉完全放松，使肘在自重或外力作用下缓慢下垂伸直（必要时可于手腕处加一轻小重物，以加大练习力度）。至疼痛处停止，待组织适应、疼痛消失后再加大角度，一般 10～15 分钟/次，一日 1～2 次。

(2)屈曲练习：屈肘在 90°以内时，患肢完全放松，健侧手握住患侧腕关节，在患侧疼痛可以耐受情况下逐渐增加屈曲角度。屈肘在 90°以上时，屈肘，手心向自己，顶在墙上，肌肉完全放松后，身体逐渐前倾，逐渐加大肘关节的屈曲角度。

屈曲练习与伸直练习应间隔 2～3 h，避免相互干扰，影响效果。并且过多地刺激肘关节局部易引起炎症反应，造成骨化性肌炎。屈曲或伸直练习结束后均应立即进行局部冰敷 20 min，防止肿胀。如出现关节肿胀、疼痛、局部发热等，可以随时给予冰敷。

(3)肌力练习：主要进行屈肘肌力练习（肱二头肌）和伸肘肌力练习（肱三头肌）。

A.屈肘肌力练习：坐或站立位，上臂保持一定的位置，手握重物，拳心向上，屈曲肘关节，坚持至力竭放松，5～10 次为一组，每日可进行 2～4 组。

B.伸肘肌力练习：坐位，上身前倾，前臂紧贴体侧向后伸直至与地面平行，屈肘手握重物，抗重物阻力伸直肘关节，坚持至力竭放松，5～10 次为一组，每日进行 2～4 组。

3.术后 4 周

至术后 4 周主要是进行功能强化。除以上练习外还应进行以下练习。

(1)恢复前臂的旋转功能：前臂旋前、旋后功能练习。

(2)恢复前臂旋转肌力练习：练习时应小心，在无痛或微痛范围内活动，以免再次损伤。

(3)支具保护：在运动或劳作时用弹性护肘保护，或用专门的肘关节保护带，以减少肌肉收缩时对伸肌腱的过度牵拉。可有效地缓解症状、避免复发。

二、肘关节脱位

肘关节脱位在运动创伤中比较常见，多发生于青少年，成年人和儿童也有发生。主要由间接暴力引起，如肘外翻或过伸。脱位是同时引起关节囊和周围韧带的损伤。一般分为四种类型：肘关节后脱位、肘关节前脱位、肘关节侧方脱位和肘关节分裂脱位。以肘关节后脱位最为常见。

(一)诊断

(1)有明确的外伤史。

(2)肘关节肿胀、疼痛，关节置于半屈曲状，活动受限。

(3)肘关节畸形，肱骨内、外髁及鹰嘴构成的倒等腰三角形关系发生改变。

(4)如为肘关节后脱位，则肘后鹰嘴后突明显，侧方脱位时，肘部呈现肘内翻或肘外翻畸形。

(5)X线检查可明确诊断,并可判断关节脱位的类型和有无合并骨折及移位的情况。

(二)治疗

大部分肘关节脱位都可以通过手法复位石膏固定治疗,少数患者需要手术治疗。

1. 单纯肘关节脱位

在局部麻醉或臂丛麻醉下进行手法复位后,以石膏托固定肘关节于功能位3周。去石膏后功能康复。

2. 合并肱骨内上髁撕脱骨折的肘关节脱位

手法复位的方法同单纯性肘关节脱位,骨折片有嵌顿无法复位者需考虑手术治疗。

3. 陈旧性肘关节脱位

超过3周的陈旧性脱位往往复位困难。在麻醉状态下,先做肘部轻柔的伸屈活动,使粘连逐渐松开,再行复位,经拍片证实复位后,以上肢石膏固定肘关节小于90°。3周后去石膏进行功能康复。

4. 手术治疗

对于以上情况复位失败的患者以及某些习惯性肘关节脱位需要手术切开复位治疗。

(三)康复技巧

1. 早期康复

复位石膏固定麻醉消除后即可开始进行张手握拳活动练习,以促进血液循环,预防前臂肌肉萎缩,并进行肩关节活动度和周围肌肉练习。

2. 功能康复期

固定3周左右去除石膏,开始肘关节功能康复。

(1)肘关节活动度练习:首先进行肘关节活动度练习,包括屈曲练习和伸展练习。应进行主动伸屈功能锻炼,即患者以最大力量屈曲肘关节,并维持10~15 min或以上后放松,1日1~2次。休息2~3 h后可进行伸肘练习。同样进行主动伸肘活动,患者以最大的力量伸直肘关节,并维持10~15 min后放松,1日1~2次。屈肘练习和伸肘练习结束后均要冰敷肘关节20 min。练习的过程中患者会有疼痛的感觉,但能忍受。如出现肘关节肿胀、疼痛或局部有发热现象可增加冰敷次数,必要时可将一日2次的练习改为1日1次。这一过程进行2~3周,最好是每日练习屈曲和伸展的角度比前一日略有增加。应避免做剧烈的被动活动,以防发生骨化性肌炎。

(2)恢复前臂旋转活动度练习:双上肢屈肘置于体侧,双手各握一小棒,同时做前臂旋前,患侧旋至可到达的最大角度并维持10~15 min后放松。每日1~2次。间隔2~3 h后进行前臂旋后活动度练习,同一姿势,双手同时做旋后动作,患侧到最大旋后角度维持10~15 min,每日1~2次。前臂的旋转活动练习应与伸屈活动度练习分开做,间隔2~3 h,以免影响锻炼效果。同样练习结束后进行局部冰敷20 min。关节的活动度练习在6周结束时基本达到正常。

(3)继续加强早期的康复练习。

3. 功能强化期

复位固定6周以后进入功能强化期。

(1)继续以上各练习,必要时辅以被动活动。

(2)伸肘、屈肘肌力练习和旋前、旋后肌力练习,方法同前。

(3)康复治疗循序渐进,肘关节活动度练习恢复良好后进行肘关节的支撑练习和悬吊练习,3个月完全康复。

第四节 腕关节运动损伤

腕关节由桡腕关节、腕中关节、远侧尺桡关节、腕掌关节四部分共15块骨骼组成,各组骨与骨之间依靠骨间韧带和软骨盘相连。腕关节的运动相当复杂、精细,在运动中容易受到损伤。常见的腕部损伤有组成腕关节的诸骨外伤导致的骨折腕关节的各种脱位、腕关节各韧带损伤、肌腱损伤、腕关节三角软骨复合体损伤、神经卡压综合征以及腕关节创伤性滑膜炎等。

腕关节三角软骨盘也称腕关节三角纤维软骨复合体(TFCC),其基部起于桡骨尺侧缘,尖端附着于尺骨茎突基底部小凹中,边缘较厚,与桡、尺骨的掌侧和背侧韧带相结合,正常情况下起稳定腕关节及下尺桡关节并增加滑动和缓冲作用。腕关节三角软骨复合体包括腕三角软骨盘、腕尺侧副韧带、尺腕韧带及尺侧腕屈肌腱。腕关节三角纤维软骨复合体损伤系指软骨盘本身和周围韧带的损伤,可由一次扭伤或逐渐劳损所致,多见于体操、排球、乒乓球、网球、摩托车等体育项目。

一、临床表现与诊断

(1)疼痛:主要表现为腕关节肿胀,下尺桡关节及腕尺侧疼痛,前臂主动或被动旋转痛,腕握力减弱。

(2)以下尺桡关节损伤为主的患者可有关节松弛感,软骨盘损伤为主的患者可出现腕尺侧响声,关节绞索等症状。

(3)前臂旋转痛,腕背伸痛,主动及被动尺偏痛,抗阻力时旋前及旋后痛。

(4)体检时,特征性压痛点在下尺桡关节的背侧及掌侧、尺骨茎突的背面桡侧和掌面桡侧。

(5)错位的尺骨小头可压迫尺神经引起麻痹,出现感觉或运动障碍。

(6)X线检查:偶见于下尺桡关节脱位、半脱位,明显的下尺桡关节脱位的患者可在侧位片上看到尺骨头向背侧移位。

(7)MRI:用来检查TFCC的损伤,尤其是对TFCC的中央穿孔性损伤的诊断很有帮助,但对于其边缘性损伤的诊断敏感性较差。

二、治疗

腕关节三角软骨盘损伤以非手术治疗为主。急性损伤与慢性损伤的处理方法有所不同。

1.急性损伤

如为背侧及掌侧韧带的拉伤或断裂,处理得当可以愈合。三角软骨盘损伤时,可能是软骨盘本身的破裂,或仅限于周围的韧带和边缘附着处的损伤,尤其是后者,如能及时处理也可以愈合。对于急性损伤者给予固定3~4周,可以促使其愈合。旋前动作损伤时,主要损伤腕背侧,应采用前臂旋后位长臂石膏固定;反之,使用前臂旋前位石膏固定。这样固定的目的主要是使受牵拉损伤的组织放松靠拢,有利于其愈合。

2.慢性损伤

慢性腕关节三角软骨盘损伤多由慢性劳损而引起,软骨盘周围附着处、韧带及滑膜等出现变性、损伤,或者软骨盘破裂后牵拉周围组织产生创伤性炎症,一般采用非手术治疗可以有较好的效果。非手术治疗的方法可以使用局部封闭、按摩及理疗等。

3.手术治疗

非手术治疗3个月以上无效,有明显的下尺桡关节脱位、半脱位,或经常绞索等,严重妨碍腕关节功能的,可以考虑手术治疗。

腕关节镜近年已有迅速的发展,已经成为诊断和治疗腕关节三角软骨盘损伤的金标准。镜下以清理撕裂的软骨盘组织为主,如为边缘撕裂则可通过缝合固定恢复其稳定性。劳损性三角软骨盘损伤的手术治疗在清理损伤组织的同时,还需行关节镜下的尺骨缩短术,合并下尺桡关节脱位或半脱位的患者应切除尺骨小头。

三、康复技巧

1.关节镜下腕三角软骨盘清理术后的康复

(1)术后:麻醉消除后即可开始康复活动练习。术后0~7 d可进行轻微的主动活动掌指关节、近节指间关节、远节指间关节,以防止关节僵硬和肌腱粘连,注意动作幅度,避免牵拉伤口。

(2)术后1周后:增加关节活动范围,在疼痛可以忍受的情况下,逐渐恢复正常生活。疼痛消失后即可进行肌肉的抗阻力量练习。

2.关节镜下腕三角软骨盘缝合修补术后的康复

(1)术后腕关节石膏固定3~4周。上肢以三角巾或上肢固定带悬吊。

(2)术后0~7 d:麻醉消除后即可开始手指的伸屈活动,防止肌腱粘连并可减轻组织水肿,活动肩关节以防其活动度下降。

(3)术后1~3周:腕关节继续固定,开始肘关节屈伸活动,继续手指关节的活动和肩关节活动,逐渐去除三角巾悬吊。

(4)术后4~8周:继续以上各练习,可以开始轻微的腕关节屈伸活动,练习时可去除腕关节外固定,练习完毕应继续固定,避免前臂的旋转活动,开始手的握球练习。

(5)术后8周:去除腕关节石膏固定,改为腕关节支具固定,继续以上各练习。

(6)术后12周:在腕关节的各个活动方向上开始进一步的主动及被动的活动度练习,一旦关节活动度练习时疼痛消失,即可开始力量练习,并逐步恢复日常生活。

第五节 髋关节运动损伤

髋关节为人体重要关节,周围结构较为稳固。髋关节的运动损伤除关节及关节周围骨折外,还可以出现关节软骨损伤、关节盂唇损伤、关节滑膜病变、关节以及关节周围软组织的慢性损伤等。髋关节疾患康复治疗原则如下。

1.髋关节创伤或手术后康复的目的

髋关节创伤或手术后康复的目的是使关节恢复正常功能,但术后或创伤后的固定将导致肢体肌肉萎缩、关节内粘连、韧带退变失去弹性等。康复功能锻炼可以预防这一不良后果的发生。

2.功能锻炼

应在医务人员的指导下进行,循序渐进,运动范围由小到大,次数由少到多,时间由短到长,强度由弱到强。锻炼应以恢复肢体的生理功能为中心,围绕恢复下肢的负重行走及关节活动度进行。锻炼的程度以疼痛可以忍受、第二天晨起不感到疲劳为度。

3.康复锻炼应分期进行

(1)早期康复锻炼:是指术后2周内,在此期间功能锻炼的主要目的是促进肢体的血液循环,以防肢体肿胀并促进炎症的吸收。康复的主要方法是各髋部肌肉的等长收缩,以促进血液循环预防肌肉萎缩,防止粘连。在病情允许的情况下,鼓励患者尽早下地活动。在疼痛允许的范围内,尽早开始关节活动度的练习。

(2)中期康复锻炼:是指术后2~12周,此期康复锻炼的目的主要是恢复髋关节各方向的活动度及髋关节的负重能力。除继续早期的肌肉等长收缩外,逐渐开始髋关节的角度练习,并逐渐由被动活动转为主动活动,使髋关节的主被动活动角度达到正常,使髋关节部分负重逐渐转为完全负重。

(3)后期康复锻炼:是指术后12周以后,使患者的关节活动度及负重能力得到较好的恢复,并加强髋部各肌肉的抗阻练习及髋关节灵活性练习,逐步恢复患者的运动能力。

一、髋臼盂唇撕裂

髋臼的盂唇是髋臼的软骨部分,其具有增加股骨头的包容、传递关节应力、稳定髋关节的作用。髋臼盂唇撕裂作为导致髋关节疼痛的原因逐渐引起重视。其损伤的病因主要有髋臼的退变、创伤、先天发育不良或异常,其中髋臼的退变是主要病因,约占50%。

(一)临床表现与诊断

(1)髋臼盂唇病变可引起腹股沟区的疼痛、关节弹响、交锁,关节失稳等一系列的症状。

(2)损伤的急性期在腹股沟部及大腿前部有剧烈疼痛,以后变为持续性髋部酸痛无力。

(3)体检:髋关节过伸、内收并内旋时常可听到或触到髋部响声。McCarthy征阳性(对侧髋关节完全屈曲,患侧髋关节伸直,先外旋再内旋时有髋关节疼痛及响声)。

(4)X线片诊断率很低。MRI或MRA(核磁造影)可以显示损伤处有充盈缺损。

(二)治疗

(1)髋臼盂唇撕裂一般可先行非手术治疗,其中包括休息,减少负重及活动量。

(2)局部理疗,促进炎症的吸收。

(3)口服非甾体抗炎药,以减轻炎性反应及疼痛。也可关节腔注射利多卡因以消除症状。

(4)经过6个月的非手术治疗症状仍不缓解者可考虑手术治疗。可在髋关节镜下行髋臼盂唇清理术。

(三)康复技巧

1.术后

麻醉效果消退后即可鼓励患者开始康复练习。手术当天以卧床休息为主,可进行踝泵练习、大腿及髋关节周围肌肉的等长收缩，以促进下肢的血液循环，防止肿胀。

2. 术后第 1～2 天

继续并加强前一天的练习，在疼痛可以忍耐的情况下，鼓励患者下地活动，并可负重行走，但仅限于室内，如洗漱、如厕等。

3. 术后第 3 天至 3 周

继续以上各练习，患者可开始髋关节活动度练习，可在无痛或轻微疼痛的范围内进行髋关节的伸屈和旋转活动练习。争取每日髋关节活动度有所增加，并在术后 2～3 周恢复正常的髋关节活动度。加强下肢肌力、尤其髋周肌力的练习。适当延长下地行走的时间。

4. 术后 4～6 周

继续以上练习，逐渐恢复下肢的活动功能，恢复日常生活和工作。

二、臀肌筋膜挛缩症

臀肌筋膜挛缩症是由于臀肌及髂胫束挛缩而引起的一系列症状与体征，也称弹响髋。其病因主要是臀大肌内药物注射引起，也有患者是因为先天性髂胫束肥厚而引起。

（一）临床表现与诊断

（1）步态异常：患者行走呈"八"字步态，跑步时呈外旋、外展状，由于髋关节受限，步幅较小，有如跳跃前进，成为"跳跃征"。

（2）站立时，双下肢不能完全靠拢，轻度外旋，并且由于臀大肌挛缩，臀部呈尖削外形，称为"尖臀征"。

（3）坐位时，双膝分开，不能靠拢。

（4）不能并膝下蹲，表现为"划圈征"或"蛙腿征"。不能跷二郎腿。

（5）髋部弹响，屈伸髋关节时，在股骨大粗隆表面有索带滑过并产生弹响。

（6）臀部可触及一条与臀大肌纤维走行一致的挛缩束带。

（二）治疗

臀肌挛缩一旦形成，非手术治疗无效，需行手术治疗。以往一般行开放手术，部分或完全切除挛缩带，或行臀大肌止点松解。目前大多在关节镜下行挛缩带松解，损伤小，恢复快。

（三）康复技巧

术后局部加压包扎，麻醉消退后即可进行患肢踝泵练习及股四头肌小腿肌等长收缩练习。

一般手术后 3 d，出血基本停止可允许患者下床活动，如厕等。但要避免大的动作，以免引起伤口内出血。逐渐开始进行髋关节的内收练习，如双下肢交叉练习，并逐渐恢复日常活动。

第六节　膝关节运动损伤

膝关节是人体最大的屈戌关节，也是最复杂的关节。由股骨远端、胫骨近端、髌骨、半月板及关节内外的肌肉、肌腱、韧带等构成。膝关节的稳定性有赖于组成膝关节的各结构的完整而共同维持，其中任何结构的损伤都将影响膝关节的稳定性。但膝关节周围的肌肉少，是运动创伤中最易损伤的关节。

一、半月板损伤

半月板损伤是常见的运动损伤之一，多见于青壮年。半月板是膝关节内股骨髁与胫骨平台间两个半月形软骨，内侧半月板呈"C"形，外侧半月板呈"O"形，具有吸收震荡、减轻震动、传递应力、促进滑液敷布、增加膝关节稳定性和关节的匹配作用，并保护关节软骨。

半月板具有一定的移动性。在膝关节屈伸的过程中半月板与胫骨平台关系密切，同时又受股骨髁运动的影响，膝关节伸直时，半月板向前移动，屈曲时，半月板向后运动。在膝关节伸屈的过程中如果同时又有膝的旋转运动，则半月板自身就会出现不一致的运动，产生"矛盾运动"，这种"矛盾运动"是半月板容易出现损伤的主要原因。

(一)诊断

(1)大部分患者有明确的外伤史。

(2)主要症状是膝关节疼痛、关节积液、膝关节伸屈活动时有弹响，有的患者有关节绞锁，甚至伸屈受限。

(3)疼痛是常见的表现，通常局限于半月板损伤侧。个别外侧半月板损伤可伴有内侧疼痛。

(4)关节间隙压痛，摇摆试验、麦氏试验阳性或研磨试验阳性。

(5)久病患者患肢肌肉，特别是股四头肌可出现逐渐萎缩。

(6)MRI检查显示异常信号。

(二)治疗

1. 非手术治疗

急性半月板损伤很少考虑手术治疗，主要是非手术治疗，即给予膝关节制动。

(1)伸膝位长腿石膏托固定3～4周，肿胀明显者应行局部加压包扎，主要作用是减少膝关节活动，压迫止血，促进半月板红区损伤的愈合。固定期间嘱患者进行股四头肌功能锻炼，以促进关节积液的吸收。

(2)对于有膝关节绞锁的患者，应早期手法解锁，以免长期绞锁损伤关节软骨。应用轻度的外翻加旋转活动膝关节，一般能解锁，如手法无效，可先行小重量的牵引，给予一定的镇痛，肌肉痉挛解除后，疼痛减退。稍加活动膝关节，多能自行解锁。

2. 手术治疗

经非手术治疗无效，症状严重，反复肿痛，经常发生绞锁、软腿，妨碍日常生活和工作，运动员妨碍运动训练者，应考虑手术治疗。

(1)目前基本上均在关节镜下手术。术中首先关节镜探查半月板损伤情况，对于半月板红区的损伤应尽可能进行半月板缝合，新鲜损伤可直接进行缝合，陈旧性损伤可先行损伤边缘新鲜化，再行缝合；半月板边缘损伤或裂伤不能进行缝合的可行部分切除或全部切除。但无论采取全切或部分切除半月板，都应在保证半月板稳定的情况下尽可能多地保留半月板，以减少因半月板损伤对膝关节生物力学的改变，最大限度地避免继发关节软骨的损伤和整个关节的退行性改变。

(2)术后膝关节应行加压包扎，防止术后出血，引起关节腔积液，导致滑膜炎，影响膝关节的功能康复。

（三）康复技巧

应用关节镜手术治疗半月板损伤有创伤小、恢复快的优点，且对膝关节正常生理干扰不大，已逐渐成为诊治半月板损伤较为理想的方法。但术后远期并发症多，膝关节功能恢复不尽如人意，且退行性关节炎发病率很高，而术后的康复治疗对患者的疗效和预后起着重要作用。

大量资料显示：膝关节功能的最终恢复有赖于术后系统的康复治疗。

1. 半月板部分切除或全切除的康复

半月板部分切除或全切除的康复可分为术后早、中、后3期康复治疗。

（1）术后早期：为术后当天至术后2周，于麻醉消退后即开始康复治疗。本阶段康复训练的重点是肌力训练。

A. 术后当天：开始活动足趾、踝关节，进行踝泵练习。即用力背伸和跖屈踝关节，要求动作缓慢有力，以达到收缩小腿肌肉的目的。尽可能多做，感觉疲劳即休息。

指导患者进行股四头肌等长收缩练习。即尽可能绷紧大腿肌肉再放松，每次反复收缩10～20回，可进行多次。

腘绳肌等长练习：一般方法是在膝关节下垫一软枕，让患肢用力下压软枕，以达到收缩腘绳肌的目的。反复地收缩、放松腘绳肌，每次反复10～20回，可进行多次。所有练习应在不增加患者疼痛的情况下进行。术后患肢不负重，必要的下地活动须扶双拐。

B. 术后第1～2天：继续以上练习，可以增加练习的强度。

开始直腿抬高训练：患者仰卧位，伸膝直腿抬高，抬高角度30°～60°，保持10～15 s，缓慢放下，每次抬高20～30回，每天进行3次。还可以进行侧抬腿和后抬腿训练。

扶双拐，患肢不负重下地行走：限于室内，尽可能少行走。

C. 术后第3～7天：继续以上训练。去除膝关节包扎物，检查膝关节腔有无积液，无积液者则开始膝关节活动度训练，即主动、被动伸屈膝关节练习。少数患者有膝关节积液，可视积液多少决定是否进行膝关节腔穿刺抽液，再次加压包扎，适当推迟活动度练习。具体方法：练习早期，患者坐于床边，患肢小腿悬于床边，以对侧足下压患侧踝部，用力下压使膝关节屈曲，以微痛为度，尽可能达到最大角度。练习完后，冰敷膝关节20 min，每日进行1次。患者可上午进行屈膝练习，下午则进行伸膝练习。

肌力练习的强度应逐日增加，患者可根据自身情况选择适当的训练强度，在不引起疼痛尽可能多做的基础上，以第2天晨起不感觉肌肉酸痛疲劳为度。关节活动度练习也应比前一日有进展。如果活动度练习后有膝关节肿胀可以减少练习次数，隔日进行1次。要求术后1周膝关节屈曲达到90°。

术后1周可练习扶双拐部分负重行走，练习单足站立，逐渐过渡到扶单拐行走，短距离室内行走。

（2）术后中期：自第2周开始，康复训练重点为恢复膝关节活动范围。要注意逐渐增加膝关节活动范围（0°～120°）。开始进行股四头肌抗阻锻炼，3次/天，5～10分钟/次，逐渐增加到每日4～6次，15～20分钟/次，踝部的阻力视患者情况由小到大逐渐增加。膝关节活动度的练习仍以主动、被动屈膝活动相结合。屈膝达90°后除主动屈膝练习外，可进行助力主动练习：患者坐在床上，屈膝，以双手抱住小腿，尽可能使膝关节屈曲，以轻微疼痛，膝关节屈曲较前一日稍有增加为度。

（3）术后晚期：为术后3～4周，继续进行上述肌力和关节活动练习，鼓励患者进行强度高的锻炼,使患肢肌张力和活动范围完全恢复正常。逐渐恢复膝关节正常范围内活动训练,坐位进行伸、屈膝训练时,在踝部加重物进行抗阻训练,使患者恢复正常活动。第3周开始可完全负重行走,如无不适,可去拐行走。第4周末,主动屈曲膝关节达150°的全范围活动,或活动范围与健侧相同,且基本无疼痛。

(4)恢复期:为术后2个月,进一步进行全面功能康复训练,促使完全恢复患肢正常活动功能。逐步增加股四头肌抗阻锻炼时的踝部阻力。开始进行正常体育锻炼,如骑自行车、游泳或跑步等,以增加下肢各肌群的耐力,并进行适量的体力劳动,但要避免膝关节急剧的变向、旋转运动。

2.半月板缝合术后的康复

半月板是保障膝关节生理运动的重要结构。切除半月板将导致膝关节骨性关节炎的发生。半月板缝合术是目前治疗半月板损伤最理想的手术方式,术后严格、科学的康复训练是确保治疗效果的关键。

半月板缝合术后康复主要包括3个方面,即肌力练习、关节活动度练习以及负重练习。

术前让患者了解术后康复的一般程序及训练要求,掌握正确的训练姿势。半月板损伤2周后股四头肌即可发生萎缩,故应尽可能进行增强股四头肌肌力的练习,并进行膝关节活动度练习。指导患者行股四头肌等长收缩运动、直腿抬高运动及主动活动膝关节、踝关节屈伸运动,一般每日2次,每次每项运动在半小时以内。术前患者锻炼时常有疼痛,因此锻炼时不必要求太高,以免影响术后康复的信心。

手术后在手术室即佩戴膝关节固定支具固定膝关节于0°位(可使用数字卡盘调节式膝关节支具),并在康复训练时始终佩戴。患肢加压包扎,并抬高患肢。

(1)肌力训练

A.术后当天:麻醉消失后即可开始,膝关节固定支具调节至伸/屈为0°/30°,患肢自然伸直,进行踝泵练习,用力跖屈与背伸踝关节,牵拉小腿肌肉,尽可能多做,每天可进行多次。抬小腿练习,膝下垫6~8 cm厚的软垫,以膝关节为轴心,大腿不动,抬小腿、踝部足跟离床约5 cm,小腿伸屈侧肌肉收缩,尽可能多做。直腿抬高练习,身体平卧,收腹,股四头肌用力,大腿直腿抬高与床成30°~60°,每天3次,每次10~20下。如果患者用力不当,出现膝关节胀痛或牵拉伤口疼痛,可把支具调至伸/屈为0°/0°,相对固定膝关节。

B.术后第2天:开始术肢伸直放松,推动髌骨上下左右移动,每天2次,患者可感到局部稍有酸胀、发热感,同时行压膝运动:术肢踝后垫软枕,直径约5 cm。膝关节向上顶约3 cm,随后向下压,足跟不滑动,牵拉后关节囊,可以预防膝关节粘连,每天3次,每次30 min。

C.术后第2周:开始行股四头肌和腘绳肌的强化训练,以增强肌力,防止肌萎缩,增加膝关节的稳定性。

踝泵加弹力带训练:首先,把弹力带的一端围成约10 cm的圈套在前足上,患者平躺。弹力带的另一端放在患者手中固定不动,做踝泵的同时牵拉弹力带,并注意松紧度的变化。此时足屈肌群用力,足尖往下蹬。然后,把弹力带的一端仍套在前足上,另一端系在病床上固定。

与上述方向相反,伸肌群用力,足尖往回钩;每天3次,每次30 min。

直腿抬高加弹力带训练:逐渐增加沙袋,增加负荷,每天3次,每次30 min。

(2)膝关节活动度练习:术后前4周主要进行膝关节的被动活动,由治疗师帮助完成。

A.术后1周:被动屈膝到90°。

B. 术后 2 周:被动屈膝到 100°。
C. 术后 3 周:被动屈膝到 110°。
D. 术后 4 周:被动屈膝到 120°。

术后的主动屈膝应限制在 90°以内。另外,术后应避免膝关节过度屈曲,因为大多数的半月板损伤发生在后角。过度屈膝影响缝合半月板的愈合。还应避免股骨与胫骨之间的撞击活动以及可以引起膝关节剪力的动作。

E. 术后 5～7 周:在治疗师的帮助下,膝关节被动屈膝活动仍维持在 120°以内。
F. 8 周以后:被动主动活动屈膝可超过 120°,并逐渐恢复正常的屈伸角度。

(3)负重训练:①术后 2 周内:患肢不负重(如为半月板体部的损伤术后 4 周不能负重);②术后第 3 周:患肢开始负重 25%(足尖点地);③术后第 4 周:负重 50%(前足踏地),不行走时,两腿可以各负重 50%;④术后第 5 周:负重 75%;⑤术后第 6 周:负重 100%,此时患肢仍需要用单拐;⑥术后第 7 周:可弃单拐行走;⑦术后第 8 周:弃去支具正常行走。

上述负重行走时,关节部可出现酸胀感。如出现疼痛或不适感,酌情推迟负重时间。

康复计划的实施有赖于患者的积极参与与配合,不能急于求成,应按患者疼痛的程度和性质来决定。训练时,要求每个动作认真正确,符合要求。做动作时,以局部出现酸胀感不痛为宜。术后局部可能出现不同程度的肿胀,尤其是进行关节活动度练习后应常规进行膝关节冰敷,并可使用水肿治疗仪,每天 2 次,每次 30 min,以促进血液循环,减轻肿胀。

3.关节镜辅助下的同种异体半月板移植的术后康复

半月板损伤后常规的治疗原则是尽可能地保留损伤的半月板。但仍有很大比例的患者由于损伤严重,最终接受了半月板全部切除的手术。半月板缺损的患者,由于失去了半月板承载负荷、分散膝关节应力的功能,膝关节承担的载荷显著增加,最终往往造成早期的退变和疼痛。对于这些患者,为了尽量恢复膝关节正常的生物力学环境,同种异体半月板移植手术是一种治疗方法,其能够明显地减轻疼痛,延缓关节的退变。

半月板移植术后的康复也是恢复膝关节功能的必要保障。

半月板移植术后康复与半月板移植固定的方法有直接的关系,因此康复的过程中应注意以下几个问题:①是内侧半月板移植或是外侧半月板移植;②移植半月板与关节囊固定的是否可靠;③移植的半月板是带骨块或不带骨块。

(1)半月板移植术后的固定:半月板移植术后应立即给予棉垫均匀加压包扎或"棉花腿"加压包扎,并行膝关节可调式支具伸直位固定。一般需要固定 4 周,在进行关节活动度锻炼时可以调整到所需要的角度。术后 4 周可停止使用支具。

(2)术后当天患者卧床,患肢抬高以有利于静脉回流,可进行膝关节局部冰敷以减少疼痛和肿胀,肌肉的等长练习也有利于静脉回流。有条件者可以应用气囊循环挤压以促进下肢的静脉回流,防止肿胀和深静脉血栓形成。

(3)肌力锻炼:严格地说肌力锻炼是从术前开始的,并在恢复正常运动以前都应进行。术后麻醉消失以后即可开始踝泵练习,尽可能地跖屈和背伸踝关节,在不引起疼痛的情况下应尽可能多做;同时可进行股四头肌练习、大腿后侧肌群和小腿肌群的练习,练习方法同"半月板缝合术后的康复"。

(4)膝关节活动度练习:半月板移植术后应避免主动活动膝关节,活动度的练习应为被动活动,并避免过度屈伸膝关节和膝关节的抗阻屈伸,也应避免过早负重下的关节运动。强调早期进行膝关节的牵拉训练,防止伸膝受限。

A. 术后第1周:膝关节伸直位支具固定,进行膝关节活动度练习时可以调整到所需要的角度。术后第3天开始由治疗师进行被动的膝关节运动,可在0°~30°活动,每天可进行1~2次,每次伸屈膝关节10次。

B. 术后第2周:内侧半月板移植术后,膝关节活动限制在0°~90°,外侧半月板移植术后,膝关节活动限制在0°~60°。

C. 术后3周:膝关节在0°~90°活动,术后4周可屈膝到100°,术后5周到110°,术后6周可到120°,循序渐进,术后7~10周屈膝角度应恢复到与检测相差10°以内,并逐渐恢复与健侧一致。

(5)负重练习及平衡协调性练习

A. 术后1周内:在膝关节支具固定的情况下,可以扶拐下地,但患肢不负重。

B. 术后第2周:在进行功能锻炼时可开始部分负重。

C. 术后第4周:膝关节可以完全伸直,屈膝角度可达到100°以上,患肢负重约30%。

D. 术后6周:可达完全负重。

一般足尖点地约负荷25%体重,前足踏地约负荷50%体重,足跟着地约负荷75%体重,全足踩地负荷100%体重。

患肢能够完全负重、肌力及稳定性较好时可以逐渐开始患肢的静态和动态的平衡练习及协调能力的练习。

(6)重新参加体育运动的时间

A. 术后6周:可以开始完全负重行走,但一般限制在每日20 min以内,逐渐增加。

B. 术后10周:可以正常行走,时间可以根据患者膝关节反应情况和自身感觉而自行调节行走的时间和距离。

C. 术后4个月以内:禁止深蹲动作。

D. 术后6个月:开始可以进行跑步练习,可以骑自行车、游泳等。

E. 术后10个月以后:逐渐开始进行接触性体育运动。

二、膝关节前交叉韧带损伤

膝关节前交叉韧带(ACL)对膝关节的稳定起着重要的作用,位于膝关节内,起于胫骨髁间隆突前方偏外侧凹陷处及外侧半月板前角,成60°斜行向后上方止于股骨外髁内侧面的后部,其纤维相互交织,没有明确的分束。Girgis等根据前交叉韧带纤维在胫骨附着点的位置,将其分为前内侧束和后外侧束两束。前内侧束主要维持膝关节屈曲位的前直向稳定性,后外侧束主要维持膝关节的旋转稳定性和伸直位的前直向稳定性。前交叉韧带损伤在运动损伤中较常见。可以单独损伤,也可以与半月板和侧副韧带或后交叉韧带同时发生损伤。多见于运动伤和车祸伤。可分扭伤、部分断裂、完全断裂。

(一)诊断

(1)单纯前交叉韧带损伤都有明确的急性外伤史,当时有膝关节内撕裂感,随即出现疼痛不能活动,不能完成正在进行的动作。

(2)膝关节软弱无力,不能突然加速跑。

(3)急性期有关节积血、肿胀等。

（4）少数病例出现断裂的前交叉韧带嵌入膝关节间隙内，出现典型的关节绞锁症状，膝关节不能伸直。

（5）体格检查：前抽屉试验阳性、Lachman试验阳性、轴移试验阳性。

（6）MRI对前交叉韧带断裂具有极高的敏感性和特异性。是目前影像学检查中的"金标准"。

（7）陈旧性前交叉韧带断裂可以没有症状。

（二）治疗

1. 关节镜下前交叉韧带重建术

关节镜下前交叉韧带重建术已成为治疗前交叉韧带损伤的主要方法。前交叉韧带损伤是膝关节功能丧失的开始，直接造成关节不稳，继发软骨损伤、半月板损伤，最终导致骨关节炎等，因此需要及时进行前交叉韧带重建。

2. 关节镜下行韧带重建术

膝关节前交叉韧带损伤如为扭伤，则仅为部分纤维断裂，不影响关节的稳定性。治疗可用石膏固定3～4周后去石膏功能康复。部分断裂的前交叉韧带损伤，可能为某一功能束的断裂，可存在膝关节不稳，很多学者主张进行单束重建，即重建断裂的那一束。对于韧带完全断裂者，应手术治疗。目前基本上都是在关节镜下行韧带重建术。

镜下重建创伤小、定位准确、术后恢复快。一般用自体或异体骨－髌腱骨复合物、腘绳肌腱、髌韧带、异体跟腱、异体胫前肌等，还有的用人工韧带。

3. 胫骨、股骨单隧道重建前交叉韧带和双胫骨、双股骨隧道双束重建前交叉韧带的手术

最初的关节镜下前交叉韧带重建是进行的韧带的单束重建，即胫骨、股骨单隧道重建前交叉韧带，从解剖的意义上说重建的是前交叉韧带的前内侧束，通过临床随访认为其较好地重建了膝关节的前向稳定性，基本满足患者的功能需要，消除打软腿现象，缓解了症状，并恢复伤前的运动水平。但它没有恢复后外侧束的功能，不能减少膝关节的旋转不稳定性。为此人们提出了前交叉韧带双束重建术，即胫骨、股骨双隧道双束重建前交叉韧带。大多实验室研究均表明，双束重建比单束重建能更好地恢复膝关节的前直向稳定性和旋转稳定性，然而临床结果却与预想的并不一致。因此，越来越多的人开始对前交叉韧带双束重建进行研究。目前常用方法有胫骨、股骨单隧道重建前交叉韧带和双胫骨、双股骨隧道双束重建前交叉韧带。

（三）康复技巧

膝关节前交叉韧带重建的目的是为了重建膝关节的功能，其功能能否恢复正常不仅与手术有关，术后康复训练也至关重要。膝关节交叉韧带修复重建前后的康复训练，能有效地减轻疼痛，减少关节囊的挛缩，减少能限制关节活动范围的瘢痕的形成，营养关节软骨，降低术后髌股关节痛的发生率，增强功能，对治疗效果的影响很大，与手术本身具有同等重要的意义。因此康复训练应从术前开始，准确地说应从患者受伤时开始。首先应让患者了解病情，明确康复训练的意义和目的；多与患者交流与沟通，了解患者的心理状况，争取患者的积极配合；鼓励患者战胜疾病、恢复健康的信心；教会患者康复训练的方法，并学会掌握和控制康复训练的强度和进展；制订系统有效的康复方案，但对于不同的患者可根据具体病情调整康复方案。

ACL重建术后康复的目的是使患者回到损伤前的运动水平。即恢复患者正常的关节活动度、正常的肌力及正常的关节稳定性。对于运动员来说还应考虑到恢复跑跳的速度、运动的敏捷性和灵巧性。

ACL重建术后康复既要保护重建韧带,又要防止长期制动和运动减少而造成的各种失用,尤其是肌力的减退、肌肉的萎缩、关节活动的降低等,这本身是很困难的事情。重建后的韧带在康复的过程中应受到适当的保护,以防止移植物在骨道中的延期愈合或不愈合,同时又要防止肌肉的失用性萎缩和关节软骨及韧带的退行性变化,更要避免关节粘连导致关节功能障碍。因此对每一位患者应进行系统有效的康复训练。

1. 关节镜下自体肌腱重建前交叉韧带的康复

(1)术后早期:手术后当天至1个月。

A. 术后当天:手术完毕后,患肢以棉垫加压包扎或以"棉花腿"加压包扎,并以可调式膝关节支具固定膝关节于伸膝功能位。麻醉效果消失后,患者即可进行足趾的活动、踝泵练习以及股四头肌等长收缩等运动,原则是不引起明显的疼痛,主要作用是促进血液循环,防止深静脉血栓形成。

B. 术后第1天:加强踝泵练习,应尽力全范围活动踝关节,可进行多次,每次尽可能多做,感觉疲劳即可休息。继续进行股四头肌等长收缩,与踝泵练习相同,可以尽可能多做。为了减少单独股四头肌收缩导致的胫骨前移,从而导致移植物受到过多的应力,要注意进行股四头肌和腘绳肌的联合收缩。在进行肌肉等长收缩和放松时,每次收缩的时间应延长,并缩短放松的时间,通常情况下要求患者收缩5 s,放松2 s,而且练习的次数应逐渐增加。Bodor的研究表明这只是在开链运动中的情况,比如游泳、踢球、摔跤等运动,而在跑、跳、站、走等闭链运动中股四头肌有使股骨向前的矢量,对前交叉韧带起保护作用,强有力的股四头肌对于防止前交叉韧带损伤和损伤的前交叉韧带康复都是有好处的。因此,前交叉韧带的康复过程应注重股四头肌肌力的训练,特别是闭链运动的股四头肌练习。

另外应进行腘绳肌的练习,单靠与股四头肌的联合练习是不够的。ACL重建术后的康复过程中使患侧腘绳肌力量/股四头肌力量的比值等于或接近健侧是非常重要的。因此要重视腘绳肌的单独练习。即患膝下垫一软枕,收缩腘绳肌,用力下压垫于膝后的软枕。在进行这些练习时应注意膝关节伸直,大腿肌肉绷紧。这些练习都可以进行到500次以上,可以分组进行,每组进行20~30次,只要不引起明显的疼痛即可多做。在促进血液循环的同时应达到有效的肌力锻炼。

术后第1天开始即可活动髌骨,可以上、下、左、右推动髌骨活动。在早期,尤其是向上活动髌骨可以增加伸膝。活动髌骨还可以防止髌上囊的粘连,也有利于术后关节活动度的恢复。

C. 术后第2天:局部的疼痛已有明显的好转,如留置有引流管的应行引流管的拔出,观察膝关节是否有肿胀及伤口情况。没有异常情况的可继续加强以上练习,并可增加练习的次数。

D. 术后第3天:继续以上练习。进行患肢的直腿抬高训练,练习时患肢膝关节伸直,大腿肌肉绷紧,抬高30°~60°,反复进行20~30次一组,可以进行多组,尽可能多做。直腿抬高时,动作应缓慢。保持膝关节伸直的目的在于保持膝关节的稳定性,避免牵拉重建的韧带,以免影响韧带的愈合。可将膝关节固定支具调整至0°~30°范围,开始膝关节屈曲练习,方法与半月板切除或修整的方法相同,每天进行一次。练习完后即进行膝关节冰敷20 min,以防膝关节过度肿胀。可扶双拐下地行走,但患肢不负重。可进行侧抬腿和后抬腿的练习。

E. 术后第4天:继续以上各练习,可以增加强度和次数,肌力的等长收缩时可以尽可能增加收缩的时间,缩短舒张的时间,以有效地增加肌力。可以进行负重练习,两足分开站立,使身体的中心在两足之间互相交换,扶双拐下地行走时可足尖着地(负重25%)。继续进行关节活动练习,可按每天 10°~15°增加,以被动活动为主,可以进行助力活动。

F.术后 5~7 d:继续加强以上肌力练习、负重练习、关节活动度等练习,于第 5 天开始进行关节活动度主动练习,第 7 天伸膝正常,主动、被动屈膝均可到达 90°。当患者获得屈膝 80°~90°时,可以开始墙壁滑行练习。即仰卧位,双下肢屈髋屈膝放于墙面上,通过患侧小腿的重力牵引促进屈膝。

G.术后 2~4 周:继续强化肌力练习,2 周关节被动屈膝到 100°,3 周被动屈膝到 110°,加强主动伸屈膝练习,可开始坐或卧位抱膝助力练习屈曲,抱膝到开始感到疼痛处保持约 10 s,稍稍放松,休息 5 s,再抱膝,反复练习 15~20 min,每日进行 1 次,练习完毕即局部冰敷 20 min。在整个练习的过程中不可完全伸直膝关节休息。如膝关节出现肿胀可改为隔日进行 1 次。4 周膝关节屈曲达 115°。前 4 周均需扶拐行走,患肢仍不能完全负重(负重 1/3)。第 4 周开始可练习静蹲。

(2)术后中期(5~12 周):继续以上练习。

A.5 周:屈膝到 120°,扶拐行走,患肢仍不能完全负重。可以开始 0°~45°半蹲屈、伸膝关节练习。夜晚睡觉可以去除支具固定。Toutoungi 的研究表明,在下蹲时,前交叉韧带上应力的峰值出现在膝关节屈曲 35°~40°时,大约为 0.55 倍体质量,随着屈曲角度的增大应力减小,超过 50°后负载就很少了。因此,对于前交叉韧带损伤患者的康复训练下蹲运动是比较安全的。Escamilla 等还指出下蹲能锻炼股四头肌、腘绳肌和腓肠肌。

B.5~6 周:开始跨步练习:进行跨步练习时,患者双足牢牢站在平地上,以健肢支撑,患肢进行一定程度的屈膝向前跨步,然后返回原来站立的地方放松。重复数次。

C.6~8 周:屈膝角度应达到与对侧一致。术后 6 周开始完全负重。增加直腿抬高和静蹲练习的次数。可以尝试保护下全蹲练习。

D.10~12 周:主动、被动屈膝角度达到与健侧相同,且无明显疼痛。俯卧位练习足跟触及臀部,并开始练习跪坐和蹬踏等。

(3)手术后期(4~6 个月):继续强化肌力练习,增强关节的稳定性,逐渐全面恢复日常生活的各项活动,逐渐恢复运动。可以进行有负荷的肌力练习。开始跳跃、跳绳及慢跑运动。运动员可开始基本动作的恢复性练习。在此期间重建的韧带愈合尚不够坚固,进行以上练习时应循序渐进,不可勉强或盲目冒进。应保护膝关节在运动中的稳定和安全,在剧烈运动时可使用护膝。

(4)术后运动恢复期(7 个月至 1 年):全面恢复运动和剧烈活动。继续强化肌力和关节在运动中的稳定性。运动员可逐渐恢复剧烈运动或专项训练。

恢复至损伤前的运动水平应达到以下指标:①术后至少 9 个月;②患膝无肿胀;③股四头肌肌力达到健侧的 85%;④腘绳肌肌力达到健侧的 90%;⑤患膝单腿跳远的距离是健侧的 85%;⑥患膝关节活动度正常;⑦能完成慢跑或正常速度跑。

2.关节镜下异体肌腱重建前交叉韧带的康复

"关节镜下异体肌腱重建前交叉韧带"的康复与"关节镜下自体肌腱重建前交叉韧带"的康复基本相同,但前者相对稍保守,重建术后 8 周开始可完全负重,术后 7 个月开始恢复性训练,并要求患侧肌力达到健侧的 85%以后才能完全恢复伤前的剧烈运动水平。

三、膝关节后交叉韧带损伤

在膝关节的韧带结构中,后交叉韧带(PCL)是最强大的韧带,是膝关节屈伸和旋转活动的主要稳定结构,相当于膝关节旋转活动轴。其主要作用是限制胫骨的后移,保证膝关节的后向作用,并有一定程度的限制小腿内收、内旋、外展的作用。后交叉韧带的胫骨起点位于胫骨平台后下方中部及稍偏腓侧的骨槽内,距胫骨平台约1 cm,附着集中。斜行向上止于股骨内髁的外侧面,股骨髁部附着点呈圆弧形。后交叉韧带损伤后不仅造成膝关节的直向不稳定,还可以导致膝关节的旋转不稳定,从而影响膝关节的功能,并可导致一系列的后继病损,损害膝关节内其他结构。后交叉韧带损伤多见于运动损伤和交通事故伤。

(一)诊断

(1)膝部受伤时,可闻及撕裂音或有撕裂感,倒地。

(2)膝部剧烈疼痛,迅速肿胀,行走困难。

(3)急性期过后,行走或运动时有膝关节不稳定。

(4)查体:屈膝90°后抽屉试验阳性。胫骨平台向后移位。

(5)MRI检查。

(二)治疗

(1)单纯的未完全断裂的后交叉韧带损伤,一般行非手术治疗效果较好。韧带止点带骨块的撕脱性骨折,应行骨块的复位固定术。

(2)对于完全断裂的后交叉韧带损伤应该行关节镜下韧带重建术,合并有其他韧带损伤的(后外侧结构损伤、前交叉韧带损伤及内侧副韧带损伤等)也应相应处理。但是总的来说后交叉韧带重建效果不如前交叉。

(三)康复技巧

后交叉韧带损伤较前交叉韧带少见。一般来说后交叉韧带重建后恢复的速度要比前交叉韧带慢些。后交叉韧带重建术后康复相对前交叉韧带重建来说要保守一些。

1. 关于术后的固定

很多学者认为术后应立即以膝关节支具(或者活动夹板)固定于屈膝30°位至少2周,认为在此位置重建的后交叉韧带处于较松弛的状态,受到的牵拉应力小,有利于韧带的愈合。也有学者认为应固定于膝关节完全伸直位。理由是在完全伸直时后膝关节内侧和后外侧的韧带结构处于紧张状态,限制了胫骨的后移,重建的后交叉韧带承受非正常应力或损伤的风险很小。而且,在膝关节略微屈曲开始时,后内侧和后外侧韧带结构就处于松弛状态,失去了对胫骨后坠的保护,被动活动的小腿的重力就会对后交叉韧带产生应力,故术后前2周在完全伸直位进行固定,以保护重建韧带。术后支具固定要可靠,在下肢运动或在床上放置的过程中,应该注意小腿的姿势和位置,不要使之处于过度前后位移的状态。

2. 术前康复与教育

同样,后交叉韧带重建术后的康复应从术前开始。第一,可以在膝关节支具的保护下进行膝关节活动度的练习,使关节活动度保持在0°至120°以上的活动范围,这有利于术后关节活动度的恢复;第二,有效的肌力练习,如股四头肌、腘绳肌肌力的练习等,其能有效地防治肌肉的萎缩,保持膝关节的稳定性,防止关节结构的损伤,如半月板、关节软骨等;第三,学会使用拐杖。此外,应给予患者较好的术前教育:疾病本身的病理变化、治疗的方法及意义、康复的过程和目的,争取患者的理解和配合。

3. 关于引流装置

留置引流装置的应在术后48 h内拔出。目前行交叉韧带重建手术一般不置引流。

(1)术后 1 周

A. 踝泵练习:术后第 1 天即开始进行,患者卧床双下肢伸直,双踝自然放松,首先踝关节,背伸到最大角度,可以维持 5 s,放松,再跖屈到最大,维持 5 s,如此反复,10～20 次为 1 组,进行多组,在不引起疼痛的情况下,尽可能多做。

B. 股四头肌静力收缩练习:术后第 1 天开始股四头肌的等长收缩训练,方法已在前面述及。可以双侧同时进行,但主要是加强患侧练习。

C. 术后 1 周内一般不进行直腿抬高练习,目的是防止在抬高患肢的过程中胫骨的异常后移牵拉重建的后交叉韧带,以免影响韧带的松弛和愈合。

D. 术后第 4 天可以进行屈膝练习。从 0°～30°开始,往后每日增加 10°～15°,训练时将膝关节支具调整到相应的角度,训练完毕将支具调回到原来固定的角度。1 周末屈膝角度可到 70°～80°。

E. 可扶拐部分负重下地行走,仅足尖点地。持续到术后 8 周可完全负重。

(2)术后 2～6 周:这一阶段继续以上各练习,强化肌力练习。术后 2 周屈膝到 90°,3 周到 100°,4 周到 110°,5 周到 115°,6 周到 120°,慎重伸膝练习。仍应扶拐行走,部分负重,即负重体重的 1/3 左右。术后 8 周内应避免膝关节受到剪力。术后 2～3 周是后交叉韧带重建术后康复最重要的时期,良好有效的康复有利于减轻疼痛、防止关节囊挛缩、减少瘢痕形成,有利于关节功能的恢复。

(3)术后 7 周至 3 个月:继续并加强以上练习。术后 7 周,仍不能完全负重行走,避免过度练习膝关节伸屈,但应每日进行练习。术后 8 周屈膝到 125°即可,伸膝达正常。开始完全负重行走。术后 9 周屈膝到 130°,伸膝 0°。对于伸膝仍有困难的患者应进一步练习:足跟垫高,膝上放置一重物,其重量以 10 min 后膝关节能完全伸直为宜;或者患者俯卧位,膝关节置于床边,踝后置一重物,重量以 20 min 后膝关节能够完全伸直为宜。每天可进行 1～2 次。术后 10～12 周,继续进行膝关节屈伸练习,使患膝达到与健侧一致。

(4)术后 3～6 个月:在这一阶段,关节活动度已基本恢复正常,但肌力与健侧仍有差距,尤其是陈旧性损伤患者,术前均有一定程度的肌肉萎缩,因此,此时一方面应进行关节活动的练习,保持正常的关节活动度,另一方面应进一步强化肌力练习,以增强膝关节的稳定性。术后 6 个月:开始一般的体育训练和项目,根据情况手术 1 年后可开始球类运动。

第六章 皮肤科疾病

第一节 银屑病

银屑病是一种常见的慢性复发性炎症性皮肤病,典型皮损为鳞屑性红斑,特点是角质形成细胞增生和分化加速,血管生成与血管扩张,原位自身反应性T淋巴细胞增加。

该病发病年龄小至出生后6 d的婴儿,大至90岁以上老年人,但以青壮年为主。男性发病数高于女性。城市患病率高于农村。北方患病率高于南方。本病70%~80%患者在秋冬加重或复发,夏季缓解或消退称冬季型;20%~30%夏季加重或复发,冬季缓解或消退称夏季型,但病史长,病情重者常与季节无关。

一、病因病机

银屑病的确切病因尚未清楚。目前认为,银屑病是遗传因素与环境因素等多种因素相互作用的多基因遗传病,免疫介导是其主要发生机制。

1. 遗传因素

国内报道有家族史者为11%~20%。

2. 感染

相当一部分病例发生前有咽喉感染史或其他呼吸系统的感染性疾病,病毒或细菌感染可能是导致银屑病的一个直接或间接的原因。经抗感染治疗或扁桃体摘除后,其皮肤症状也能明显得到缓解。

3. 外伤

3%的患者在外伤后发病,皮损初发于外伤处,主要为擦伤、跌伤,也有发生于手术伤口或瘢痕边缘的。

4. 免疫因素

本病患者免疫功能偏低,淋巴细胞转化率低下,寻常型银屑病皮损处淋巴细胞、单核细胞浸润明显,尤其是T淋巴细胞真皮浸润为银屑病的重要病理特征,表明免疫系统参与该病的发生和发展。体液免疫的变化则未定论。另外,代谢障碍、内分泌因素、环境因素、精神紧张、应激事件、手术、妊娠、吸烟和某些药物作用均与银屑病的发病有关。

二、临床表现

根据银屑病的临床特征,可分为寻常型银屑病、关节病型银屑病、红皮病型银屑病及脓疱型银屑病,其中寻常型银屑病占99%以上,其他类型多由寻常型银屑病外用刺激性药物、系统使用糖皮质激素和免疫抑制剂过程中突然停药以及感染、精神压力等诱发。

(一)寻常型银屑病

初起皮损为红色丘疹或斑丘疹,逐渐扩展成为境界清楚的红色斑块,上覆厚层鳞屑,空气进入角化不全的角质层,由于反光作用而使鳞屑呈银白色,刮除成层鳞屑,犹如轻刮蜡滴(蜡滴现象),刮去银白色鳞屑可见淡红色发光的半透明薄膜(薄膜现象),剥去薄膜可见点状出血,后者由真皮乳头顶部迂曲扩张的毛细血管被刮破所致。蜡滴现象、薄膜现象与点状出血对银屑病有诊断价值。

皮损可发生于全身各处,但以四肢伸侧,特别是肘部、膝部和骶尾部最为常见,常呈对称性。面部皮损为点滴状浸润性红斑、丘疹或脂溢性皮炎样改变;头皮皮损为暗红色斑块或丘疹,上覆较厚的银白色鳞屑,境界清楚,常超出发际,头发呈束状(束状发);腋下、乳房和腹股沟等皱襞部位皮损常由于多汗和摩擦,导致鳞屑减少并可出现糜烂、渗出及裂隙;少数损害可发生在唇、颊黏膜和龟头等处,颊黏膜损害为灰白色环状斑,龟头损害为境界清楚的暗红色斑块;甲受累多表现为"顶针状"凹陷。

寻常型银屑病根据病情发展可分为三期:①进行期:旧皮损无消退,新皮损不断出现,皮损浸润明显,周围可有红晕,鳞屑较厚,针刺、搔抓、手术等损伤可导致受损部位出现典型的银屑病皮损,称为同形反应或现象;②静止期:皮损稳定,无新皮损出现,炎症较轻;③退行期:皮损缩小或变平,炎症基本消退,遗留色素减退或色素沉着斑。

急性点滴型银屑病又称发疹性银屑病,常见于青年人,发病前常有咽喉部的链球菌感染病史。起病急骤,数天可泛发全身,皮损为0.3～0.5 cm大小的丘疹、斑丘疹,色泽潮红,覆以少许鳞屑,痒感程度不等。经适当治疗可在数周内消退,少数患者可转化为慢性病程。

寻常型银屑病皮损较大、形如盘状或钱币状时称为盘状或钱币状银屑病;皮损不断扩大、融合,呈不规则地图状时,称为地图状银屑病;皮损鳞屑增厚、变硬,呈蛎壳状时称为蛎壳状银屑病。

(二)关节病型银屑病

除皮损外可出现关节病变,后者常与皮损同时出现或先后出现,一般先有皮损,后出现关节症状。任何关节均可受累,包括肘、膝等大关节,指、趾等小关节,脊椎及骶髂关节。可表现为关节肿胀和疼痛,活动受限,严重时出现关节畸形,类似类风湿性关节炎,但类风湿因子常为阴性。X线检查示软骨消失、骨质疏松、关节腔狭窄伴不同程度的关节侵蚀和软组织肿胀。病程慢性。

(三)红皮病型银屑病

表现为全身皮肤弥散性潮红、浸润、肿胀并伴有大量糠状鳞屑,其间可有片状正常皮肤(皮岛),可伴有全身症状如发热、浅表淋巴结肿大等。病程较长,消退后可出现寻常型银屑病皮损,易复发。

(四)脓疱型银屑病

脓疱型银屑病分为泛发性和局限性两类。

1.泛发性脓疱型银屑病

泛发性脓疱型银屑病常急性发病,在寻常型银屑病皮损或无皮损的正常皮肤上迅速出现针尖至粟粒大小、淡黄色或黄白色的浅在性无菌性小脓疱,常密集分布,可融合形成片状脓湖,皮损可迅速发展至全身,伴有肿胀和疼痛感。常伴全身症状,出现寒战和高热,呈弛张热型。患者可有沟状舌,指(趾)甲可肥厚、混浊。

一般1～2周后脓疱干燥结痂,病情自然缓解,但可反复呈周期性发作。患者也可因继发感染、全身衰竭而死亡。

2. 局限性脓疱型银屑病

局限性脓疱型银屑病皮损局限于手掌及足跖，对称分布，手掌部好发于大、小鱼际，可扩展到掌心、手背和手指，足跖部好发于足跖中部及内侧。皮损为成批发生在红斑基础上的小脓疱，1～2周后脓疱破裂、结痂、脱屑，新脓疱又可在鳞屑下出现，时轻时重，经久不愈。甲常受累，可出现点状凹陷、横沟、纵嵴、甲混浊、甲剥离及甲下积脓等。

三、诊断

主要根据典型临床表现进行诊断和分型，组织病理具有一定的诊断价值。

四、鉴别诊断

主要根据典型临床表现及病史、用药史进行鉴别。本病应与玫瑰糠疹、脂溢性皮炎、二期梅毒疹、扁平苔藓进行鉴别。

五、治疗

银屑病的治疗目的在于控制病情，延缓向全身发展的进程，减轻红斑、鳞屑、局部斑片增厚等症状，稳定病情，避免复发，尽量避免药物的副作用，提高患者生活质量。应向患者解释病情，解除精神负担，避免各种诱发因素。强调正规、安全、个体化等治疗原则。其中轻度银屑病对身体危害不大，应以外用药治疗为主，可考虑光疗，必要时可内服药物治疗，但是必须考虑可能的药物不良反应，切不可追求近期疗效而采用可导致严重不良反应的药物。

银屑病急性期宜用温和的保护剂和润肤剂，稳定期和消退期可用作用较强的药物，但应从低浓度开始。局限性银屑病以外用药物治疗为主，皮损广泛严重时给予综合治疗。

1. 外用药物治疗

应依据皮损情况选择用药，常用的药物如下。

(1)润肤剂：凡士林、甘油、矿物油、尿素等。

(2)角质促成剂：2%～5%煤焦油或糠馏油、5%～10%黑豆馏油、3%水杨酸、3%～5%硫黄、0.1%～0.5%地蒽酚、5%鱼石脂，因有局部刺激，故不宜用于皱褶部位。

(3)角质松解剂：5%～10%水杨酸、10%雷锁辛、10%硫黄、20%尿素、5%～10%乳酸、0.1%维A酸、10%～30%鱼石脂。

(4)糖皮质激素：①低效：0.5%～2.5%醋酸氢化可的松、0.25%～1%甲泼尼龙；②中效：0.1%丁酸氢化可的松、0.1%地塞米松、0.1%曲安奈德、0.03%特戊酸氟米松、0.1%糠酸莫米松；③强效：0.1%戊酸倍他米松、0.1%哈西奈德；④超强效：0.05%丙酸氯倍他索、0.05%卤米松、0.05%二氟拉松。主要用于顽固性皮损，常选用中效、强效或超强效制剂，有明显疗效。应注意局部不良反应，大面积长期应用强效或超强效制剂可引起全身不良反应，停药后甚至可诱发脓疱型或红皮病型银屑病。

(5)维生素D_3衍生物：卡泊三醇可显著调节角质形成细胞的增生，对轻、中度银屑病有效，但注意不宜用于面部及皮肤皱褶处。类似药物还包括钙泊三醇、他卡西醇、骨化三醇。

(6)维A酸类软膏：0.025%～0.1%全反式维A酸，0.05%异维A酸，0.1%阿达帕林凝胶，0.01%、0.05%及0.1%他扎罗汀等。

(7)细胞毒性药物：0.05%盐酸氮芥水溶液或酒精溶液。

(8)其他：0.01%～0.025%辣素软膏，10%～15%喜树碱等。

他扎罗汀、中效与强效的糖皮质激素、卡泊三醇可作为局部治疗的一线药物。

2. 全身药物治疗

(1) 抗感染药物：细菌、病毒或真菌感染是银屑病发病的重要诱因，通过药物控制感染，可以达到治疗银屑病的目的。主要应用于伴有上呼吸道感染的点滴状银屑病、寻常型银屑病和一些红皮病型银屑病、脓疱型银屑病，可选用相应的对溶血性链球菌有效的抗生素或抗菌药物，如青霉素、红霉素、头孢菌素等。

(2) 免疫抑制剂：甲氨蝶呤是有效的银屑病治疗药物，根据疾病的严重性、人体的耐受性、治疗的迫切性和患者对医嘱的依从性，主要用于红皮病型银屑病、关节病型银屑病、急性泛发性脓疱型银屑病及严重影响功能的银屑病，如手掌和足跖、广泛性斑块状银屑病。还可用环孢素，严格遵照皮肤科的应用剂量是相对安全的，应当用于严重的和各种疗法治疗失败的银屑病患者，肾毒性是其主要的不良反应。还可用他克莫司或雷公藤多苷。

(3) 维A酸类：阿维A治疗斑块状、脓疱型、掌跖型、点滴型、红皮病型银屑病是有效的。长期使用是安全的，无时间限制，因此持续治疗是有效的。对于部分出现韧带和肌腱钙化的患者，应限制其长期使用。

(4) 维生素制剂：可作为辅助治疗，维生素A、维生素B_{12}可用于儿童点滴型银屑病；维生素D_2适用于脓疱型银屑病。

(5) 糖皮质激素：应用糖皮质激素可能导致红皮病型或泛发性脓疱型银屑病，因此只有皮肤科医生认为绝对需要时才可应用。可用于难以控制的红皮病型银屑病、其他药物无效或禁忌的泛发性脓疱型银屑病。用于急性多发性关节病型银屑病，可造成严重的关节损害。与免疫抑制剂、维A酸类联用可减少剂量。

(6) 生物制剂（依那西普）：依那西普是注射用重组人Ⅱ型TNF-α受体抗体融合蛋白。该药是中国唯一经国家食品药品监督管理总局批准用于治疗银屑病的生物制剂，选用本药治疗必须为中、重度银屑病。

(7) 其他可能应用的药物：柳氮磺胺吡啶、他克莫司、氨苯砜、甲砜霉素、左旋咪唑、转移因子、秋水仙碱等。

3. 物理治疗

(1) 长波紫外线（UVA）：波长为320～400 nm，单独应用UVA照射治疗可有轻至中度的改善，不推荐同时进行其他形式的光疗，UVA治疗最常用作PUVA治疗的组成部分。

(2) 光化学疗法（PUVA）：结合口服或外用补骨脂素（8-MOP、5-MOP）与UVA，主要用于治疗中、重度银屑病。口服补骨脂素可引起胃肠道症状，如恶心等；UVA照射量大可致皮肤红斑、灼热、水疱等。长期应用PUVA可致皮肤老化、色素沉着和皮肤癌；有增加白内障的危险性。

(3) 窄谱UVB：波长311 nm的中波紫外线，治疗银屑病的疗效佳，而红斑、色素沉着、DNA损伤及致癌等副作用小。这是目前应用较多的一种光疗，可用于各种类型的寻常型银屑病。红皮病型和脓疱型银屑病患者慎用。

(4) 浴疗：可酌情使用水浴、矿泉浴、焦油浴、糖浴、药浴等。

4. 中医中药

采用循证医学的方法，将银屑病的临床表现和中医的辨证辨病相结合，归纳主要的几个中医证型，如血热风盛型、血瘀肌肤型、血虚风燥型、湿热蕴结型、火毒炽盛型、风湿阻络型、热毒伤阴型等，采取不同的治疗原则和中药。

5. 心理治疗

心理治疗是用医学心理的原理和方法，通过医务人员的言语、表情、姿势、态度和行为，或是通过相应的仪器及环境来改变患者的感觉、认识、情绪、性格、态度及行为，使患者增强信心，消除紧张，促进患者的代偿、功能的恢复，从而达到治疗疾病的目的。

第二节 玫瑰糠疹

玫瑰糠疹是一种好发于躯干和四肢近端，以分布广泛的、覆有糠状鳞屑的玫瑰色斑丘疹为特征的急性炎症性皮肤病，多见于健康的儿童和青年人，病程呈自限性。

一、病因病机

本病病因尚未明确，有感染、变态反应等多种假说。有人认为本病的发生是由于体内潜伏病毒的再激活而非原发感染。许多药物也可以引起，这些药源性玫瑰糠疹的皮损较广泛，病程也较长。还有学者提出该病的精神性病因，已证实处于高度应激状态者更易患该病。而真菌、细菌感染或螺旋体等其他微生物的病因学说未被证实。也有人认为是某种感染的一种过敏或胃肠中毒的皮肤表现。

二、临床表现

约5%的患者可有前驱症状，包括发热、头痛、胃肠道不适、关节痛和浅表淋巴结肿大等。母斑(mother patch)即原发斑，或称先驱斑，发生率约为80%，常见于躯干部和颈部，初起为一淡红色丘疹或斑疹，逐渐扩大，在数天内变成直径为2~10 cm橙红色或粉红色的椭圆形斑片，典型者中央色泽鲜艳，周围绕以淡红色微隆起的边缘，上覆细小鳞屑，母斑中央有痊愈倾向，而边缘有活动性。继发斑(子斑)在母斑出现后2~21 d(多数在1~2周)成群发生，多见于躯干、四肢近端和颈部等衣服遮盖的部位，皮损具有多发性、双侧性和对称性的特点。继发斑一般可持续2~10周。玫瑰糠疹常在起病后2周左右病情达到顶峰，随后的2~4周皮损缓慢消退，但有时病程可持续5个月以上，该类型在药物引起者中较为常见。本病口腔黏膜受累较少见。

三、诊断

根据典型皮损好发部位、病程呈自限性和不易复发等特征，该病不难诊断。应掌握3个主要特征：①分散的椭圆形环状斑疹；②大多数皮损表面有鳞屑；③皮损外周有袖口状鳞屑。

四、鉴别诊断

本病需与银屑病、脂溢性皮炎、二期梅毒疹、花斑癣等进行鉴别。

五、治疗

本病病因不明，但病程呈自限性，故以对症治疗为主。最重要的是让患者了解皮损一般可在4~8周内自然消退，且很少会复发(复发率仅为3%)，以消除患者的顾虑。治疗目的主要是减轻症状和缩短病程。

1. 一般治疗

在急性期禁忌热水洗烫和肥皂的搓洗。禁用有强烈刺激作用的外用药物,临床上见到很多病例由于一般治疗不够注意,因而延长病程,或转变成自身敏感性皮炎。

2. 抗组胺药物

瘙痒明显者可口服抗组胺药物,如扑尔敏、赛庚啶、特非那定及克敏能等,也可用维生素C,病情严重或病程较长者可酌情口服小剂量糖皮质激素。

3. 外用药治疗

少数患者伴剧痒,因搔抓而致皮损湿疹化,可外用糖皮质激素以缓解症状,对皮肤干燥者可外用润肤剂。

4. 紫外线照射

UVB可减轻病情,应从亚红斑量(80%的最小红斑量)开始,渐次递增剂量,直至出现红斑。光疗前的病程长短并不影响其疗效。目前认为UVB主要用于皮损广泛或顽固的患者,其可加速皮损的消退,但对瘙痒无效。

第三节 多形红斑

多形红斑是一种以靶形或虹膜状红斑为典型皮损的急性炎症性皮肤病,常伴发黏膜损害,易复发。

一、病因病机

目前病因还不十分清楚,既往认为多形红斑是一种或多种因素引起的Ⅲ型变态反应,近年研究则认为细胞介导的免疫反应在多形红斑的发病中起重要作用。药物、慢性感染病灶、食物及物理因素(如寒冷、日光、放射线等)均可引起本病,某些疾病(如风湿热、结缔组织病、恶性肿瘤等)也可出现多形红斑样皮损。

二、临床表现

该病多累及儿童、青年女性。春秋季节易发病,有自限性,但常复发。常起病较急,前驱症状可有畏寒、发热、头痛、四肢乏力、关节及肌肉酸痛。目前认为是一个病谱性疾病,皮损呈多形性,可有红斑、斑丘疹、丘疹、水疱、大疱、紫癜和风团等。根据皮损形态不同可将本病分为红斑-丘疹型、水疱-大疱型及重症型。

1. 红斑-丘疹型

此型常见,发病较轻,全身症状不重,但易复发。好发于面颈部和四肢远端伸侧皮肤,口腔、眼等处黏膜也可被累及。皮损主要为红斑,初为0.5~1.0 cm大小圆形或椭圆形水肿性红斑,颜色鲜红,境界清楚,向周围渐扩大;典型皮损为暗红色斑或风团样皮损,中央为青紫色或为紫癜,严重时可出现水疱,形如同心圆状靶形皮损或虹膜样皮损,融合后可呈回状或地图状;有瘙痒或轻度疼痛和灼热感。皮损2~4周消退,可留有暂时性色素沉着。

2. 水疱-大疱型

水疱-大疱型常由红斑-丘疹型发展而来,常伴全身症状。除四肢远端外,可向心性扩散至全身,口、鼻、眼及外生殖器黏膜也可出现糜烂。因渗出较严重,皮损常发展为浆液性水疱、大疱或血疱,周围有暗红色晕。可在2~3周内干涸、脱屑,手足可出现手套和袜套状脱落而逐渐恢复。

3. 重症型

重症型又称Stevens-Johnson综合征,发病急骤,全身症状严重。皮损为水肿性鲜红色或暗红色虹膜样红斑或淤斑,常迅速扩大,相互融合,其上出现水疱、大疱或血疱,尼氏征阳性。皮损可突然泛发全身,并累及多部位黏膜。口、鼻黏膜可发生糜烂,表面出现灰白色假膜,疼痛明显;眼结膜充血、渗出,甚至可发生角膜炎、角膜溃疡、全眼球炎及失明;外阴、肛门黏膜可红肿、糜烂;呼吸道、消化道黏膜受累可导致支气管肺炎、消化道出血等。可并发坏死性胰腺炎、肝肾功能损害,也可因继发感染引起败血症而导致死亡,病死率为5%~15%。本型病程较长,可持续3~6周,甚至更长。

三、诊断

根据本病的好发年龄及有红斑、丘疹、水疱等多形性皮损,典型的靶形损害,皮损分布对称,黏膜可累及,可对本病进行诊断和分型。

四、鉴别诊断

本病应与冻疮、大疱性类天疱疮、二期梅毒疹、体癣等进行鉴别。

冻疮好发于暴露部位或四肢末端。单个或多发的肿胀性鲜红色或暗红色皮损斑疹、丘疹或结节,严重者可见水疱和溃疡,多见于青年人。

大疱性类天疱疮好发于躯干、四肢。红斑基础上的大疱、血疱,疱壁紧张、不易破裂,尼氏征阴性,多见于老年人。

二期梅毒疹好发于躯干及四肢近端。玫瑰色椭圆形斑丘疹,无鳞屑或仅有少许鳞屑,压之褪色。梅毒血清学反应阳性,多见于成人。

体癣好发于皮脂腺丰富部位,环形皮疹,形态不规则,边缘部有丘疹、小水疱和鳞屑,真菌镜检阳性,多见于青年人。

五、治疗

应积极寻找病因,疑为药物引起者应停用一切可疑致敏药物。轻症患者多在数周内自愈,仅需对症处理;重症患者往往可危及生命,需积极治疗。

1. 外用药物治疗

有渗出糜烂时可用3%硼酸溶液或生理盐水湿敷,无糜烂处可单纯扑粉、外用硫黄炉甘石洗剂或糖皮质激素软膏,局部破溃者可外用莫匹罗星等防止感染;口腔黏膜损害者漱口后点涂制霉菌素甘油制剂,防止真菌感染;眼部黏膜损害者应积极进行眼科护理,防止眼睑粘连和失明。

2. 内用药物治疗

轻症患者口服抗组胺药有效。重症患者应尽早给予足量糖皮质激素,如泼尼松1.5~2.5 mg/(kg·d)口服,或氢化可的松琥珀酸钠200~300 mg/d静脉滴注,或甲基泼尼松龙40~80 mg/d静脉滴注,病情控制后逐渐减量,同时给予支持疗法;合并感染时给予抗感染治疗。

第四节 扁平苔藓

扁平苔藓是一种复发性炎症性皮肤病,以紫红色多角形扁平丘疹,且表面有蜡样光泽为主要临床特征,黏膜常受累,病程慢性。

一、病因病机

扁平苔藓的病因和病机尚未完全明了,有关病因包括感染(细菌或病毒)、代谢和遗传、精神因素、某些药物(如阿的平、奎尼丁、链霉素、青霉胺、别嘌呤醇和酮康唑等)、自身免疫性疾病(如白癜风、桥本氏甲状腺炎、溃疡性结肠炎、结缔组织病、移植物抗宿主反应及恶性肿瘤)等可能与本病的发生及加重有关。病机主要为细胞介导的免疫反应,是一种自限性疾病。

二、临床表现

好发于青年人及成年人,主要累及皮肤黏膜,其次为毛发、指(趾)甲。典型的皮肤扁平苔藓为多角形、平顶的紫色丘疹,粟粒至绿豆大小或更大,可彼此融合成斑块,上覆网状白色鳞屑,称为Wickham纹。皮肤扁平苔藓最常累及四肢,尤其是腕部和踝屈侧,皮损往往剧痒,但很少见到继发性剥脱。急性期可出现同形反应(Koebner现象),常伴瘙痒。可累及黏膜,口腔、颊黏膜损害呈白色网状条纹,可融合、增大及出现糜烂;头皮损害可造成永久性脱发;甲受累可引起甲板增厚或变薄,出现纵嵴、纵沟或甲翼状胬肉,还可因进行性萎缩引起脱甲。病程慢性,可持续数周或数月,亦可数年内反复发作。

根据皮损的形态临床上又可分为多种亚型,如急性泛发性扁平苔藓、慢性局限性扁平苔藓、色素型扁平苔藓、肥厚型扁平苔藓、糜烂和溃疡型扁平苔藓、光化型扁平苔藓、穿通型扁平苔藓及大疱型扁平苔藓等。

三、诊断

本病临床表现特异,皮损组织病理检查可确诊。典型的扁平苔藓其皮疹形态、发病部位及皮疹排列均有特异性,多有瘙痒感,结合组织病理检查不难诊断。根据本病的好发年龄及典型临床表现,可对本病进行诊断和分型。

四、鉴别诊断

本病需与银屑病、神经性皮炎、慢性湿疹、扁平苔藓型药疹等进行鉴别,口腔和外阴部皮损应与黏膜白斑病、硬化萎缩性苔藓、念珠菌病、癌肿、阿弗他溃疡、天疱疮等进行鉴别。

五、治疗

目前尚无有效的治疗方法,多采用综合治疗。皮损广泛或顽固难治的病例采用全身治疗与局部治疗相结合,而对于皮损较局限者则以局部治疗为主。

1. 外用药物治疗

局部治疗包括外用他克莫司、糖皮质激素软膏及维 A 酸软膏或皮损内注射以及激光治疗等,糜烂性口腔损害可用利多卡因漱口以缓解症状。

2. 内用药物治疗

皮损泛发者可口服糖皮质激素(泼尼松 40～60 mg/d)或维 A 酸类药物(主要为芳香维 A 酸),皮损减轻后逐渐减量;糖皮质激素不敏感或顽固患者,可用氨苯砜、氯喹或羟氯喹,也可酌情选用免疫抑制剂或免疫调节剂;抗组胺药可用于对症处理。

3. 物理治疗

可采用 PUVA 治疗。

4. 其他治疗药物

其他治疗药物包括灰黄霉素、甲硝唑、依法利珠、沙利度胺、柳氮磺胺吡啶、吗替麦考酚酯和硫唑嘌呤。

5. 口腔扁平苔藓

0.1%他克莫司软膏对口腔扁平苔藓是一种有效的治疗药物。硫唑嘌呤和吗替麦考酚酯可考虑用于严重的且对第一线治疗抵抗的口腔扁平苔藓。

6. 生殖器黏膜受累

第一线治疗为糖皮质激素,当可能时应减少应用次数和降低糖皮质激素浓度。0.1%他克莫司软膏和 1%吡美莫司霜也可外用。

7. 毛发扁平苔藓

第一线治疗药物为超强效的局部外用糖皮质激素或皮损内注射糖皮质激素,而口服糖皮质激素和口服维 A 酸可作为第二线的治疗,其他如环孢素、吗替麦考酚酯和沙利度胺也可用于治疗本病。

8. 甲扁平苔藓

治疗较困难,许多学者提倡用皮损内糖皮质激素注射治疗,但口服或外用糖皮质激素也常应用。

第五节 红皮病

红皮病(Erythroderma)又称剥脱性皮炎,是一种全身或几乎全身皮肤潮红、脱屑为特征的炎症性疾病。

一、病因

引起红皮病的病因很多,常见的可归纳为四类:①继发于其他皮肤病;②药物过敏;③继发于恶性肿瘤;④原因不明。

二、发病机制

某些炎症性皮肤病因处理不当,或治疗不及时可发展成红皮病,常见的有银屑病、湿疹、脂溢性皮炎、自家敏感性皮炎、异位性皮炎、接触性皮炎、毛发红糠疹等，其中以银屑病和湿疹为主。某些药物，如磺胺类、抗疟药、青霉素、汞剂、砷剂、苯妥英钠或巴比妥类、别嘌醇或卡马西平等内服或外用可致病。由恶性肿瘤引起的红皮病一直受到人们的重视。继发于恶性肿瘤者占8%～20%，主要为淋巴网状内皮系统恶性肿瘤，包括蕈样肉芽肿、Sezary综合征、Hodgkin病、白血病、恶性淋巴瘤等。肿瘤可以先于皮肤病，亦可以同时或其后发病。原因不明红皮病即所谓特发性红皮病占有相当比例，这些病例在诊断后的病程经过中，有部分仍能查到原因。因此，对本组患者应详细询问病史、全面检查、定期随访观察。

三、临床表现

依据病情、预后可分为急性和慢性。

1. 急性红皮病

急性红皮病发病急骤，伴有高热、全身乏力、肝脾淋巴结肿大等。皮损初起为泛发的细小密集斑片、斑丘疹，呈猩红热样或麻疹样，迅速增多、融合成全身弥散性潮红、肿胀，以面部及肢端明显，并伴有大量脱屑，呈大片或细小糠秕状，手掌、足跖部鳞屑可呈手套或袜套状脱落，手、足、四肢关节面出现皲裂，甚至出现脱发、甲脱落，腋部、会阴、肛门周围、肘窝、腘窝处可以糜烂、渗出，常伴有剧烈瘙痒。经1～2个月后皮肤逐渐恢复正常，伴色素沉着，皮肤呈古铜色。

2. 慢性红皮病

慢性红皮病表现为慢性弥散性浸润性潮红、肥厚、大量脱屑，渗液、肿胀减轻。鳞屑可细小糠秕状或为小片叶状。皮肤血流量增加，导致体内热量经皮肤大量丢失，体温调节失衡，患者可出现低体温状态，引起寒战、发热和低体温交替；反复脱屑，蛋白质大量丢失，加上红皮病的肠道病变，影响蛋白质的吸收和利用，血清总蛋白减低，导致低蛋白血症；还可出现酮症酸中毒、继发感染、心血管病变、内分泌失调等。

四、诊断和鉴别诊断

诊断不难。重要的是找出其病因。药物过敏引起者，有明确内服用药史，起病急，多有发热，早期损害可呈麻疹样或猩红热样皮疹，病程较短。银屑病性红皮病有银屑病史，多由于刺激性治疗而引起，有时可见到残存的银屑病性皮损或偶见正常"皮岛"。湿疹引起者，有湿疹病史，多因急性期治疗不当而发展为红皮病。恶性淋巴瘤伴发的红皮病，皮肤浸润明显，瘙痒顽固，淋巴结显著肿大，其组织病理具有该病的特征性改变。对原因不明的红皮病，应详细询问病史，全面检查，力求找出病因。

五、治疗

病因明确者，应尽早去除，如立即停用过敏药物或者刺激性治疗，及时处理原发疾病，伴发恶性肿瘤者应同时进行抗肿瘤治疗。

1. 外用药物治疗

原则是安抚止痒、保护皮肤、防止感染。糜烂渗液明显者，可用3%硼酸溶液局部湿敷，但面积不能超过体表的30%～40%，以防吸收中毒；无渗出处可酌情用无刺激性的粉剂、洗剂、霜剂或软膏。

2. 内用药物治疗

皮质类固醇在红皮病的治疗中占有重要地位，重症患者可口服或静脉滴注，以迅速控制病情发展,尤其是药物过敏引起者。一般成人剂量为泼尼松 40～60 mg/d,根据病情调节剂量,同时注意不良反应,可给予支持疗法,如高蛋白质饮食,补充多种维生素,维持水、电解质平衡。有感染时给予抗感染治疗。瘙痒明显者可口服抗组胺剂;甲氨蝶呤、雷公藤多苷等免疫抑制剂可用于银屑病、毛发红糠疹或湿疹等引起的红皮病,以便减少激素用量且益于原发病的治疗。

六、卫生宣教

(1)停用可疑的致敏药物,避免滥用药。
(2)患者宜卧床休息,不宜过劳。
(3)加强护理,密切观察,预防、及时发现并治疗并发症。
(4)不宜用刺激性的外用药。
(5)宜高蛋白饮食,多吃蔬菜水果,忌食辛辣、刺激性食物及发物。

七、预后

本病预后取决于病因、病程及治疗,病死率较高,死因包括肺炎、败血症、心力衰竭、肝肾损害及恶性肿瘤等并发症。

第六节 副银屑病

一、概述

副银屑病(parapsoriasis)又称类银屑病,是一组病因不明的损害以红斑、丘疹、浸润、鳞屑为主的慢性炎症性皮肤病。

目前分型尚不统一,一般分为四型,即点滴型、苔藓样型、斑块型和痘疮样型。常无明显自觉症状,偶有瘙痒者,慢性经过,治愈困难。

二、临床表现

1. 点滴型

点滴型又称慢性苔藓样糠疹。皮损呈淡红色或红褐色斑丘疹,散发性,其直径为 1～5 mm,表面有细小鳞屑。大多数皮损在发生后数周自行消退,可遗留下一过性色素减退斑。随后又有一批新皮疹发生,反复不断。好发于躯干四肢,屈侧皮损较明显。一般无自觉症状,偶有轻微瘙痒。病程经过数月或数年不等,大多能自愈。

2. 苔藓样型

皮损呈针头至粟粒大小的红色或红褐色丘疹,顶部扁平,部分皮损有轻度萎缩。好发于颈部两侧,也可发生于躯干及四肢,偶有泛发全身者,但颜面、掌跖及黏膜罕见。自觉症状与点滴型大致相同。

3. 斑块型

此型又分为小斑块型和大斑块型。

(1)小斑块型又称指状皮病(digitate dermatosis):皮损为淡红色或橙红色斑片,形如指印状,直径 1~5 cm,表面覆有少许鳞屑。常分布于躯干及四肢近端,中年男性多见。慢性经过,持续存在多年不退甚至伴随终生。一般多无自觉症状,少有轻微瘙痒。

(2)大斑块型:此型可能为蕈样肉芽肿的前驱期,大约有 10% 的病例在若干年后转变成为蕈样肉芽肿,也有发生系统性淋巴瘤如霍杰金氏病的报告。其皮损形状较大,且不规则,直径 5~10 cm,边缘清楚,呈淡红色或褐红色斑片,表面覆有少许鳞屑,部分陈旧性皮损表面伴有毛细血管扩张,褐红点状色素沉着及萎缩性改变,类似皮肤异色症的表现。好发于躯干及四肢近端。多见于中老年男性。病程冗长。一般无自觉症状或仅有轻微瘙痒,一旦出现剧烈瘙痒,则有可能为蕈样肉芽肿的先兆,若转变为蕈样肉芽肿,其瘙痒反而消失,也有个别病例剧烈瘙痒多年而无恶变。

4.痘疮样型

痘疮样型又称急性痘疮样苔藓样糠疹,较少见。本型疑与病毒或弓形虫感染有关。有人认为应将本型归属于变应性淋巴细胞性小血管炎类疾病。发病较急,初发疹呈红色粟粒至豌豆大小的圆形丘疹,随后逐渐形成红褐色的斑丘疹、丘疱疹、血疱以及脓疱,并发生坏死、结痂,表面覆盖鳞屑或痂皮,消退后遗留有轻度色素沉着或减退斑,或轻度凹陷性瘢痕。皮损多发于躯干及四肢屈侧,也可泛发全身。多见于青少年。一般无自觉症状,也可伴发热、全身不适、乏力、关节痛及浅表淋巴结肿大的病例,但全身健康无大碍。本型病程数周至数月不等,可自愈。数年内有可能复发,多为良性过程。

三、诊断要点

(1)由于本组疾病形态各异,病理改变无特异性,故有时诊断较为困难。

(2)病程冗长,治疗抵抗,效果不佳者。

(3)多见于中青年,红斑、丘疹、鳞屑、坏死结痂等损害明显,而无明显自觉症状,又难以用其他相关皮肤病解释者,应考虑到本病的诊断。

(4)组织病理前三型病理变化基本相似,均为慢性炎症表现。点滴型可见灶性角化不全,中度棘层肥厚,表皮嵴轻度延长及表皮水肿。苔藓样型真皮浅层呈条带状浸润,可侵入表皮,类似扁平苔藓,但有角化不全,可鉴别。斑块型表皮下呈带状炎性浸润,炎性细胞可侵入表皮,可出现异形细胞,表皮可出现基底细胞液化和色素失禁。痘疮样型则显示急性炎症和坏死,早期表皮细胞水肿变性,表皮内有水疱形成,可产生表皮坏死,真皮内小血管周围淋巴细胞呈血管炎样浸润。

四、鉴别诊断

1.银屑病

银白色鳞屑较大且厚,刮除表面鳞屑后可见筛状出血点,有不同程度痒感,易复发。

2.玫瑰糠疹

母斑现象,皮疹长轴与皮纹一致,病程短,有自限性。

3.扁平苔藓

紫红色多角形扁平丘疹,Wickham 纹,剧痒,黏膜可受累。

4.血管萎缩性皮肤异色症

本病好发于颈、胸、四肢,皮损局限性,有明显萎缩,毛细血管扩张和散在色素沉着或减退斑。

5. 丘疹坏死性结核疹

本病好发于四肢伸侧。绿豆大暗红色丘疹、脓疱,部分中心坏死,上覆暗红色痂皮,痂脱落后留有瘢痕,多伴有其他部位的结核病灶。病理有特征改变。

6. 蕈样肉芽肿浸润期

蕈样肉芽肿浸润期多呈浸润明显的斑块,瘙痒剧烈,常伴有进行性消瘦、乏力及内脏损害。组织病理有特异性改变。

7. 其他疾病鉴别

除上述疾病外,还应同二期梅毒疹、脂溢性皮炎、结核样型麻风、药疹、水痘、夏令水疱病、淋巴瘤样丘疹病、皮肤变应性血管炎等疾病鉴别。

五、治疗方案及原则

本病目前尚无特效疗法,但下列方法可有一定疗效。

1. 局部治疗

(1)外用药物:维A酸软膏、维胺酯维E软膏、冰黄肤乐软膏、10%尿素软膏以及糖皮质激素软膏可用于各型皮损。0.1%~0.3%蒽林软膏和0.03%~0.05%氮芥溶液则对斑块型及苔藓样型有效。

(2)物理疗法:PUVA和UVB照射疗法对斑块型、点滴型和苔藓样型均有一定效果。应注意保护患者眼睛。

(3)浅层X线照射疗法:对局部浸润明显或有恶变倾向而其他方法治疗无效时,可考虑选择此疗法。

(4)沐浴疗法:矿泉浴、糠麸浴、药浴均可采用。

2. 全身治疗

(1)维生素D_2:每日15万~25万单位,分2~3次口服,持续3~4月,对点滴型及斑块型有效。

(2)维生素E、B族(B_1、B_6、B_{12})、烟酸及维生素C均可按常规剂量应用。

(3)抗组胺类药物:有人认为本病与某些病灶过敏因素有关,因此可酌情选用。

(4)氨苯砜:25~50 mg,每日2~3次,对点滴型与痘疮样型有效。

(5)四环素或红霉素:0.25~0.5 g,每日4次,用于痘疮样型。

(6)MTX:每周3次,2.5~5 mg,每日2次,连续3 d,停4 d,连续3~4周,用于痘疮样型,注意每周查血常规。

(7)雷公藤多苷:20 mg,每日3次口服,连续2~3月,注意查肝肾功能及血常规,可作为治疗本病的首先药物之一。

(8)糖皮质激素:对病情较重的痘疮样型可应用泼尼松每日30~40 mg,分2~3次口服,待病情控制后,迅速减量至停药。

(9)中医中药:根据不同患者辨证论治,亦能有一定效果。

第七章 其他疾病

第一节 肾结石

一、临床表现

1. 疼痛

大多数患者主诉患侧腰部疼痛,其程度取决于结石的大小、位置及生长速度。小结石在肾盂或肾盏内移动度大,有时会突然造成肾盏颈部或肾盂输尿管连接处梗阻而导致肾绞痛;大结石移动度小,痛感较轻,表现为钝痛或隐痛,亦可无痛。一般而言,生长速度快的结石痛感较重,生长速度慢的结石痛感较轻。

2. 血尿

疼痛伴发血尿是结石的特征性表现。在肾绞痛发作期间,血尿的出现是肾绞痛与其他急腹症相鉴别的重要佐证。血尿一般轻微,多数为镜下血尿,少数有肉眼血尿。少数情况下,血尿是肾结石患者的唯一临床表现。

3. 尿砂

少数患者有尿中排出小结石的现象,这是诊断尿石症的可靠证据。

4. 其他症状

肾结石可并发尿路感染,患者表现出尿频、尿急、尿痛等尿路刺激症状或发热等全身症状。在儿童,继发性尿路感染可能是主要的临床表现,此时应考虑到可能存在尿路结石。

5. 体征

患侧肾区可有轻度叩击痛。结石并发重度积水时可触及肿大的肾脏。在肾绞痛发作期,应仔细检查患者腹部,以排除其他各种急腹症。

二、治疗措施

(一)体外冲击波碎石术

体外冲击波碎石术(ESWL)是治疗肾结石的首选方法。冲击波碎石机主要由冲击波源和定位系统组成。冲击波源发出的聚焦冲击波能以非接触方式从体外传播至体内,并在焦点区域产生高达 50~100 MPa 的压力。在 X 线或 B 超定位系统引导下,将冲击波对准目标(结石)连续冲击。由于结石表面的抗压强度和抗拉强度远低于冲击波焦点的压力和拉力强度,结石被逐渐解体,直至粉碎成细砂,随后经尿液排出体外。

1. 最佳适应证

直径为 5~20 mm 的肾结石。

2. 禁忌证

绝对禁忌证:妊娠妇女。相对禁忌证:结石远端尿路狭窄、凝血功能障碍、少尿性器质性肾衰竭、尿路感染、严重心律失常和结石体积过大。

(二)腔内碎石取石术

1. 经皮肾镜碎石术(PCNL)

经皮肾镜碎石术(percutaneous nephrolithotomy,PCNL)是把肾镜经皮肤穿入肾盂肾盏内进行体内碎石和取石的一门现代外科技术。PCNL 的优点是结石取净率较高,创伤性较小,主要用于治疗一些复杂性肾结石,如鹿角形结石、多发性肾结石和胱氨酸结石,PCNL 操作包括三大步骤:①用肾穿刺针从皮肤穿至肾集合系统,建立一条微小通道;②用扩张器扩粗该通道,使之能容肾镜及其外套管通过;③经肾镜看清集尿系统的结石后,用激光或超声气动式体内碎石器将结石粉碎并取出。PCNL 可被单独采用,亦可与 SWL 联合应用。传统的 PCNL 所需穿刺通道直径为 24～30 F,创伤大,出血多,近年来多采用创伤较小的微创经皮肾镜碎石术(minimally invasive percutaneous nephrolithotomy,MPCNL)。

适应证:主要适用于直径＞25 mm 的巨大结石或 ESWL 难治性结石如胱氨酸结石,也用于治疗开放手术或 ESWL 后复发或残留的结石,移植肾、马蹄肾及旋转不良的肾结石亦可实施 PCNL。对于巨大肾结石,常与 ESWL 联合使用,如"三明治"疗法,即先后采用 PCNL、ESWL 和 PCNL 方法。

禁忌证:基本同开放手术。另外,PCNL 通常需患者采取俯卧位,因脊柱畸形、严重心肺功能障碍而不能俯卧者,不宜行 PCNL。

主要并发症:主要有大出血、胸膜损伤、肾脏贯通伤、术后感染等。

2. 经尿道输尿管镜碎石术(ureteroscope lithotripsy,URL)

经尿道输尿管镜碎石术早期用于治疗输尿管下段结石,近年来随着内镜技术的发展和操作水平的提高,其适应证已扩展至肾脏结石。输尿管镜有硬镜和软镜之分,治疗肾结石以软性输尿管镜效果较好,碎石方法以钬激光为主。

适应证:体积较小的肾盂结石及输尿管镜容易到达的肾盏结石。

(三)开放手术

目前开放式取石手术比率已大幅度降低,仅占外科治疗总数的 1%～5%。主要用于以下情况:①结石远端存在尿路狭窄需在取石的同时进行尿路成形者;②经 SWL 和体内碎石失败者;③体积过大或数目过多的复杂性肾结石;④结石导致肾脏功能丧失而被迫行肾切除者。然而,目前国内不少地区因医疗技术和设备相对滞后,肾结石的外科治疗仍然以开放式手术为主。

常用的手术方法有以下几种:①肾盂切开取石术,适用于单纯性肾盂结石和较大的肾盏结石;②非萎缩性肾实质切开取石术,适用于鹿角形结石、多发性肾结石,以及结石合并肾盏颈部狭窄需要同时整形者;③肾部分切除术,适用于肾上盏或肾下盏单极的多发性结石,尤其是合并盏颈狭窄、或因此形成"结石袋"而具有明显结石复发倾向者;④肾切除术,适用于结石并发肾功能丧失者。

主要并发症及其防治:①大出血,术中预防出血的要点是,在钝性分离肾周时,要注意异常走向的血管,以免将其撕断;肾盂切开取石时,肾窦分离要充分,结石与肾盂黏膜小心分开,避免暴力拉出结石,以防黏膜撕脱,造成难以控制的肾内大出血。②感染,复杂结石多伴尿路感染,术前应积极控制感染,术后充分尿流引流也很重要。③尿路狭窄、尿漏,主要原因有术中尿路梗阻因素未去除、肾脏切口缝合不佳、引流不畅、残留结石堵塞输尿管等,预防方法是术中尽量解除尿路梗阻,术后放置输尿管支架。④结石残留、复发,对多发性肾盏结石,术中应耐心寻找,彻底冲洗,必要时用血凝块法取石,亦可用 X 线机或 B 超协助定位。解除尿路梗阻因素,如肾盂输尿管交界处狭窄,对预防结石复发很有必要。

(四)腹腔镜手术

近年来,腹腔镜手术在泌尿外科得到迅速发展,许多开放手术甚至一些操作难度较大的复杂手术,都可以借助腹腔镜完成,肾结石手术也不例外。理论上,所有适合开放取石手术的患者都可在腹腔镜下施行相应的手术。但腹腔镜手术对术者技术要求高,有较长的学习曲线,术者应从最简单的术式开始,循序渐进,由简到繁。考虑到泌尿外科医生的习惯及术后尿外渗,手术多采取经腹膜后途径。肾结石腹腔镜手术的最佳适应证是肾外型肾盂孤立结石。

主要并发症:除中转开放外,其余与开放手术相同。

第二节 鼻外伤

一、鼻骨骨折

外鼻突出于面部,易遭受撞击、跌撞、枪弹及爆炸弹片的损伤。外鼻创伤占鼻部创伤的50%,其中以裂伤和鼻骨骨折(fracture of nasal bone)多见。骨折类型与暴力的方向和大小有关。外鼻外伤常伴鼻中隔外伤,出现软骨脱位、弯曲、骨折、黏膜撕裂及鼻中隔穿孔等。

(一)临床表现

最常见症状是鼻出血和局部疼痛,严重者可出现休克。

(1)单纯挫伤显示外鼻肿胀及皮下瘀血。

(2)鼻骨骨折而有移位者,表现鼻梁塌陷或偏斜。暴力来自一侧时,同侧鼻梁下陷,对侧隆起。正面暴力常使两侧鼻骨骨折,形成鞍鼻。2~4 h 后,鼻部软组织肿胀、瘀血,掩盖畸形。扪诊局部有触痛,可感到两侧鼻骨不对称及骨摩擦音。如鼻腔黏膜撕裂,擤鼻后,可出现皮下气肿,触之有捻发音。诊断不明确时,鼻部侧位 X 线摄片可见骨折线及骨质下陷即可确诊。

(3)鼻中隔如发生骨折、脱位,可出现鼻塞,鼻中隔软骨偏离中线,近鼻前庭处突向一侧鼻腔,黏膜撕裂,软骨或骨质外露。如鼻中隔黏膜下出现血肿,则在中隔一侧或两侧显示膨隆。鼻根部塌陷明显者,应做 X 线片(鼻颏位,头颅侧位等)以排除筛窦、额窦及上颌窦骨折,还应注意有无颅底骨折可出现脑脊液鼻漏,表现流淡红鼻血,将鼻血做糖检验,糖阳性者即为脑脊液鼻漏。开放性骨折常为粉碎性骨折,除伴有鼻及颌面软组织伤,常有异物存留。

(二)治疗

单纯鼻骨骨折无移位者,鼻腔给予止血可不作其他处理。有时鼻畸形者应在肿胀发生前或消肿后进行鼻骨复位。但应在受伤后一周内进行,超过两周者,因骨痂形成使复位困难。由于未及时整复后遗畸形者,须行成形术矫正。

1.闭合性鼻骨骨折的复位方法

用浸有 1% 的可卡因加少许 1:1 000 肾上腺素的棉花片置入鼻黏膜表面,麻醉 5~10 min

取出,即可进行手术。复位用鼻骨复位钳、小剥离器或枪状镊等缠以凡士林纱布或棉花,先于鼻外侧试测骨折的部位距离后,将剥离器插入鼻内,置于移位的鼻骨后面,用力向前上方将骨折抬起,此时常可听到骨折复位声。如为双侧鼻骨骨折,可将复位器置于下陷之鼻骨下,在上移的同时,另一手拇指,或拇示二指于鼻外挟持,将对侧移位突起的鼻骨向内推压,两手相互配合复位。亦可将鼻骨复位钳夹住骨折处,向前上抬起复位。

操作中应注意复位器伸入鼻腔深度不宜超过两侧内眦连线,以免损伤筛板引起颅内感染。复位后,鼻腔内填压凡士林纱条,利于固定及止血,纱条于 24~48 h 内取出。二周内不可用力擦压鼻部,并嘱患者勿用力擤鼻。

鼻中隔骨折或脱位时,宜用鼻骨复位钳整复,整复后鼻腔应填压凡士林纱条 24~48 h。如鼻隔黏膜撕裂,骨折断端外露时,剪去外露的断端,缝合创伤黏膜。有鼻中隔血肿时应切开清除血块,放入引流条,凡士林纱条填压,以防血肿复发,并全身应用抗生素类药物,防止感染形成脓肿。

2. 开放性鼻骨骨折的处理

在局部麻醉或全身麻醉下,首先止血,然后清创。因面部血供丰富,抗感染力较强,要尽可能保留软组织及骨组织,完全游离的碎骨片及异物皆予以清除。可能时用肠线缝合鼻腔黏膜,鼻内填压凡士林纱条或碘仿纱条后,将骨折对位,缝合皮肤。皮肤缺损不够缝合时,可游离周围皮肤,做减张缝合。如鼻翼缺损,采用耳郭复合组织移植修补术,或鼻唇沟翻转带蒂皮瓣或"Z"字成形术。如合并鼻窦骨折,则按鼻窦骨折处理原则处理,如有颅底骨折,应请神经外科协同处理。有脑脊液鼻漏时,一般不宜填压纱条,仅在前鼻孔放一无菌棉球,同时全身给予大量抗生素,以防发生颅内感染。

二、鼻窦创伤

鼻窦创伤(traumatic injuries of the nasal sinus),因上颌窦及额窦位置较表浅,受创伤的机会较多,以上颌窦最多,额窦次之,筛窦较少,蝶窦因位于深处更为少见。平时以工伤及交通事故;战时各种火器伤,以枪弹及弹片伤多见。由于鼻窦的解剖、生理特点,损伤时有下列特点:①常并发眼眶、颧骨、上颌骨、上牙槽和颅脑损伤;②几个鼻窦常同时受损伤;③鼻窦对弹片有缓冲作用,除冲力过大,形成贯通伤外,常使弹片留于鼻窦内;④因易受感染常发生鼻窦炎及骨髓炎等;⑤受伤后可引起呼吸、嗅觉、共鸣等功能障碍;⑥常致面部畸形。

(一)临床表现

鼻窦损伤随暴力或弹片的距离、速度、形状和侵犯位置及角度等不同所造成的损伤各异并视有无邻近器官的损伤而不同。因此,临床表现较为复杂,主要表现为:

1. 出血

出血量视损伤部位而不同。闭合性骨折,仅损伤鼻窦黏膜时出血较少,合并鼻腔黏膜损伤时出血量较多。枪弹或弹片损伤上颌动脉或蝶腭动脉时,不但出血多,且不易止血,常导致休克。有些患者初期出血不多,合并感染后可于伤后 1 周左右发生继发性大出血。筛窦及额窦损伤时可发生脑脊液鼻漏,混于血液中,早期不易区别,须特别注意及时处理。

2. 面部变形

随暴力大小、方向、弹片体积及距离等可引起颌骨骨折,鼻骨骨折而造成面部变形。最多见为上颌窦前壁及额窦前壁凹陷性骨折,常合并鼻骨、眼眶、颧骨、上颌骨、上牙槽等骨折。表现前额、上颌区及鼻梁塌陷,局部可摸到凹陷骨折线。如颧弓骨折陷入上颌窦内造成张口受限,合并上颌骨骨折时,则牙列错位,上下牙咬合异常。

3. 眶底爆折

眼眶前方受钝器击伤时,眶内压骤增致使眶底壁骨折,称眶底爆折。眶底骨折片和眶骨膜、脂肪、下直肌、下斜肌等组织陷入上颌窦内,出现眼球塌陷、上下运动障碍及复视。如伴有眼球和视神经损伤则视力减退或失明。

4. 脑脊液鼻漏

额窦后壁损伤可发生硬脑膜外血肿、脑脊液鼻漏及气脑。筛骨筛板与颅底硬脑膜粘连甚紧,筛板骨折也易发生硬脑膜撕裂致脑脊液鼻漏。

5. 损伤表现

鼻窦损伤,根据表面皮肤有无伤口分开放性损伤和闭合性损伤。

开放性损伤由于致伤物不同局部表现亦不同。如枪弹伤或小块弹片伤常为盲管伤或贯通伤。致伤物穿过软组织后,再穿透窦的骨壁,经窦腔的缓冲作用,使致伤物(弹片等)留于窦内,或穿过窦腔到其他部位。往往入口很小,软组织和骨组织破坏较轻,而深部组织损伤较重。大块弹片伤时出现明显局部软组织缺损,常伴有粉碎性骨折,伤后也易合并鼻窦炎或骨髓炎。闭合性损伤表现局部皮肤完整,但皮肤肿胀、淤血、皮下血肿。如鼻窦有骨折,骨折缝与鼻腔相通时,擤鼻后可出现局部皮下气肿,触诊有捻发音。如因软组织肿胀而不能查清有无骨折时,可做鼻窦 X 线片即可明确诊断。

6. 感染

鼻窦与鼻腔相通,黏膜互相连接,病菌容易通过鼻腔进入损伤的鼻窦引起感染。因此,闭合性鼻窦损伤也应视为开放性损伤。开放性损伤时,泥土、布片等可随弹片或致伤物进入鼻窦引起感染。若有异物或死骨存留,创口可经久不愈,形成慢性瘘管。额窦前壁骨髓丰富,感染后容易形成骨髓炎。

7. 功能障碍

单纯鼻窦骨折,无合并鼻腔损伤或发生感染时,多不影响功能。筛窦损伤到嗅神经可发生嗅觉障碍。鼻腔发生瘢痕粘连或狭窄时,可发生呼吸功能障碍,影响鼻腔共鸣功能。

(二)治疗

1. 止血

受伤初期可有大量出血,感染后可发生继发性出血。出血多时可发生休克。昏迷患者血液向后鼻孔流向咽喉进入气管,可发生窒息应特别注意。单纯鼻窦线形骨折,流血量较少,多可自止,可不必处理。流血量多时,可用前鼻孔填塞止血及局部填压止血。如疑有动脉损伤或继发性大出血不易止血时,可行颈外动脉结扎,或筛前、筛后、颌内动脉结扎。如疑有脑脊液鼻漏时,尽可能避免填塞,可采用麻黄素或肾上腺素棉片止血,若仍流血不止时,方行前鼻孔填塞,但不宜过紧,以防颅内感染。如出血过多应给予输血输液,预防休克。

2. 清创

早期彻底清创很重要,可避免发生感染,又可防止瘢痕造成畸形。条件许可时,尽可能于 24 小时内进行清创。颌面部血供丰富,抗感染能力强,清创时除已坏死组织及完全游离的骨片外,应尽量保留组织。去除易取出的异物,清除血块,止血完善,通畅引流,骨折复位,窦腔内填入碘仿纱条或凡士林纱条,自鼻腔内引出,缝合创口。若软组织缺损不易对合,可将周围组织游离后,减张缝合。组织缺损过多,可以用周围组织移植修补。如窦腔已有感染必须开放创口,将创口皮肤卷入窦腔与黏膜对位缝合,以利后期整形。

3. 抗感染

凡鼻窦创伤应作为开放性骨折处理。伤后即给予抗生素或磺胺药物治疗。有脑脊液鼻漏时,选用能透过血—脑屏障的抗生素及磺胺药,如氯霉素、磺胺嘧啶等,并加大全身用量,鼻腔不宜填塞,以防发生脑膜炎及其他颅内并发症。

4. 异物处理

异物处理必须按照先易后难,先急后慢,既积极又慎重的原则,正确掌握手术适应症及手术时机。对某些接近颅底、眼球、咽侧及颈部大血管等处的异物应与有关科合作,以防发生意外。

异物取出时机:开放性创口,异物位置浅,估计易于取出者,在清创同时取出。如进口小,感染轻微者,可将原伤口扩大取出。伤口感染重,可待感染控制后取出。全身合并伤严重,如休克、脑外伤、胸外伤等可待合并伤好转后取出。病情尚稳定,异物位置深,首先应做定位,后进行手术。做好异物定位的诊断是取出异物成败的关键。对开放性损伤可通过伤道或在透视下使用探针探查触诊,有颅内感染或脑脊液鼻漏者不用。对于不同鼻窦内异物根据鼻窦解剖特点进行常规拍片、断层照片或在X线透视下,转动体位透视,使定位更为准确。手术进路一般在清创时从原伤道进入。对筛、额或蝶窦异物如原伤道已愈合,可自外鼻径路取出。手术野较大,可在直视下进行较为安全。鼻腔内可探到异物,均从鼻内径路取出,上颌窦异物及少数蝶、筛窦异物如伤道已愈,可按上颌窦根治术进路取出。

5. 鼻窦创伤整复原则

鼻窦单纯线性骨折,未造成畸形,不影响功能者,鼻窦保持引流通畅,软组织损伤给予清创缝合,骨折可以不予以处理。凡骨折造成畸形,或愈合后可能有功能障碍者,根据伤情处理原则如下。

(1)上颌窦骨折处理:开放性骨折可自创口伸入钝钩或剥离器将骨片复位,彻底清创,去除异物及碎屑,并于下鼻道前下凿一对孔通入上颌窦,填入碘仿纱条,自对孔引出,缝合伤口。3~5d后自鼻腔抽出纱条。闭合性前壁塌陷骨折,颧弓或眶底骨折者,可自颧弓上或眶下作切口,进行骨折复位。也可按照上颌窦根治手术作切口进入窦内,用钝性器械将骨折复位,清理窦内异物及碎骨片,自下鼻道行对孔引流,窦内填入碘仿纱条固定下陷的骨折。3~5d后,自前鼻孔内抽出纱条。

(2)额窦骨折处理:额窦骨折根据伤情不同有以下处理方法:①额窦前壁塌陷或粉碎骨折者,自原创口进入,或自眉弓下做切口,从额窦底部放入弯血管钳,掀起塌陷的骨折片,清除异物及碎骨片,放置引流条,缝合伤口;②额窦后壁无损伤,窦内黏膜大部分完整,筛窦及鼻额管也未受伤者,充分止血,缝合前壁伤口,保持鼻额管引流通畅;③窦内黏膜大部分损伤,伤口污染严重,或疑有感染,应把窦内黏膜刮净,咬去污染的额窦前壁,以防感染发生骨髓炎,将鼻额管黏膜向下剥离,翻转堵塞鼻额管,便与鼻腔隔绝,再用脂肪组织或额肌瓣填塞窦腔,缝合伤口;④额窦后壁骨折,有脑膜撕裂者,去除额窦后壁骨质及窦内黏膜,取颞肌肌膜修补脑膜,窦内填塞颞肌,放置引流条,缝合伤口;⑤前壁骨质缺损过多,将前壁骨壁完全去除,去净窦内黏膜,然后将前壁皮肤贴于后壁,缝合切口,放置引流条,加压包扎。

(3)筛窦及蝶窦骨折处理

筛窦及蝶窦骨折多发生于较严重的颅底骨折。颅前窝底骨折时,可损伤筛窦顶部及筛板。颅前窝及颅中窝骨折亦可侵入蝶窦。如损伤后,发生严重脑脊液鼻漏,X线照片检查颅内显有气囊肿,提示有脑膜裂伤,鼻腔感染很容易循损伤裂口侵入颅内,发生脑膜炎的危险,应行手术修补。修补方法有颅内、颅外进路,用筋膜或肌肉移植于脑膜破裂处进行修补。

第三节 鼻腔异物

一、病因

鼻腔异物(foreing body in nasal cavity)可由前鼻孔、后鼻孔或外伤穿破鼻腔各壁进入鼻腔。

(1)儿童好奇,误将玩具零件或食物塞入鼻孔而进入鼻腔,不敢告诉家长,日久忘记,及至发生感染和出血,始被注意。

(2)呕吐、喷嚏时,可使食物、蛔虫经后鼻孔进入鼻腔。偶见活鱼、活虾跳至鼻咽部,经后孔而达鼻腔。

(3)外伤:战伤或工伤时异物进入鼻腔,常合并鼻窦和眼眶异物。

(4)鼻腔内手术时,手术者不慎将纱条或油纱条填入鼻腔而忘记取出,称医源性异物。

(5)昆虫可在衰弱及昏迷患者鼻孔内产卵,变为鼻内蛆虫异物,热带居民在不净水中饮水或游泳,可发生鼻腔水蛭等异物。

二、临床表现

视异物种类不同。由于异物在鼻腔长期存留引起鼻黏膜炎症性肿胀、局部溃烂,表现一侧鼻阻,流血性或黏脓性鼻涕且有恶臭。检查:患侧鼻腔内有大量脓性分泌物或脓血性分泌物,鼻腔黏膜红肿、糜烂,有渗血或有肉芽生长,用吸吮器将分泌物吸净后,可见异物,其表面常附着污秽色脓液,恶臭味。如异物存留鼻腔时日已久,异物表现将有钙盐沉着,触之有粗糙感,有时形成鼻石。

三、诊断

由于儿童病史叙述不清,不能单凭有无异物置入史来决定诊断。凡儿童单侧鼻阻塞,流血或臭涕者都应考虑有异物可能。一般异物多存于下鼻甲前端,或于鼻中隔间,鼻镜检查较易发现。若时间较长,鼻腔充满黏脓性分泌物,黏膜肿胀较重或出现肉芽、溃疡时看不清异物,则难以检查,而易于误诊。必须清洁后仔细检查。

鼻腔水蛭异物,常附着鼻腔顶黏膜上不易发现。但若有反复鼻出血、鼻痒及异物在鼻内爬动感等症状时,必须充分收敛黏膜后,才较易见到棕色水蛭。

鼻腔异物应注意与鼻白喉及肿瘤鉴别。

四、治疗

确定诊断后应看清异物位置、大小后方可取出。视异物的不同性质而治疗方法各异。

(1)对鼻腔前部的圆形光滑异物不可用鼻镊夹取,以免将异物推至鼻腔深部,甚至坠入喉内或气管中,而发生窒息危险。须用弯钩或曲别针,自前鼻孔伸入,经异物上方达异物后面,然后向前钩出。对小儿患者须将全身固定,以防挣扎乱动,必要时可用全身麻醉。为避免异物吸入喉和气管内,宜取平头低位。

(2)对不能钩出的较大异物,可用粗型鼻钳夹碎,然后分次取出。

(3)对过大的金属性或矿物性异物,可行鼻窦切开术或鼻侧切开术经梨状孔取出,对一些在上颌窦或额窦的异物,须行上颌窦或额筛窦凿开术取出。

(4)对有生命的动物性鼻腔异物,须先用乙醛或氯仿棉球塞入鼻腔内,使之失去活动能力,然后用鼻钳取出。近来发现2%的可卡因或青鱼胆粉亦有麻醉水蛭吸盘的作用。

异物取出后,若鼻腔有炎症应予以适当处理。

第四节 下肢瘢痕挛缩畸形的整复

下肢瘢痕形成的主要原因是烫伤、烧伤以及其他创伤,其中烫伤的比例较多,尤其婴幼儿时期的烫伤。由于对功能的影响相对不容易被重视,因此下肢瘢痕的治疗多在生长发育期后进行,部分患者有重度畸形才提到治疗日程。

为了更好地处理下肢瘢痕,需要了解下肢的应用解剖、生理功能等基本特征。下肢的基本功能包括站立、行走及负重。下肢的功能不像手那样复杂和精细,因此其整复与上肢相比要简单得多,只要解决良好的软组织覆盖和必要的感觉功能,即可恢复一定的肢体功能。下肢的功能位为直立下垂位,容易发生血流不畅、静脉淤滞和水肿。下肢较易发生动脉硬化,进行下肢皮瓣移植时需要对动脉功能进行认真评价。下肢神经干较长,神经损伤后再生需要的时间较长,需要较好的预测。胫骨是直立时的主要负重骨,缺乏良好的软组织覆盖,某些贴骨瘢痕容易发生局部感染。下肢的感觉缺乏较易发生其他继发疾病,比如下肢的磨损、再次的烧烫伤及其他外伤等,因此,感觉功能的整复尤为重要。

在下肢瘢痕整复过程中,需要了解局部和全身的关系。下肢的整复和机体生命相比,挽救生命处于第一位。下肢发生严重感染、坏疽等严重并发症时,除了积极的外科处理外,必要时需要进行截肢术,体现出对生命负责的医疗态度。下肢瘢痕的治疗如下所述。

一、非手术治疗

由于烧伤后瘢痕缺少弹性,限制了关节的活动范围,导致不同程度的功能障碍。下肢深Ⅱ度以上烧伤,创面愈合后应尽早应用弹力绷带加压,特别是下地站立行走时,以减轻伤区血管充血及瘢痕增生。下肢做整复植皮手术后,亦应使用弹力绷带一段时间。由于下肢血液回流差,站立与行走时患者常感到瘢痕区胀痛、奇痒,重者两脚不停地换位,影响正常生活和工作。使用弹力套或弹力绷带加压,能减少下肢充血,减轻症状。

小腿胫前区皮下软组织少,烧伤较深时,愈后瘢痕紧贴骨面,容易碰伤破溃,加之局部血液循环差,破溃后的创面较难愈合,有时反复破溃,形成慢性溃疡。因此,非手术治疗效果很差,而且单纯的植皮也容易复发。

二、下肢瘢痕的手术整复

下肢瘢痕畸形的整复,首先应是充分的瘢痕松解,恢复关节功能位,使患者能站立行走。松解后的创面大多可采用中厚植皮整复,术后一般应卧床2周左右,10 d后拆线。大片植皮后,早期下地活动时要使用弹力绷带,以防皮片淤血。下面分部位探讨下肢瘢痕的整复。

(一)腹股沟区及臀部瘢痕挛缩的整复

腹股沟区的瘢痕可以为条索状、蹼状或大片状。轻者仅在髋关节后伸时感觉皮肤紧,重者牵拉腹部、会阴部皮肤,致肚脐移位等畸形。再重者影响髋部运动,不能直立,腰部向前或向一侧倾斜。幼儿烧伤后严重畸形者如不及时矫治,可造成脊柱畸形,影响正常发育。

治疗方法的选择,应视患处情况而定。条索状或蹼状瘢痕,可采用Z成形术,或局部皮瓣。挛缩较严重者有时尚需植皮。片状瘢痕挛缩,则需做瘢痕松解植皮。除非是不稳定性瘢痕,或表面特别凹凸不平,一般不必做瘢痕切除,以免不必要地增加植皮面积。腹股沟区皮下软组织较多。热力烧伤后的瘢痕,松解后一般均有血运良好的创基,可以做中厚皮片移植。植皮区打包包扎,局部制动,直至皮片成活。大片游离植皮后,皮片的挛缩会严重影响手术效果。术后半年内应嘱患者平卧或俯卧位睡眠,避免侧卧位屈髋姿势。如配合体疗按摩,穿戴弹力裤,局部加压,可以起到减轻皮片挛缩的明显效果。对一些范围较小的瘢痕可以切除,或松解瘢痕后应用阔筋膜张肌皮瓣整复,供瓣区一般可直接缝合。皮瓣整复后不易挛缩,且随着下肢运动牵拉,皮瓣区会逐渐变宽。

臀部与大腿后侧深度烧伤后形成的大片增生性瘢痕,由于瘢痕硬,缺乏弹性,限制了髋关节的运动,大腿不能前屈,患者无法下蹲,生活很不方便。治疗方法:一般采用臀皱襞部位松解植皮。术中患者取侧卧位,在臀皱襞部横向切开挛缩的瘢痕,必要时切除部分瘢痕,充分松解,使髋关节能完全屈曲。切缘两侧视情况做鱼尾状辅助切口,移植中厚皮片。皮片打包包扎,患肢固定于屈髋位,直至皮片愈合。皮片成活后,应鼓励患者多锻炼,作屈髋、下蹲等运动,减少皮片挛缩。晚上睡觉时,应多取侧卧屈髋位。

(二)腘窝、膝关节部位瘢痕挛缩畸形的整复

正常情况下膝关节的活动范围为屈130°,伸180°,烧伤后膝部瘢痕,有的为环形大片状,有的为部分瘢痕,在膝侧方或腘窝形成宽条索状瘢痕。膝前瘢痕,限制膝关节的屈曲运动,患者不能完全下蹲,腘窝部的瘢痕挛缩,使膝不能完全伸直,站立行走不便,有跛行。有些患者腘窝瘢痕无明显挛缩,膝关节伸直不受限,但因瘢痕较厚、较硬,影响关节屈曲,使患者下蹲受限。由于膝关节活动较多,牵拉瘢痕易破溃,有时形成慢性溃疡。双侧膝关节均严重屈曲挛缩患者,无法站立行走,长期卧床,可导致骨骼疏松脱钙,甚至发生病理性骨折。长时间屈曲挛缩,腘窝的血管、神经、肌腱均缩短。

治疗方法主要依据瘢痕部位、大小、挛缩的程度设计手术方案。

1. Z成形术

Z成形术适用于条索状瘢痕,周围皮肤较松弛者,有时可作几组Z形皮瓣。

2. 局部皮瓣+游离植皮

局部皮瓣+游离植皮,位于腘窝一侧的瘢痕,其边缘常形成纵行的瘢痕条索,利用腘窝部正常皮肤形成皮瓣,打断纵行挛缩的瘢痕,皮瓣不能覆盖的部分植以中厚皮或全厚皮,可以收

到良好的效果,不易复发。

3.瘢痕切除或松解+游离植皮

膝前片状瘢痕,经常破溃,形成溃疡者,可行瘢痕切除,游离中厚皮移植。腘窝瘢痕牵缩,一般予瘢痕松解,必要时切除部分质量很差的瘢痕。术中充分松解创缘四周的瘢痕粘连,使膝关节能完全伸直,两侧应做鱼尾状或锯齿状切口,切口应超过正侧位线,这样可防止愈后再挛缩。对于挛缩严重,时间较长的患者,由于肌腱、血管、神经的短缩,瘢痕切除松解后膝关节仍无法伸直。这时不可强行牵拉,应仔细解剖游离局部的肌腱、神经、血管束,广泛地松解粘连,并根据情况切断腘内侧的半膜肌、半腱肌、缝匠肌、股薄肌的附着点,可将半腱肌的近侧端与半膜肌的远侧断端缝合作肌腱延长,必要时于腘外侧做股二头肌延长术。切断这些肌肉不会影响屈膝运动,因为腓肠肌可代替其完成屈膝运动。作腘窝松解时应防止损伤腓总神经。严重的腘窝挛缩,常伴有血管、神经束的弓状短缩及关节韧带的僵化,有时虽作了肌腱延长切断,亦不能达到完全松解的目的。对这类病例最好作持续牵引治疗。

4.牵引+游离植皮

腘窝部做横行切开瘢痕,尽可能地松解,创面暂不植皮,以油纱及抗菌纱布覆盖包扎。做跟骨或胫骨下端持续骨牵引。有些挛缩较重的患者大腿、小腿粘连在一起,切开松解后形成较大创面,可在大腿、小腿创面分别植中厚皮,皮片之间留一条缝不缝合,大小腿分别包扎固定,中间缝隙以油纱覆盖,术后进行牵引。牵引重量由小开始,逐渐加大,成人可加至 6 kg。牵引时间视挛缩程度轻重而不等,多数需 2~3 周时间,膝关节即可伸直。牵引过程中应注意观察患足血运及感觉,防止神经、血管过度牵拉而受损。膝关节完全伸直后,腘窝形成肉芽创面,此时可在创面上移植中厚皮。植皮后石膏固定,直至皮片愈合、能下地行走时,拆除石膏进行功能锻炼。在此阶段,可白天进行功能锻炼,下地行走,夜间睡觉时以石膏或夹板将患肢膝关节固定于伸直位,这样可有效地预防皮片挛缩。

(三)足踝部瘢痕畸形的整复

1.瘢痕挛缩性足下垂

小腿、足踝部深度烧伤,常继发足下垂。下肢深度烧伤患者早期均较长时间卧床,如果不注意维持踝关节 90°的功能位,小腿后侧瘢痕很容易挛缩,继而跟腱挛缩,造成足下垂。部分患者是由于小腿后侧深度烧伤,腓肠肌、跟腱损伤,愈合形成瘢痕挛缩,或腓总神经烧毁,造成足下垂。足下垂发生时,足围绕横轴翻转,跟骨被拉向上,内侧面向内踝移位,足前部向内翻,三角韧带及跖筋膜增厚,踝关节囊及跟胫韧带中部改变明显。根据畸形程度,足下垂有单纯性和复杂性两种。单纯性仅有足下垂畸形,复杂性伴有足内翻,常伴有三关节变位,跖趾关节半脱位,过伸畸形,重者无法下地行走。

治疗方法多采用跟腱瘢痕瓣整复。小腿下 1/3 及足跟部由胫前、胫后和腓动脉的分支供应,并在外踝、内踝和跟部形成网状交通支,在跟腱深部胫后和腓动脉间也有较粗大的交通支,跟腱与踝关节周围侧支循环丰富。在跟腱内侧,胫骨内缘后约 1 cm 处,胫后动脉发出 5~6 条皮支,各皮支间与内踝网和跟网又互相吻合。跟腱外侧由腓动脉发出 5~6 条皮支,供应跟腱及外侧皮肤,外踝后上方有上行分支。

术前应站立位测量患侧足底距地面的距离,估计跟腱需延长的长度。瘢痕跟腱瓣的最大长度依据患者小腿长度不等而略有差异。跟腱瓣的上界在腓肠肌肌腹与肌腱交界部,一般可达 12 cm 左右。根据小腿及足跟后面的主要血管分布,设计瘢痕跟腱瓣时,一般内侧瓣蒂在上方,外侧瓣蒂在下方,内侧瓣之内侧于邻近胫骨内缘作切口,瓣内保留了胫后动脉的主要分支。外侧瓣内有腓动脉发出的皮支。尽管瓣的长宽比例达到4∶1或5∶1,仍然有可靠的血运。但也有报道相反的设计,即内侧瓣蒂在下方,外侧瓣蒂在上方,皮瓣同样成活良好。皮瓣远端宽2.5 cm,蒂部增宽至3.5 cm左右或更宽,即呈现为T形皮瓣,这样不仅血运可靠,松解也更彻底。

手术一般采用硬膜外麻醉,患者取俯卧位,或侧卧位,先画出切口设计线,按设计线于跟腱正中作纵行切口,将瘢痕与跟腱一起切开,直达跟腱前脂肪层,再切开跟腱瓣内外两个边缘,瓣的长宽比例为4∶1或5∶1,蒂在上的瓣远端在跟腱附着处上方0.5～1.0 cm处切断,蒂在下的瓣,瓣远端在肌腱与肌腹交界处切断。钝性游离跟腱瓣,为避免瘢痕与跟腱分离造成瘢痕瓣血运障碍,应将瘢痕与跟腱缝合1～2针。分离跟腱瓣时应注意勿伤及分支血管及腓肠神经。跟腱瓣游离后助手握住足前部,被动屈曲踝关节,矫正其跖屈畸形。如此时踝关节还不能达到正常角度,应检查影响背屈的挛缩部位,并进行松解。瘢痕性足下垂常常伴有关节囊的挛缩,有时需切开踝关节囊的后壁,使关节达到背屈90°。在踝关节保持90°的情况下,将内外两个跟腱瓣重叠缝合,两侧瘢痕瓣相互缝合。两侧的继发创面,以中厚皮游离移植,打包包扎。石膏托固定踝关节于功能位,3周后拆除石膏,进行功能锻炼,佩戴弹力套下地行走。

在部分瘢痕较浅、与跟腱无粘连、挛缩较轻的病例,可考虑作瘢痕Z形皮瓣,术中松解跟腱周围粘连,使踝关节复位至90°。A形皮瓣覆盖不到的创面移植全厚皮或中厚皮。

2. 足背及足趾挛缩畸形的整复

足背部烧伤很常见,足背部瘢痕挛缩造成跖屈受限,严重者足过度背伸畸形,足前部不能着地,影响行走。足背远侧部分瘢痕挛缩,致足趾背伸畸形,常造成跖趾关节脱位或半脱位,甚至足趾完全翻转,粘连于足背,患者穿鞋、穿袜亦有困难。

足背瘢痕治疗一般不难。皮源充足时,可以切除瘢痕,松解足趾,移植中厚皮。皮源不很充足时,可作瘢痕部分切除,或仅作松解,将踝关节及足趾复位后,植皮整复。足趾挛缩严重者,由于肌腱短缩,单纯切除瘢痕后仍不能完全复位,此时可作伸趾长肌腱延长术或切断术,因为足趾不需要像手指一样有多方面的精细动作,可以简单地作伸趾长肌腱切断,将远断端缝合固定在伸趾短肌腱上,防止趾下垂即可。自趾端向跖骨方向打入细克氏针,固定足趾、跖趾关节伸直位。如跖趾关节完全脱位无法复位时,可考虑作关节融合,但不适宜儿童,以免影响足的发育。足背松解后较小的创面可用全厚皮移植,较大创面一般采用中厚皮移植。如果移植皮片位于踝前,术后应将足固定于跖屈位,使皮片充分伸展。如植皮在足前半部,则可将足踝固定于功能位。固定的方法可以用前后石膏托,亦可以用较厚的敷料包扎固定。

3. 足底瘢痕

足底皮肤角质层厚,且一般有鞋底保护,不易造成深度烧伤,故足底瘢痕畸形病例不多见。如果足底瘢痕位于负重部位,站立行走时会感到患处疼痛,且瘢痕处易磨破,破溃后不易愈合。如瘢痕较浅,足底的纤维脂肪垫大都依然完好,则可将瘢痕切除后植皮。瘢痕范围较局限者,可切取足弓内侧全厚皮游离移植。因为足弓部皮肤质地与足底部极相近,移植后效果最理想。但应注意将足底创缘周围角质层部分切除,使皮片与创缘有较好的对位。术后3～6个月,植皮区可变平坦,外形及功能均恢复得与正常皮肤无异。

对于足底负重点、跟腱区、足残端较深的瘢痕、软组织垫已不存在的贴骨瘢痕,一般需用皮瓣整复。足跟部瘢痕可取跖内侧皮瓣,这种皮瓣皮肤质地等同于足跟部,薄而不需去脂肪,并带有神经感觉,且手术可一期完成,是最理想的供瓣区。如果足跟瘢痕范围较大,或跖内侧皮瓣不能达到的足底其他部位,则可考虑其他远位皮瓣,常用的有隐动脉皮瓣、小腿外侧腓动脉逆行岛状皮瓣、以胫动脉为蒂的小腿逆行岛状皮瓣、小腿交叉皮瓣、大腿交叉皮瓣等。须根据患者自身条件及医师的技术条件做出选择。

隐动脉皮瓣可游离移植,亦可带蒂移植。小腿腓动脉逆行岛状皮瓣,是较常用的皮瓣,小腿外侧是非持重部位,切取皮瓣后对功能及外观无大的影响,对小腿血供影响较胫动脉为蒂的皮瓣小。如果没有条件作同侧小腿皮瓣,则可考虑作对侧小腿皮瓣,交叉转移整复足跟。交腿皮瓣目前仍是用途广泛的术式,带蒂移植血运可靠,供瓣范围较大。缺点是需两次手术,较长时间强迫体位,对年龄较大者不适宜。

综合上述,下肢的瘢痕与缺损虽然不会对生命造成影响,但作为人这样的一个社会元素,行走与负重为其重要与必备的社会活动技能,外观与功能的制约会严重影响其生活质量。

对于下肢关节部位的瘢痕整复首要考虑的是其功能,而对于足底部位的瘢痕整复首要考虑的是其感觉的恢复,熟练掌握相关的应用解剖,选择合适的治疗方法,是实施下肢瘢痕整复的关键。

第五节 皮肤美容

一、文身

人为将染料植入皮肤真皮形成各种色彩图案称文身;因外伤导致有色异物沉积到皮肤内,称外伤性文身。

(一)临床表现

(1)种类、形状、色彩多样,最多见于前臂,也可见于躯干或身体其他部位,黑色最多。

(2)临床可根据文刺水平与染料特点分为:①业余文身;②专业文身;③美容文身;④外伤文身;⑤医源性文身。

(二)治疗原则

根据选择性光热理论,各种调 Q 激光是文身的理想治疗工具。使用时应根据光吸收原理,选择相应敏感波长的激光器。常用激光器包括以下几种。

(1)调 Q 倍频 Nd:YAG 激光,波长 532 nm。

(2)调 Q 红宝石激光,波长 694 nm。

(3)调 Q 翠绿宝石激光,波长 755 nm。

(4)调 QNd:YAG 激光,波长 1 064 nm。

二、毛增多症和多毛症

毛增多症是指身体非雄性激素依赖部位出现毛发过多,可以是先天的,也可是后天的,泛发或局部的毛发增多。

多毛症是指在雄激素依赖部位,纤细毳毛变为粗重的短毛。其严重程度取决于雄激素的含量和毛囊对雄激素的反应能力。临床上存在大量生理性多毛者,如络腮胡须、胸毛、腋毛过多,比基尼区毛过多、发际过低、眉毛距离过近等。

(一)临床表现

(1)身体无毛、少毛部位出现了过多毛发。

(2)身体某些部位纤细毳毛变为粗重的短毛,或女性出现激素依赖部位毛发过多、过粗。

(二)治疗原则

根据选择性光热与拓展理论,多种长脉冲激光可用于脱毛治疗,达到临床破坏毛囊、长期脱除毛发的目的。常用激光器包括以下几种。

(1)长脉冲翠绿宝石激光,波长 755 nm。

(2)长脉冲半导体激光,波长 800 nm 或 808 nm。

(3)长脉冲 Nd:YAG 激光,波长 1.06 μm。

(4)强脉冲光,645 nm 或 695 nm 或 755~1 200 nm 波段。

三、皮肤老化

皮肤的老化分为内源性老化和外源性老化。内源性老化是指皮肤随年龄增长的自然老化。表现为皮肤变白,出现细小皱纹,弹性下降、皮肤松弛等。外源性老化的最主要原因是日晒所致的光老化。表现为皱纹、皮肤松弛粗糙、淡黄或灰黄色的皮肤变色、毛细血管扩张、色素斑形成等。

(一)临床表现

皮肤暴露部位纹理粗糙、毛孔扩大、弹性下降、皱纹出现、毛细血管扩张、色斑增多等。

(二)治疗原则

采用激光治疗皮肤老化的方法较多,基本可分为有创和无创两类。①有创光嫩肤又可分为应用全表皮气化结合光热原理进行的表皮重建光嫩肤,与部分表皮气化结合局灶性光热原理进行的点阵表皮重建嫩肤两种形式,以达到表皮重建、胶原蛋白收缩和真皮再生,改善皮肤质量的目的;②无创光嫩肤也可分为表浅的强光嫩肤治疗、扫描激光的真皮嫩肤治疗和局灶性的点阵激光嫩肤治疗等多种形式。无创嫩肤的单次治疗效果在理论上弱于有创治疗的单次治疗效果,前者具有恢复快,无需休息,术后并发症少等优点,更受使用者与患者欢迎。常用激光器包括以下几种。

(1)配有扫描器或点阵手具的超脉冲 CO_2 激光,波长 10.6 μm。

(2)配有扫描器或点阵手具的脉冲 Er:YAG 激光,波长 2.94 μm。

(3)脉冲染料激光,波长 585 nm。

(4)脉冲 Nd:YAG 激光,波长 1 064 nm 或 1 320 nm。

(5)配有点阵手具的脉冲半导体激光或铒玻璃激光,波长 1 540 nm 或 1 550 nm。

(6)强脉冲光,550~1 200 nm 波段。

第六节 美容外科手术

一、单眼皮

人上睑提肌大部分止于上睑睑板,小部分肌纤维止于上睑睑板前面的皮肤深层。睁眼时,上睑皮肤就会受止于深面的肌纤维牵拉,在睑缘上方出现一平行睑缘的皮肤皱褶,习惯称为双眼皮,或双重睑,或睑缘上皱襞。如果分布到皮肤的肌纤维未发育,睁眼时无皱襞出现,即被称为单眼皮或睑缘上皱襞阙如。

(一)临床表现

睁眼时,上睑无皮肤皱襞。

(二)治疗原则

由于重睑手术是美容外科手术,患者对手术效果要求高,因此对激光器的选择也有较高要求,通常选择高质量的超脉冲激光器,利用其气化好、切割线细、凝固带薄、止血好、无炭化和坏死组织残留等特点辅助完成手术。常用激光器为:超脉冲 CO_2 激光,波长 10.6 μm。

二、眼睑松垂症

眼睑松垂症又称为眼睑袋状畸形或老年性眼睑皮肤萎缩症,属于老年的正常退行性变化。

(一)临床表现

(1)眼睑皮肤松弛。
(2)眶隔脂肪疝出。
(3)皮肤皱纹。
(4)严重者,下睑皮肤出现张力性外翻。

(二)治疗原则

临床使用激光辅助进行眼袋成形术,激光器使用方法同单眼皮。

三、额部皱纹

随着年龄增长,在头面部逐渐出现一系列老年的标志性特征,如皮肤出现皱纹和皱襞。

(一)临床表现

(1)额部出现数量不等的横行皱纹。
(2)双侧眉部下垂。

(二)治疗原则

尽管额部除皱手术的手术刀口多选择在头皮毛发区,术后切口瘢痕比较隐蔽,但毕竟也是美容外科手术,手术患者更不希望出现较严重的脱发,因此对激光器的选择同样要高要求。额部除皱手术中使用超脉冲激光器,是利用其气化好、能部分止血的特性,这样就能增加切割速度,减少止血操作。超脉冲激光的凝固带薄、对切口周边毛囊损伤小,可最大限度地减少毛囊损伤。常用激光器为:超脉冲 CO_2 激光,波长 10.6 μm。

四、永久性脱发

永久性毛发脱失的病因与临床表现多样,毛发移植是有效治疗方法之一。它是将自体残存的头皮内的部分毛发,通过外科手术的方式使其重新分布于头皮秃区或身体其他毛发脱失部位。移植后的毛发保持原来的所有生长特性,在新的移植区域内继续生长,且终生存在。

(一)临床表现

(1)永久性毛发脱失,表现为毛发部位毛孔缩小,发毛消失。
(2)病因多样,如遗传、外伤等。
(3)美容性毛发移植还包括对正常毛发生长区满足希望毛发密植的愿望。

(二)治疗原则

激光毛发移植是指在毛发移植手术中,选择超脉冲气化型强激光,利用其良好的气化、止血功能,在移植部位打孔、造穴,辅助完成毛发单位的移植。常用激光器包括以下几种。

(1)脉冲 CO_2 激光,波长 10.6 μm。
(2)超脉冲 CO_2 激光,波长 10.6 μm。

五、肥胖症

因遗传、营养过度等原因引起的肥胖与局部皮肤松弛。

(一)临床表现

(1)因肥胖引起的身体局部体积膨胀,影响体形与容貌,甚至出现橘皮样等皮肤改变。
(2)因年龄、快速减肥等原因导致颌下、上臂、腹部等位置皮肤松垂。

(二)治疗原则

目前,利用激光改变脂肪细胞形态与功能的技术大致可分为二类:一是使用弱激光照射脂肪堆积部位并辅以按摩,改变脂肪细胞的代谢功能与膜通透性,以减少脂肪细胞体积;二是使用在组织内水有强吸收的强激光,经皮穿刺用光纤引导到脂肪细胞堆积部位,破坏脂肪细胞,减少细胞数量。后者在破坏脂肪细胞的同时,还有真皮加热的功能,取得一定的紧肤效果。常用激光器包括以下几种。

(1)半导体激光,波长 640 nm 或 650 nm。
(2)脉冲 Nd:YAG 激光,波长 1064 nm。
(3)脉冲 Nd:YAG 激光,波长 1320 nm。

第八章 常见外科疾病护理

第一节 损伤性气胸患者的护理

损伤性气胸发生率在钝性伤中占15%~50%,在穿透性伤中占30%~87.6%。损伤性气胸多由于肺被肋骨骨折断端刺破,亦可由于暴力作用引起的支气管或肺组织挫裂伤或气道内压力急剧升高而引起支气管或肺破裂,在各种交通事故中损伤性气胸非常常见。

一、概述

创伤后,胸膜、肺及支气管损伤或被刺破,空气进入胸膜腔内,形成气胸。根据气胸的性质,可分为闭合性气胸、开放性气胸和张力性气胸三类。

1.闭合性气胸

闭合性气胸伤后伤口迅速闭合,胸膜腔与外界不相通,胸膜腔内压力仍低于大气压。①小量气胸:肺萎陷在30%以下,1~2周可自行吸收,不需治疗;②中量气胸:肺萎陷在30%~50%;③大量气胸:肺萎陷在50%以上,有较明显的症状和体征,应行胸膜腔穿刺抽气,使用抗生素预防感染,必要时行胸膜腔闭式引流。

2.开放性气胸

患侧胸膜腔经胸壁伤口与外界大气直接沟通,空气可通过胸壁伤口随呼吸自由出入胸膜腔,因而胸膜腔内负压消失。吸气时,健侧胸膜腔负压升高,与伤侧压力差增大,纵隔向健侧进一步移位;呼气时,两侧胸膜腔压力差减少,纵隔移回伤侧,导致纵隔位置随呼吸而左右摆动,称为纵隔扑动,引起呼吸和循环功能严重障碍。

3.张力性气胸

较肺大泡、支气管破裂或较大较深的肺裂伤,其裂口与胸膜腔相通,形成活瓣,吸气时,空气从裂口进入胸膜腔内,而呼气时活瓣关闭,空气只能进入不能排出,使胸膜腔内压力不断增高,压迫伤侧肺使之逐渐萎缩,并将纵隔推向健侧,挤压健侧肺,产生呼吸和循环功能严重障碍。

二、护理评估

1.健康史

了解患者有无胸部受伤史,致伤因素是钝器还是锐器。

2.临床表现

(1)闭合性气胸:小量气胸,基本无明显症状;中量气胸及大量气胸,可出现胸闷、胸痛、气促、呼吸困难。查体可见患侧肋间隙饱满,气管向健侧移位,叩诊呈鼓音,听诊呼吸音减弱或消失。

(2)开放性气胸:可有严重气促、烦躁、呼吸困难、发绀和休克。胸壁可见吮吸性伤口,并随呼吸发出"嘶嘶"声,胸部和皮下可触及捻发音,患侧胸部叩诊呈鼓音,听诊呼吸音减弱或消失,气管和心脏移向健侧。

(3)张力性气胸:出现极度呼吸困难、大汗、发绀、烦躁不安、昏迷、休克,胸膜腔穿刺有高压气体冲出。患侧胸部饱满,肋间隙增宽,呼吸运动减弱,气管移向健侧,颈静脉怒张,可触及皮下气肿。叩诊呈鼓音,听诊呼吸音消失,胸膜腔穿刺有高压气体冲出。

3.辅助检查

X线检查是诊断气胸的重要方法,能显示肺内病变情况及有无胸膜粘连、胸腔积液和纵隔移位等。纵隔旁出现透光带提示有纵隔气肿。气胸线以外透亮度增高,无肺纹理。大量气胸时,胸膜腔大量积气,肺向肺门回缩,外缘呈弧形或分叶状。

三、治疗要点

1.闭合性气胸

小量气胸可自行吸收,不需特别处理。中量、大量气胸可先行胸腔穿刺,若抽不尽、抽气不久又达抽气前的积气量或合并血胸,均应放置胸膜腔闭式引流,同时用抗生素预防感染。肺功能差者及老年人,对闭合性气胸的处理应持积极态度,治疗中警惕发展为张力性气胸。

2.开放性气胸

尽快封闭胸壁创口,变开放性气胸为闭合性气胸,可用凡士林纱布加厚纱布垫,在伤员深呼气末敷盖创口并包扎固定。要求封闭敷料够厚以避免漏气,但不能往创口内填塞;范围应超过创缘5 cm以上,包扎固定牢靠。同时给予输血、补液和吸氧等治疗,纠正呼吸和循环功能紊乱。待全身情况改善后,尽早在气管插管麻醉下进行清创术并进行胸腔闭式引流。如果有肺、支气管、心脏和血管等胸内脏器的严重损伤,应尽早剖胸探查处理。

3.张力性气胸

急救在于迅速行胸腔排气减压,可用大号针头在锁骨中线第2肋间刺入胸膜腔,即刻排气减压,并外接单向活瓣装置。若张力性气胸系胸壁上较小的穿透性伤口引起,应立即予以封闭、包扎及固定。此类患者必须进行胸腔闭式引流术。肺裂口多在3~7 d闭合,待漏气停止24 h,可拔除引流管。

疑有严重的肺裂伤或支气管断裂,或诊断出食管破裂(口服亚甲蓝观察胸腔引流或口服碘油造影),应进行开胸探查手术。纵隔气肿和皮下气肿一般不需处理,在胸腔排气减压后多可停止发展,以后自行吸收。

四、主要护理诊断及合作性问题

1.疼痛

疼痛与胸部损伤有关。

2.气体交换障碍

气体交换障碍与肺组织萎陷等有关。

3.焦虑/恐惧

焦虑/恐惧与呼吸困难、出血或惧怕手术等有关。

4.其他

潜在并发症包括肺不张、脓胸、呼吸和循环衰竭等。

五、护理措施

1. 急救护理

如患者有窒息,应及时清除呼吸道分泌物或异物,甚至进行口对口人工呼吸;如患者心搏骤停,应立即行心肺复苏术;如为开放性气胸,应立即用敷料或毛巾等物品在患者呼气末封闭伤口并加压包扎,以待进一步处理;如发现患者有胸壁浮动,立即用大棉垫固定患处胸壁,以减轻反常呼吸运动;严重的浮动胸壁要做牵引,并考虑气管切开。发现有张力性气胸时,应立即用粗针头从患侧锁骨中线第2肋间隙刺入排气减压,并连接于水封瓶行闭式胸膜腔引流,同时注意积极抗休克治疗。

2. 一般护理

如果合并有休克、昏迷者应取平卧位。血压平稳者适宜半坐卧位,有利于呼吸及引流。在排除食管或腹部脏器损伤之前,禁忌给患者饮水。

3. 病情观察

应注意严重胸部外伤常合并颅脑、腹部主要脏器或肢体的损伤,对呼吸循环影响后,病情易突然发生变化,故必须严密细致观察呼吸、血压、脉搏、体温、神志、瞳孔变化,有血压下降、脉率增快、呼吸困难者,应及时通知医师。

4. 保持呼吸道通畅

及时清除呼吸道异物防止窒息、吸氧、鼓励或协助患者有效排痰。

5. 心理护理

鼓励患者积极配合治疗,正确解答患者的疑问,向患者解释胸膜腔闭式引流的相关问题,给患者以安全和信任感,消除紧张情绪。

第二节 腹外疝患者的护理

一、概述

腹腔内的脏器或组织连同腹膜壁层,经腹壁薄弱点或孔隙,向体表突出而形成的包块,称腹外疝。腹外疝根据其发生部位分为腹股沟疝(腹股沟斜疝、腹股沟直疝)、股疝、脐疝、切口疝、白线疝等。其中以腹股沟疝最多见,占全部腹外疝的75%~90%。腹股沟疝男性发病率明显高于女性,两者之比为15:1。

(一)病因

腹壁强度降低和腹内压力增高是腹外疝发病的两个主要原因。

1. 腹壁强度降低

(1)先天性因素:在胚胎发育过程中,某些器官或组织穿过腹壁造成局部腹壁强度降低,如精索或子宫圆韧带穿过的腹股沟管、股动脉与股静脉穿过的股环、脐血管穿过的脐环及腹股沟三角区均为腹壁薄弱区。

(2)后天性因素:因腹部手术切口愈合不良、腹壁外伤或感染造成的腹壁缺损、年老体弱或过度肥胖造成的腹壁肌肉萎缩,均可导致腹壁强度降低。

2.腹内压力增高

腹内压力增高是腹外疝形成的重要诱因。慢性咳嗽、便秘、排尿困难、腹腔积液、妊娠、举重、婴儿经常啼哭等是引起腹内压力增高的常见原因。

(二)病理解剖

典型腹外疝由疝环、疝囊、疝内容物和疝外被盖四部分组成。

1.疝环

疝环即腹腔内脏器和组织向体表突出时所通过的腹壁薄弱或缺损处,如腹股沟管的深环、股管的股环等。各种腹外疝常以疝环作为命名依据,如腹股沟疝、股疝等。

2.疝囊

疝囊是壁腹膜从疝环向外突出所形成的囊袋状物,分为疝囊颈、疝囊体和疝囊底三部分,一般呈梨形或半球形。

3.疝内容物

疝内容物为突入疝囊的腹腔脏器或组织,以小肠为最多见,大网膜次之,盲肠、阑尾、乙状结肠、横结肠、膀胱等少见。

4.疝外被盖

疝外被盖为疝囊以外的各层腹壁组织。自外向内,一般包括皮肤、皮下组织、肌肉和筋膜等。

二、护理评估

1.健康史

了解有无腹部外伤或手术史,是否可能造成腹壁缺损、腹壁神经损伤或腹壁薄弱;是否存在年老体弱、过度肥胖、糖尿病等腹壁肌肉萎缩的因素;详细询问可能导致腹内压增高的病史,如慢性咳嗽、习惯性便秘、前列腺增生等,找出引起腹内压增高的原因。

2.临床表现

(1)腹股沟斜疝:肿块呈梨形,平卧或用手将肿块向腹腔推送,肿块可向腹腔内还纳而消失。还纳后用手指通过阴囊皮肤伸入浅环,可感浅环松弛扩大,嘱患者咳嗽,指尖有冲击感。用手指经腹壁皮肤压迫深环,让患者站立并咳嗽,肿块不再出现;将手指松开,则肿块又出现。疝内容物如为肠襻,触诊肿块表面光滑,较软,叩诊呈鼓音,听诊有肠鸣音;如为大网膜则叩诊呈浊音。当发生嵌顿时,表现为突然出现的局部痛性包块或原有的小包块突然增大并伴有剧烈疼痛;平卧或用手推送不能使疝内容物还纳,疝块紧张发硬,有触痛。当出现绞窄时,局部有红、肿、热、痛等急性炎症表现,若疝内容物坏死穿孔可引起局部蜂窝织炎或腹膜炎的表现,甚至发生感染性休克。阴囊透光试验阴性。

(2)腹股沟直疝:常见于年老体弱者。主要表现为患者站立或腹内压增高时,在腹股沟内侧耻骨结节外上方出现一半球形肿块,不伴疼痛和其他症状。平卧后疝块多能自行消失,不需用手推送复位,极少发生嵌顿。疝内容物不进入阴囊。疝块还纳后指压腹股沟管深环,不能阻止疝块出现。

(3)股疝:疝块一般较小,早期多无明显症状,尤其是肥胖的患者难以察觉。部分患者在站立、行走或腹内压增高时,在股部隐静脉裂孔处出现一半球形肿块,质软,有轻度胀痛感。嵌顿时若为大网膜表现为局部肿块不能回纳而有触痛;若为肠管则出现腹部阵发性疼痛或持续性疼痛阵发性加重,伴有恶心、呕吐、肛门停止排气等急性肠梗阻表现。一旦发生嵌顿可迅速发展为绞窄性疝。

(4)脐疝:婴儿脐疝表现为在哭泣或用力排便、站立时,脐部肿块增大、紧张,平卧后肿块消失,很少发生嵌顿。成人脐环狭小容易发生嵌顿和绞窄,肿块不能完全回纳,如发生嵌顿可出现腹痛、恶心、呕吐等症状。

3. 心理状态

患者常因疝块反复突出影响工作和生活而感到焦虑不安。

4. 辅助检查

了解阴囊透光试验结果,若为鞘膜积液,多为透光(阳性),而疝块不能透光;周围血白细胞计数和中性粒细胞比例是否升高;粪便检查是否显示隐血试验阳性或见白细胞;X线检查是否有肠梗阻表现。

三、治疗要点

1. 非手术治疗

1岁以下的婴幼儿暂不手术,随其生长发育,脐疝和腹股沟疝有消失的可能,可采用压迫疝环的方法,如腹股沟斜疝可用棉束带压迫包扎,避免疝内容物脱出。年老体弱或伴有严重慢性疾病不能耐受手术者,如无嵌顿或绞窄,可佩戴特制的疝带压迫疝环。

脐疝患儿在还纳疝块后,用一枚大于脐环、纱布包裹的硬币或小木片压住脐环,再用弹力绷带加以固定。

2. 手术治疗

手术修补是腹股沟疝最有效的治疗方法。如患者有慢性咳嗽、排尿困难、习惯性便秘、腹腔积液、妊娠等腹内压增高的情况,术前应先予以处理,否则将成为术后疝复发的因素。手术方法包括疝囊高位结扎术、疝修补术、疝成形术等。

3. 嵌顿性疝和绞窄性疝的治疗要点

嵌顿性疝在以下情况时先试行手法复位:嵌顿时间在3～4 h,局部压痛不明显,也无腹部压痛或腹肌紧张等腹膜刺激征者;婴幼儿、年老体弱或伴有其他严重疾病不能耐受手术,而且估计疝内容物尚未绞窄坏死者。手法复位时动作必须轻柔,切忌粗暴;复位后须严密观察腹部情况24 h,如出现腹膜炎或肠梗阻表现,说明手法复位失败或肠破裂,应立即手术治疗。绞窄性疝必须紧急手术治疗。

4. 股疝治疗

股疝容易嵌顿,又可迅速发展为绞窄性疝,所以确诊后应及早手术治疗,修补缺损。

5. 脐疝

经非手术治疗1年后未见效,或2岁后疝环直径大于1.5 cm者,需行手术治疗。成人脐疝应尽早进行手术治疗,切除疝囊,缝合疝环。

四、主要护理诊断及合作性问题

1. 疼痛

疼痛与疝块嵌顿或绞窄及手术创伤有关。

2.知识缺乏

缺乏预防腹外疝复发的有关知识。

3.体液不足

体液不足与嵌顿性疝或绞窄性疝引起的机械性肠梗阻有关。

4.其他

潜在并发症包括术后阴囊血肿、切口感染。

五、护理措施

1.非手术疗法及术前护理

(1)休息:疝块较大者应多卧床休息以减少活动,离床时应用疝带压住疝环,避免疝内容物脱出而造成嵌顿。

(2)避免腹内压增高:除紧急手术外,术前如有咳嗽、便秘、排尿困难等引起腹内压增高的因素均给予相应处理,待症状控制后再择期手术。术前患者戒烟2周;注意保暖,防止着凉感冒;多饮水,多吃蔬菜等粗纤维食物,保持大便通畅。

(3)观察腹部情况:患者如出现腹痛,伴疝块突然增大、紧张发硬且触痛明显,平卧时不能还纳腹腔应警惕嵌顿疝发生。

(4)术前准备:术前嘱患者沐浴,按规定的范围严格备皮,防止切口感染。手术前一晚应灌肠,清洁肠内粪便,以防止术后腹胀及便秘。患者进入手术室前嘱其排尽尿液,防止术中损伤膀胱。

(5)急诊手术前护理:嵌顿性或绞窄性腹外疝,尤其是合并急性肠梗阻的患者,往往有脱水、酸中毒和全身中毒症状。甚至发生感染性休克,此时应紧急手术治疗,应立即嘱患者禁饮食,遵医嘱给予输液、抗感染、胃肠减压,纠正体液平衡失调,并做好急诊常规术前准备。

2.术后护理

(1)体位:术后取仰卧位3 d,膝下垫一软枕,使膝关节、髋关节微屈,以松弛腹股沟区的切口张力,减小腹腔内压力,有利于伤口愈合和减轻切口疼痛。

(2)饮食:术后6～12 h如患者无恶心、呕吐等症状可进流质饮食,逐步改为半流质饮食、普通饮食。行肠切除吻合术者术后应禁食,待胃肠道功能恢复后才可进流质饮食,再逐步过渡到半流质饮食。

(3)活动:术后3～6 d可离床活动,这样既能保证手术切口愈合的牢固,又可避免腹内压的增高。采用无张力疝修补术的患者可以于术后第2 d离床活动,但年老体弱、复发性疝、绞窄性疝、巨大疝的患者应推迟下床活动时间。卧床期间要加强生活护理。

(4)预防阴囊血肿:术后24 h患者平卧时可在切口部位用沙袋(重0.5 kg)压迫,以减轻渗血。用"丁"字带托起阴囊或在阴囊下方垫一小软枕抬高阴囊,有利于静脉、淋巴回流,防止阴囊积血积液;如已形成阴囊血肿,应协助医师进行穿刺抽血并加压包扎。

(5)预防感染:应保持切口敷料清洁、干燥,避免大小便污染,尤其是婴儿应加强护理。如发现敷料污染或脱落应及时更换。绞窄性疝手术后易发生腹腔或切口感染,应放置引流管并保持引流通畅,术后常规使用抗生素,注意观察体温、脉搏的变化,引流物的性质和量。观察腹部情况及切口有无红肿、疼痛等,一旦出现感染征象应尽早处理。

(6)防止腹内压增高:剧烈咳嗽和用力排便均可使腹内压增高,因此术后应注意保暖,以防受凉引起咳嗽。如有咳嗽除遵医嘱应用药物治疗外,还应指导患者在咳嗽时用手掌按压切口,以减小切口张力。保持排便通畅,如有便秘应及时给予通便药处理。

第三节 急性腹膜炎患者的护理

一、概述

急性腹膜炎是由细菌感染或化学性、物理性及手术等损伤引起腹膜的急性炎症。临床所称急性腹膜炎多指继发性的化脓性腹膜炎,其病情急,变化快,是一种常见的外科急腹症。

(一)病因和分类

急性腹膜炎按病因可分为细菌性腹膜炎和非细菌性腹膜炎两类;按临床经过可将其分为急性、亚急性和慢性三类;按发病机制可分为原发性和继发性两类;按累及的范围可分为弥散性和局限性两类。

1. 原发性腹膜炎

原发性腹膜炎临床少见,多发生于10岁以下的女孩。病原菌多为溶血性链球菌、肺炎球菌或大肠埃希菌。

腹腔内无原发病灶,细菌经由血行、泌尿道、女性生殖道等途径播散至腹腔引起的腹膜炎,在机体抵抗力低下时发生,常并发呼吸道、肠道、泌尿系统感染。

2. 原发性腹膜炎

原发性腹膜炎是急性化脓性腹膜炎中最常见的一种,占98%。主要致病菌是胃肠道内的常驻菌群。其中以大肠埃希菌最常见,其次是厌氧拟杆菌、链球菌等,大多为混合性感染。

(1)腹腔内脏器穿孔、损伤:急性阑尾炎坏疽穿孔是最常见的原因,其次是胃十二指肠溃疡急性穿孔、腹部损伤引起内脏破裂,常先引起化学性腹膜炎,继发细菌感染后成为化脓性腹膜炎;胆囊壁的坏死穿孔常造成极为严重的胆汁性腹膜炎。

(2)脏器炎症扩散:急性阑尾炎、急性胆囊炎时含有细菌的渗出液在腹腔内扩散,引起腹膜炎。

(3)腹内脏器缺血:如绞窄性疝、绞窄性肠梗阻。

(4)其他:如腹部手术时污染腹腔、腹部开放性损伤等。

(二)病理生理

腹膜受细菌或胃肠道内容物的刺激,发生充血、水肿反应,失去原有的光泽,继之产生大量浆液性渗出液以稀释毒素;渗出液中的大量吞噬细胞、中性粒细胞,加之坏死组织、细菌与凝固的纤维蛋白逐渐进入腹膜腔,使渗出液变混浊成为脓液。继发性腹膜炎的脓液多呈黄绿色,稠厚,有粪臭味。

(三)转归

腹膜炎的转归除与患者抵抗力和腹膜局部的防御能力有关外,还取决于污染细菌的性质、数量和病程。

1. 炎症消散

机体抵抗力强、细菌致病力弱或治疗及时、方法得当者,腹腔内炎症消散、吸收,患者痊愈。腹膜炎治愈后,腹腔内多有不同程度的粘连,部分患者可出现粘连性肠梗阻。

2. 感染局限

机体抵抗力与细菌致病性相当时,炎症局限形成局限性腹膜炎或脓肿。

3. 感染扩散

机体抵抗力低下或细菌致病力较强时,病变趋于恶化,腹膜严重充血水肿,引起脱水和电解质紊乱、血浆蛋白降低、贫血;腹内脏器浸泡在大量脓液中,肠管麻痹,形成麻痹性肠梗阻;肠腔内大量液体潴留,使血容量明显减少;细菌入血、毒素吸收,易致感染性休克;肠管扩张还可使膈肌上移而影响心肺功能加重休克,甚至导致死亡。

二、护理评估

1. 健康史

询问既往有无胃十二指肠溃疡病史,阑尾炎、胆道感染、胰腺炎等发作史,其他腹腔内器官疾病和腹部外伤手术史;了解有无酗酒等不良生活习惯;发病前有无饱食、剧烈运动等诱因;对女性患者还应了解生殖器官感染史。

2. 临床表现

根据病因不同,腹膜炎的症状可以是突然发生,也可以是逐渐出现。如空腔脏器损伤破裂或穿孔所引起的腹膜炎发病较突然,而阑尾炎、胆囊炎等引起的则多先有原发病的症状,而后才逐渐出现腹膜炎表现。

(1) 腹痛:是最主要的临床表现。疼痛的程度与发病的原因、炎症的轻重、年龄、身体素质等有关。疼痛一般都很剧烈,难以忍受,且呈持续性,深呼吸、咳嗽、转动身体时疼痛加剧,患者多不愿改变体位。疼痛一般先从原发病变部位开始,随炎症扩散而蔓延全腹,但仍以原发病灶部位最显著。

(2) 恶心、呕吐:早期为腹膜受刺激引起的反射性呕吐,呕吐物多为胃内容物;发生肠麻痹时可吐出黄绿色胆汁,甚至棕褐色粪水样肠内容物。

(3) 感染中毒症状:患者多出现高热、脉快、呼吸浅快、大汗、口干,常伴等渗性缺水、电解质紊乱及代谢性酸中毒。严重者可出现面色苍白或发绀、四肢发凉、呼吸急促、脉搏微弱、血压下降、神志不清等休克征象。

(4) 腹部体征:①视诊,可见腹部膨隆。腹式呼吸减弱或消失,腹胀加重提示病情恶化。②触诊,腹部压痛、腹肌紧张和反跳痛,称为腹膜刺激征,是腹膜炎的标志性体征,尤以原发病灶所在部位最为明显;腹膜刺激征的范围与腹膜炎范围一致。不超过2个象限称为局限性腹膜炎,遍及腹腔大部或整个腹腔称为弥散性腹膜炎;胃肠或胆囊穿孔可引起强烈的腹肌紧张,甚至呈"木板样"强直,老年人、幼儿或极度虚弱的患者腹肌紧张不明显,易被忽视。③叩诊,因胃肠胀气而呈鼓音;胃十二指肠穿孔时,肝浊音界缩小或消失;腹腔内积液多时可叩出移动性浊音。④听诊,早期肠鸣音可活跃。晚期肠鸣音减弱。肠麻痹时肠鸣音可完全消失。

(5) 直肠指检:直肠前窝饱满及触痛,提示感染已扩散至盆腔或形成盆腔脓肿。

3. 心理状况

因病情常较危重,患者十分痛苦。常表现出对手术的恐惧和对预后的担忧。

4.辅助检查

(1)实验室检查:血常规可有白细胞计数及中性粒细胞比例增高。部分病情严重或机体反应能力低下的患者,白细胞计数可不增高或低于正常,出现核左移和中毒性颗粒。血液生化检查可有脱水、电解质紊乱、酸中毒等改变。

(2)X线:腹部立位X线平片检查可见肠胀气或多个气液平面的肠麻痹征象;胃肠穿孔时多可见膈下游离气体。

(3)B超:显出腹腔内有不等量的液体,但不能鉴别液体的性质。在B超引导下行腹腔穿刺抽液或腹腔灌洗可帮助诊断。

(4)CT:对腹腔内实质性脏器的病变有诊断价值。

(5)诊断性腹腔穿刺:操作方法是让患者向穿刺侧侧卧5 min,在脐与髂前上棘连线的中外1/3交界处或经脐水平线与腋前线交界处穿刺。根据抽出液的性状、气味、混浊度涂片镜检、细菌培养及淀粉酶测定等来判断原发病变,明确病因。例如,胃十二指肠溃疡穿孔时,抽出液呈黄色混浊状,无臭味,带食物残渣;急性化脓性阑尾炎时,腹腔穿刺液呈稀脓性,有臭味;绞窄性肠梗阻可抽出血性脓液,臭味重;如是血性渗出液且淀粉酶含量高,提示出血性坏死性胰腺炎的可能;若抽出液为血液,抽出后迅速凝固,则可能误刺入血管;若抽出不凝固血液,说明有腹腔内实质性脏器破裂。

(6)腹腔灌洗:适用于难以明确诊断或病因的化脓性腹膜炎而腹腔穿刺无阳性发现者。对灌洗液进行肉眼或显微镜下检查,必要时涂片、培养或检测淀粉酶含量。符合以下任何一项者,为阳性检查结果:①灌洗液含有肉眼可见的血液、胆汁、胃肠内容物或尿液;②显微镜下红细胞计数超过$100\times10^9/L$或白细胞计数超过$0.5\times10^9/L$;③淀粉酶超过100Somogyi单位;④涂片发现细菌。

三、治疗要点

1.非手术治疗

原发性腹膜炎的患者,病情较轻或病程较长已超过24 h,且腹部体征已减轻或炎症已有局限化趋势,全身状况基本良好者可采用非手术治疗。

具体措施有:半卧位;禁饮食,胃肠减压,维持体液平衡;应用抗生素;加强支持,必要时输入新鲜血;对症处理等。非手术治疗期间,应密切观察病情变化,若不见好转或有加重倾向,应立即通知医师中转手术治疗。

2.手术治疗

继发性腹膜炎以手术治疗为主,应尽早去除引起腹膜炎的病因,改善全身情况及控制感染性休克,清理并引流腹腔积液,促进腹腔炎症尽早局限、吸收、消退。

四、主要护理诊断及合作性问题

1.焦虑

焦虑与疼痛不易缓解、担心疾病预后及对手术的担忧有关。

2.疼痛

疼痛与腹膜炎症刺激或手术创伤有关。

3.体温过高

体温过高与腹腔感染及手术创伤有关。

4.体液不足

体液不足与禁食、呕吐、腹膜渗出有关。

5.其他

潜在并发症包括中毒性休克、腹腔脓肿、粘连性肠梗阻等。

五、护理措施

1.非手术疗法和术前护理

(1)一般护理:无休克情况下,患者取半卧位,利于改善呼吸、循环和促使炎症局限,休克患者可取平卧位;给予禁食、胃肠减压,以减轻胃肠道内的积气、积液,减轻腹胀等不适;尽量减少搬运和按压腹部,以减轻疼痛;高热患者,给予物理降温。

(2)心理护理:做好患者及其家属的解释安慰工作,稳定患者情绪;介绍有关腹膜炎疾病的知识,使其充分认识患病状况,增强战胜疾病的信心。

(3)观察病情:定时测量生命体征及尿量,记录液体出入量;加强病房巡视,观察患者腹部变化情况、辅助检查结果和其他病情变化,发现异常应及时报告医师处理;注意观察临床治疗效果。

(4)补液与抗感染:迅速建立静脉输液通道,遵医嘱补液,纠正水、电解质紊乱及酸碱平衡失调;根据患者的临床表现来调整输液的量、速度和成分,保持尿量达每小时40 mL以上;合理使用抗生素控制感染,必要时输新鲜血或血浆。

(5)对症处理:镇静、吸氧,减轻患者的痛苦。

(6)积极做好术前准备:拟行手术患者应积极做好术前常规准备。

2.手术后护理

(1)体位:患者术后回病房先按麻醉要求安置合适体位,完全清醒后改为半卧位,鼓励患者适当翻身,尽早下床活动,以防止肠粘连和下肢静脉血栓形成。

(2)饮食:术后继续胃肠减压、禁食,肛门排气、肠蠕动恢复后拔除胃管,逐步恢复经口饮食。禁食期间遵医嘱静脉补液。

(3)严密观察:术后密切监测生命体征变化,定时测量体温、血压、脉搏及尿量。注意腹部体征变化,观察有无膈下脓肿或盆腔脓肿的表现,发现异常及时通知医师,并配合处理。

(4)补液与营养支持:遵医嘱合理补充水、电解质、维生素和蛋白质,必要时输新鲜血或血浆,维持水、电解质和酸碱平衡;给予肠内、肠外营养支持。

(5)感染预防:术后遵医嘱继续应用敏感的抗生素,尽早控制腹腔内感染。

(6)切口和腹腔引流管的护理:患者回病房后,正确连接和妥善固定各引流管,有多根腹腔引流管时,贴上标签注明各管的位置及功能,以免混淆。保持通畅,防止脱出或受压,定时挤压引流管;观察并记录引流液的量、颜色、性状,预防腹腔内残余感染。当引流液量明显减少、色清、患者体温及血白细胞计数恢复正常,饮食基本正常,全身状况好转,B超检查阴性时可考虑拔管。观察切口敷料是否干燥,有无渗血、渗液,敷料有脱落或被渗液湿透时需及时更换;观察切口愈合情况,及早发现切口感染的征象并给予处理。对腹胀明显的患者可加用腹带,以使患者舒适及防止伤口裂开。

第四节 下肢浅静脉曲张患者的护理

一、概述

下肢静脉曲张是指下肢浅静脉因血液回流障碍而发生的静脉伸长、迂曲、扩张状态，晚期可并发小腿慢性溃疡，是一种常见病和多发病。本病以大隐静脉曲张多见，单独的小隐静脉曲张比较少见，多见于从事持久站立工作、体力活动强度高或久坐少动的人。

静脉壁软弱、静脉瓣膜缺陷及浅静脉内压力持续升高是引起浅静脉曲张的主要原因，相关因素有以下几种。

1. 原发性下肢静脉曲张

（1）先天性因素：先天性发育异常是与遗传因素有关的静脉壁薄弱和静脉瓣膜缺陷，可引起静脉瓣膜关闭功能不全致血液倒流，静脉腔内压力持久升高而产生静脉曲张。有些患者下肢静脉瓣膜稀少，有的甚至完全阙如。

（2）后天性因素：长时间站立、重体力劳动、妊娠、慢性咳嗽、习惯性便秘等，都可使静脉瓣膜承受过度压力而逐渐松弛，正常瓣膜的关闭功能受到破坏。循环血量经常超过负荷，造成压力升高、静脉扩张可导致瓣膜相对性关闭不全。后天性因素是引起下肢静脉曲张的最主要因素。

2. 继发性下肢静脉曲张

继发性下肢静脉曲张主要是深静脉回流受阻。导致深静脉受阻的原因有深静脉炎症、深静脉血栓形成等。此外，盆腔内肿瘤、妊娠子宫等引起腹内压增高及髂外静脉受压，也可促使下肢静脉曲张。

二、护理评估

（一）健康史

了解患者年龄、性别、职业、工种，是否从事长期站立工作、重体力劳动，有无妊娠、慢性咳嗽及习惯性便秘等病史。

（二）临床表现

1. 症状

病变早期无明显不适，随着病变的进展，可出现久站或行走后下肢沉重、酸胀、乏力、疼痛。

2. 体征

（1）早期：下肢浅静脉隆起、蜿蜒迂曲、扩张，站立时更明显。

（2）后期：下肢静脉缺血，血液含氧量降低，皮肤发生退行性变和营养障碍，出现色素沉着、缺乏弹性、脱屑、瘙痒和湿疹样改变。轻微的外伤易造成出血并形成溃疡，创面经久不愈，多发生在足靴区。曲张的静脉内血流相对缓慢，易激发血栓性静脉炎，患肢出现红、肿、热、痛。

（三）辅助检查

1. 大隐静脉瓣膜及交通支瓣膜功能试验（trendelenburg test）

患者平卧，抬高下肢，使曲张静脉中的血液回流、排空，在大腿上 1/3 处扎止血带，然后让患者站立。如未松开止血带，在阻断下方的静脉已迅速充盈，则提示阻断以下部位交通支瓣膜功能不全,如 10 s 内松开止血带,曲张静脉自上而下迅速充盈,表示大隐静脉瓣膜功能不全。

2. 深静脉通畅试验(perthes test)

患者站立,待下肢曲张静脉充盈后在大腿上 1/3 处扎止血带,阻断大隐静脉回流,嘱患者连续用力做踢腿运动或做下蹲起立活动 10～20 次,曲张静脉消失或明显减轻,说明下肢肌肉群的收缩使浅静脉血液流入深静脉,则深静脉通畅;反之,浅静脉曲张程度加重,示深静脉不通畅;是手术禁忌。

3. 其他检查

其他检查如超声、下肢静脉压测定和下肢静脉造影术等。下肢静脉造影是确定诊断最可靠的方法。

三、治疗要点

1. 非手术治疗

患者穿弹力袜或用弹力绷带,使曲张静脉处于萎瘪状态,适用于病情较轻、妊娠期间发病或不能耐受手术者。硬化剂注射疗法是将硬化剂注入曲张的静脉内,引起炎症反应,使曲张静脉闭塞,适用于病变范围小而局限者、手术后残留的曲张静脉或术后局部复发者。

2. 手术治疗

手术治疗是治疗下肢静脉曲张的根本方法。凡是有症状而无禁忌证者均考虑施行手术治疗。常用手术方式为大隐静脉或小隐静脉高位结扎术及曲张静脉剥脱术。随着医学激光和超声技术的飞速发展,近年来出现了静脉腔内激光治疗、内镜筋膜下交通静脉结扎术、静脉内超声消融治疗等微创疗法。

四、主要护理诊断及合作性问题

1. 活动无耐力

活动无耐力与下肢静脉回流障碍有关。

2. 皮肤完整性受损

皮肤完整性受损与皮肤营养障碍、慢性溃疡有关。

3. 其他

潜在并发症包括深静脉血栓形成、出血、溃疡恶变。

五、护理措施

1. 非手术治疗的护理

(1)促进静脉回流:避免长时间站立,卧床时抬高患肢 30°～40°。坐时维持良好姿势,双膝勿交叉过久,以免压迫腘静脉,影响静脉回流。缚扎弹性绷带或穿弹力袜,减轻下肢静脉血液淤滞及水肿。保持大便通畅,防止便秘,避免引起腹内压增高。

(2)避免皮肤损伤:下肢皮肤薄弱处应加以保护,以免破损。

(3)术前皮肤准备:为避免术后发生切口感染,做好充分的皮肤准备。备皮范围按患侧腹股沟手术的备皮范围及同侧整个下肢,如有湿疹和溃疡应加强治疗和换药,控制感染。

2. 术后护理

(1)休息与活动:卧床期间抬高患肢 30°,指导患者做足背伸屈运动,术后 24 h 鼓励患者下床活动,以促进静脉回流,避免深静脉血栓形成。

(2)弹性绷带应用：弹性绷带应自下而上包扎，保持合适的松紧度，以能触及足背动脉搏动和保持足部正常皮肤温度为适宜。包扎不应妨碍关节活动。弹性绷带一般需维持2周方可拆除。

(3)病情观察：术后观察绷带的松紧度、患肢远端皮肤色泽、温度及足背动脉搏动情况；注意切口有无渗血，局部切口有无红、肿、压痛等感染征象。

(4)加强换药：术前有小腿慢性溃疡者，应继续换药，并使用弹性绷带护腿。

第五节　血栓闭塞性脉管炎患者的护理

一、概述

血栓闭塞性脉管炎也称 Buerger 病，是一种累及血管的炎症性、节段性和周期性发作的慢性闭塞性疾病，可累及四肢远端中小动脉和伴行的静脉。本病好发于青壮年男性吸烟者，北方多见。

1.病因

病因尚未完全明确，可能与下列因素有关。

(1)外在因素：主要有吸烟、寒冷和潮湿的生活环境、外伤及感染。

(2)内在因素：与自身免疫功能紊乱、血液高凝状态、遗传等因素有关。

2.病理

本病主要侵犯下肢的中、小动脉，由远端向近端发展，病变呈阶段性分布。病变早期血管壁全层呈非化脓性炎症，血管内膜增厚，管腔狭窄和血栓形成。晚期炎症消退，血栓机化，血管壁和血管周围广泛纤维化并有侧支循环形成，以代偿供血。患肢的浅静脉也可有相应病变。在动脉完全闭塞后，侧支循环缺乏时，肢体远端将发生坏疽。

二、护理评估

1.健康史

了解患者是否有吸烟史、吸烟时间、吸烟量；是否有在低温、潮湿的环境中劳作或生活史；了解有无外伤史、营养不良等。

2.临床表现

本病起病隐匿，进展缓慢，呈周期性发作。临床上根据病程特点分为局部缺血期、营养障碍期和坏疽期。

(1)局部缺血期：患肢肢端麻木、发凉怕冷、针刺感等。在行走一段路程后，患肢出现疼痛和抽搐，被迫停止歇息，疼痛得以缓解，再行走复出现疼痛，此现象称为间歇性跛行，是此期最突出的临床特点。患肢皮肤温度降低，色泽苍白，足背和(或)胫后动脉搏动减弱，部分患者伴有游走性静脉炎。

(2)营养障碍期：上述症状日益加重，间歇性跛行越来越明显，在休息时患肢也出现持续性疼痛，夜间更甚，不能入睡，迫使患者日夜屈膝抚足，或将患肢垂于床下，缓解疼痛，这种现象称为静息痛,是本期最突出的症状。此期足部和小腿皮肤苍白、肌萎缩,趾甲生长缓慢、增厚变形,足背动脉、胫后动脉搏动消失。

(3)坏疽期:此期动脉完全闭塞,血液循环中断,以出现趾端发黑、干瘪、坏疽和溃疡为主要症状。若继发感染,则干性坏疽转为湿性坏疽,患者可有高热、烦躁等全身中毒症状。

3.心理状态

下肢疼痛直接影响到患者的生活与工作,造成患者的紧张、焦虑和不安。肢体坏死、截肢等预后可使患者产生焦虑、恐惧预感性悲哀等情绪。

4.辅助检查

(1)特殊检查:①测定跛行距离和跛行时间;②测定肢体皮肤温度,双侧肢体对应部位皮肤温度相差 2 ℃ 以上,提示皮温降低侧动脉血流减少;③肢体抬高试验,平卧,肢体抬高 70°~80°,持续 60 s 若出现麻木、疼痛,足趾和足掌皮肤呈苍白或蜡黄色者为阳性。再嘱患者坐起,下肢沿床沿自然下垂,若足部皮肤出现潮红或斑片状则提示患肢有严重供血不足。

(2)影像学检查:肢体血流图、超声多普勒、动脉造影等检查可明确动脉阻塞的部位、范围、程度及侧支循环等情况。

三、治疗要点

防治病变进展,改善和促进下肢血液循环。

1.一般疗法

严禁吸烟,防止受冷、受湿和外伤,注意肢体保暖,但不宜热敷和理疗,以免加重组织缺氧、坏死。为促进侧支循环的建立,可进行肢体 Buerger 运动。对疼痛严重者可使用止痛剂和镇静剂,慎用易成瘾的止痛剂。

2.药物治疗

药物治疗常采用扩张血管、改善微循环、增加血液供应的药物。

例如烟酸可缓解血管痉挛,扩张血管;低分子右旋糖酐可降低血液黏稠度,改善微循环;并发感染者,应用有效抗生素防治感染。

3.高压氧舱治疗

高压氧舱治疗提高血氧含量,增加肢体供氧,促进伤口的愈合。

4.手术治疗

手术治疗目的是重建动脉血流通道,改善肢体缺血。可根据病情选用交感神经切除术、血栓内膜剥脱术、动脉旁路转流术、动静脉转流术、大网膜移植术、截肢术等。

四、主要护理诊断及合作性问题

1.疼痛

疼痛与肢体缺血、缺氧、组织坏死有关。

2.组织灌注不足

组织灌注不足与动脉血流减少、周围环境寒冷有关。

3.焦虑

焦虑与患肢剧烈疼痛、久治不愈有关。

4.有皮肤完整性受损的危险

皮肤完整性受损与组织缺血及营养障碍有关。

5. 潜在并发症

潜在并发症包括坏疽、感染。

五、护理措施

1. 心理护理

由于肢体疼痛和坏疽,患者易产生焦虑、恐惧心理。医护人员应关心、体贴和同情患者,使其情绪稳定,树立战胜疾病的信心,配合治疗和护理。

2. 一般护理

(1)绝对禁烟:告知患者吸烟的危害,绝对禁烟,消除烟碱对血管的收缩作用,减轻血管痉挛。

(2)肢体保暖:保暖可促进血管扩张。避免患者肢体暴露在寒冷的环境中,以防血管收缩。寒冷季节外出时应戴手套、围巾及穿毛袜。室内温度宜保持在 21 ℃ 以上。不可使用热水袋、热水泡脚,以免因热疗使组织需氧量增加,加重肢体的病变程度。

(3)体位:患者休息和睡眠时取头高足低位,增加下肢血液灌注,并告知患者避免长时间维持同一姿势,以免影响血液循环。坐时应避免双膝交叉,防止因动脉、静脉受压,阻碍血流。

(4)保护患肢,防止损伤:保持足部清洁干燥,每日用温水洗脚;避免搔抓皮肤,用止痒剂止痒;避免穿紧身衣裤,应穿合适的鞋,避免肢体和脚趾受压;如有溃疡应加强换药,并选用敏感的抗菌药溶液湿敷,并遵医嘱用抗菌药。

3. 缓解疼痛

保持肢体呈下垂位,促进血液灌注,改善组织缺血缺氧,缓解疼痛。早期遵医嘱使用血管扩张剂、中医中药等治疗,中晚期遵医嘱使用镇痛剂。

4. 休息和运动

指导患者做 Buerger 运动,促进侧支循环的建立。运动方法:嘱患者平卧,抬高患肢 45°,维持 2~3 min,然后双下肢沿床边下垂 2~3 min,并做足部旋转、伸屈运动和足趾活动,再将患肢放平休息 2~3 min。如此反复练习 10~20 min,每日 3~4 次。

5. 术前常规准备

需植皮者,做好供皮区的皮肤准备。

6. 术后护理

(1)体位:患者去枕平卧位,患肢平置。动脉血管重建术后应卧床制动 2 周,静脉血管重建术后应卧床 1 周。自体血管移植术后卧床制动时间可适当缩短。

(2)病情观察:严密观察血压、脉搏、肢体温度及手术切口情况,观察肢体远端的皮肤温度、色泽、感觉和脉搏强度,以判断血管通畅情况。如出现肢体肿胀、颜色发绀、皮温下降,考虑重建血管发生痉挛或继发血栓形成,应立即报告医师。

(3)功能锻炼:卧床制动期间,应鼓励患者在床上做足背的伸屈活动,以利于小腿深静脉的回流。

第六节 泌尿系统结石患者的护理

一、概述

尿路结石(urolithiasis)又称尿石症,是泌尿外科最常见疾病之一。男性发病多于女性,为3∶1,好发年龄为20～55岁。我国尿路结石以长江以南多见,北方相对较少。按尿路结石所在的部位基本分为上尿路结石和下尿路结石。上尿路结石是指肾和输尿管结石;下尿路结石包括膀胱结石和尿道结石。临床以上尿路结石多见。结石成分有草酸钙、磷酸钙和磷酸镁铵、尿酸、胱氨酸等。上尿路结石以草酸钙结石多见,膀胱结石及尿道结石以磷酸镁铵结石多见。

(一)病因及发病机制

尿路结石的病因极为复杂,有许多因素影响尿路结石的形成。尿中形成结石晶体的盐类呈超饱和状态、抑制晶体形成物质不足和核基质的存在是形成结石的主要因素。

1. 尿液因素

(1) 形成结石物质排出过多:尿液中钙、草酸、尿酸排出量增加,长期卧床,甲状旁腺功能亢进等,使尿钙排出增多。痛风、慢性腹泻和长期使用噻嗪类利尿剂等患者尿酸排出增高。内源性合成草酸增加或吸收草酸增加,引起高草酸尿症。

(2) 尿的pH改变:在酸性尿中常形成尿酸结石和胱氨酸结石;在碱性尿中常形成磷酸镁铵结石和磷酸钙结石。

(3) 尿中抑制晶体形成因子不足:如枸橼酸、焦磷酸盐、镁、肾钙素和某些微量元素等减少。

(4) 尿量减少,使尿中的盐类和有机物质浓度增高。

2. 尿路局部因素

尿路局部因素如尿路梗阻时,尿液淤积,导致晶体或基质在引流较差部位沉积,若继发尿路感染,则易形成结石(如磷酸镁铵结石和磷酸钙结石),细菌坏死组织、脓块均形成结石核心。

3. 全身因素

内分泌代谢异常,如甲状旁腺功能亢进,钙、磷代谢异常,导致高尿钙;儿童缺乏动物蛋白,易发生膀胱结石;动物蛋白、维生素D摄入过多,维生素B_6缺乏,纤维素摄入过少等易诱发上尿路结石。

(二)病理生理

尿路结石多数原发于肾和膀胱,在排出过程中可停留在输尿管和尿道。泌尿系统各部位的结石都能造成梗阻,致结石以上部位积水。较大的结石或表面粗糙的结石可损伤尿路黏膜,损伤后易合并感染。结石引起损伤、梗阻、感染,梗阻与感染也可使结石增大,三者互为因果,促使病变发展,最终破坏肾组织,损伤肾功能。

二、护理评估

(一)健康史

评估时注意了解患者的年龄、性别、职业、饮食习惯、水的摄入量及发病地区等;了解有无痛风、泌尿系统感染、甲状旁腺功能亢进、营养不良及长期卧床史;了解患者家族中有无遗传因素等。

(二)临床表现

1. 上尿路结石

(1)疼痛:结石大、移动小的肾盂及肾盏结石可引起上腹和腰部钝痛。结石活动或引起输尿管完全梗阻时,刺激括约肌痉挛,引起肾绞痛。典型的绞痛位于腰部或上腹部,沿输尿管向下腹部和会阴部放射,可至大腿内侧。疼痛性质为刀割样阵发性绞痛,程度剧烈,患者辗转不安,面色苍白、冷汗,甚至休克;伴随症状为恶心、呕吐。疼痛时间持续数分钟至数小时,可伴明显肾区叩击痛。结石位于输尿管膀胱壁段和输尿管口处或结石伴感染时,患者可有尿频、尿急、尿痛症状,男性患者有尿道和阴茎头部放射痛。

(2)血尿:患者活动或绞痛后出现肉眼或镜下血尿,以后者常见。有些患者以活动后出现镜下血尿为其唯一的临床表现。

(3)其他症状:结石引起严重肾积水时,可触到增大的肾;继发急性肾盂肾炎或肾积脓时,可有发热、畏寒、脓尿、肾区压痛。双侧上尿路完全性梗阻时可导致无尿。

2. 下尿路结石

(1)膀胱结石:主要是膀胱刺激症状,如尿频、尿急和排尿终末疼痛。典型症状为排尿突然中断并感疼痛,疼痛放射至阴茎头部和远端尿道,小儿常搓拉阴茎;变换体位又能继续排尿。膀胱结石时常有终末血尿,合并感染时可出现脓尿。

(2)尿道结石:典型表现为排尿困难、点滴状排尿及尿痛,甚至造成急性尿潴留。前尿道结石可沿尿道扪及。后尿道结石经直肠指检可触及。

(三)心理状况

患者常突然发生绞痛、血尿感到恐惧,辗转不安,担心结石给自己身体造成的损害;患者及家属担心治疗效果,易产生焦躁心理。

(四)辅助检查

1. 实验室检查

(1)尿液检查:可有镜下血尿,有时可见较多的白细胞或结晶。

(2)酌情测定肾功能及24 h尿钙、尿磷、尿酸、肌酐、草酸等。必要时做尿细菌培养可助选择抗菌药物。

2. 影像学检查

(1)X线检查:是诊断泌尿系统结石的重要方法,约95%以上的尿路结石可在X线尿路平片(KUB)上显影,明确结石部位、大小及数量。

(2)B超检查:能发现X线片不能显示的小结石,还能显示肾结构改变和肾积水等。

(3)排泄性尿路造影:可显示结石所致的尿路形态、引起结石的局部因素和肾功能改变。

(4)逆行肾盂造影:通常用于其他方法不能确诊时,可显示结石所在肾的结构和功能。可发现X线不显影的结石,明确结石位置及双肾功能情况。

3. 输尿管肾镜检查

输尿管肾镜检查可直接观察到结石,适用于其他方法不能确诊或同时进行治疗时。

三、治疗要点

其原则是解决结石所致梗阻,保护肾功能,预防感染。主要采用非手术疗法、体外冲击波碎石疗法和手术疗法。

四、主要护理问题及合作性问题

1. 疼痛

疼痛与结石阻塞及刺激输尿管壁有关。

2. 舒适的改变：恶心、呕吐等

恶心、呕吐等与结石疼痛引起的反射作用有关。

3. 排尿异常

排尿异常与结石阻塞、损伤肾及输尿管黏膜有关。

4. 有感染的危险

感染与尿路梗阻有关。

5. 潜在并发症

潜在并发症包括手术后出血、血尿、感染。

五、护理措施

（一）非手术患者护理

1. 肾绞痛的护理

卧床休息，局部热敷，遵医嘱注射阿托品、哌替啶、黄体酮等药物等，缓解疼痛。

2. 促进排石

嘱患者大量饮水，增加尿量，降低尿中形成结石物质的浓度，减少晶体沉积，是预防结石形成和增大最有效的方法。饮水量在 3 000 mL/d 以上，睡前应饮水；保持尿量在 2000 mL/d 以上；在患者心肺功能耐受的情况下，指导患者做跳跃运动，增加结石排出的体位优势；控制感染，有助于结石排出。

3. 饮食调节

选择合适的食物有助于预防结石。钙结石者，限制含钙食物和草酸丰富的食物，多食用含纤维素丰富的食物；尿酸结石者，不宜食用高嘌呤食物。

4. 尿液的观察

通过尿液可以观察碎石排出情况，尤其在做碎石治疗时，每次排尿于玻璃瓶内给予过滤，并保留结石以便分析其成分。调节尿 pH，口服枸橼酸合剂、碳酸氢钠等碱化尿液，预防尿酸和胱氨酸结石；口服氯化铵等酸化尿液，使用抗生素治疗尿路感染，有利于防止感染性结石的形成。

（二）体外冲击波碎石术护理

(1)术前排空膀胱内的尿液。

(2)治疗后鼓励患者多饮水，饮水约在 3 000 mL/d 以上，必要时静脉补充液体，以利于冲洗尿路，排出碎石。术后每次尿液均需过滤，将结石存留，以便观察碎石排出情形，并做结石成分分析；在碎石排出经过输尿管时，患者可能出现肾绞痛，遵医嘱用解痉剂和镇痛剂。

(3)定期摄泌尿系统 X 线片，以了解碎石排出的情形。

(4)如果细碎石迅速大量涌入输尿管，形成"石街"梗阻尿路时，需用输尿管镜取石等其他方法治疗。

(5)出院后若患者出现肾绞痛、发热、血尿等异常现象时，需立即复诊；出院时，碎石并未完全排出者,需定期到门诊做追踪检查。

(三)手术患者护理

1. 术前护理

鼓励患者多饮水,起到内冲洗作用;皮肤准备根据手术部位而定;女性患者需给予会阴冲洗,以保持会阴部清洁;手术当天送患者至手术室前,需先送患者至 X 线室,再摄一张泌尿系统 X 线片,确定结石的位置是否有移动,作为选择切开部位的参考。

2. 术后护理

(1)饮食护理:术后肠蠕动恢复后,可进普通饮食,结石患者每日应饮水 2 500~3 000 mL。尿内沉淀物过多,按医嘱口服药物,调整尿的酸碱性,防止结石复发。

(2)观察尿液排出情况:手术后注意观察尿量与尿色,术后 12 h 尿液大都带有血色,若出现鲜红而浓的血尿时,是出血的征象;每小时尿量至少应维持 50 mL,如摄入量充足而每小时尿量仅为 20~30 mL(各引流管引流通畅)时,需立即通知医师处理。

(3)伤口护理:保持伤口敷料的干燥与无菌,尿液浸湿敷料时应及时更换。

(4)维持引流管通畅:施行肾及上段输尿管切开取石术,必须安放肾周引流管,以引流肾内及其周围的渗出液;根据各种手术方式不同置各种不同的引流管,如肾造瘘管、输尿管支架引流管、膀胱造瘘管可能直接插入手术部位引流尿液,以利于伤口的愈合。①护理人员必须了解引流管插入的部位及其目的。②各种引流管需维持通畅,没有医嘱不可关闭引流管,尤其肾造瘘者,肾造瘘管按常规不冲洗,以免引起感染。必须冲洗造瘘管时,应严格无菌操作,并在医师指导下进行或协助医师进行。③引流管要适当地固定,避免脱落、扭曲。④引流袋放置要低于肾,下床走路时要低于髋部。⑤观察引流液的量、颜色、有无出血现象。

(5)维持呼吸道通畅:肾和输尿管上部手术,通常是由第 12 肋缘下切口,手术切口正好在横膈下方,当深呼吸时会引起疼痛,以至于影响呼吸状况,导致肺扩张不全或其他的呼吸道并发症。下列方法可减轻患者疼痛而维持适当的换气:手术后 24~48 h,每 3~4 h 依据患者情况给予止痛剂,止痛剂给予后 30 min 指导患者做深呼吸运动、有效咳嗽及翻身。当患者主诉患侧肌肉疼痛时,可给予按摩、热敷等;48 h 后,安排合适的体位,取半卧位,以利于呼吸及引流;鼓励患者早期离床活动。

(6)并发症的预防与护理:肾实质切开取石者,因肾实质质脆且含丰富的血管,应绝对卧床 2 周,减轻肾的损伤,防止继发出血。密切注意观察敷料及引流管,若有鲜红色引流液且量较多伴有血凝块形成,应注意血压、脉搏的变化,如发现异常,及时通知医师。肾、输尿管术后,大多数患者出现腹胀,患者发生腹胀时,应禁食 24~48 h。必要时可行胃肠减压,给予促进肠蠕动的药物,以减轻腹胀现象。

4. 心理护理

给患者讲解尿路结石的相关知识,消除患者的焦虑和恐惧心理,取得患者治疗上的配合。做体外冲击波碎石术前,向患者讲明碎石术的原理及碎石过程中可能出现的感觉和不适,消除患者的顾虑。

第七节 颅内压增高患者的护理

一、概述

颅内压(intracranial pressure,ICP)是指颅腔内容物对颅腔壁所产生的压力,一般通过侧卧位腰椎穿刺或直接脑室穿刺来测定颅内压,成人正常值为 $0.7 \sim 2.0$ kPa ($7.14 \sim 204.0$ mmH$_2$O),儿童为 $0.5 \sim 1.0$ kPa($51.0 \sim 102.0$ mmH$_2$O)。颅腔内容物包括脑组织、脑脊液和血液,三者与颅腔容积相适应,使颅内保持一定的压力。当颅腔内容物的体积增加或颅腔容积缩小超过颅腔可代偿的范围,使颅内压持续高于 2.0 kPa(204.0 mmH$_2$O),并出现头痛、呕吐和视盘水肿三大症状时,即称为颅内压增高(intracranial hypertension)。颅内压增高是许多颅脑疾病都可以出现的临床综合征,如不及时解除引起颅内压增高的病因,不及时采取降低颅内压力的措施,往往导致脑疝而危及患者生命。其病因及发病机制如下。

颅腔是由颅骨形成的半封闭的体腔,成年后颅腔容积固定不变,1 400~1 500 mL。任何能使颅腔内容物体积增大、颅腔容积缩小的因素,均可引起颅内压增高。

1.颅腔内容物体积增大

颅腔内容物体积增大是导致颅内压增高的常见原因,包括:①脑体积增大,其中脑水肿(多由创伤、炎症、缺血、缺氧引起)最为常见;②脑脊液增多,如脑积水;③脑血流量增加,如高碳酸血症、颅内静脉回流受阻或过度灌注等使脑血流量增多;④颅内占位性病变,如颅内肿瘤、血肿、脑脓肿等可使颅内空间相对变小。

2.颅腔容积缩小

颅腔容积缩小如狭颅症、颅底凹陷症等先天性畸形,使颅腔容积缩小。

二、护理评估

(一)健康史

向患者或家属详细了解有无头部外伤、颅内感染、脑肿瘤、高血压及脑动脉硬化的病史,有助于判断颅内压增高的原因;注意有无全身性严重疾病,如尿毒症、肝性脑病、脓毒症、酸碱平衡失调等均可引起继发性脑水肿;了解有无便秘、剧烈咳嗽、呼吸道梗阻、癫痫发作等导致颅内压急骤增高的因素;还应询问颅内压增高症状出现的时间和病情进展情况,以及发病以来曾做过何种检查和治疗,结果如何。

(二)临床表现

1.颅内压增高"三主征"

颅内压增高"三主征"即头痛、呕吐和视盘水肿等,是颅内压增高的典型表现。头痛是最早和最主要的症状,多位于前额及颞部,以清晨和夜间为重,头痛程度随颅内压增高而进行性加重,咳嗽、打喷嚏、用力、弯腰、低头时可加重;呕吐多呈喷射状,常出现在头痛剧烈时,与饮食无关,可伴恶心;视盘水肿是颅内压增高的重要客观体征,常双侧同时出现,早期视力无明显改变或仅视野缩小,持续时间较长时,可引起视神经萎缩和失明。

2.意识障碍

急性颅内压增高者,常有进行性意识障碍,甚至昏迷;慢性颅内压增高患者,可表现为神志淡漠、反应迟钝和呆滞。

3.生命体征的改变

早期代偿阶段,患者可出现典型的库欣(Cushing)反应,表现为血压升高,尤其是收缩压增高,脉压增大,脉搏缓慢而有力,呼吸深慢(两慢一高);晚期失代偿时,表现为血压下降,脉搏细快,呼吸浅快,不规则;严重者可因呼吸、循环衰竭而死亡。

4.其他表现

其他表现如复视、头晕、猝倒等;婴幼儿可见头皮静脉怒张、囟门饱满、骨缝分离等。

5.脑疝表现

常见的脑疝有小脑幕切迹和枕骨大孔疝。

(三)心理状态

急性颅内压增高患者可因头痛、呕吐、注意力不集中等引起患者情绪低落、紧张或焦虑等心理改变。

(四)辅助检查

1.实验室检查

实验室检查了解患者是否合并体液平衡失调。

2.腰椎穿刺

腰椎穿刺可测定颅内压,并可取脑脊液检查生化指标,但对颅内压增高的患者有一定的危险性,必须腰椎穿刺时一定注意选择的穿刺针要细,放出脑脊液的速度要慢、量要少,以防诱发脑疝的形成。颅内压增高明显的患者禁忌腰椎穿刺。

3.影像学检查

CT、MRI、颅脑X线片及数字减影血管造影(DSA)等检查有助于颅内压增高患者的定位和定性诊断。

三、治疗要点

(一)一般处理

凡有颅内压增高的患者均应留院观察,密切注意神志、瞳孔、血压、呼吸、脉搏及体温的变化,及时掌握病情变化,有条件的可以进行颅内压监护。频繁呕吐者应禁食,防止误吸,并及时补液,维持体液平衡。常规吸氧。

(二)病因治疗

病因治疗是最根本和最有效的治疗方法,如颅内血肿清除、颅内肿瘤切除、颅内脓肿的切除或引流及控制感染等,当患者的病因解除后,颅内压即可恢复正常。

(三)对症治疗

对症治疗主要是降低颅内压。

1.限制入水量

一般每日液体输入量应控制在1 500~2 000 mL,速度不可过快。

2.脱水治疗

通过脱水和利尿,使脑组织中过多的水分排出体外,减小脑体积和降低颅内压。当前应用最广的脱水剂是20%甘露醇溶液250 mL,静脉快速滴注,紧急时可加压推注,每6~12 h一次。在使用脱水剂的同时,加用利尿剂如氢氯噻嗪、呋塞米等,可增强降压效果。

3.激素治疗

肾上腺糖皮质激素能改善血—脑屏障通透性,减轻脑水肿,有助于降低颅内压,常用地塞米松、氢化可的松、泼尼松等。

4.过度换气

过度换气是通过排出体内的 CO_2,降低 $PaCO_2$,使脑血管收缩,脑血流量减少,达到降低颅内压的目的,但有发生脑缺血的危险。

5.冬眠低温治疗

冬眠低温能保护血—脑屏障,防止脑水肿;能降低脑代谢率和耗氧量;保护脑细胞膜结构;减轻内源性毒性产物对脑组织的损害,因而有一定的降低颅内压的作用。

6.脑脊液体外引流

脑脊液体外引流通过放出少许脑脊液,以缓解颅内压增高。

四、主要护理诊断及合作性问题

1.疼痛

疼痛与颅内压增高有关。

2.组织灌注量改变

组织灌注量改变与颅内压增高有关。

3.有体液不足的危险

体液不足与频繁呕吐及应用脱水剂有关。

4.其他

潜在并发症包括脑疝、窒息等。

五、护理措施

1.一般护理

(1)体位:平卧位或抬高床头15°～30°,以利于颅内静脉回流,减轻脑水肿。昏迷患者可取侧卧位,有利于呼吸道分泌物排出,防止误吸引起吸入性肺炎或窒息。

(2)饮食与补液:神志清醒者给予低盐饮食;不能进食者,应补液治疗,成人每日输液量在1 500～2 000 mL,其中等渗盐水不超过500 mL,保持每日尿量不少于600 mL,并且应控制输液速度,以防加重脑水肿。

(3)吸氧:持续或间断吸氧,有助于降低颅内压。尤其是适度的辅助过度换气可以降低 $PaCO_2$ 使脑血管收缩,减少脑血流量,降低颅内压。

(4)加强生活护理:适当保护患者,避免意外损伤。昏迷躁动不安者切忌强制约束,以免患者挣扎导致颅内压增高。

2.病情观察

(1)意识状态:反映大脑皮质和脑干的功能状态,评估意识障碍的程度、持续时间和演变过程,是分析病情进展的重要指标。

(2)瞳孔改变:对比双侧瞳孔是否等大、等圆及对光反射的灵敏度。颅内压增高患者出现患侧瞳孔先小后大,对光反应迟钝或消失,应警惕小脑幕切迹疝的发生。

(3)生命体征改变:包括脉搏的频率、节律、强度、血压及脉压、呼吸的频率和幅度等。颅内压增高代偿期患者可出现"两慢一高"典型Cushing反应。

(4)肢体活动改变:小脑幕切迹疝可出现对侧肢体上神经元瘫痪,但有时因脑干被推向对侧时,对侧大脑脚受压,可引起同侧肢体瘫痪,应结合瞳孔变化及其他检查资料进行综合判断。

(5)脑疝征兆:注意观察有无脑疝发生的征象。小脑幕切迹疝先有意识、瞳孔改变和肢体运动障碍,后期出现呼吸、循环功能障碍;枕骨大孔疝的特点是突然出现呼吸、循环功能障碍,瞳孔变化和意识障碍出现得晚。

3.防止颅内压骤然升高的护理

(1)休息:保持病室安静,使患者安心静养;清醒患者不要用力坐起或提重物;稳定患者情绪,避免情绪激烈波动。

(2)保持呼吸道畅通:及时清理呼吸道分泌物和呕吐物,防止吸入气道;有舌后坠而影响呼吸者,应及时安置口(鼻)咽通气管;昏迷患者或排痰困难者,应配合医师及早行气管切开手术。

(3)避免剧烈咳嗽和用力排便:预防和及时治疗感冒,避免咳嗽;鼓励能进食者多吃富含维生素食物,促进肠蠕动,必要时给缓泻剂以防止便秘,禁止高压灌肠。

(4)控制癫痫发作:癫痫发作可加重脑缺氧和脑水肿,使颅内压骤然增高,应遵医嘱按时给予抗癫痫药物,并注意患者有无癫痫症状出现。

(5)及时处理躁动:引起躁动的原因很多,如颅内压升高、呼吸不畅、尿潴留、大便干硬,以及冷、热、饥饿等,均可引起躁动而导致颅内压骤然升高。所以当患者出现躁动时应积极寻找并处理引起躁动的原因,不盲目使用镇静剂或强制约束,适当加以保护,防止意外伤害。

4.脱水治疗的护理

首选20%甘露醇溶液250 mL,在30 min内快速静脉滴注,每日2~4次,静脉滴注后10~20 min颅内压开始下降,维持4~6 h,可重复使用;若同时使用利尿剂,降低颅内压效果更好,如呋塞米(速尿)20~40 mL,静脉推注,每日2~4次;脱水治疗期间,应准确记录出入量,并注意纠正利尿剂引起的电解质紊乱;停止使用脱水剂时,应逐渐减量或延长给药间隔,以防止颅内压反跳现象。

5.激素治疗的护理

糖皮质激素主要通过改善血脑屏障通透性,预防和治疗脑水肿,并能减少脑脊液生成,使颅内压下降。常用地塞米松5~10 mg,每日1~2次静脉注射。在治疗中应注意防止并发高血糖、感染和应激性溃疡。

6.脑疝的急救与护理

立即遵医嘱快速静脉滴注20%甘露醇溶液250 mL,加地塞米松10 mL;保持呼吸道通畅并吸氧,呼吸功能障碍者,应气管插管进行辅助呼吸;密切观察患者呼吸、心跳、意识和瞳孔的变化;做好紧急手术的准备。

7.脑室引流的护理

严格无菌操作,妥善固定引流管并确保引流通畅,每日更换引流袋;引流管口需高于侧脑室平面10~15 cm,以维持正常颅内压;每日引流量以不超过500 mL为宜,观察并记录脑脊液性状及量;引流时间,开颅手术后一般放置3~4 d,不宜超过7 d,以免引起感染;拔管前应抬高或夹管24 h,观察有无颅内压增高现象;拔管时应先夹闭引流管,以免管内液体反流引起颅内感染。

8.冬眠低温疗法的护理

(1)环境准备:患者安置于单人病房,光线宜暗,室温18 ℃~20 ℃。室内备吸引器、吸氧设备、导尿设备、吸痰设备、冬眠药物、降温设备、监护设备、急救药物和器械等,并专人护理。

(2)降温方法:用药前先观察患者生命体征、意识、瞳孔情况并记录,作为治疗前后对比依据;遵医嘱给予冬眠药物,待患者进入冬眠状态后,方可进行物理降温,以免出现寒战等不良反应,减少耗氧量;降温速度以每小时下降1℃为宜,体温下降至肛温32℃～34℃,腋温31℃～33℃较为理想。体温过低可导致心律失常、低血压及凝血功能障碍等并发症。

(3)冬眠期间病情观察及护理:密切观察患者的意识、瞳孔、生命体征和神经系统征象;若患者收缩压<100 mmHg,或脉搏>100次/分钟,呼吸次数减少或不规则时应及时通知医师终止冬眠疗法或更换冬眠药物。冬眠期间不宜翻身或移动体位,防止体位性低血压;液体输入量每日不超过1 500 mL,鼻饲饮食温度应与当时体温相同,以免影响冬眠低温效果;预防肺部及泌尿系统感染,防止冻疮和压疮。

(4)终止冬眠疗法:冬眠低温治疗时间一般为3～5 d,停用冬眠低温治疗时应先停止物理降温,然后再逐步停用冬眠药物,注意保暖,让体温自然回升。

9.心理护理

及时发现患者的心理异常和行为异常,查找并去除原因,协助患者对人物、时间、地点、定向力的辨识,用爱心、细心、同情心、责任心照顾患者,帮助改善患者的心理状况。

第八节 脑脓肿患者的护理

一、概述

化脓性细菌侵入脑组织引起化脓性炎症,形成局限性积脓,称为脑脓肿。常见致病菌为葡萄球菌、链球菌、肺炎球菌、大肠埃希菌和变形杆菌,有时为混合感染。根据感染途径可分为:①耳源性脑脓肿,几乎都是由慢性中耳炎或乳突炎引起的,约占脑脓肿病例的48%。其中2/3的脓肿发生在颞叶,约1/3发生在小脑,多为单发,但可为多房性。②血源性脑脓肿,为脓毒症或远处感染灶的感染栓子经血流进入脑组织所形成,占脑脓肿病例的30%,以额叶、顶叶为好发部位;③外伤性脑脓肿,战时火器伤或平时开放性颅脑损伤,清创不彻底或感染得不到控制所形成;或颅底骨折处理不当,骨折线波及鼻窦、鼓室盖,细菌入侵脑组织而发生,约占脑脓肿病例的9%。④鼻源性脑脓肿,较少见,一般由鼻窦炎引起,好发于额叶。

二、护理评估

1.健康史

了解患者外伤及伤后处理经过;既往有无中耳炎或鼻窦炎病史;有无脓毒血症及身体其他部位的感染。

2.临床表现

脑脓肿的形成一般经历三个阶段,即急性脑炎期、化脓期和脓肿包膜形成期。

(1)急性脑炎期:感染波及脑部引起局灶性化脓性脑炎,局部脑组织出现水肿、坏死或软化灶。

(2)化脓期:炎性坏死和软化灶逐渐扩大、融合,形成较大的脓肿,脓腔外周形成不规则肉芽组织,伴大量中性粒细胞浸润,脓肿周围脑组织重度水肿。

(3)脓肿包膜形成期:病变逐渐局限形成包膜,一般病程1~2周即可初步形成,3~8周形成较完整。脓肿形成后则构成占位性病变,可表现为颅内压增高,甚至出现脑疝症状,同时出现局灶体征。如额叶脓肿常有精神和性格的改变、记忆力减退,或有局限性或全身性癫痫发作、对侧肢体瘫痪、运动性失语等。颞叶脓肿可出现中枢性面瘫或感觉性失语。若脓肿接近脑表面(脑室壁),亦可破溃导致化脓性脑膜炎或脑室炎,表现为突然高热、昏迷、抽搐、有颈项强直和凯尔尼格征阳性。

3.心理状态

患者常表现出精神紧张、恐惧或焦虑等。

4.辅助检查

(1)腰椎穿刺和脑脊液检查:腰椎穿刺测脑压增高,脑脊液检查见白细胞计数轻度或中度增高,蛋白含量高而氯化物低。

(2)X线检查:可发现乳突、鼻窦和颞骨岩部炎性病变、颅内压增高和钙化松果体侧移等。

(3)颅脑超声波检查:大脑半球脓肿可显示中线波向对侧移位或出现脓肿波。

(4)CT和MRI:对脑脓肿诊断最有价值,在强化CT和MRI上脑脓肿往往是典型环状强化,壁光滑,周边水肿明显,与颅内肿瘤易区别。

三、治疗要点

1.抗感染治疗

从脑炎急性期即开始使用足量有效的抗生素,直到感染症状完全消失。

2.脱水疗法

脓肿形成、颅内压增高时,应实施有计划的脱水疗法,以缓解颅内压增高和预防脑疝的发生。

3.手术治疗

(1)穿刺抽吸:可望治愈,或作为应急、不能耐受手术切除时的治疗手段。

(2)导管持续引流术。

(3)脓肿切除术:用于脓肿包膜完整、且在非功能区、病情稳定的患者,或穿刺抽脓未愈者。对脑水肿严重者,可考虑做减压术,术后继续抗感染和脱水治疗。

四、主要护理诊断及合作性问题

1.头痛

头痛与颅内压增高有关。

2.组织灌注量改变

组织灌注量改变与颅内压增高有关。

3.有体液不足的危险

体液不足与频繁呕吐及应用脱水剂有关。

4.其他

潜在并发症包括脑疝、窒息等。

五、护理措施

1. 术前护理

(1)一般护理:指导患者休息和加强营养。

(2)密切观察病情:了解颅内压增高的程度,及时与医师沟通病情的变化。

(3)心理护理:了解患者对疾病的认识程度和心理状态,减轻其心理负担,使其树立战胜疾病的信心,积极配合治疗和护理。

2. 术后护理

术后患者采用头高足低位,以减轻脑水肿;遵医嘱应用抗生素治疗,预防术后感染;密切观察病情变化,减小术后并发症。

第九节 深静脉血栓护理

深静脉血栓形成是指血液在深静脉内不正常地凝结、阻塞管腔,导致静脉回流障碍。全身主干静脉均可发病,尤其下肢静脉。若未予及时治疗,将造成程度不一的慢性深静脉功能不全,影响生活和工作,甚至致残。

一、临床表现

1. 上肢深静脉血栓形成

上肢深静脉血栓形成主要表现为前臂和手部肿胀、疼痛,手指活动受限;上肢处于下垂位时,症状加剧。血栓发生在腋、锁骨下静脉汇合部者,肿胀范围累及整个上肢,伴有上臂、肩部、锁骨上和患侧前胸壁等部位的浅静脉扩张。

2. 上、下腔静脉血栓形成

上腔静脉血栓形成除有上肢静脉回流障碍的临床表现外,还有面颈部和眼睑肿胀,球结膜充血水肿;颈部、胸壁和肩部浅静脉扩张;常伴有头痛、头胀及其他神经系统和原发疾病的症状。下腔静脉血栓形成的临床特征为:双下肢深静脉回流障碍,躯干的浅静脉扩张。

3. 下肢深静脉血栓形成

下肢深静脉血栓形成最为常见。根据血栓发生的部位、病程及临床分型不同而有不同表现。

(1)中央型:血栓发生于髂股静脉,左侧多于右侧。特征为起病急骤,患侧髂窝、股三角区有疼痛和触痛,浅静脉扩张,下肢肿胀明显,皮温及体温均升高。

(2)周围型:包括股静脉及小腿深静脉血栓形成。前者的主要临床特征为大腿肿痛,但下肢肿胀不严重;后者的临床特点为突然出现的小腿剧痛;患足不能着地踏平,行走时症状加重;小腿肿胀且有深压痛,踝关节过度背屈,试验时小腿剧痛(Homans征阳性)。

(3)混合型:即下肢深静脉血栓形成。主要表现为全下肢普遍性肿胀、剧痛、苍白和压痛,常有体温升高和脉率加速(股白肿);任何形式的活动都可使疼痛加重。若继续发展,肢体肿胀可使下肢动脉受压而致血供障碍,表现为足背和胫后动脉搏动消失,进而小腿和足背出现水疱,皮肤温度明显降低并呈青紫色(股青肿);若不及时处理,肢体可发生坏死。

二、处理原则

急性期以血栓消融为主,中晚期则以减轻下肢静脉淤血和改善生活质量为主要处理原则。

1. 非手术治疗

非手术治疗包括一般处理、溶栓、抗凝和祛聚疗法。

(1)一般处理:卧床休息,抬高患肢,适当应用利尿剂以减轻肢体肿胀。全身症状和局部压痛缓解后,可进行轻便活动。下床活动时,应穿弹力袜或用弹性绷带。

(2)溶栓疗法:适用于病程不超过 72 h 者。常用药物为尿激酶,主要作用是将体内的纤溶酶原激活为纤溶酶,后者可水解血栓内的纤维蛋白而达到溶栓目的。维持约 7~10 d。

(3)抗凝疗法:适用于范围较小的血栓。通过肝素和香豆素类抗凝剂预防血栓的繁衍和再生,促进血栓的消融。一般以肝素开始,然后使用香豆素衍化物,如华法林,至患者恢复正常生活,约 2 个月。

(4)祛聚疗法:祛聚药物包括右旋糖酐、阿司匹林、双嘧达莫(潘生丁)和丹参等,能扩充血容量、稀释血液、降低黏稠度,又能防止血小板凝聚,常作为辅助疗法。

2. 手术治疗

常用于下肢深静脉,尤其髂股静脉血栓形成不超过 48 h 者。对已出现股青肿征象、且病期较长者,亦应行手术取栓以挽救肢体。原则是采用 Fogany 导管取栓,术后辅以抗凝、祛聚疗法,防止再发。

三、护理措施

(一)预防血栓形成

1. 增加活动

手术、分娩、长期卧床等是引发深静脉血栓形成的重要因素,应预防深静脉血栓形成:①长期卧床患者,应协助其定时翻身;②对手术后、产后妇女,应指导和鼓励其早期床上活动,包括深呼吸、下肢的被动及主动活动,如膝、踝、趾关节的伸屈、举腿活动。若病情允许,鼓励此类患者尽早离床活动。

2. 避免血液淤滞

避免在膝下垫硬枕、过度屈髋,以免影响静脉回流;避免用过紧的腰带、吊袜和紧身衣物。

3. 预防静脉管壁受损

对长期输液者,尽量保护其静脉,避免在同一静脉的同一部位反复穿刺;输注刺激性药物时,避免药液渗出血管外。

4. 早期发现

手术后或产后患者若出现站立后下肢沉重、胀痛等不适,应警惕下肢深静脉血栓形成的可能,及时报告医师,并协助处理。

(二)非手术治疗的护理

1. 卧床休息

急性期患者应绝对卧床休息 10~14 d,床上活动时避免动作幅度过大;禁止按摩患肢,以防血栓脱落。

2.抬高患肢

患肢宜高于心脏平面20～30 cm,以促进血液回流,防止静脉淤血;并可降低下肢静脉压,从而减轻水肿与疼痛。

3.病情观察

观察患肢脉搏和皮肤温度的变化,每日测量并记录患肢不同平面的周径。

4.并发症的观察

(1)出血:抗凝疗法期间,每日检查凝血时间或凝血酶原时间,判断有无出血倾向。

(2)肺动脉栓塞:若患者出现胸痛、呼吸困难、血压下降等异常情况,提示可能发生肺动脉栓塞,应立即嘱患者平卧、避免做深呼吸、咳嗽、剧烈翻动,同时给予高浓度氧气吸入,并报告医生,配合抢救。

5.禁烟

以防烟中尼古丁刺激引起静脉收缩、影响血液循环。

6.饮食

进食低脂、含丰富纤维素的食物,以保持大便通畅,尽量避免因排便困难引起腹内压增高,影响下肢静脉回流。

7.术前准备

除做好常规准备外,还应做到以下几点。

(1)全面了解年老体弱患者的心、脑、肺、肝、肾等重要器官的功能。

(2)了解出、凝血系统的功能状态。

(3)训练患者卧床大、小便;为避免术后过早排便,术前2～3 d起少渣饮食,术前晚灌肠,排空积粪。

(三)术后护理

1.常规护理

(1)观察穿刺部位:密切观察穿刺部位有无局部渗血或皮下血肿形成。

(2)观察穿刺侧肢体:密切观察穿刺侧肢体足背动脉搏动情况、皮肤颜色、温度及毛细血管充盈时间,询问有无疼痛及感觉障碍。

(3)心理护理:由于术后常在右颈部或腹股沟留置导管及导管鞘,使患者产生不适感,护理人员应给患者解释留置导管的作用及注意事项,关心体贴患者,使患者情绪稳定配合治疗和护理。

(4)观察出血:出血为下肢静脉血栓介入治疗过程中的并发症,一旦发生内脏出血,特别是颅内出血可以导致患者的死亡,应给以高度重视。一旦发生穿刺部位、皮肤黏膜、牙龈、消化道、中枢神经系统等出血,应立即停止使用抗凝和溶栓药物。

(5)生命体征的观察:加强生命体征的监护,术后遵医嘱测血压、脉搏、呼吸直至平稳,同时观察有无对比剂反应及肺栓塞的发生。如果有异常现象,应协助医师及时处理。

(6)溶栓导管的护理:妥善固定,防止脱出、受压、折曲和阻塞。溶栓导管引出部皮肤每日用0.5%碘伏消毒,并根据情况更换敷料,防止局部感染和菌血症的发生。按医嘱执行导管内用药,在治疗过程中要保持导管的妥善固定,必要时行超声或造影检查调整导管位置,以提高血栓内药物浓度,发挥理想疗效。导管部分或完全脱出后根据情况在无菌操作下缓慢送入或者去导管室处理。

(7)足背静脉溶栓的方法和护理:当采取足背留置针静脉推注尿激酶时,可根据栓塞部位扎止血带,最常用的在大腿、膝关节上、踝关节上方各扎止血带一根,目的是阻断表浅静脉,让药物通过深静脉注入,以达到更好的溶栓效果,推注完毕后从肢体远端起每隔 5 min 依次去除止血带。

(8)抗凝的护理:根据医嘱常规给予肝素或低分子肝素 5000 U 皮下注射,并观察出凝血时间及有无牙龈和皮肤黏膜出血等现象。

(9)预防感染:术后遵医嘱应用抗生素治疗,保持穿刺点的清洁,密切观察体温的变化,预防感染的发生。

(10)卧床的护理:由于保留导管溶栓的患者需要卧床休息,对于年龄较大和肥胖的患者,应定时给予翻身和背部按摩以防压疮的发生。

2.并发症的观察与护理

(1)肺栓塞:下肢静脉血栓形成最大的危害在于致命性肺栓塞,是由于栓子脱落堵塞肺动脉所致。主要表现为呼吸困难、胸痛、咯血、咳嗽等症状。为预防肺栓塞的发生,可使用下腔静脉滤器,并且在溶栓过程中动作要轻柔,防止栓子脱落。未放置滤器的患者,术后应让患者严格卧床;备好抢救药品及器材,严密观察病情变化,必要时监测心电图与血气分析。

(2)滤器并发症:下腔静脉置入术后可能发生滤器移位、血栓闭塞或穿孔。护士应了解滤器的种类和型号,以便于对可能发生的并发症进行判断。滤器移位多移向近心端,一般无临床症状,若移位到肾静脉开口的位置,可导致肾静脉血流受阻,如果滤器移位至右心房、右心室、肺动脉可引起心律失常和心包填塞。若出现血压下降、心率增快、面色苍白及末梢循环障碍等休克表现及有腹痛、背痛等,立即通知医生进行抢救。术后第 1、第 6、第 12 个月分别摄卧位腹部平片,观察滤器的形态位置。

(3)下腔静脉阻塞:常发生在大量血栓脱落陷入滤器时,若血栓脱落至下腔静脉滤器内而阻断下腔静脉血液时,患者则出现一侧下肢肿胀发展成两侧下肢肿胀。

第十节 颅内动脉瘤患者的护理

颅内动脉瘤是颅内动脉壁的囊性膨出,是自发性蛛网膜下隙出血(sub-arachnoid hemorrhage,SAH)的首位病因。颅内动脉瘤破裂导致的蛛网膜下隙出血的发病率位于脑血管意外中的第 3 位,仅次于脑梗死和高血压脑出血,可以发生于任何年龄,但多在 40~60 岁之间,女性略多于男性。

一、临床表现

(一)动脉瘤破裂出血症状

未破裂动脉瘤,临床可无任何症状。动脉瘤一旦破裂出血,表现为蛛网膜下隙出血,患者突然剧烈头痛、频繁呕吐、大汗淋漓、体温升高、颈项强直、克氏征阳性,重症者可出现意识障碍,甚至昏迷。部分患者出血前有劳累、情绪激动等诱因,亦有少部分患者无明显诱因或在睡眠中发病。约有 1/3 的患者在动脉瘤破裂后病情进展迅速,且未及时恰当诊治导致呼吸循环衰竭而死亡。

多数动脉瘤破口周围会被凝血块封闭而暂时停止出血,病情逐渐稳定。随着动脉瘤破口周围血块溶解,动脉瘤可能再次破溃出血。再次出血多发生在第 1 次出血后 2 周内。血液破入蛛网膜下隙后,红细胞破坏分解可产生 5-羟色胺、儿茶酚胺等多种血管活性物质,这些物质作用于其周围的脑血管,导致血管痉挛发生,发生率为 21%～62%,多发生在出血后的 3～15 d。

(二)局灶症状

局灶症状取决于颅内动脉瘤的部位、解剖结构、动脉瘤大小及破裂出血后形成较大血肿对周围脑组织的压迫。颈内动脉后交通动脉瘤和大脑后动脉的动脉瘤常见动眼神经麻痹,表现为单侧眼睑下垂,瞳孔散大、内收、上、下视不能,直、间接对光反应消失。有时局灶症状出现在蛛网膜下隙出血之前,被视为动脉瘤出血的前兆症状,此时应警惕随之而来的蛛网膜下隙出血,如轻微偏头痛、眼眶痛,继之出现动眼神经麻痹等。大脑中动脉的动脉瘤出血如形成血肿,或其他部位动脉瘤出血后可发生脑血管痉挛,出现偏瘫、失语、视力视野障碍等症状。

(三)破裂动脉瘤患者的临床分级

为了便于判断病情、预后及有否手术适应证,国际常采用 Hunt 五级分类法。

Ⅰ级:无症状,或有轻微头痛和颈强直。

Ⅱ级:头痛较重,颈强直,除动眼神经等脑神经麻痹外,无其他神经症状。

Ⅲ级:轻度意识障碍,躁动不安和轻度脑症状。

Ⅳ级:半昏迷、偏瘫,早期去脑强直和自主神经障碍。

Ⅴ级:深昏迷、去脑强直,濒危状态。

二、治疗要点

(一)治疗原则

颅内动脉瘤应进行手术治疗。采取保守治疗的患者约 70% 会死于动脉瘤二次出血。现代显微手术使颅内动脉瘤的手术病死率已降至 2% 以下。

据 Hunt 五级分类法,病情在Ⅰ、Ⅱ级的患者应尽早进行造影和手术治疗。Ⅲ级以下患者出血后 3～4 d 内手术夹闭动脉瘤,可以防止动脉瘤再次出血,减少血管痉挛发生。椎-基底动脉或巨大动脉瘤,病情Ⅲ级以上,提示出血严重或存在血管痉挛和脑积水,手术危险性大,应待病情好转后手术。

(二)手术治疗

1. 动脉瘤蒂夹闭术

开颅夹闭动脉瘤蒂是最理想的首选方法,它既不阻断载瘤动脉,又完全彻底清除动脉瘤,保持载瘤及供血动脉继续通畅,维持脑组织正常血运。

2. 动脉瘤孤立术

动脉瘤孤立术则是把载瘤动脉在瘤的远端及近端同时夹闭,使动脉瘤孤立于血液循环之外。但在未能证明脑的侧支供血良好时应慎用。

3. 动脉瘤包裹术

动脉瘤包裹术采用不同的材料加固动脉瘤壁,虽可减少破裂的机会,但疗效不肯定,应尽量少用。

4. 血管内介入治疗

利用股动脉、颈动脉、桡动脉穿刺,将纤细的微导管放置于动脉瘤腔内或瘤颈部位,再经过微导管将柔软的钛合金弹簧圈送入动脉瘤腔内并将其充满,使得动脉瘤腔内血流消失,从而消除再次破裂出血的风险。

三、护理措施

(一)术前护理

目的在于防止再出血和预防血管痉挛。

1. 卧床休息

绝对卧床休息,适当抬高头部,保持患者安静,对患者及其家属进行健康教育,为患者创造一个安静、清新、舒适的休养环境。

2. 减轻焦虑

评估患者焦虑的程度,给患者提供适当的环境,让患者能够表达自己的焦虑,并且加强患者对疾病知识,尤其是疾病治疗方法及预后的了解。保持患者情绪稳定,避免不良刺激,任何负性情绪都可能导致瘤体破裂,危及患者生命。

3. 控制血压

降低血压是减少再出血的重要措施之一。通常降低基础血压的 10%~20%,高血压患者则可降低动脉收缩压的 30%~50%。若出现头晕、意识障碍等缺血症状,应适当回升血压。

4. 对症护理

严密观察患者血压、脉搏、体温、呼吸、瞳孔、意识状态及神经功能变化,预防再次破裂出血。遵医嘱正确应用降血压、降颅内压、镇痛、镇静、抗纤维蛋白溶解剂及钙离子拮抗剂。

5. 大小便管理

防止便秘,避免增加腹压而反射性增加颅内压导致的瘤体破裂。予营养丰富饮食,多食蔬菜和水果,避免辛辣食物,戒烟酒。遵医嘱应用缓泻剂。对不适应卧位小便者,予以指导进行排尿训练或留置导尿管。

6. 预防和治疗脑血管痉挛

遵医嘱应用钙离子拮抗剂,改善微循环。

(二)术后护理

1. 一般护理

全麻后取去枕平卧位,头偏向健侧,保持呼吸道通畅;患者清醒后,血压平稳者床头抬高15°~30°;持续低流量吸氧,床旁心电监护,密切观察意识、瞳孔、生命体征、四肢活动及血氧饱和度情况;特别注意血压变化,根据医嘱控制血压在适当范围,防止术后发生出血;若患者出现头晕、头痛、呕吐、失语、肌力下降等症状,应立即报告医生,尽快采取紧急处理措施。

2. 平稳度过水肿期

由于手术创伤、牵拉致脑组织受刺激,术后 2~4 d 可发生脑组织水肿,应准确记录液体出入量,控制入液量,正确应用脱水剂,维持水、电解质平衡。

术后高热患者及时采取降温措施,如头部冰帽、间断酒精擦浴、温水擦浴等,因高热易造成脑组织相对低氧、水肿,加重脑损害。

3.营养支持

营养治疗是临床治疗的重要组成部分,也是一种基本治疗手段。因此,必须及时有效地补充能量和蛋白质,以减轻机体损耗。评估患者营养状况,如体重、氮平衡、血浆蛋白、血糖、电解质等,以便及时调整营养素供给量和配方,做好饮食指导。便秘者应多食富含纤维素的食物和蔬菜,必要时服用缓泻剂。

4.用药护理

及时观察药物治疗效果及发现不良反应。常规用药应掌握用药的方法及注意事项:①止血药物:用药期间注意肢体活动情况,抬高患肢,不在下肢静脉滴注此类药物,防止深静脉血栓形成;②防治脑血管痉挛药物:尼莫地平能优先作用于脑部小血管,改善脑供血,但在治疗过程中可出现头晕、血压下降、头痛、胃肠不适、皮肤发红、多汗、心动过缓等症状,应注意密切观察,防止低血压的发生;应静脉微量泵注入,避光使用,以 3～5 mL/h 速度持续泵入,尼莫地平 10 mg 静脉滴注需要 10～12 h,如为紧张造成血压升高,可适当增加流速,维持在术前平均血压水平;因尼莫地平制剂中含有一定浓度的乙醇,若患者出现心率增快、面色潮红、头疼、头晕及胸闷等不适症状,应适当减慢流速。

5.并发症的预防和护理

(1)脑血管痉挛:术后脑血管痉挛的发生率为 41%～47%,由此引起的延迟性脑缺血及脑水肿,是颅内动脉瘤术后死亡或致残的主要原因。护理的重点是术后动态观察患者的意识状况,观察有无新增神经功能障碍表现或原有神经症状的恶化等。脑血管痉挛的预防措施:①应用特异性解痉剂尼莫地平或法舒地尔;②提高脑血流的灌注压,提高血压和扩容;③改善血流变学,降低血液黏滞度;④调节控制吸氧浓度。

(2)再出血:术后搬运患者时,应注意保护头部,防止外力作用引起出血,头部引流管一般于术后 24～48 h 拔除,在此期间,应密切观察并记录引流液的颜色、性质、量及切口渗血情况。避免一切引起颅内压升高的因素,如用力咳嗽、排便、情绪激动等。注意观察患者有无突发的头痛、呕吐、意识障碍、脑膜刺激征等再出血征象。

(3)脑积水:遵医嘱准确应用脱水剂,并严密观察患者意识、瞳孔、生命体征,及时发现有无颅内压升高的症状。如果患者出现脑积水症状,如智力减退、记忆力减退、步态不稳及大小便失禁等,应及时通知医生,做好术前准备,配合医生尽早行"脑室—腹腔分流手术"治疗。

(4)颅内感染:保持伤口敷料清洁、干燥、无污染。观察患者体温、血常规变化,有无脑膜刺激征。如果患者出现切口感染伴颅内感染,根据医嘱做皮下积液、脑脊液和血培养,根据培养结果选择有效抗生素,并按时、按量给药,保证血药浓度,同时观察疗效;高热患者给予物理降温;腰穿持续引流的患者,做好引流管的护理。

6.介入治疗术后护理

(1)预防出血:介入术后穿刺侧下肢应伸直并制动 24 h,穿刺点用压迫止血器或消毒纱布卷及弹性绷带加压包扎固定 24 h,密切观察穿刺部位局部有无渗血及血肿,观察术侧足背动脉搏动、足部皮肤色泽、肢体温度、痛觉及末梢循环等情况,并与对侧肢体比较,如有异常应及时报告医师处理。

(2)饮食护理:根据患者情况嘱患者多饮水,每日在 1 500 mL 以上,或遵医嘱给予利尿剂,促进造影剂的排出,术后 6 h 后嘱其进易消化饮食。

(3)过度灌注综合征:主要是由于颅内血管长期处于低血流灌注状态,一旦血管突然扩张,血流明显增多可发生脑过度灌注综合征。护理上需观察患者有无头疼、头胀、恶心呕吐、癫痫和意识障碍等症状；监测血压、心率、呼吸、血氧饱和度的变化并记录；遵医嘱有效控制血压。

(4)急性脑梗死：栓塞术后脑梗死是严重的并发症之一，轻者发生偏瘫，重者导致死亡。其主要原因多由于导管在血管内停留时间过长，损伤内皮组织，还与球囊微导管弹簧圈过早脱离等因素有关。因此术后应严密观察患者的语言、运动、感觉功能的变化，病情有变化，及时通知医生。

(5)剧烈头痛：栓塞后第1天发生剧烈头痛是颅脑介入栓塞治疗术后常见的并发症，一般反应轻者1～2 d即痊愈，严重者可达1周以上。患者突发头痛并加重，应特别给予重视，及时发现病情变化报告医生，正确遵医嘱应用20%甘露醇125～250 mL静脉滴注或泵入血管解痉剂。

参 考 文 献

[1] 侯明强.泌尿外科常见疾病诊疗规范[M].长春:吉林科学技术出版社,2019.

[2] 刘娜.实用神经外科常见疾病护理学[M].长春:吉林科学技术出版社,2019.

[3] 阎景铁,许桂东,胡屹峰.小儿外科疾病临床诊治[M].长春:吉林科学技术出版社,2019.

[4] 吴波涛.临床神经外科疾病诊疗学[M].长春:吉林科学技术出版社,2019.

[5] 刘兆才.神经外科疾病临床诊疗[M].长春:吉林科学技术出版社,2019.

[6] 侯本国.泌尿外科疾病诊疗思维与实践[M].长春:吉林科学技术出版社,2019.

[7] 钟才能.现代外科临床诊疗精要[M].长春:吉林科学技术出版社,2019.

[8] 刘建刚.普外科疾病诊疗与手术学[M].长春:吉林科学技术出版社,2019.

[9] 卞志远.现代普通外科疾病规范化治疗[M].长春:吉林科学技术出版社,2019.

[10] 朱妮.现代肛肠外科疾病诊治学[M].长春:吉林科学技术出版社,2019.

[11] 石会乔,魏静.外科疾病观察与护理技能[M].北京:中国医药科技出版社,2019.

[12] 李海鹏.现代外科疾病诊断及处理[M].北京:科学技术文献出版社,2018.

[13] 裴元民.普通外科疾病诊断与治疗[M].天津:天津科学技术出版社,2018.

[14] 王征.临床普通外科疾病诊治[M].北京:科学技术文献出版社,2018.

[15] 王杉.外科与普通外科[M].北京:中国医药科技出版社,2014.